ボバースコンセプト実践編
—基礎、治療、症例—

監修：
新保 松雄／大橋 知行
著者：
ベッティーナ・ペート・ロールフス
Bettina Paeth Rohlfs
翻訳：
服部 由希子

第1版発刊によせて

この本はみなさんにとっては新しいものだと思うが、私の頭の中にはすでに数年にわたって存在していた。同僚から現代のボバース概念、特に正常運動と神経生理学をテーマにした文献を希望されたことが、この本を書こうという動機になっている。

本書はボバース基礎講座に備えたい人、講座参加後に復習したい人で、写真やイラストを多用した書籍を手にしたい同僚のために書いた。基礎講座への参加に興味を持つようになる、その励ましになればという目的も叶えば幸いである。というのも、書籍は講座に参加することをサポートしても、講座に取って代わるものではないからだ。

この本は私が自分の講座を組み立てるように書いている。正常運動の基本原則を学び、診断記録における患者の問題を分析し解釈すること、基本原則を考慮した治療計画を立てること、治療症例による提案、そして常に正常運動と神経生理学に関連付けることである。

テーマの転換を分かりやすくするために、正常運動との比較は本書では青色の線によって他の内容と分けた。また神経生理学的視点については背景が青色で塗られている。

どのような疑問をもってこの本を読もうとも、どうかじっくり時間をかけていただきたい。脳を理解することは決して簡単ではなく、症状を判別し、整理し、解釈することも決して容易ではないからだ。処方の指示なしで治療することを学び、患者の反応にすぐに対応することができるよう、ボバース概念の基本原則を理解することが本書の目的である。

この50年を経てなお最新の治療概念に、私は今なお、そしてさらに魅了されている。この魅力をほんの少しでもみなさんにお伝えできればと願うばかりである。

第3版発刊によせて

もし「エビデンスに基づく」療法しか受け入れられないとしたら。

カバット、ボイタ、ブルンシュトローム、ルード、ブルンコフ、エーレンベルク、クライン-フォーゲルバッハ、シャーシュッフ、ハーゼ、レーナートやシュロート、その他多くの人たちがこの考えに従ったと想像してみてほしい。

私たちが研究によって証明された治療のみを本当に行っていたら、どうやって新しい療法が生み出されたのだろう。研究により検証される療法は、当初は新しく証明されていないものだったのだ。

エリック・カンデル氏の著書『記憶を捜して』(2006年)の中で、「昼の科学」と「夜の科学」を定義した科学者のフランソワ・ジャコブの言葉が引用されている。

「昼の科学は歯車装置のように互いに絡み合う根拠を元にした思考という形式を用い、確信という重みで結果を実証するものである。それに対し夜の科学は、ある日科学を構築する要素になるような可能性の工場というようなものである。仮説こそが予感や漠然とした感情の姿を形作る場所である。」

私たちが成し遂げる実務、追求し治療で試すアイデア、仮説を立て、検証し、時には誤りを証明すること、これらが「夜の科学」である。もちろん、興味や経験から生まれた新しいものを、研究においてその一般的な効力を検証し、「昼の科学」へ移すよう努力しなければならない。もっと記録を残し、個々のケースを研究し、それらを多方面の研究にまとめることは、決して簡単ではないが、しかし難しすぎるということもないであろう。

デヴィット・サケット氏による1998年の定義に従うならば、「エビデンスに基づいた診療というのは、臨床経験と患者への愛情を、研究から生まれた最良のエビデンスにうまく統合することである」。

この第3版において、私は多くの箇所に書き足し、補足し、書き換えることができた。読者のみなさんが、私たちに指針を示し、同時に創造性の余地を与えてくれるこの柔軟な治療概念に夢中になることを望む。

ベッティーナ・ペート・ロールフス

〈著者より〉

最新版にあたり、日本の読者のみなさまへ

ドイツ語やスペイン語を話す仲間だけでなく、日本人の理学療法士や作業療法士の方々にも私のボバース概念の経験をまとめた本を読んでいただけることになり、大変嬉しく、誇りに思っています。この概念は私が1980年に神経学的疾患を持つ患者さんに関わるようになった初期の頃から専門性を豊かにしてくれました。同じように本書が日本人の仲間に役立つよう願っています。

ボバース女史が始めたもともとの方法、つまり患者さんを評価し、「非麻痺側」と比較し、ゴールを決め、個人個人をとても重視しながら治療するということに従い私は主に経験に基づいて実践し、あまり論理的なものは採用していません。結果を再評価することにより、選択した治療法が正しかったか、もしくは問題解決法を改めて考慮すべきかがわかるでしょう。それには最新の専門教育を受けた自分の職業を愛するセラピストが必要で、確保しなければいけないでしょう。

ボバース概念の原則に従うということはオープンマインドでいることです。そういった理由から私はICF(国際生活機能分類)という用語を用いました。また、バランストレーナーやバイブロスフィア、トレッドミルやエルゴメータのような技術的な補助具を使っています。「道具はそれを使っている職人と同じくらい良いです」という言葉は、「技術的な補助具は理学／作業療法士と同じくらい良いです」ということに置き換えられるでしょう。ボバースベットや、ボール、バランストレーナーがボバース治療ではありません。治療法のアプローチとして患者さんと共に行うときにのみボバース治療になります。

ですので、私は全ての日本人の仲間に成功した評価と治療のみならず、ボバース概念の経験を自分自身で得られるようなクリエイティブなマインドをもてるように望んでいます。そして、仕事に喜びと楽しみがありますように！

ドイツ語から日本語に翻訳する際に監修をされた新保松雄先生、大橋知行先生に大変感謝しています！

どうもありがとうございます！

ベッティーナ・ペート・ロールフス
理学療法士、IBITA(国際ボバース講習会講師会議)認定シニアインストラクター

サン・クガ・デル・バリェス(スペイン)にて
2012年9月

トーマス・ロメルによる推薦文

神経疾患の多様性や複雑性、またそれらを起因とする障害は、医療チームにおけるセラピストの高い専門能力を要求する。今も変わらずボバース概念は、神経疾患重症患者の治療における神経細胞の再編を促す根本的な要素である。ボバース夫妻によってある意味経験学から発展したこの概念は、批評家から学術性や効果の欠如を指摘されやすい。ただ、神経医学や神経外科的早期リハビリテーションの現場では、他の取り得る選択肢は少ないというのが実情だ。

臨床現場では近年、よく批判されていた静的要素は影を潜めたものの、ボバース概念は補足と拡大を通して推進力や可変性を持つようになった。運動的神経リハビリテーションの枠組みが推移する中、個別に目標を設定した非教義的治療は、症状や機能、そして日常能力に最も高い優先度をおいている。

本書において、ベッティーナ・ペート・ロールフスは教師またインストラクターとして貴重な経験を伝え、患者との日々の治療にボバース概念を用いるための実務に即した説明をしている。

トーマス・ロメル
医学博士教授、ケルンRehaNova
（神経・神経外科リハビリテーション病院）部長

〈監修者序文〉

日本語版発刊によせて

著者のベッティーナ（スペイン）とはずっと以前から国際ボバース講習会講師会議（International Bobath Training Tutor Association；IBITAと略）でお会いしており、日本のメンバーとも旧知の仲でした。ただ女史は講習会などを日本で開催したことがなく、日本ではあまり知られていないかもしれません。しかし会議や教育セッションなどでもシニアインストラクターとして大変前向きな意見が多く、学ぶところがありました。もちろん本書の初版が出版された時もIBITAで紹介され、知ってはいましたが、なにしろスペイン語であることから読む機会はありませんでした。それから何年かのちの今年になって、産調出版からドイツ語の第3版を翻訳刊行してはどうかとの話がありました。

本書の前にボバース概念の入門書としても読みやすい『近代ボバース概念／理論と実践』が出版されました。こちらは学生をはじめ臨床に携わっている療法士にとって、文字からですがボバース概念の理解に貢献していると思われます。その後での本書の出版の意義は、ボバース概念の基本を重視しながら、臨床応用の内容が多く記載されています。片麻痺だけではなく、他の神経疾患についても述べています。また、バランストレーナーといった器具を使用しながらボバース治療をより効果的に展開しています。ボバース治療の書籍が少ない中で、先の『近代ボバース概念／理論と実践』と併せて活用していただきたいと願っております。

本書の出版にあたっては、翻訳者の服部由希子氏の日本語翻訳を私の同僚の阿瀬寛幸・金子唯史両氏にみてもらい感謝しております。

また心強いことに、IBITAインストラクターでもありドイツ語に精通している大橋知行氏（森之宮病院）にも監修の労を取ってもらい、発刊する運びになりました。

この場をお借りして感謝申し上げます。

新保 松雄

ベルタ・ボバースとカレル・ボバースについて

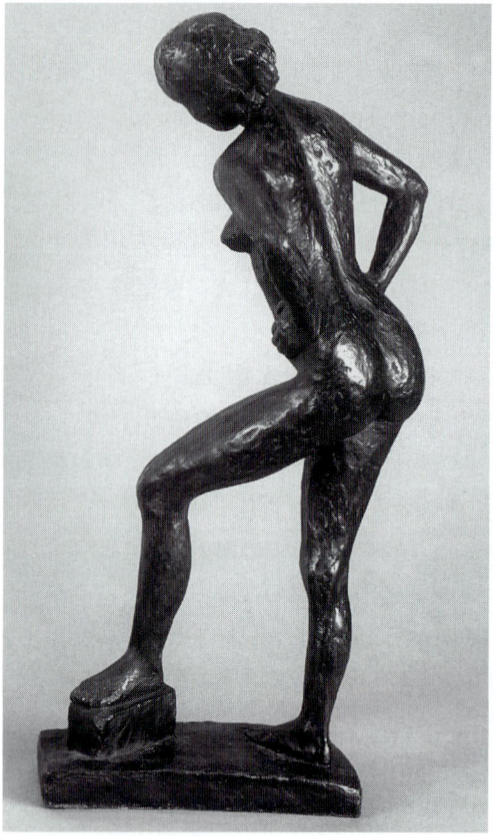

ベルタ・ボバースとカレル・ボバースは、世界中のセラピストや医師に何世代にもわたって包括的治療概念を広め、機能的・全体的考察や状況に応じた行動を教えた。

ベルタ・ボバースが患者と取り組んでいる様子を見た人は、彼女の人間性に魅了された。彼女はセラピスト、そして人間としての挑戦そのものだった。というのも、患者の人間性を納得のいく形で治療に生かすことが、予想外の能力をたびたび呼び覚ますことがあるということを理解していたからである。

彼女の主原則は常に「何かが再びできようになるという喜びを、患者が見出さなければならない」だった。そして彼女の言葉は治療の原則となった。「患者は私たちの手によって導かれる。私たちは多くを語る必要はなく、患者に姿勢と運動の感覚を再びもたらさなければならない。患者が自発的になることによってのみ、自らの運動能力を再び使うことを学び、有効に呼び覚ますことができるのだ。」

ベルタ・ボバースはこうも言っている。「この治療の基本となる前提のひとつは、日常場面における患者の観察である。」この観察と、セラピストからの影響に対する患者の反応が治療の流れを方向づける。「まず患者が日常生活において何をすることができるのかよく見ること。その後初めて彼の疾患を記録し、なぜ一連の動作がうまくいかないのかを見つけるために治療を始めるのである。」

患者の診断内容は日々変化し独自であることから、治療方法はその目的を変えることなく毎日適合されなければならない。つまり、痙性を弱めながら同時に姿勢を保ったり、活動したり、平衡を保つことを促進し、または日常で要求される様々な状況での活動における、姿勢トーン（緊張）や運動トーンを構築することである。ボバース夫妻が彼らの治療処置を不変の方法としてではなく概念としてとらえていたことが、この原則からも分かるだろう。

ベルタ・ボバースは彼女の人生を通して、人間とその運動に感銘を受けていた。そのことは、彫刻という彼女のお気に入りの趣味を生み出した。彼女は感じること、見ること、比較すること、患者の反応を体験することに常に興味を持っていた。

彼女独特の体性感覚を使って、「解放」または平衡のための必要な活動、つまり重力と釣り合いをとる能力を伝えた。患者は日常における可能性を改善するために、再び運動の選択性や可変性を学んだ。

ベルタ・ボバースは彼女の特性を、ベルリンにある、寛容で自由、芸術的な家風の実家で身に付けた。そして小さなうちから表現ダンスと体操を習った。彼女の少女時代には、特にベルリンにおけるドイツ青少年運動や身体教育現場からこのダンスや体操は保護されていた。1920年には153もの体操学校が存在したのである。

1926年に、ベルタ・ボバースはエルザ・ギンドラー（1885年-1961年）の影響を受けたアンナ・ヘルマン学校にて、体操教師になるための職業訓練を始めた。この訓練の柱となる観点は、自己の身体感覚および意図的な感覚的気づき（sensory awareness）を自ら体験することだった。

それには下記のことが含まれる。

- 個別の呼吸リズム
- 均整のとれた平衡
- 解放手段（解放によって知覚に敏感になる）

これらの基礎知識から、今日なお実施されている「集中運動療法」のような一連の療法が生まれた。エルザ・ギンドラーによって形作られた、精神的・知的な発展と身体的発展がひとつのものであるという全体像は、自分自身または自らの体における経験を通して、人間が目覚めるということを目標にしている。

ベルタ・ボバースは、彼女の教師であるキャローラ・スピーズについてよく話していた。この教師は、時間、空間、重力、リズム、感覚、そして運動の流れという運動の要素を伝え、実験することをとてもよく理解してくれていた。後に、ベルタ・ボバースはこの知識から、障害を持つ子どもや成人のための新しい独自の経験による治療概念を発達させたのである。

カレル・ボバースは妻による経験上の成果を、当時の神経生理学の学術的知識に沿って確証し根拠づけようとした。日々の活発な意見交換のもと、ボバース夫妻は人生を通して概念のさらなる発展に尽力した。そして、カレル・ボバースは講演や分かりやすい授業を通して彼の妻をサポートした。

ボバース夫妻はベルリンの学生時代から知り合いだった。二人ともユダヤ人としてドイツを去らなければならなかった後に、ロンドンで再会した。そこで1942年に結婚した。イギリスでベルタ・ボバースは理学療法士への試験に合格した。彼女にとってある印象的な出来事として、重度の痙性を伴った片麻痺の画家に出会ったことがある。医師の指示により、ベルタ・ボバースはスウェーデン式振動マッサージを上肢に施し、別のセラピストが下肢を担当した。彼女はこのマッサージテクニックを知らなかったので、彼女独自の感覚に基づいて治療を行ったのである。彼女は痙性が減少したという手ごたえを得、患者は痙性に引き込まれるのではなく、それを解放することを学んだ。ベルタ・ボバースの治療処置により、患者はまた正常に動くことができるようになり痛みも和らいだ。

この処置は現在でも有効である。当初の静的な治療環境から、活発で動的、常に進化し続ける療法に発展した。患者の日常生活における効率は重要な成果である。そして痙性や低緊張にも影響を与えうる観察や認識はベルタ・ボバースの功績なのだ。このことは1947年時点で革命的であり、今日までボバース概念の基本原則のひとつとされている。

治療を通して運動が再び形作られ、バランスが安定し機能も改善される。これは骨格の二次的障害の観点からも重要なことだった。ボバース夫妻は彼らの概念を常に批判的にとらえ、重症患者を治療によって完治させることはできないが、環境全体を改善していくことは可能であるといつも強調していた。縁者や医療関係者にとっては、この考え方だけでも患者との接し方に大きな前進がみられた。治療概念は、創造性、機能的思考、治療介入、そして全体を見渡す力が大いに要求されるセラピストと同じように重要だ。これについてはベッティーナ・ペートによる本書が、考え方や治療方法についてとてもよく解説している。新たな知識や経験がボバース概念を常に発展させている。

「私たちはひとつの大きな絨毯の上で常に一緒に結びついているのだ。」（B・ボバース）

フラウケ・ビーヴァルト
シニアインストラクター

目　次

ボバース概念の誕生と変遷

ボバース概念が生まれた
1940年代から1999年までの道のりについて

1991年7月28日、日曜日にロンドンのギルドホール音楽院にて行われたベルタ・ボバースとカレル・ボバースを称える祝典「A Celebration of Their Lives and Work」で書きとめたもの、1991年ドイツボバースインストラクター協会の情報冊子の中の「ベルタ・ボバース名誉博士とカレル・ボバース医学博士へ思いを寄せて」、ジェイ・シュライヒコルンによって1992年に書かれた「The Bobaths」、そしてボバース夫妻と一緒に働いた方たちから個人的に聞き知ったことなどをもとにこの章を書いている。

ボバース概念を人道的哲学という次元でも理解するには、この夫妻の例外的ともいえる人格をそなえた人生についてより深く知ることが必要不可欠である。前述の伝記や協会の特別冊子を読むことを強くお勧めする。

カレル・ボバースは1906年3月14日にベルリンで生まれ、1925年から1932年までベルリンで医学を専攻した。1936年にプラハで国家試験を受け、その後現チェコの都市ブルノにある小児科病院にて働いた。1939年、ナチス政権から亡命しなければならず、それからはロンドンで暮らした。

ベルタ・ボバースは1907年12月5日にベルリンで生まれた。そこで1924年から1926年までアンナ・ヘルマン学校に通い、体操教師として卒業した。1933年まで同校で授業を行い、同時に整形外科診療所にて学校で習った技術を患者に施して働いた。

この治療技術の大部分は筋をリラックスさせることに基づいている。ここで得た知識や経験は、後に神経疾患を持つ成人と子どもへの治療のための概念の発展に影響を与えた。

1939年にはベルタ・オッティリー・ブッセ(旧姓)もベルリンからロンドンに亡命した。そこでカレル・ボバースと再会し、1941年に結婚した。

1943年と1944年に、ベルタ・ボバースは43歳の右半身片麻痺で肩が痛む男性を治療した。彼女はそこで、ベルリンで学んだ筋の緊張を解く技術を用いて治療した小児脳性麻痺患者の経験を生かした。彼女は子どものときと似たような異常な姿勢および運動パターンをこの成人にも認めたので、この疾患を同じように治療するよう努めた。

現在も、条件の違いを全て考慮した上で、子どもにおける症状や治療を成人のものと比較することができる。成人は子どもに比べより意識が高く、集中して治療に取り組む。成人が何年も実践していた正常運動は、先天性脳障害を患う子どもとは異なり、このような子どもが正常な運動の経験を積むことはできないのである。しかしながら、治療の基本原則は同じである。これは、ボバース指導教員(EBTA：欧州ブリーフセラピー協会)であるマリサ・フロンテラ・アヴェラーナと子どもに関する共同作業で体験したことだ。

ベルタ・ボバースは1984年6月2日にブレーマーハーフェンで行われた、ドイツボバースインストラクター協会の第八回年次総会での講演で、彼女の最初の経験について次のように述べている。

〈ベルタ・ボバースの講演内容〉
1943年治療を開始

1. 私たちは反射が抑制されている、トーン(緊張)が減少しているポジションを発見しました。つまり、背臥位、腹臥位、座位において緊張性反射が妨げられているということです。私たちはこの症状に対し、痙性が弱くなるまで、子どもにポジションをとらせ支えました。これは、子どもの身体への全体的コントロールをセラピストに要求し、またこの治療を成し遂げるために二人のセラピストで取り組むことが必要とされることも多かったのです。特に高いトーンの際には、この処置は子どもにとって決して快適なものではありませんでした。

私たちは、自発的に運動してくれることを望みましたが、幼少児の少数においてのみその自発性がみられ、しかし彼らはどのように動けばいいのかを知らないためにそれは不十分なものでした。彼らには早期の運動経験が欠けており、不完全な運動発達をしてきたので、治療は静的すぎるものだったのです。

2. この経験から、治療の中で運動発達を試みるという考えに至りました。私たちは文献に挙げられているような、子どもの様々な年齢の段階において達せられる、正常な運動発達や数多くの道しるべとなるものを研究しました。教義上確定している発達過程において、正常な子どもにみられるような能力を次々に再構築するよう努めました。

まず頭部コントロールから始め、回転、座位、四つ這い、膝立ち位、片膝立ち位、立位、歩行、正確にこの順序で行いました。セラピストはこれを非常に受動的に実行したのです。セラピストは子どもに相応のポジションをとらせ、反射が抑制されている箇所の全てのパターンを解消しました。私たちが期待したのは、子どもがこの孤立した姿勢見本を一連の運動と結び付け、ひとつのポジションから別のポジションへ動くことでした。この期待は満たされませんでした。この治療介入がかつての講習会受講生たちの何人かに用いられ、ボバーストレーニングとして言われるようになりました。

3. 正常に発達した子どもの増大していく能力の土台と前提は、立ち直り反応と平衡反応であることを学びました。これは重力に反して動くこと、また運動や能力の多様性を発達させることにつながります。このことは、自動的な運動経過の道を開く、つまり動的な治療をすることに貢献しました。異常な反射活動を抑制し、同時に正常な活動を切り開くため、キーポイントを活用する可能性を見つけました。我々は静的に反射を抑制するポジションの代わりに、動的な反射抑制パターンを活用することを始めました。

子どもは支えられず、コントロールされていないところで活発に動くことができました。そのため、今日も私たちはそのように取り組んでいます。残念ながら、相当な過緊張を患う子どもの必要な抑制を考慮することなく、過剰な治療がなされていることも事実なのです。

もちろんまだ痙性を発症していない乳幼児にはこの治療法はうまく働くでしょう。当時は重力に対して体を起こす、平衡反応とその導入の意味するところをまだ認識していませんでした。

4. 乳幼児と幼少の子どもにはうまく働いた立ち直り反応の導入に行き詰っていました。座位や手を使う場面になると、起き上がることや歩行と同じようにバランスが要求されます。子どもがバランスをとれず、転倒を怖がっていると、運動の質が低下しトーンが高まることに気づきました。

発達における立ち直り反応と平衡反応のスムーズな移行を認識していませんでした。

子どもは転倒のみではなく、運動に対しても不安感を抱いています。

私たちは、少しずつ私たちの手を子どもから遠ざけていくことの必要性を学びました。それは自発的に運動とバランスをコントロールする可能性を子どもに与えることになります。これは痙縮やスパズムが動きを妨げた際には抑制に変わることもありました。これはセラピストと子どもの相互的によい関係へと結び付いていきました。

私たちが今も期待しているのは、治療において得たものを子どもが自宅や学校での日常活動にも生かすことです。しかしこれらはまだ十分には実行されていません。子どもと両親は治療をトレーニングとみなし、その機能的な意義を認識していないからです。実生活において治療内容を実践するという理解が未だ欠けています。

5. 次第に、機能的に活動するためより直接的なトレーニングを治療で行う必要性を感じていくようになりました。この立場から、今日においても日々学習を続けています。私たちは、システム化された、個々の機能への準備を治療に追加しました。というのも、筋トーンの正常化と立ち直り反応および平衡反応の導入が、間接的、または必然的に機能的に運動することに結び付くからです。

ペトーと彼の機能的運動パターンの活用法について多くのことを学びました。身につけるべき機能や、子どもにとって何が困難で、何が発達を妨げているのか確かめるために、診断内容を根本的に分析することの必要性を認識しました。治療においては、子どもが機能的状況、つまり自宅や学校で起こりうる状況で治療を受けることに重点を置きました。彼らが治療で学んだことを実生活でも実行できるようにするためです。可能な限り、子どもが自宅で目にするような家具を使いました。もし彼らが不運なことに車椅子に座らなければならないのであれば、車椅子での治療も一部実施しました。これは、ベビーカー、ベッド、便器、三輪車など様々なものにも同様に適応しました。私たちは補装具のような物は処方せず、まず利用可能かどうかを調べました。両親に購入を勧めたり思いとどめさせたりする前に、子どもにそれらとともに治療を施したのです。

私たちは子どもを床や机で遊ばせながら治療し、腹臥位よりは伸展を保つために立位で行いました。また、座位や立位よりは、座る動作、立ち上がる動作に重点を置きました。この機能的状況での治療には、抑制と運動促進を組み合わせて導入しました。機能的利用法とあまり関係のない「トレーニング」に固執するべきではないからです。

6. 同様に、私たちの診断内容や治療計画も大きく変更しました。治療のために子どもの衣服を脱がすことをやめ、すぐに背臥位や腹臥位、座位のポジションをとらせないようにしました。緊張性反射ではなく、過緊張パターンを検査します。

まず、子どもと母親が診療室に入ってきたら観察を開始します。子どもの機能、つまり座位、走行、発話、遊びを観察します。それらの能力を確認した後、欠如している質や能力の理由を探ります。子どもの姿勢・運動パターン、開いた口、よだれ、斜視、意思疎通の困難さ、手の動かし方なども観察します。

その後、子どもを動かしながらトーンと変化を検査(感知)します。これは母親の膝の上でも、床の上、椅子の上、立位時、歩行時でも可能です。そして姿勢反応を検査します。それは、頭部や体幹のコントロール、腕で体を支えること、物を掴み離すこと、物や母親につかまる、重力に反して動く際にバランスをコントロールすることによって、動き(動かされること)に適応しているかということです。そうやって、拘縮の恐れがあるか、またはすでに拘縮を呈しているかを調べます。

私たちは、疾患の原因に段階的に取り組む前に、彼らの機能の水準を伝えることにしています。もしかすると腹臥位や背臥位、回転、または座位にて最終的に治療を始めるかもしれませんが、最初の紹介時にはそれらは始めません。治療の主目的は何か、私たちの注意が特に必要とされることは何か、そして何よりも子どもが必要としているものは何かということをまず決定するのです。数多くの問題の共通点となる主問題を探し出します。そうすれば何を抑制し促通すべきか、何を保護し何を避けなければならないのか分かります。

このように多くのことを学び変更し続けていく際にも、根底にある概念は変化していないということを心に留めておかなくてはなりません。

私たちには、あたかもひとつの絨毯の上で家族全員が働いているように見えます。中心部で始まり、全ての方向に向かって放射線状に拡がっていくのです。

どのセラピストもこれまでの経験や人格によって様々なやり方を有しています。これはよいことでまた創造的です。しかし、私たち全員、同じ概念に基づいて治療を組み立てているのです。この概念は非常に拡がりをもちオープンなので、さらに学び、学術研究の継続的な発展や臨床模範の変更にさえ従うことができるのです。

この講演で、ベルタ・ボバースは脳性運動障害を持つ子どもの治療を引き合いに出した。彼女の提案はそのまま成人治療の状況に転用することができる。

ボバース夫妻は1991年に他界する直前まで活動的だった。次第に影響は少なくなったものの、彼らの概念のさらなる発展に影響を与え、また関心を抱いていた。

ベルタ・ボバースが五つ目、六つ目に述べたことは、彼女の教育を受けたインストラクター、特にメアリー・リンチにより、神経疾患を持つ成人への治療に関してさらに発展した。

反射検査ではなく、活動する際の姿勢と運動パターンを観察することの根本的な分析は、詳細に研究された正常運動と比較される。

患者は何を一人でできて、少しの助けを得れば何ができるのだろう?

患者はどのように正常運動から逸脱しているのだろう。運動パターンにおけるどの活動、構成要素、質が神経筋による活動なのだろう?

これらの問いへの回答は、治療の仮説、目的を定めること、治療計画、治療の進展もしくは結果が出ないことに対するコントロールへとつながる。

「個々の機能のための姿勢トーンへのシステム化された準備」は、「個別に抑制された、もしくは促通された筋組織のモーバライゼーション」とともに生じる。これはベルタ・ボバースがどちらかと言えば意識せず使っていたことでもある。メアリー・リンチはこの経験を概念の枠内でシステム化された治療技術にまとめた。

彼女はキーポイント、または姿勢セット(Postural Sets)の分析、療法をシステム化し、容易に学べるよう尽力した人でもある。

正常状態に相応する全てのキーポイントのアライメントを考慮しながら、早期に多く動的に取り組まれた。

以前と変わらず、補助手段や補装具は控えめに使用されている。これらの利用は常に一時的なものとしてみなされ、また人工的な補助手段を利用しない可能性に向けて努力されている。

下記の表1.1はボバース概念の始まりからの変化をまとめている。

表1.1　ボバース概念の誕生時からの変遷

麻痺側の治療	体幹と麻痺側の治療	体幹と左右両半身 (麻痺側が若干多い)の治療
反射が抑制された箇所	反射が抑制された運動パターン	姿勢トーンの正常化のためのパターン、 過緊張の筋組織を伸張するための姿勢パターンと 組み合わせられることも多い。
神経生理学：独立したATNR (非対称性緊張性頸反射)とSTNR (対称性緊張性頸反射)が存在	疑念：我々が目にする症状は独立した 反射ではない。しかしそれなら 目にしているものは一体何か。	我々が目にし、 知覚する症状は過緊張した筋連鎖である。
背臥位、側臥位、座位における 痙性パターンに対して首尾一貫して 使われる無意識的な体位	次第に正常な姿勢パターンにおける 個々の体位	キーポイントの位置、「姿勢セット」の創造 (個々のトーン状況へポジティブな 影響を与えるためにキーポイントを使う)
常に遠位部から治療開始： 四肢、肘・膝、 場合によっては肩、腰	常に近位部から治療開始： 「体幹」の発見	治療の開始は主問題から決定、 遠位部・近位部どちらからでもありうる
セラピストはより 症状の重い側から治療開始	セラピストはそれとは反対側からも 治療を始めることもある	セラピストは患者の問題に対し 一番効果の期待できる側から扱う。 麻痺側であることの方が若干多い。
神経生理学： 脳は筋を認識しておらず、 運動パターンのみ認識している。	新しい研究によると、中枢神経系は筋を 認識する。治療における疑問も生じた。 個々の筋への影響は ポジティブな効果を生み出すのか。	連合反応が生じた中枢神経系の情報は、 筋の解剖学的構造を変化させる。 筋はサルコメアを失う。 治療はそれを理解した上で行われなければならない。
治療：常に運動パターンにおける キーポイントの促通	運動パターンにおけるキーポイントの 促通を選択的運動の促通とともに行う	筋組織の抑制的・促通的モーバライゼーションの 技術を用いたキーポイントおよび個々の筋への促通
支持基底面が姿勢トーンに及ぼす 影響はほとんど分析されていなかった	支持基底面の大きさの 影響についての分析	支持基底面の大きさ、持続性、 安定性による影響の重要さが次第に認識され、 治療において重要視された
主に両手を組んだ治療：背臥位、 起立、座るとき、歩行時	両手はあまり組まれず、次第に正常な位置に 保たれた。例えば、立ち上がる時にも、 両側に垂れ下がっている。	両手は特別な場合にのみ組まれた。 例えば、患者が自宅で一人で実行しなければ ならないような時のためのトレーニングにおいて。
連合反応抑制	連合反応の観察と分析： 軽度、中等度、重度の分類	連合反応を中枢神経系の可塑性再編成の サインとして観察。特に、急性期頭部外傷の 患者にあてはまる。
キーポイントから正常運動の促通。 様々な「タッピング」により 低緊張から必要となる緊張を構築。	キーポイントから正常な運動の促通。 支持基底面の減少により低緊張から 必要となる緊張を構築。	支持基底面を減少させ全体的な刺激を利用し、 選択的緊張の構築のため、個々の受容器を刺激する。 低緊張の筋組織に(選択的)緊張構築を達成 するために必要となる刺激に応じて、重度、中等度、 軽度に低緊張を分類。

終わりにもう少しだけ引用させていただく。これを聞いた当初からとても印象的で、現在もなお私の頭の中に残っている文章で、特に困難な治療状況の際に思い出される。

ベルタ・ボバース：

「私たちは多くのことを、定期的に治療する患者から学ぶのです。」この理由から、どのセラピスト、そして特にインストラクターは定期的に患者と実践的に取り組まなければならない。患者こそが本当の教師なのだ。彼らから何を学ぶことができるかを、ボバースコースにおいて認識することができる。

「あなたが見ていることを見なさい。そしてあなたが見ていると思っていることを見るのはやめなさい。」このことから、私は「痙性の姿勢および運動パターン」について教えるのを数年前から辞め、「正常運動」と個々の患者が行う異常運動を分析するために、観察と触診をすることを教えている。

いわゆる「ボバースボール」について、ベルタ・ボバースは次のように述べている。「ボバースボールではなく、ビーチボールのひとつです。何がボバースボールたるものにしているのかというと、あなたがボールにしていることなんですよ。」これはボバース治療台にも言える。高さを調節できる治療台の長さと幅がボバース治療台にしているのではなく、我々セラピストが患者とこの治療台の上、もしくは治療台を使ってすることがボバース治療台にしているのだ。

「もし患者の症状がよくなれば、私たちも何かを変えなくてはなりません。症状に変化がなくても、私たちは何かを変えなくてはなりません。もし患者の症状が悪化すれば、緊急に何かを変えなければなりません。」シェーピング（Shaping）は数年前の発明ではなく、患者の現在の変化する能力に要求される適応の必要性である。ベルタ・ボバースは常に考え、分析し、新しいアイデアを試す一人のセラピストだった。彼女にとって、どの治療も信念を持って問題の解決に取り組むべき状況だった。熟考を重ね、分析し、試した時にのみ、患者が面した問題の解消につながる解決が存在するのである。

用語解説

AETB www.aetb.net
スペインボバースインストラクター協会。1995年に設立され、成人向けか子ども向け、もしくは両方の基礎講座を修めた理学療法士、作業療法士、言語療法士が属している。

EBTA
ヨーロッパボバースインストラクター協会。1994年に設立された、脳性運動障害を患う子どものためのボバースインストラクター協会。

IBITA
国際ボバースインストラクタートレーニング協会。1984年に設立された、成人の神経疾患患者を治療するボバースインストラクターの協会。

ICF
「国際生活機能分類」(International Classification of Functioning, Disability and Health)。2001年にWHOにて採択された分類は、それまでの国際障害分類(ICIDH)に替わるものとなった。これにより、リハビリテーションに従事する人の共通の言語に導かれ、彼らの相互理解が改善されるべきである。我々理学療法士やボバースインストラクターにとって、目的設定や治療の枠組みを容易にしてくれるものである。

VeBID
ドイツボバースインストラクター協会。

アライメント
姿勢を保持し運動する間の関節の全ての構造のポジション(骨、軟骨、被膜、関節滑液、靭帯、腱、筋、全ての受容器)。運動のどのポイントでもはっきりとしたアライメントを示す。アライメントは動的なものとして理解される。

安定性
高水準での相反神経支配を伴う筋組織の活性化。同じ緊張度において、主動作筋と拮抗筋が相互に収縮しているが、目に見えるはっきりとした運動にはならないことをいう。安定性は姿勢へつながる。「姿勢を保つことは、最小限の振幅における運動である」(Paeth Rohlfs 1996年)。

運動
筋組織の活性化により成立し、空間に相対しながら関節や体の部位が目に見えて三次元で変化する。選択的もしくは運動パターンの連続により実行される。

運動の発起
運動パターンを開始させ終了させる、またその逆も可能なキーポイントが運動の発起としてみなされている。肘や膝が上肢や下肢の屈曲パターンや伸展パターンを導き、実行し終了させる。頭部は体幹の運動パターンを導くことが多い。

運動療法
医学的治療形式。個々の機能障害や全体の状態の改善のため、人間の身体が目指す運動を操作すること。

運動性
主動作筋を収縮させ、拮抗筋を伸張させる、またその逆を引き起こす相反神経支配により筋組織が活動すること。これは運動が成立することを意味する。

概念
技術や方法と異なり、概念はより広範なものである。ボバースは彼らの発展を概念と名付けたが、それは彼らの治療指導基本方針が患者のリハビリテーション全ての診断と治療を意味するからである。「マニュアルセラピー」、「トレッドミルトレーニング」、「反復トレーニング」、「麻痺側上肢集中訓練プログラム(CIT)」といった特殊な治療技術は、概念にすでに存在しているのでなければ、容易に概念に融合することができる(Viebrock 2008年)。

拮抗筋
主動作筋(後述)に反応して適応する筋。遠心的に筋収縮することによって、主動作筋が短くなることを可能にし、求心的な筋収縮により主動作筋の伸張を促す。拮抗筋は主動作筋より常に低い緊張を有する。

機能
ひとつひとつの身体の部位による運動パターンが目的を定め、空間と時間を組み合わせて行う共同作業。このように機能は定義できる。しかし、ひとつの関節の正常な可動性に限定することもできる。この二つの意見は、前者の定義を主に支持する理学療法士と、後者の定義を使う作業療法士の間で誤解を生じさせることがよくある。ICF(下記参照)の術語集は私の考える状況を説明してくれている。国際的には最初の定義が、活動、行動、または介入という言葉とともに使われている。専門用語としての機能は、組織の行動としてみなされる。

共同筋
主動作筋と拮抗筋を保護する筋。その都度適応して求心的または遠心的に活動する。緊張度は、主動作筋、または拮抗筋よりは常に低い。これはしかしながら、主動作筋の共同筋の緊張の方が、それに対する拮抗筋の共同筋より高いということを意味する。

緊張・トーン
運動単位の動員により存在する。全ての筋の基本トーン、いわゆる準備状態(Readiness)が存在する。運動を遂行するために、感覚運動目的に応じて、トーンは主動作筋、拮抗筋、共同筋において段階的に整合されながら構築されていかれなければならない。
正常な姿勢トーンは、重力に対して働くには十分高く、また同時に運動を許容する程度に低いものである(B. Bobath)。
重力に対する、または支持基底面・支持している面(後述)に対する反応において、トーンは多様的である。

立ち直り反応
- 体重移動に応じたパターンにおける選択的運動の連続性。
- 頭部、体幹、四肢によって自動的に行われる運動。その目的は、大きな体重移動の際に生じる不均衡を、対抗する力をもって釣り合いをとることにある。立ち直り反応の要素は随意に実行することが可能。

痙性
- 世界保健機構(WHO)による定義：受動的運動に対する速度依存性を有する抵抗。
- Lanceによる定義(1983年)：抑制コントロールの欠如における中枢神経系の可塑的な再編成。
- Wiesendangerによる定義(1991年)：痙性はひとつの運動障害であり、脊髄に対する脊柱上の制御を不完全に、もしくは完全に失うことへの反応として段階的に発展していく障害である。これは、運動単位の変化した活動パターンによって特徴づけられる。感覚シグナルや中枢シグナルに反応したり、同時収縮、全体的運動、異常な姿勢パターンをもたらしたりする。
  臨床観察とそこから導かれる結論として、アクチン・ミオシンの不整合な筋内・筋間活性化により、筋線維が食い込み筋の短縮へつながる。この短縮に目盛りをつけることはできない。このため適応した力を生み出すことができず、収縮後の遠心性筋収縮は発生しない。

固定
主動作筋の明確な興奮と、それに応じた拮抗筋の最小限の興奮および大きな抑制による筋組織の活動。低い神経生理学的水準での相反神経支配。

固有受容器制御
身体の内部から刺激を選択的に受け取り、統合し、応答する能力。

キーポイント・オブ・コントロール
コントロールのキー「ポイント」という概念はベルタ・ボバースによって意味に沿って使われた。意味されたのは、身体の特定のエリアであり、そこから姿勢トーンがコントロールされ影響を受ける。受容器の特別な密度を示す身体のゾーンである(Paeth-Rohlfs 1997年)。

支持基底面・支持している面
支持基底面とは、体重を預けることのできる面である。支持している面とは、実際に体重を預けている面、接触面である。

姿勢セット(Postural Set)・キーポイントのアライメント
ラテン語のPosturaが姿勢を意味し、英語のSetが個々の部位が一緒になってひとつの全体を築く、という意味となる。相互的な、また支持基底面に関連したキーポイントのポジションであり、これは姿勢トーンの質に影響を与える。つまり屈筋トーンもしくは伸筋トーンの優位性である。

トータルパターン
主動作筋、拮抗筋、それに応じた共同筋の活動。四肢もしくは体幹の全ての関節の動きを導く。これは、思い物体を持ち上げる際などの、大きな力を発揮する際に必要となってくる。トータルパターンの発動は、力を発揮した後すぐに解消し、分離し、細分化し、さらなる運動を再び選択して行える際には正常とみなされる。そして、次の場合には異常とみなされる。a.わずかな力が要求される活動で生じる。b.力の発揮の後にすぐ選択的運動が行えない場合。すなわちトータルパターンが再び分離されず、細分化されることもない時。

主動作筋
重力の作用をコントロールする筋。重力に対して求心的に働き、重力の作用に対し遠心的にブレーキをかける。主動作筋は拮抗筋(前述)よりも高い緊張を有している。

消去現象
身体の両半身に同時に刺激を与えると、麻痺側においてより刺激が知覚されにくい、つまり反応もないこと。麻痺側だけに刺激を与えた場合は逆に知覚され、場合によっては妨げられつつも反応する。

身体重心・質量中心
身体において生物物理学的に算出された、重力の影響が集中している点。全身ではこの点は2番目の仙骨(S2)にある。腸骨稜から頭蓋へ、つまり体幹、肩甲帯、上肢、頭部へとみた場合、質量中心がTh8に存在している(Plas他 1984年)。上肢の質量中心は肘、下肢の質量中心は大腿骨顆部である。

遠心性筋収縮
アクチンフィラメントとミオシンフィラメントによる活動。これが、外部から作用する力(拮抗筋による求心性筋収縮や重力)により互いに引っ張られ制御しながら活動する。これを通して緊張を生じさせながら、最終的には弛緩につながる筋伸張が生じる。

上肢の保護反応
突然の物体を上肢によって防ごうとする防衛運動。

自律運動
ニューロン群(後述)の活性化により行われる経済的で速い運動。このニューロン群はいわゆる「セントラル・パターン・ジェネレーター」(後述)である。一度活発になると、常に自律的に発生させる。

自律化された運動
かつて随意的に実行された運動(後述)であり、何度も繰り返されることによってニューロン群の持続的な生成を促し、そのため迅速で皮質の注意を必要とせず実行される。しかし皮質のイニシアチブは必要とされる。運動の自律化は運動の効率化と加速へつながる。

随意運動
随意運動を実行することは内外環境においての連続した意識が必要とされ、運動プラン、戦略、大脳皮質から筋骨格器官へ影響を与える軸索接触も必要とされる(Morecraft、Van Hoesen 1996年)。新規の動作は、まだ適切に調節されていない姿勢トーンによって実行される。遂行は皮質制御が必要なことから、比較的ゆっくりしたものになる。

正常姿勢コントロールメカニズム
現在、運動学的コントロールについて多くのことが語られている。姿勢コントロールメカニズムという定義はカレル・ボバースにより1950年には導入されていた。これは、末梢神経を含む中枢神経系、筋システム、受容器の類義語として理解される。正常姿勢コントロールメカニズムの要素は、感受性、正常な姿勢トーン、正常な相反神経支配、正常な空間的・時間的協調である。

セラピー、理学療法

神経システムの様々なエリアに到達する外受容性刺激と固有受容性刺激を供給する理学療法によって、生理学的・解剖学的変化を目的にすると考えられている。

- 生理学的変化とは、ニューロンの受容性の変化、神経伝達物質の放出変化を意味する。
- 解剖学的変化とは、活動していないシナプスの活性化、ニューロン結合の変化を意味する。
  セラピーとマネージメントは治療において、的確なバランスの元用いられなければならない。

選択的運動

主動作筋、拮抗筋、そしてそれに応じた共同筋の活動で、周辺の関節を同時に安定させながら一つもしくは二つの関節の運動を導くこと。

セントラル・パターン・ジェネレーター(CPG)

先天的に脊髄と脳幹に構築されたニューロン・ネットワーク(ニューロン群)である。機能的目的を達成するために、反復動的活動をサポートする。

相反神経支配

相反とは「逆の」、「正反対の」という意味である。相反神経支配とは、身体の一部もしくは筋の相反する神経支配を意味する。相反神経支配は、運動の空間的・時間的調節のために、主動作筋と拮抗筋の互いに協調する制御で、その都度共同筋に補われる。

促通

促通とは学習過程のことである。患者とセラピストの相互作用は、機能を可能にし容易にする(IBITA 1997年)。活動や過程を容易にするために刺激(インプット)を与えること。

粗大運動

身体の大きな部位による運動。例えば全体幹や上肢、下肢(著者による注釈:以前の運動という定義に対する時代遅れの概念。「巧緻運動」を参照)。

滞空(Placing)

姿勢トーン検査のためのテスト。身体の部位が動かされる際に、軽く、もしくは抵抗に反するように動くかどうかを観察する。その後、部位は自律的にひとつの定まったポジションで維持されなければならない。保持(後述)とは違い、維持する際に口頭やジェスチャーによる要請はない。

求心性筋収縮

アクチンフィラメントとミオシンフィラメントが組み合わさることによる協調した活動。筋が短縮されながら緊張が増加する現象。

筋力

重力や抵抗に反して働かなければならない筋のトーンの量。

中枢セット

ニューロン群の項目では、どのように、何のためにニューロン集団が形成されるのか述べる。しかしひとつの行動は運動によってのみ実施されるのではない。行動には、一部は記憶からも起因している必要なフィードフォワードとしての全ての外在的・内在的情報が属している。目下の視覚的、聴覚的、嗅覚的情報も、姿勢・運動器官のステータスについての固有受容性・外受容性情報と同じように組み込まれる。

動作

空間的、時間的に組み合わされた、連続して、もしくは同時に行われる運動パターンで、事前に計画した目的に達成するのに役立つ。運動(前述)と機能(前述)において神経生理学的機能を必要としない一方、計画を立てること、動作の実行や制御、例えば注意力、計画、思考、集中、空間的・時間的方向づけ、認識力と実行においては必要となる。

ニューロン群
ひとつの選択的運動、または運動パターンを実行するために興奮するニューロンのグループ化。生命維持に貢献する運動パターン（呼吸、嚥下、瞬き、平衡反応、前進）は生まれながらにしてあるニューロン群によって起こる。常に繰り返される随意運動は、新しいニューロン群を作り上げることが可能である（自律化運動、前述）。セントラル・パターン・ジェネレーターは、生まれながらのニューロン群ではあるが、全てのニューロン群がひとつのセントラル・パターン・ジェネレーターではない。

バランス
正中位（前方、後方、右側方、左側方）と支持基底面に関連した人間の身体の体重の一部の釣り合いのこと。正中位の両側に同じ量のユニット＝重さがあれば、バランスが生まれる。

パターン
適応したアライメントにおいて選択的運動が連続すること。正常パターンと異常パターンを区別できる。
- 正常パターン：組み合わされた選択的運動。随意に連結させたり変化させたりできる。
- 異常パターン：常に同じ要素が組み合わされ、多様化はほとんど不可能。異常パターンは一人の患者にとっての定番の形があるが、それは一人一人の患者によって異なる。

巧緻運動
手や手指など身体の小さな部位の運動。この定義の対になるものが粗大運動（前述）である。どちらの定義も私の考えでは時代遅れである。
身体の全ての運動は巧緻運動であり、運動単位の選択的動員に基づいている。これが合わせて運動パターンに調節される。同時にたくさんの選択的運動が生じることを、粗大運動の定義と同一視するべきではない。なぜなら、刺激支配は完全に繊細なものとしてみなされるべきだからだ。巧緻運動の例として、体幹の平衡反応や手指の動きを統制すること、発話や嚥下などが挙げられる。

フィードバック（Feedback）
運動を実行していく中で中枢神経系は受容器の状態変化についての情報を入手する。このフィードバックが、中枢神経系が運動を続けるのか、変更、訂正、または終了するのかをコントロールするのに使われる。

フィードフォワード（Feedforward）
「中枢神経系はどの時点においても、身体筋組織の状態を反映する」（いわゆる回路規則　Magnus 1924年）。これは、どの時点においても変化を認識した受容器の状態が、中枢神経系に伝達されることを意味する。この情報は、姿勢の変化や運動の準備をするアウトプット値として中枢神経系に使われ、いわゆる先行随伴性姿勢調節、予測される体重移動の際に、重心が失われることのないよう事前に平衡を保つよう準備することの根底となっている。「身体筋組織はどの時点においても中枢神経系の状態を反映する。」これは、患者の身体保持や運動によって中枢神経系の活発状態が帰納的推理されることを意味する。

平衡反応
- 筋組織の自動的に起こる微細な緊張変化。最小限の体重移動でさえ、わずかな不均衡をもたらすのだが、それを抗力によって調整しようとする。
- 重力と体重移動の作用に対する反応として生じる、姿勢トーンの自動調節。
  平衡反応は機能的で、ひとつの姿勢におけるアライメントの維持に貢献する。随意に行うことはできない。

保護伸展反応
上肢もしくは下肢によって支えようとする自動的な運動。この支持基底面の拡大は、その前に現れた迅速で明確な体重移動の同じ方向に発生する。保護伸展反応は支持基底面が存在する限り、効率的という理由により四肢の立ち直り反応より優先される。保護伸展反応の要素は随意に行われることが可能。

保持（Holding）

姿勢トーンを検査するためのテスト。ひとつの身体部位が動かされ、要求に応じて随意的にある決められたポジションで維持されなければならない。滞空（Placing）（前述）と混合しないよう注意が必要。

ボバース概念

概念（前述）の定義は、技術（テクニック）や手法（メソッド）とは反対の定義である。ボバース概念は異常な反応活動の抑制、運動単位動員の促通、そしてキーポイントの運用を通して正常運動への手がかりを新たに作ることに依拠している。

ボバース概念はひとつの問題解決戦略であり、それは中枢神経系の損傷により機能や運動、トーンに障害のある人々の評価と治療を意味する（IBITA 2000年）。治療の目的は、促通による姿勢コントロールと選択的運動の改善を経て、機能的行動全ての最適化にある。

中枢神経系の損傷による正常運動からの逸脱に対する治療は、総体的な評価を基礎におく。やり方は4つの段階に分けられる。

- 標準の分析
- 標準からの逸脱を分析
- 正常あるいはより正常にする新たな手がかり、すなわち効率的運動を可能にする手段である治療技術の適切な利用。それは患者固有の正常運動に近づける運動の実現に向けて神経系の新たな組み立てによる学習保存であるともいえる。
- 実施した治療技術の効果の分析

マネージメント（Management）

障害や損傷の扱い方を意味する。例として、患者がトランスファーに取り組む際、ほんのわずかな助けのみで十分に自分で行える（セラピー）、またはより重度の障害の場合は、介助者、場合によっては補装具の利用によって、マネージメントに相応する形で実施すること。

リハビリテーション

患者や身体障害者の身体的、精神的機能と能力を回復することを目的とした全ての処置。医学的、職業的、そして社会的リハビリテーションと応じた使い分けをする（Pschyrembel）。

「人生は運動であり、運動は人生である。」身体的にだけではなく、精神的にも運動はリハビリテーションの土台である。

リファレンスポイント（参照点）

人間の身体の安定した部位で、そこに対し、またはそのあたりでひとつの、もしくは多くの別の部位による運動がおこっている箇所。

連合反応

- 個々の抑制されているコントロールを上回った刺激に対する中枢神経系の回答にあたる（Lance 1982年）。
- 脳内と脊髄でニューロン結合が変化した後に現れる筋の活動。筋組織の無意識的な負担変化を強めることもある。繰り返し現れることによって、患者は過緊張のパターンを学ぶ。これにより筋組織の持続的変化や痙性に作用することがある（Lynch 1998年）。

1　基礎知識

ボバース概念に基づいて患者に接するには、正常運動、特に姿勢コントロールメカニズムと平衡反応についての豊富な知識が前提となる。第1章はこの基礎知識について説明する。さらに評価と評価記録について述べる。評価の記録書類の項で、感覚と姿勢緊張の評価である評価の法則的な循環図を紹介したい。

治療原則を説明する際には、次の質問に答える。「いつ、どのように治療を始めたらいいのか?どのように患者に接していくべきか?痛みが生じたらどのように対応すればいいのか?」

1.1　正常運動

疾病により運動障害が引き起こされると、理学療法と作業療法の目的は患者の正常運動を回復させることにある。骨折のような姿勢・運動器官の疾患や損傷の後には、ほぼ100%この目的は達成される。しかし、中枢神経系の疾患や損傷では完全回復のチャンスは減少し、後遺症が残る恐れがある。それでもなお理学療法士、作業療法士は、同性、同年代、似た体格の正常運動を参考にして、治療結果をそれに照らし合わせ評価しなければならない。

患者X氏と患者Y氏を比較してはならない。「この障害の程度に対し、あなたは多くの成果をすでに出されていますよ。」というのは、理解はできてもやはり妥当ではない。治療はオリンピック競技のように開始されなければならない。患者とセラピストは、金メダルを獲得するためチームとしてスタートラインに立つ。二人とも、場合によっては銀、銅メダル、もしかするとそのあとに続く順位で満足しなければならないと知っている。しかし金メダルを狙うという気持ちでスタートする。正常運動が目的なのだ。

● 正常運動とは何か

正常運動は存在するのか?という質問に対して、確かに存在する、と返答したい。そして、正常運動は完全に個別のものである。世界中の一人ひとりが独自の正常運動を有している。では、患者が損傷を受ける前にどのように動いていたか、セラピストはどうやって知ることができるのか?　それは下記の観察基準を適用することによって、論理的に推論することができる。

- 年齢：27歳の人は、72歳とは違う姿勢を保ち動き方も異なる。年を重ねるごとに、伸展能力は劣り円背姿勢が多くなる。
- 性別：姿勢トーンは男性より女性の方が低いことが多い。女性の方が可動性（過度に可動的）があり、男性は可動性が少なく柔軟性も低い。
- 身長：186cmの人間の重心は、160cmの人間より明らかに高い位置にある。これは平衡に影響を与える。身長の高い人はバランスをとるのがより難しくなる。
- 体型
  - ＊ 下肢の長さに対する体幹の長さ：体型は、例えば椅子から立ち上がる際などの運動に影響を与える。上半身が長く比較的短い大腿の人は、ほんの少し前かがみになるだけで上半身の重心を支持基底面つまり足部の上に移動することができる。逆の体型の人は上半身重心を支持基底面の上に移動するために、足部を大きく後ろに引き戻す必要がある。
  - ＊ 骨盤の幅に対する肩甲帯の幅：例えば座位での横方向への立ち直り反応に影響を与える。幅広い肩に細い骨盤を持つ人は、上半身の重心またはセントラルキーポイントを側方への体重移動の際､自らの身体の支持基底面にかなり早く移すことができる｡頭部と骨盤の立ち直り反応は素早くはっきりと生じる｡骨盤の幅が広い人は､支持基底面の範囲に移る前に上半身の重心やセントラルキーポイントが比較的側方に幅広く動くことができる｡つまり立ち直り反応はゆっくりで､あまり明確には生じず､頭部の反応は骨盤の立ち直り反応より速く顕著である。

＊ 体重とその分配：重さは常に均等に分配されているわけではない。上半身、肩甲帯、上肢に対し、骨盤や下肢の方が明らかに過剰体型、つまり重いという人もいる。また比較的細い四肢に対し、重い体幹を持つ人もいる。平衡反応と日常運動は、そのような異なった体重分配においても違いがあるのである。

- 体格タイプ：やせ型、筋質型、肥満型
- 遺伝的素質
- 住んでいる土地の気候：気候が暖かければ暖かいほど、低緊張の傾向があると考える。
- 気質：外交的か内向的か。どちらかというと落ち着いているか、神経質か。自発的か、それとも事前に長く計画するタイプか。陽気か真面目か。

このような主に身体の物理的性質から、姿勢トーンや運動振る舞いを逆推論することができる。それに加えて、同じような特徴を備える健常者と患者を比較することができる。

それぞれの個性はあっても、我々の全ての運動は正常な姿勢コントロールメカニズムによって発動され、実行され、制御され、そして修正されるのである。

● 正常な姿勢コントロールメカニズム／運動コントロール

運動システムという観点からは姿勢と運動は同一である。姿勢は運動とともに運動学の一部である。姿勢と運動が同一のものであるならば、姿勢コントロールメカニズムは、運動コントロールメカニズム、運動コントロールともいえる。ただ、実際には姿勢という単語を含む定義の方がより頻繁に使われる。おそらく、それは運動の前に姿勢があり、動く前に安定した姿勢がとられなければならないからだろうか。かつてアルキメデスは「支点を与えてくれれば、世界を動かしてみせる」と言った。

カレル・ボバースは「姿勢は運動を止めたもので、運動は姿勢に時間の要素を加えたものだ。」と言った。

この発言に私は下記の文章を付け加えたいと思う。

「姿勢は最小限の振幅の運動である。」

運動の振幅は見ることのできないほど小さなもので、それが姿勢なのである。もし運動の振幅が大きくなり目にみえるものになったら、それは運動である。

正常な姿勢は決して硬直したり、固定されたものではない。これは例えば患者の評価でコンピュータープリントアウトの際、プリント台に立つことで見てとれる。完全に静かに立つという課題を一見こなしているように見えるが、正確な評価は足部の下の印刷変化に現れる。いわゆる「動揺(sway)」、ゆらゆらと動くことを最小の範囲で行っているのだ。どうしてこの動揺が起こるのだろう。腹部と体側の呼吸の動きを通してわずかな体重移動が起こり、最小の緊張適応（平衡反応、p.13を参照）で釣り合いをとっているのである。

> *姿勢と運動は、最小運動（おそらく筋内のみ）とより大きい運動を意味する表現である。*

正常姿勢と正常運動は、全ての変化と独自性の下でも下記の一般的基準を示す。

- 正常運動は、思考や外的刺激もしくは内的刺激への中枢姿勢コントロールメカニズムの反応として発生する。
- 中枢姿勢コントロールメカニズムの反応は、感覚・運動目的を達成するのに貢献する。
- 中枢姿勢制御メカニズムの反応は、効率的、調節的、順応的、自律的、随意的、もしくは自律化したものである。

これらの基準を明確にするために、異常変化した運動に対する正常運動の例をいくつか挙げなければならない。

正常運動は目標を定めている

のどが渇いている人は、飲み物の入ったコップに手を伸ばす。鼻がかゆければ、手指で引っかく。講演をする人は、話された言葉を、それに応じた表情やジェスチャーで強調する。我々はそれとは反対に、片麻痺の患者がコップをつかむときや、動く方の手で鼻を引っかくときに、麻痺側の連合反応を観察するのである。この連合反応は目標に向かっていない。過剰な動作を伴う患者は、顔面痙攣、眼瞼痙攣(片目もしくは両目が不随意に瞬きすること)あるいは、上肢のバリスティック運動を話している相手とは関係なく引き起こし、そのためこれらは余計な追加的運動であり、異常といえる。

正常運動は効率的である

正常な運動は、最小原則に沿って行われる。その最小原則とは、望んだ目標に可能な限り最小限のエネルギー消費で到達することである。どの姿勢や運動も、エネルギーを消費する筋の活性化を必要とする。このエネルギーは食べ物の形で再び供給されなければならない。中枢神経系は長期にわたる記憶の中から適応した運動パターンを探し出し、与えられた目標に最小のエネルギー消費で到達するため個々の要素を変更する。例えばてこの長さをできるだけ長い間縮めて、距離が近づいてきたら最後の可能な瞬間に初めて伸ばすのである。これに対して、選択的巧緻な運動を要求されると、片麻痺の患者は全体的運動を伴う。例えば手を口に運ぼうとすると、上腕をリラックスさせた状態で肘のみ曲げるのではなく、上肢全体を持ち上げ、外転させてしまうのだ。

正常運動は適応する

正常運動は現時点の状況に適応する。例えば、低い腰かけから立ち上がる際にも、普通の高さの椅子から立ち上がる際と同じような運動パターンが使われる。姿勢トーンはそれに応じて高まり、上半身の最初の前屈も応じて大きくなる。それは足部の下の新しい支持基底面の中心に、重心(セントラルキーポイント)を持ってくるためである。過緊張の患者の多くにみられるのは、慣れた車椅子からはあまり苦労せず立ち上がることができるが、居間の肘掛椅子ではうまくいかないということだ。これは、肘掛椅子の方が低く柔らかいため適応を要求されるが、うまく行うことができないからだ。

正常運動は自律的、随意的、もしくは自律化されたものである

正常運動は完全に自律的、随意的、もしくは自律化された機能に応じて実行される。完全に自律的というのは、例えば姿勢を支え、バランスの維持やバランスを取り戻す際に使われる平衡反応がある。これは遺伝学的に備わっている運動パターンで、随意的に学ぶ必要がないものである。正常運動は随意的にも実行され得る。例えば、新しく学ぶべき運動が必要とされたときである。一度随意的に新しく学習した運動は、何度も反復することによって自律化されることがよくある。この運動、例えば物を書いたりピアノを弾いたりすることは、自律運動のように次第に早く効率的に実行されていく。

これまで述べた三つの形式の運動がひとつの振る舞いになることを顕著にする例は着衣である。開始姿勢は座位または立位であり、そのためには自律的平衡反応が必要とされる。取り扱い方に慣れている衣服は自律化された運動によって着衣される。随意運動は特別な要求や困難が着衣の際に生じた瞬間に現れる。例えば衣服がきつすぎて、力強く引っ張らないといけないとき、ブラウスを特に慎重にまっすぐズボンの中に入れないといけないとき、ボタンが特別小さく滑りやすいときなどである。

> *正常な姿勢と運動は、*
> *姿勢トーンの持続的な調節を条件とする。*
> *特に留意すべきは、この調節が*
> *重力の影響下で起こるということである。*

姿勢トーンの調節

運動はある特定の姿勢トーンとともに実行され、同様にニューロン群の形として保存される。再びこの運動が必要となった場合には、まず現在値、つまりその時点の姿勢トーンの状況が確認される。もしこれが低すぎる、または高すぎるということであれば、通常の場合は調節される。もしこの調節が中枢神

経系の損傷により不可能であれば、保存された運動データにアクセスするのは困難になるかもしくは不可能となる。その場合、要求された活動は新しいものとなり、随意的に実行されなければならない。随意運動は、我々全員、つまり健常者も障害者も高い姿勢トーンで実行している。その点、中枢神経系を損傷している人には抑制コントロールだけでは十分ではない。運動は、巧緻的で選択的運動ではなくトータルパターンで実行される。これは非効率的で労力を要するものである。この労力はさらに姿勢トーンを高くし、保存された運動データへのアクセスをより困難にしてしまう。治療の助けを借りることによって、この悪循環を中断させることができる。

重力の影響

地上の重力面において運動を実行するためには、骨、関節といった保護器官が必要とされる。さらに、常にある程度最小限の安定性が必要とされる身体部位のため、関節包や靭帯といった受動的で安定した構造も必要とされる。しかし最終的に運動を発生させるには可変的で適応可能な力を必要とする。この力は筋組織から出され姿勢トーンを具現する。こうやって受動的でもあり能動的でもある構造を使えるのである。

可変的な姿勢トーンも重要である。というのも、重力から受ける影響も常に変化し続けているからである。この異なる影響は、例えば人間の支持基底面が常に変わるため、また別の効果を引き起こす。支持基底面は大きいときもあれば、小さいときもある。さらに個々の身体部位は常に垂直線に対して別のポジションをとり、その結果体重移動を伴う。

ニュートン力学の第二法則はその効果を明確にしている。「物体の加速度は物体に作用する力に比例する。」理学療法では、次のように考えられる。「どの力も全く同じ（抗）力に対抗して作用する。」重力の作用が常に変化するので、抗力、つまり我々の姿勢トーンも適応しなければならないのである。

これが完全に自律的、無意識のうちに行われるので、カレル・ボバースはこの現象を「姿勢反射メカニズム」と名付け、その後1990年に「正常姿勢コントロールメカニズム」と変更した。

カレル・ボバースの姿勢コントロールメカニズムという定義を理解するためには、コントロールというのは何かを明確にする必要がある。図1.11に明らかなように、何かをコントロールするにはまず現在値を確定することが必要である。さらに、現在値を確定するために測定センサーが必要である。また、現在値と比較するための目標値の確定も必要である。差異が生じた際には、アクチュエーター（作動装置）が、現在値を目標値に達して同等になるまで適応させるよう変更しなければならない。姿勢コントロールに関連付けるということは、現在値の情報を中枢神経系に発信する受容器を必要とし、目標値を示す身体知覚、体内感覚、運動目的も必要とする。受容器情報への動的反応がアクチュエーターであり、それが現在値を変更する。正常姿勢コントロールメカニズムの要素は以下の通りである。

- 正常な知覚
- 正常な姿勢トーン
- 正常な相反神経支配
- 正常な運動の時間的空間的協調、つまりバランス

● 正常な姿勢トーン

世界保健機構による正常な姿勢トーンの定義は次の通りである。「筋組織の正常なトーンは、受動的運動に対する速度依存性を有す抗力である。」

そのためトーン検査として、四肢の素早い受動的運動が提案される。例えば、前腕を前後に素早く動かすことによって上腕二頭筋や上腕三頭筋のトーンを検査する。このような状況下で筋組織がどのように働くかを知ることは、機能的観点からも重要である。しかし、この検査は人間がどのように能動的にその姿勢トーンを扱うのかを説明するものではない。そのため、ベルタ・ボバースは正常な姿勢トーンを次のように説明している。「正常な姿勢トーンは、重力に対して働くには十分高く、また同時に運動を許容する程度に低いものである。」

彼女は正常な姿勢コントロールメカニズムの評価のために、滞空（Placing）や保持（Holding）という技術を発展させた。ここでは、変化する重力への関係の適応を感じるため、患者の下肢や上肢が動

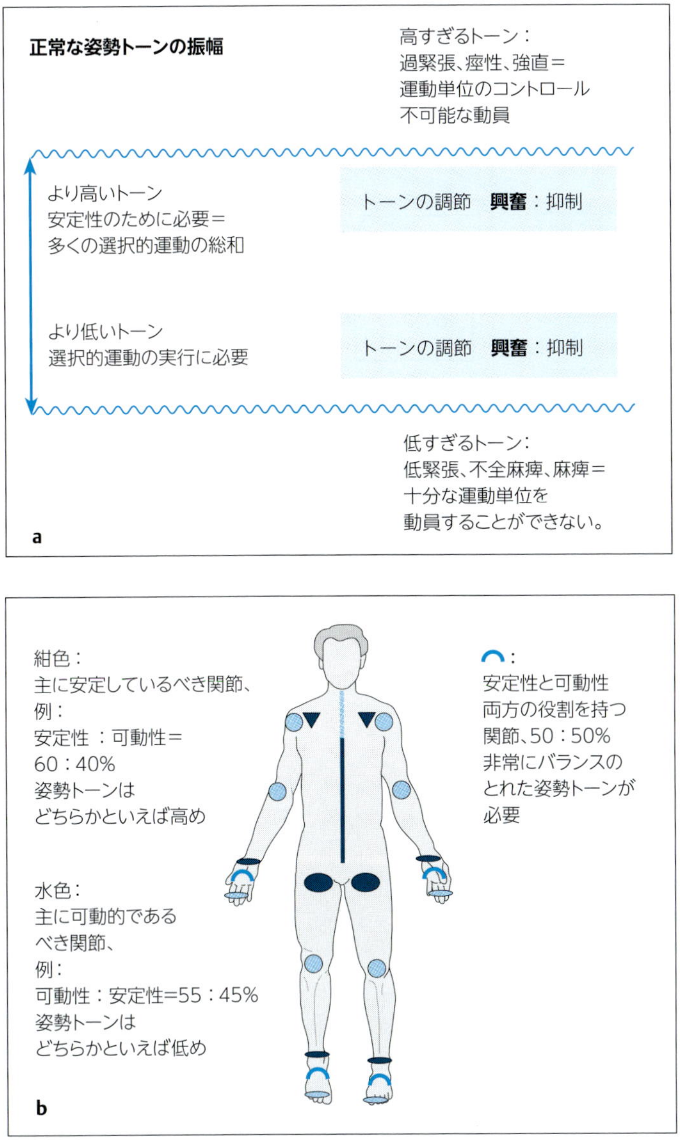

図1.1　a-b　姿勢トーン
a 正常な姿勢トーンはある一定の振幅内で変化する。これが生理学的偏差範囲を超えたり下回ったりすると、異常な低緊張や過緊張が起きる。**b** 安定的·可動的身体部位の分布から、どちらかといえば低めか高めかという、その部位での優勢な姿勢トーンを推論することができる。
紺色：どちらかといえば安定的
水色：どちらかといえば可動的
黒い線：バランスがとれている

かされる。それから患者が四肢を保てるかを試す。四肢を解放することによって、患者にその重さ全てを委ねるのである。もしこれができれば、この場合に限っては少なくとも姿勢コントロールメカニズムが機能していると推論できる。もしできなければ、姿勢トーンの適用が少なくとも随意的に行われるかを調べ、「動きを止めてそのまま保って下さい」と言葉で指示する。そして再び、体重の掌握が可能かどうかを試す。通常の場合であれば、滞空と保持は自発的に可能である。この検査の結果は、正常な姿勢トーンの定義としてみなすことが可能である。トーンの可変性は図解として表すことができる（図1.1 aとb）。

低いトーンの状態における段階的、選択的トーンの適応は、段階的、選択的運動の前提条件である。高いトーンの状態における段階的、選択的トーンの適応は安定性への前提条件を形作る。

! 安定性は固定と同じ意味ではない。安定性は相反神経支配、つまり高い神経生理学的水準への姿勢トーンの調節を前提とする。

神経生理学的視点

姿勢トーンを構成するには、不適当な増大を防ぐため中枢神経系からの抑制コントロール下にある興奮性活動を必要とする。例えば立位、もしくは片脚立位の際、安定性のためにトーンが高くなればなるほど、抑制コントロールも高められなければならない。それは、最小の振幅での小さな運動、つまり平衡反応を実現するためである。抑制コントロールとは姿勢トーンの調節能力を意味する。何かを調節するには、少なくとも二つの力を必要とする。神経生理学では、興奮と抑制である。興奮は刺激されたニューロンや筋の活性化を導く。抑制は刺激されたニューロンの活動を弱め、その活動の減少をもたらす。抑制は、刺激されたニューロンの完全な不活性化を導くのではなく、その活動を調節し筋トーンの調節を促すのである。姿勢トーンは、運動単位を活性化させる興奮性ニューロンの脱分極によって作られる。これは求心性筋収縮をもたらす。姿勢トーンは、抑制ニューロンの脱分極によって減少する。ニューロンのシナプス前シナプス後がシナプス接続を起こし、その活動の減少を通して結果的に興奮が減少する。こうして、少ない力の求心性筋収縮、もしくは外力(重力や拮抗筋)が筋に作用すると遠心性筋収縮が生じる。

トーンの調節には下記のメカニズムが中枢神経系に影響する。

トーン増加：

- 時間的加重：刺激閾値を越し脱分極に至るまで、興奮性インパルスが何度も次々に発生する(例えば、足背を何度もブラシでなでると、背屈という興奮がもたらされること)。
- 空間的加重：刺激閾値を越し脱分極に至るまで、異なる興奮性インパルスが発生する(例えば、足背をブラシでなで、また言葉で要求しつつ筋腹をトントンと打つと、背屈という興奮がもたらされること)。
- グルタミン酸、アセチルコリン、アドレナリンのような興奮性神経伝達物質放出の増加
- セロトニンのような刺激閾値を変える神経調節物質の放出

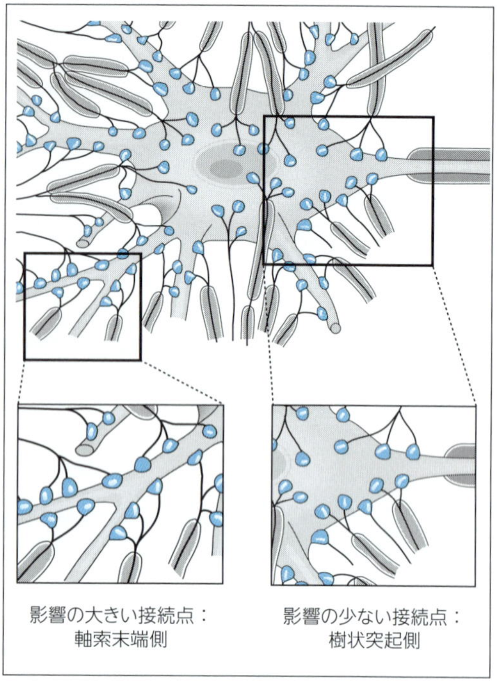

図1.2 影響の大きいシナプス接続と影響の小さいシナプス接続

トーン減少：

- 抑制性インパルスの時間的加重(体位に慣れるまで時間をとること)
- 抑制性インパルスの空間的加重(例えば、大きな支持基底面、対照的な姿勢セット、ゆっくりとした比較的大きな運動、落ち着いた単調な「解放」へ導くこと)
- GABA(γ-アミノ酪酸)のような抑制神経伝達物質の放出増加
- セロトニンのような刺激閾を変える神経調節物質の放出
- 軸索に密着したシナプスを通した抑制ニューロンの活性化(図1.2)。

姿勢トーンに影響を与える要素は数多くある。ここでは重要なものについて説明する。

- 支持基底面もしくは支持している面
- 姿勢セット
- 重力に関係したポジション
- 速度
- 運動のイメージ
- 精神的要素
- 疼痛

支持基底面もしくは支持している面は、特に下記の点を通して姿勢トーンの量に影響を及ぼす。

- 大きさ
- 持続性
- 安定性もしくは可動性の度合い(p.34を参照)

姿勢セットは姿勢トーンの質に影響を及ぼす(p.35を参照)。

重心に関係したポジションは、主動作筋としてどの筋群が働くのかを決める。つまり、重力に対して高いトーンで求心的に活動する、もしくは遠心性収縮でその働きを抑制しながらコントロールするのである。

効率性との関連で、運動の実行速度は運動の質を決定する。どの段階の運動もその人にとって効率的な速度によって実行される。

例：椅子から立ち上がるとき

この運動をはじめるには、身体を水平に向かって45°から50°に前傾させ、膝の伸展によって身体重心(S2)を支持基底面から持ち上げる。重力の作用面が大きいとその影響も大きくなる。そのためこの最初の段階では少し弾みをつけて、つまり速い速度で実行される。殿部と膝の関節が伸展されればされるほど、つまり身体がより垂直に起こされると、それだけ運動はゆっくりとなる。椅子に座る際には対照的な流れとなる。つまり、運動はゆっくりと始まり、最後には大きな重力の影響を効率的に乗り越えるため動きが速くなる。

例：歩行

歩行やハイキングの際は速度とリズムが姿勢トーンに影響を与える。独自の速度によって少ない疲労で何キロも歩くことができる。しかし、祖母との散歩の際に速度を緩めたり、トレーニングを積んだ友人とのハイキングでは速めたりといった、独自の速度を他者に合わせると早期に疲労しやすくなる。ハイキングの歌やマーチのようなその都度適応した歌によってある一定の速度やリズムが生まれ、これらを維持するのに役立つこともある。そういった速度が独自の速度に合致すれば、何キロにもわたる歩行にはよい助けとなり刺激ともなる。

神経生理学的視点

ヒトの持つ運動のイメージはフィードフォワードを介して姿勢トーンに影響を与える。もし容易で既知の運動を行う際には通常設定のままだが、もし難しいと予測される運動を要求されたり新しい運動を行う際には姿勢トーンは高くなる。
小脳にも保存されている運動へのイメージや記憶は、大脳辺縁系、網様体、またはブロードマンの脳地図6野(前運動皮質)に筋紡錘の電位を調節させる。脊髄のγ運動ニューロンは多かれ少なかれ興奮し、それによって錘内筋線維の収縮を引き起こし、次いで筋紡錘の伸張を起こす。そこに骨格筋の伸張が起こると筋紡錘の刺激閾値をすぐに越え、α運動ニューロンが骨格筋組織の興奮とともに反応しトーンが高くなる。

例：旅行かばんを持つ

旅行かばんを見て、物が詰まった重い旅行かばんと想像したとする。その場合、相応の緊張とともに、そのかばんに近づき高く持ち上げる。しかし、もし中身が空で軽ければ、事前に準備していた緊張とともに空気中に高く持ち上げる。それはフィードバックを通して、重さが軽いという感覚がトーンを相応に低下させるまで続く。

例：暗い階段での歩行

暗闇の中でよく知っている階段を下りていき、もうあと1段あると考えるがそれは誤解でもう下に着いたとする。最後の一歩はもう1段あるという想像のために高すぎるトーンで実行されるが、「硬い着地」として知覚される。逆に、もう階段はないと予測しているのにもう一段存在した場合は、事前の緊張が低いのでフィードバックを通して緊張が解けるまで、明らかな膝の屈曲とともに踏み出す。

満足や不快などの精神的要素も、トーンを高くしたり低くしたりといった量、また伸展トーンの優勢、屈曲トーンの優勢といった質にも影響を与える。

疼痛や疼痛が発生するかもしれないという恐怖心だけでもトーンは高くなる。特に屈曲が活発な筋組織のトーンにおいて高くなる（p.52を参照）。

姿勢トーンに影響を与える要素は、まだこれだけでは十分ではない。これらはセラピストによって変えることができ、治療においてトーンを高くしたり低くしたりする「道具」として挙げたものである。

●正常な相反神経支配

相反神経支配は、身体部位や筋の相互的な神経支配と理解できる。相反神経支配とは、運動の空間的・時間的協調を行うために、主動作筋と拮抗筋の相互に行き来し、共同筋によって補完されるコントロールのことである。相互に行き来するコントロールというのは、垂直位で明確な割り当てといったものはない。どの関係した筋群も、主作動筋か拮抗筋の明確な役割を持つわけではない。どれも同程度のトーン水準を示さなければならない。これは神経生物学的には高能力、高水準を意味する。それには中枢神経系内での興奮と抑制の調節が必要とされ、選択的筋活動の調和された共同作業を導く。これは姿勢や運動を実現するために運動パターンにおいて調節される。相反的共同作業は異なった形式を持つ。

- ひとつの身体部位が動いても、別の身体部位は動かない・安定している。
- 両方の身体部位が正反対の方向に動く。

相反神経支配には様々な視点が存在する。

- 身体の両側
- 頭側と尾側の身体部位
- 近位身体部位と遠位身体部位
- 筋間の相反神経支配
- 筋内の相反神経支配

下記の例において、動かず安定している部位と動いている部位の共同作業は（1）、二つの動いている部位の共同作業については（2）とした。

身体の両側における相反神経支配

- 片方の目は閉じられ、もう片方は開いている（1）
- 微笑み：両端の口角が反対方向に動く（2）
- 横への体重移動の際に、体幹の片方は収縮し片方は伸張する（2）
- 片手でペットボトルを持ち、もう一方の手がキャップを開ける動作（1）
- 歩行の際、立脚相で片脚が安定しているときにもう一方が遊脚相で動くこと（1）

頭側と尾部間の相反神経支配

- 頭部はまっすぐ前を向いているが、両上肢で何かを掴むために肩甲帯が側部に向かって動く（1）
- 肩甲帯は安定しているが、何かを見るために頭部が横を向く（1）
- 頭部は何かを見るために横を向き、上肢で何かを掴むため肩甲帯が反対の方向に動く（2）
- お盆を持ち運ぶとき、頭部と肩甲帯はまっすぐ前を向いているが、歩行の最中骨盤が回旋運動する（1）
- 歩行の際、骨盤と肩甲帯は逆方向に同時に動く、つまり相反的（2）
- お盆を持ち運ぶとき、上肢と下肢では対照的な動きをしている。上肢は安定し、下肢は動いている（1）
- 洗う際にはその逆で、下肢で体重を安定させ、上肢と手は動いている（1）

近位身体部位と遠位身体部位間の相反神経支配

安定点と可動点は交換可能である。安定した近位部位に対し遠位部位が動くこともあれば（1）、安定した遠位部に対し近位部が動くこともある（2）。

- 窓拭きのとき、体幹は安定し上肢は動く（1）
- 茶碗を洗うとき、肩甲帯が上腕を安定させ前腕と手は動いている（1）
- パソコンで物を書くとき、体幹、肩甲帯、肘、手の関節は安定し、手指は動いている（1）
- コップをテーブルの上に置くとき、上肢は伸張す

る。上腕と前腕は同時に動き、手と手指は動かずコップを持っている(2)

- 遠くにあるものを掴むとき、手と上肢は安定し肩甲帯と体幹は支えるために動く(1)
- 遊脚相において体幹と骨盤帯は安定して、下肢では殿部、膝、足を動かす(1)
- 立脚相において足部は安定し、骨盤帯と体幹は足部の上に動く(2)

筋間の相反神経支配

筋間の相反神経支配は、主動作筋と拮抗筋間、または主動作筋の共同筋と拮抗筋で行われる(P.XVIIの用語解説参照)。

筋内の相反神経支配

筋内の相反神経支配は、特に二関節筋や大きな一関節筋の近位・遠位部において生じる。大腿直筋は、例えば椅子から立ち上がる際に、その遠位部を主動作筋として求心性収縮させながら、股関節の近位部は股関節付近の伸筋の拮抗筋として伸展を許す働きをする。ハムストリングスでは同時期に反対のことが起こっている。遠位部が、膝の伸展を実行するために拮抗筋として弛緩する間に、近位部は共同筋として、股関節の伸展を主動作筋としての収縮で助ける。

筋組織の多様な神経支配と、サルコメアが集合した筋原線維の特殊な構造が、筋内相反神経支配を生み出している(図1.3 a-c)。

神経病理生理学

Hennemannによる動員原則、サイズの原理とも言われるが、これはひとつの筋内での非常に複雑な相反神経支配、または時間的調節の例と言える。これによれば、通常の場合まず小さなニューロン・運動単位が動員される。これは赤筋に刺激を与える。それから少し遅れてより大きなニューロン・運動単位が活性化される。これは白筋に刺激を与え、動きだす前の安定した姿勢へと導く。
痙性の原因のひとつとして、この動員原則の変化を挙げることができる。Wiesendanger(1991年)によると、「痙性は変化した運動単位の活動パターンによって特徴づけられる。それは知覚シグナルに反応し、同時収縮(co-contraction)、トータルパターン、異常な姿勢パターンに導く。」相反神経支配の変化、動く前の安定性の欠如は、選択的運動の脱落を招きそれはトータルパターンへ結びつく。

運動の実行において、あらゆる形と局面の相反神経支配が同時に進行する。

例：果物皿からりんごを取る

テーブルの前に立ち、テーブルの真ん中に置いてある果物皿からひとつのりんごを取る。この人はステップ位をとり、前の右下肢に体重を預け左手をテーブルに乗せて軽く支え、右上肢をりんごに達するまで前方に伸ばしている。そして、右上肢を引き戻し支えも不要となり、上半身を再び起こしてりんごを力強く噛む。

ステップ位は相反神経支配を意味する。

- 安定した体幹と、片脚は前方に動かされている両下肢の間。
- 両下肢の間で前方の下肢は体重を負い、後方の下肢はほとんど体重を負わず楽な姿勢で維持されること。

左手で支え、右手でつかもうとすることは下記の相反神経支配を意味する。

- 安定したセントラルキーポイントと前方に伸ばされた上肢の肩甲帯。
- 両上肢。片方は上半身の体重を支えるためトーンが高まり、もう片方は前方に伸ばすことができ

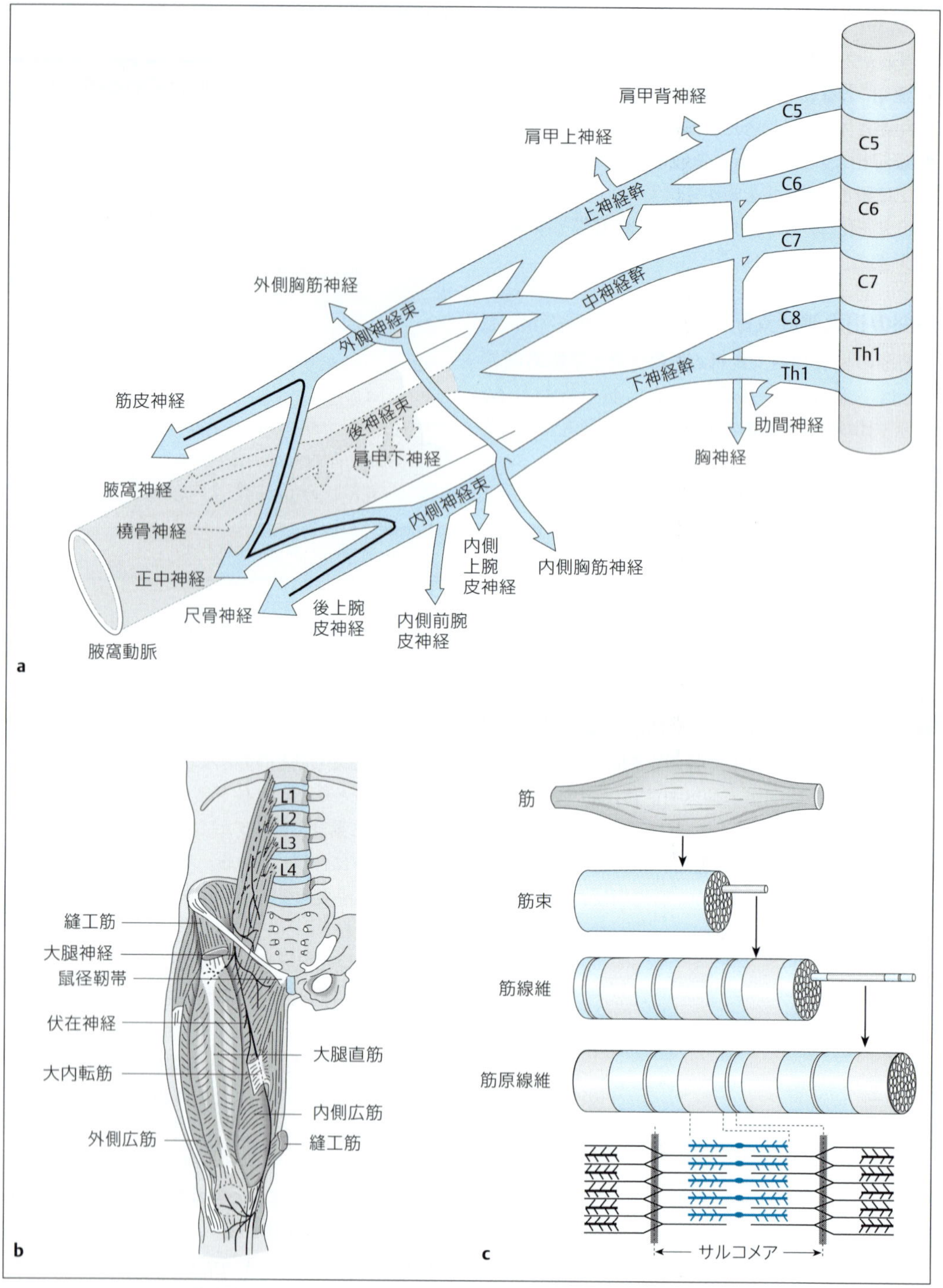

図1.3　a-c　筋組織の多様な神経支配への解剖学的前提

a 筋部位を刺激する神経は、脊髄のいくつもの髄節に源を発する。**b** 神経は遠位に向かって細分化する。個々の枝は各運動単位を刺激する。**c** 骨格筋の構造：多くのパーツからなる構成物は、多様な神経支配を実現化する。Z線は安定性に貢献し、近位と遠位のサルコメア、筋原線維、そして筋線維はその都度異なって収縮する。

るよう低いトーンである（梃子が長くなるので次第にトーンは高くなる）。

- 動いている上肢を安定させるための右上肢の近位の肩関節と、りんごを掴むという巧緻な運動をする遠位の右手。
- 支えている左手の遠位にあたる手首の関節は安定性を工面し、一方上半身が下がるのを可能にするために左の肘と肩関節は可動的である。
- 荷重によりトーンが高くなった右下肢と、動いている右上肢。
- 体幹、骨盤、下肢、上肢、そして把持側手全ての主動作筋、拮抗筋、共同筋。
- 二関節筋組織の近位部と遠位部。例えば、左手の屈筋は開いた手で支えるよう遠心的に解放され、共同筋によって手関節屈筋が安定するよう助けている。右の上腕三頭筋は、りんごに達するよう求心的動きで肘を伸展させると同時に、肩関節は上肢を持ち上げるため、つまり外旋しながら挙上を行うために遠心的に緩められなければならない。

● 正常な協調運動

正常な協調運動には、運動パターンへの選択的運動要素の空間的・時間的協調が含まれる。目的を設定した行動は、様々な要素から構成される運動パターンによって実行される。運動の要素はある特定の神経筋活動によって行われる（図1.4 a-b）。

運動パターンは下記の項目によって支配され得る。

- 伸展の構築
- 伸展の緩和
- 屈曲の構築
- 屈曲の緩和

運動パターンは下記の様々な要素から成り立っている。

- 屈曲
- 伸展
- 伸展と屈曲の組み合わせ：回旋

神経生理学的視点

回旋要素は独立した運動ではない。脊髄には伸筋を刺激するニューロンプール、そして屈筋を刺激するニューロンプールがある。そこから回旋要素は構成される。

回旋要素は伸筋と屈筋の調和のとれた共同作業の結果である。

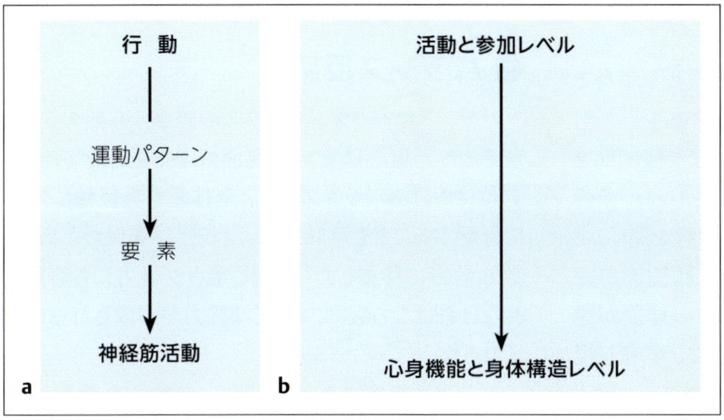

図1.4 a-b　行動の構成
a ボバース概念の学術用語における（動的視点からの）行動の構成
b WHOのICFが定める学術用語

運動要素は特定の神経筋活動とともに成り立っている。可能性のある神経筋活動は次のとおりである。

- 主動作筋の求心性活動・拮抗筋の遠心性活動
- 共同筋の求心性活動・共同筋の遠心性活動
- 主動作筋の遠心性活動・拮抗筋の求心性活動
- 共同筋の遠心性活動・共同筋の求心性活動

神経筋活動の分析がどのように検査で用いられるかについての実践例はp.62以下で紹介する。

姿勢制御メカニズムは、運動の空間的、特に時間的協調の観点における正常な相反神経支配と正常な姿勢トーンを土台に行われる。これは、全ての運動要素（選択的運動）の、どの神経筋活動も運動パターンへ組み込まれるということを意味する。運動パターンは正しい時間経過において組み合わされなければならない。そうすることによって、望む機能が効率的に、つまり状況に応じて目的を定め実行されるからだ。

このタイミングがどれだけ重要か、下記の例が明らかにしてくれる。

例：椅子から立ち上がる

上半身が前傾し、骨盤が同時に前方へ動き大腿が少し前方と外側に押される。下腿も少し前方に動き、足関節では背屈が起こる。膝は上方運動への刺激を与える。その際、膝は少し前方へ動き、そのため足関節がさらに背屈される。椅子から骨盤が少し持ち上げられると、骨盤がさらなる発動を請け負う。上半身は起こされ、骨盤は後傾し、股関節は次第に伸展する。同時に膝も伸展する。股関節と膝関節が完全に伸展したら、多くの人は骨盤がわずかに前傾することを認識する。

何人かの患者において最初に膝関節と上半身を伸展させることが観察される。これらは上半身が前傾した後に行われるべき要素である。また膝関節を運動の最後まで伸展させることも観察される。その場合、膝によって後ろに押された椅子の音を聞くことができる。股関節伸展が始まる前に、膝関節が完全に伸びている運動経過では、股関節の伸展が達成されないことが多い。それは最終的に、患者が視線を前に向けるために過剰な脊椎前弯で立ち、肩甲帯を後退させ頚部も過前弯になることを導くことがある。運動推移の要素は全て実行されているが、間違った時間の順番、つまり間違ったタイミングで行われてしまっているのである。

例：埃を拭き取る

高い棚の埃を拭き取るときは上肢を高く挙上する必要がある。肩甲骨は胸郭上で安定し、棘上筋は上腕骨頭を肩甲関節窩に位置させ、上腕二頭筋とその共同筋は前腕を挙上させる。三角筋は肩関節において上肢を外旋位で挙上させ、肩甲骨を回転させる筋（前鋸筋、僧帽筋下部・上部）は、肩甲骨が上腕と1対2の関係になるようにする。上肢がさらに外旋しながら挙上する間、上腕三頭筋は肘を伸展させる。回内筋は前腕を回内させ、棚に軽く置くため手は緩く雑巾を握る。肘が屈曲し伸展することによって、上肢が左右に動かされる。

原因に関わらず肩関節に高いトーンを有する人は、別のタイミングで行う。つまり最初にまず肩甲帯全体を挙上させることが多い。僧帽筋下部が活発化されるのが早すぎるということである。これは同時に肩関節の軽い内旋を招く。そしてやっと上腕を挙上させる。この時間の推移を観察すると、運動が非効率的で労力を伴い、完全な運動範囲、完全な挙上（棚まで）が達成されないことが分かる。肩関節がある一定の内旋範囲を超えると、棘上筋腱が挟み込まれ既知の結果を導く。

> *正常な協調運動は、空間的協調だけではなく、特に個々の運動要素の正常な時間的推移、タイミングを意味する。*

● バランス反応

バランスはバイオメカニクスの観点から捉えることができる。重心は支持基底面の中に垂線を下ろす。立位におけるバランスとは、全体重を身長軸に均等に分配することを意味する。バランスを保つために、数kg前方に移動したら、同じ重さが後方にも移動されなければならない、もしくは抗力が形成されなければならない。

バランスを保つことは完全に自動的な活動であ

る。バランスについて、どのようにうまく機能するか考えることはない。バランスを失って初めてそれを有していたと気づくのである。

バランスは我々の日常生活における活動の前提である。

- 言語・非言語コミュニケーション
- 摂食
- 操作
- 移動

バランスが乱れていると、上記のどの活動も容易に、そして効率的に行うことはできない。これは患者を観察することでより明らかになる。

ヒトが地球で暮らすという事実は重力との恒久的な戦いを意味する。進化を経て生物は支持基底面と支持している面を縮小してきた。ヒトの直立二足歩行によって二つの足部だけが支持している面として使える。直立の利点は疑いの余地なく莫大である。腕と手が操作のために自由に使える。そうして、手と手指機能は多様化し器用性を高め、それはゴリラやチンパンジーの手にはないものである。

支持基底面が小さいことによって生じる問題は、バランスを保つのが困難になったことである。より大きな支持基底面の上に身体重心がある場合は、転倒して怪我をする危険がほとんどない。体幹が起立することがもたらしたさらなる問題は、身体重心から支持基底面までの距離が離れていることである。二つの足部の小さな支持基底面上では、そこから距離のある身体重心が、支持基底面から離れ転倒する危険がより大きくなる(図2.39参照)。次の観察は成人の日常によく起こるポジションに関連している。

- 足部が床に接地している座位
- 立位
- 歩行

バランスの保持や回復においても、中枢神経系は効率性という観点から厳しく反応する。体重の最小、または小さな移動は、最小、または小さな対抗反応、すなわち平衡反応によって対応される。

先行性平衡反応(Proactive)と反射性平衡反応(Reactive)

平衡反応は人間に常に起こる小さな(または最小の)トーンの変化であり、それは絶え間なく起こる小さな(または最小の)体重移動に対抗してバランスを維持するためである。常に起こる体重移動というのは下記のことが起因している。

- 心臓鼓動：収縮し拡張する心臓は物理学的意味において動く質量を成す。
- 呼吸：息を吸うときに胸郭が前上方に持ち上がり、吐き出すときまた下後方に下がる。
- 血液循環とリンパ液：血液とリンパ液循環は動く液体質量を成す。
- 嚥下：唾液をのみ込むことも運動である。これは胃、小腸、大腸を運動させる。
- 眼球の運動：目覚めている人間には最小の体重移動として常に眼球の運動が起こる。

これらの活動は中枢神経系によって事前に計画されることから、いわゆる反射性平衡反応は先行性平衡反応と名付けられるべきである。それはいわゆる先行随伴性姿勢調節として現れる。テーブルの上のコップを掴もうとするために上肢が前方に動くという計画された運動の前に、すでに中枢神経系が床反力を高め、頚椎から仙骨までの背側筋群のトーンを増加させる。上肢がさらに前方に伸ばされると、コップの重さも加わり、トーンもさらに増加するよう調節される。コップが口に向かって動かされると梃子も短くなり姿勢トーンも次第に減少する。

人間の個々の身体部位の重さは、前額面の観点からは重心のために前方と後方では不均等に分配されている。腹側の重さの方が背側よりも大きくなっている。前述の運動は全て前方に向かっている。

例えば上肢の運動といったもう少し大きな体重移動においても、先行性平衡反応と反射性平衡反応によってバランスをとることが可能である。上肢と手の運動の方向は視野範囲内の前上方であることが多い。これは物体周辺での視覚コントロールを容易にするためである。そのため背側の頚筋組織、体幹筋組織、殿筋組織、下肢の筋組織、足部の筋組織が姿勢トーンを高めるための刺激を常に受け取っているということを意味する。おそらくこれらから、頚部伸筋・体幹伸筋と頭部・体幹屈筋間、膝屈筋と膝伸筋間、足底屈筋と背側伸筋間の（正常の）筋の不均衡が説明できる。通常、最初に書かれた筋群の方が後に書かれた筋群よりも高いトーンを有している。

> *先行性平衡反応と反射性平衡反応は、*
> *バランスを保つために常に行われる（図1.5参照）。*

立ち直り反応

上半身の重心を意味するセントラルキーポイントの運動のように、支持基底面の範囲内でより大きな体重移動が発生すると、バランスをとるためにトーンを増加させるだけでは間に合わない。そこでは体重が反対方向に動かさなければならない。これが立ち直り反応で起こることである。下記の様々な立ち直り反応に区別する。

- 体幹上の頭部
- 支持基底面上の体幹、その中でも次のように分類される。
  - ＊ 身体独自の支持基底面：骨盤
  - ＊ 身体ではない支持基底面：座面や立面
- 四肢の立ち直り反応

> *立ち直り反応はバランスを再構築するために起こる（図1.6）。ここにおいても中枢神経系は相応したトーンの適応を準備している。*
> *そのため先行性の立ち直り反応と*
> *反射性の立ち直り反応について論じることもできる。*

上半身、頭部、肩甲帯、上肢の重心を意味するセントラルキーポイントの体重移動を起こさせるのは、下記の部位が多い。

- 周辺の視覚コントロールのため視線をよりよい位置に導く頭部
- 周辺の物体に触れる、または把持しようとする手

もし目的の物体が上肢の長さより外にある場合、上肢の活動範囲を拡大するためにセントラルキーポイントの移動が必要となる。

例：食卓での座位

飲み物の入った瓶がテーブルのそばに座っている人から少し離れて置いてある。注ぐためにこの瓶を掴もうとする。瓶を掴むためには上肢の伸展では足りないと、眼がフィードフォワードを与える。手を瓶の方向に伸ばすために、肘が軽く屈曲した後に伸展する間に、セントラルキーポイントは骨盤の運動、そして上半身全体の運動によって瓶の方向へ動かされる。

瓶がテーブルの右側に置いてあれば、セントラルキーポイントによるアーチ状の側方運動が発生する。右股関節の筋組織は伸展トーンと外転トーンを増加し、右下肢は伸展トーンを増加し、右足部の床への圧力は強まる。骨盤は側方への傾斜運動を行い、体幹右側全体が伸展へ導かれる。左骨盤は、左体幹による側屈により軽く持ち上がる（図1.7）。

瓶が目の前に置いてあるときは、セントラルキーポイントは骨盤の傾斜運動とともに前方に動き、脊柱起立筋は仙骨からセントラルキーポイントまでわずかに求心性に収縮し、腹筋組織は遠心性に緩む。両足部は床への圧力を高め、両下肢の筋組織は伸筋活動を増加させる。

支持基底面は、座位では殿部、上腿、床の上に位置する足部、またそれらを結んだ範囲から成り、立位においては両足部とその間を意味する。その支持基底面の中でセントラルキーポイントが動くと、頭部と体幹は側屈で反応し、片方の体幹外側は伸展し、もう片方は屈曲し、両下肢は体重を引き受けるか引き渡すことになる（図1.8）。

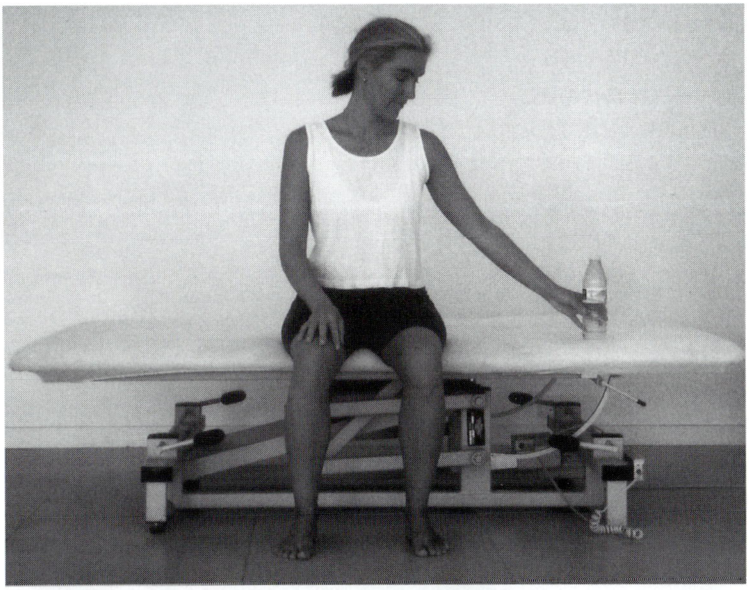

図1.5
このポジションでバランスを
保つために平衡反応が起こる。

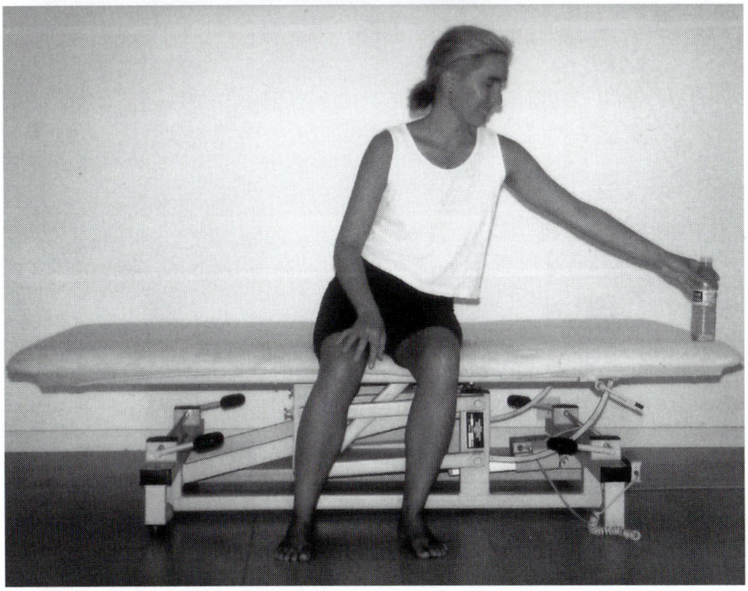

図1.6
このポジションでバランスを
とりもどすために
立ち直り反応が起こる。

四肢の立ち直り反応

足部が床に立っておらず、手で支える場所も存在しない場合、まず下肢が反対の方向に動かされることが観察される。さらに身体重心が移動すると、上肢も抗力として反対方向へ動かされる。

四肢の立ち直り反応は、
バランスを保つための他の効率的な
可能性がない場合にのみ発生する。

これは、側方への体重移動にのみ起こるのではなく、前後方や、身体を中心として全ての角度への移動について言えることである。前方への体重移動は伸展のトータルパターンとともに反応され、後方への体重移動は屈曲のトータルパターンとともに反応される。

側方への体重移動は体重を負う側の体幹伸展と体重を解放する側の体幹屈曲の協調を示す(中枢神経系の高度な機能である相反神経支配)。体重がさらに横に移動しバランスを保つために姿勢トーンが増加すると、相反神経支配は不可能となる。これは体重移動する反対方向へ体幹が回転することで目視確認できる。この場合は後方へ屈曲のトータルパターンで反応され、中枢神経系にとっては簡単に生み出せる回答である。

より大きな体重が身体の支持基底面を超えて移動する場合には、四肢の立ち直り反応または保護伸展反応が発生する。

先行性保護伸展反応、反射性保護伸展反応

四肢の保護伸展反応では次のことが起こる。体重が移動する方向の下肢は、下腿三頭筋、大腿四頭筋、殿筋、またはハムストリングスにおけるトーンを増加させる準備を行い、この体重を次第に請け負う。これは足部の床への圧力を高め、筋組織の伸展トーンが増加することでも認められる。もう片方の負荷のかからない下肢は、支持基底面を拡大し体重を再び支持基底面内に置くために体重移動の方向へ一歩踏み出す。体重が移動する側の手も、可能性があればどこかの面に置かれ、体重を負うために支持基底面を拡大する(図1.9)。

保護伸展反応はボバースから転倒前の「最後の防衛線」とみなされた。しかし私は、これは四肢による立ち直り反応よりもより頻繁に、また早期に行われると考えている。保護伸展反応は支持基底面を拡大し、転倒しないという目的を、四肢による立ち直り反応よりも少ない労力で達成することができる。

> *上肢の保護伸展反応と下肢の保護ステップは、身体重心の下に新たな支持基底面を作りだすために発生する。*

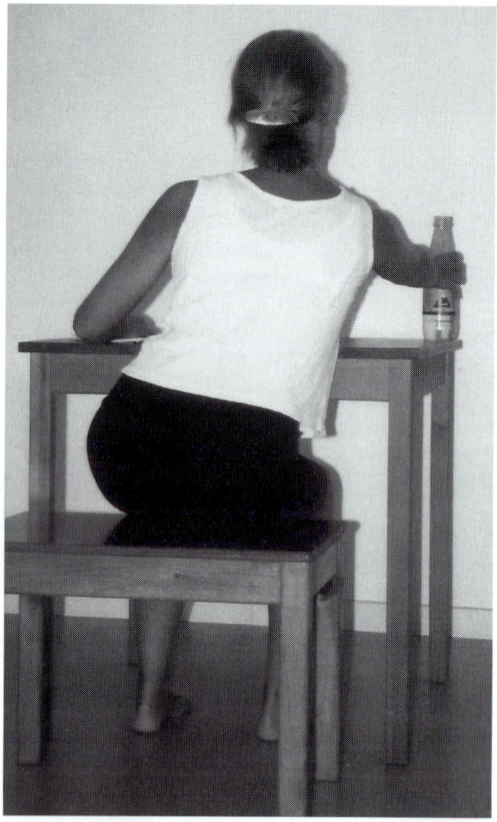

図1.7 活動範囲を超えた場所にある瓶を掴むためには、セントラルキーポイントは前方に移動されなければならない。

日常生活では支持基底面の拡大ができない状況もある。

例：バスで移動中

バスや市電に乗っていると大きな体重移動が発生する。例えば、バスや電車が発進するとき、カーブを曲がるとき、ブレーキをかけるときである。もし立ち席しかなく、横に別の人が立っているときは、保護ステップをしようと思っても隣の人の足を踏んでしまうことになる。そのため、吊革をしっかりと手で握り転倒から身を守る。もし吊革がなかったり、手が届かなかったりする場合は、頭部、体幹、四肢の立ち直り反応で身を守る。もし体重移動が大きすぎる、または突然発生した場合は同乗者が不運だったということだろう。我々は他人の足を踏む危険性があっても、一歩または数歩にわたる保護ステップをとることによって身を守ることになる。

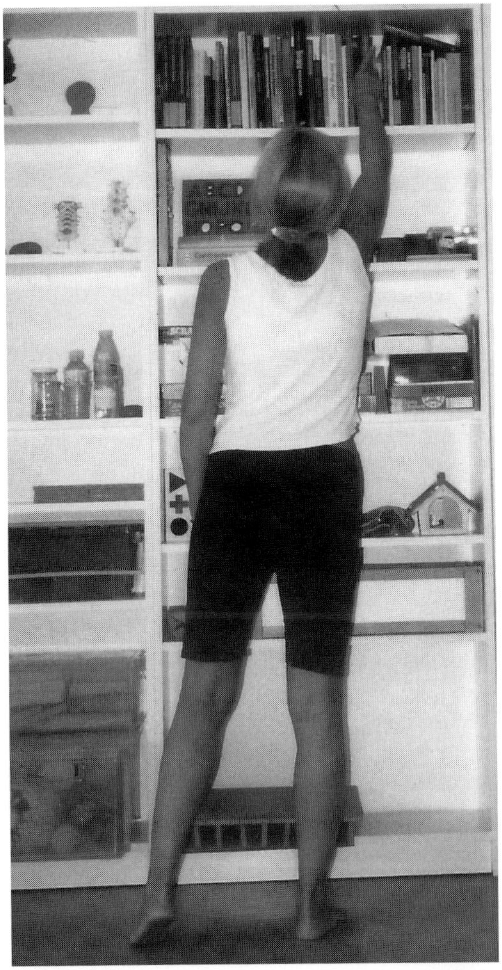

このような保護伸展反応は完全に自動的に進行する。中枢神経系は外受容器、特に眼から周りの環境の性質や状況についての情報を得る。つまり、近くに利用可能な支持基底面があるかどうか知っていることになる。自動的に適応したバランス反応が選択される。これは皮質の集中によってのみ変更できる。

まとめ

正常運動は生理学的姿勢制御メカニズムと生理学的バランス反応に基づいている。姿勢制御メカニズムは正常な感覚、正常な姿勢トーン、正常な相反神経支配、そして正常な時間的・空間的協調運動を包含する。

バランス反応とは：

- 常に進行している最小のトーン適応で、バランスを保つために体重移動の際に釣り合いをとる平衡反応。身体中心をはじめ、身体が取るどのポジションでも起こる。それは立ち直り反応や保護伸展反応中にも起こる。
- 頭部、体幹、四肢の立ち直り反応。より大きな体重移動の際に起こる。バランス、つまり正中線の周辺に同じ大きさの重さを再構築するためである。

図1.8 棚の上にある本を取るために右下肢が体重を負い、左下肢に立ち直り反応が見られる。

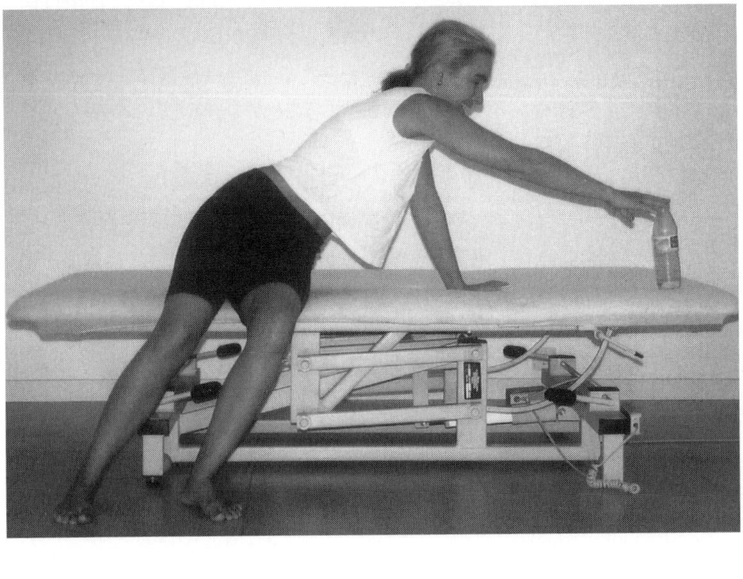

図1.9 右手で瓶を掴むために左手による保護伸展反応が生じる。

- 上肢・手、下肢・足部の保護伸展反応。支持基底面の拡大を通して転倒を防ぐために、早く大きな体重移動の際に必要となる。

1.2　評価と評価記録

この点について治療の目的を明らかにすることから始める。理学療法、作業療法、言語療法、神経心理学的治療の目的は患者のリハビリテーションである。患者は夫婦や家族、職場の同僚、その他様々な形の組合の一部を成す。中枢神経系を損傷した後はこれらの役割を満たすことが困難になり、どの活動を再び行うことができるか、参加レベル(下記参照)でどのくらい高い目標を立てることができるのかということを予測するために、ポテンシャルの評価が必要である。リハビリテーションからハビリテーションになることもたびたびある。患者はどのような、またどの運動の質であろうと関係なく、可能な限り多く正常生活に参加しなければならない。質を改善しようとすると量が制限され、量を多くしようとすると質が減少することがよく見られる(この点については第12章、p.286で詳細に述べる)。

世界保健機構のICF(国際生活機能分類)から二つのQ(量Quantityと質Quality)を融合するよいシステムを読み解くことができる。ここでは**活動と参加のレベル**と**心身機能と身体構造のレベル**(ここでいう機能とは非常に分析的に解釈され、例えば一つの関節の運動機能、または運動能力を意味する)に分類されている。

ベルタ・ボバースによる当時の評価表(図1.10)も類似していることをとても嬉しく思う。

● 参加レベル(量)での評価

患者の能力に注目しなければならない(図1.10参照。ボバースによる評価表の質問3「患者は何ができるか?」)。患者が日常生活においてどの活動(個人衛生、着衣・脱衣、食事、飲むこと、移動)を一人で、または介助を得て実行できるのか質問される。これら行動の一つは、どのような運動の質によって行われるかより詳しく分析される。実例がこれを明確に示す。

症例：26歳のジョルディは5年前に頭部外傷を受傷した。9週間昏睡状態に陥った後、リハビリテーションに積極的に取り組むようになった。彼は徐々に、時には小さな、時には大きな改善を見せた。動的座位の能力を回復させた後、自立性において大きな前進を見せた。そして一人で着衣できるようになった。その中にはズボンをはくために一人で立つことも含まれる。この能力は彼の心を軽くし、姉妹や友人たちとディスコに行くまでになった。一人でトイレに行くこともできるようになり、このプライベートな状況で、誰の助けも必要としないということは彼にとってとても重要だった。また歩行器を使って歩行もできるようになり、長い距離の移動のみ車椅子を利用した。その点では、車椅子を車のトランクに出し入れする両親に感謝している。

このレベルでの改善は、様々な測定可能なパラメータによって比較的容易に検査し資料化できる。表1.1にいくつかリストアップした。

● 構造レベル(質)での評価

ここには下記に述べるような感覚と姿勢トーンを詳細に検査する様々な介入が含まれる。この感覚と姿勢トーンの二つが運動の質に主に関わってくる要素である。

理学療法治療の開始時のみ可能な限り正確な評価があるのではなく、治療中も継続的な評価記録が必要となる。ベルタ・ボバースは「評価と治療は切り離せないものである」(1990年)と言った。これは、治療に前進がみられる、または停滞しているということを早期に確定することができるという長所がある。

● 評価の法則的な循環図

継続的な評価において私は循環図を出発点とし、現在値、測定センサー、目標値、アクチュエーター(作動装置)をできるだけ正確に決定する(図1.11)。

現在値は、異常に変化した運動と患者の治療中に現れる症状のことだと理解する。

測定センサーとして、患者の症状を可能な限り早く包括的に認識するセラピストの受容器が必要とされる。この部分は、一連の過程において分析と言

患者氏名　　　　　　　　　　　　　年齢

職業

疾患名

疾患日

片麻痺

診断書作成日

セラピスト名

1. 患者の全般的な印象
2. 全般的な健康状態(治療に意義のあるもの)
3. 患者は何ができるのか?
4. 患者は何ができないのか?
5. 少しの代償で行動できるか? (どのような種類か説明必要)
6. 患者はどのように立っているか?
7. 患者はどのように歩行するか?
8. 患者は杖やスプリントを必要とするか? (どの種類か)
9. 麻痺側の潜在能力を説明
10. バランス反応:
    - 座位
    - 立位
    - 歩行時
11. 麻痺側の上肢を動かせるか?
12. 麻痺側の手を動かせるか?
13. 顔面の対称性は維持されているか? 表情はどのようなものか?
14. 嚥下と食事に困難はみられるか?
15. 連合反応は見られるか?
16. 感覚
    固有受容器:位置の調節(ミラーリング)
    触診:軽く、力を入れて
17. トーン
    - 頭部と体幹
    - 上肢
    - 下肢

図1.10 カレル・ボバース医学博士とベルタ・ボバース名誉博士による成人片麻痺患者のための評価と治療計画。
参考文献:Berta Bobath:成人片麻痺Thieme 1997

うことができる。これに含まれるのは以下のものである。

- 眼:観察
- 耳:聞く、傾聴
- 鼻:におい
- 触覚・運動覚の受容器:触診

表1.1　検査パラメータ

測定可能なパラメータ	手　段	内　容
身体部位の互いの間隔 例：腸骨稜から小結節稜まで	メジャー	均整のとれた姿勢(質)
関節の角度	通常と特殊な角度測定器(回旋用)	受動的･能動的な関節可動性 (量、しかし直接質にも置き換えられる)
上肢の連合反応	適応した角度測定器	座位から立位･立位･歩行への 運動の経済化(質)
両下肢へのkg単位の負荷	同じ体重計2個	立ち上がり･平行立位･片脚立位での 体重分配(質)
歩隔cm単位	メジャー	歩行の際のバランス(質)
10m歩行テスト秒単位	ストップウォッチ、事前に測定した20m区間 (10m+5m助走ゾーン+5m終走ゾーン)	歩行の際の速度、歩数(量)･ケイデンス、 歩幅、毎分の歩数は算出可能
timed up and goテスト	ストップウォッチ、事前に測定した3m区間	立ち上がり、歩き、方向転換し、 再び座る速度(量)
座位でのDuncanによる ファンクショナル･リーチテスト	壁の水平線上にcm毎にマークをいれる	座位における前方、左右方向への 体重移動時のバランス
Duncanによる ファンクショナル･リーチテスト	壁の水平線上にcm毎にマークをいれる	立位における前方への体重移動時のバランス
Action Research Arm Test (上肢機能テスト)	多様な把持をするための特殊な器具	様々な把持の仕方、上肢･手による粗大運動

眼

セラピストは患者の全体的な外見を観察し判断する。一つの動作における運動を観察し、そこから感覚、トーン、相反神経支配と協調能力を推論する。また神経心理学的能力についての印象も得る。

耳

セラピストは患者が何を述べ、抱えている問題をどのように説明するかを聞く。セラピストは、参加レベル(下記参照)で患者が一人でできること、介助によってできること、補装具を使ってできることを、目的を持って質問する。こうすることによって、病気の経過やこれまでの治療について患者の視点から語られる重要な情報を得ることができる。同時に言語障害(失語症)または発話障害(構語障害)が存在する場合には注意深く聞き取る。

鼻

セラピストはにおいから患者の個人衛生状態、場合によっては失禁の手掛かりを得ることもある。

触覚･運動覚受容器

これらは一番重要な受容器である。セラピストは患者を触り、感じ、動かす。これによって患者を検証できる。例として、歩行の際に股関節の伸展が不完全だとする。触れることによって、股関節伸筋にトーンが不足しているのか、股関節屈筋が過緊張を呈しているのか正確に判断することができる(構造レベル)。セラピストは滞空(Placing)(p.25)の技術を用い、姿勢トーン、相反支配神経、協調への根本的な手掛かりを得ることができる。

目標値は、一つの動作(参加レベル)における正常運動の要素(心身機能と身体構造)の推移に存在する。これは検査における参照点であり、同時に治療の目標を設定する。検査における循環図のアク

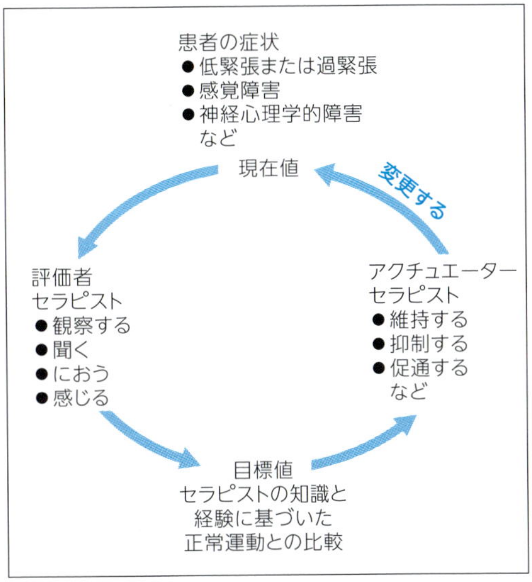

図1.11　継続的検査の図式（循環図）

チュエーターは、この最初の運動を形成し、それはトーン、相反神経支配、協調に影響を与え、変更し、正常化し、改善する。

この制御技術から生まれた図式は、どの診断治療でも実現される原則を具体的に説明するものである。現在値、測定センサー、目標値、アクチュエーターは、我々の治療遂行を細分化し訓練することを決定するのを助けてくれるものである。患者と取り組む際に、この図式は我々がどの地点にいるか、いつ変更しなければならないのかを正確に教えてくれる。このように治療を通して患者の反応が知覚され得る形で我々に伝えられる。

ベルタ・ボバースは1982年の上級コースでこれを含蓄のある文章にまとめている。

> *「もし患者の症状が良くなれば、私たちも何かを変えなくてはなりません。症状に変化がなくても、私たちは何かを変えなくてはなりません。もし患者の症状が悪化すれば、もちろん何かを変えなくてはなりません。つまり、一つの治療において、もしくは一連の治療において、私たちは常に治療技術の何かを変えているということを意味するのです。」*

この引用を私は次のように拡大したい。

> *「もし患者の症状が良くなれば、我々も何かを変えなければならない、つまり要求を高度にする。患者に変化がなくても、何かを変えなければならない、つまり改善されなければならない。患者の症状が悪化したら、もちろん何かを変える必要があるが、迅速に行わなければならない。つまり、一つの治療において、もしくは一連の治療において、我々は常に治療技術の何かを変えているということを意味するのである。」*

継続的検査のこの図式は、文書化された資料では残念ながら意味を成さない。このために、病院、リハビリテーションセンター、診療所では診療録（カルテ）がある。これは規格化された記録書ができるまで発展させ、常に修正し、拡張されなければならない。

どのような診療録が使われようと、セラピストはそのためのシステムを必要とする。それは目標設定に至るまで**どのように**データを入手し**どのように**得たデータを解釈し処理するかというシステムである。

一つの可能なシステムとして第1章1.2で具体的に説明している。

図1.10でオリジナルのボバース評価表を紹介したが、私が適していると考える二つの評価表を提案したい（図1.12と図1.13）。

●姿勢トーンの評価

ボバース概念では「筋トーン」という言葉の代わりに「姿勢トーン」という概念が使われる。この定義の選択は個々の筋という考えから離れて、手指の最小の運動でさえ身体全体のトーンの変化が必要ということを強調するものである。

根本的に我々が基礎とする考えや神経生理学的仮定が治療に影響を及ぼすことから、現存している概念や定義の根本的な見方やその結果として生じる治療活動を検証することが重要だと考える。

異常な姿勢トーンには様々な定義がある。最初にWHO（世界保健機構）による「痙性とは受動的運動に対する速度に依存した抵抗」という定義がある。

このように痙性が定義されると、当然の結果として四肢の素早い運動によってトーンを検査し、現れた抵抗の高さによって、軽度・中等度・重度な痙性と

評価・治療

氏名：　　　　　　　　　　　　　　　　　　生年月日：

職業・趣味：

社会的状況：

住居状況：

疾患名：

一般的な健康状態：

紹介者：　　　　　　　　　　　　　　　　　疾患発生日：

診療記録

傾聴（挨拶、自己紹介など）・見当識や機嫌、協力についての一般的印象
- 失語症を呈しているか？
- 構語障害を呈しているか？（過緊張？失調性？）

観察-参加レベル：
- 患者は何ができるか？
- 患者は介助者と一緒に何ができるか？
- 患者は補装具を使用して何ができるか？

観察-構造レベル：
- 運動パターンの個々の要素はどのように実行されるか？（選択的？トータルパターン？）
- 連合反応：いつ（発生させる一次運動）？どこで？どの運動パターン？

触覚-構造レベルでの観察の検証
- 各身体部位のトーンはどうか？
- 各身体部位の感覚はどうか？

姿勢トーン

重度	減少---	増加+++	代償+++
中等度	減少--	増加++	代償++
軽度	減少-	増加+	代償+

感 覚

	感覚鈍麻	感覚過敏	疼痛	
重度	###	***	⚡⚡⚡	小さな運動を
中等度	##	***	⚡⚡	落ち着いて
軽度	#	*	⚡	最終域まで行う

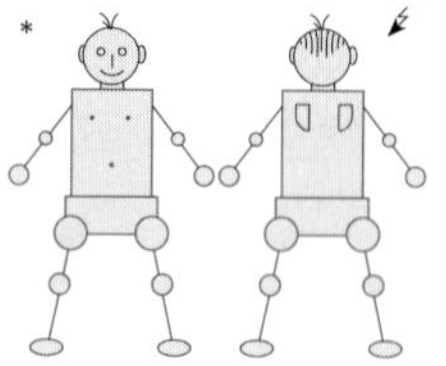

テスト
- ミラーリング（Mirroring）
- 滞空（Placing）
- 保持（Holding）

仮 説
- 一次的問題は何か？
- 二次的問題は何か（連合反応、代償）？

目標設定
- 参加レベル・活動レベルでの長期目標
  - ▶患者自身
  - ▶セラピスト
  - ▶家族
- 構造レベルでの短期目標値
  - ▶感覚に関して（刺激閾値を下げるのか、上げるのか？）
  - ▶トーンに関して（下げるのか、刺激するのか？）
  - ▶相反神経支配に関して（どの視点？）
  - ▶時間的・空間的協調運動（運動触媒？運動パターンの推移）

治療戦略

参加レベルでの取り組み（活動レベル）
- 機能的状況

構造レベルでの取り組み（感覚と姿勢トーンの影響？）
- どの支持基底面・支持している面（大きい、小さい、持続的、安定的、可動性的？）
- どの姿勢セット・キーポイントのアライメント
- 脱感作？感作？（どの刺激？どの時間・空間加重？）
- トーン（減少させるためのどの介入？増加させるためのどの刺激？）

図1.12 ベッティーナ・ペート・ロールフス：片麻痺成人患者用の評価表、仮説、治療計画（表1.2、p.27も参照）

評価録・治療

氏名：
疾患名：
二次的疾患名：
職業：
趣味・スポーツ活動経験：
社会環境（家庭状況、住居、クラブ・組合・隣人関係）：
診断日：
セラピスト名：

生年月日：
疾患発生日：

一般的印象：
自覚状況：
- 覚醒昏睡
- 朦朧としている
- はっきりとしている

見当識
- 時間的
- 空間的

原動力
動機
自立性
補装具（名称、自己操作できるか、必要性）
- 車椅子
- 歩行補助（どの種類か）
- スプリント（どの種類か）

可視症状
- 表情
- 眼の運動障害（不全麻痺）
- 眼振（どの方向か）
- 振戦
- クリーゼ減退（hypocrisis）、クリーゼ亢進（hypercrisis）
- 線維束性収縮

自律神経機能
- 膀胱・腸（失禁、カテーテル）
- 多汗症
- 唾液分泌過多
- 循環機能（血圧、脈）

神経心理学的機能
言語：
- 呼称障害
- 理解における問題（単語、文章、全体の脈絡における物語）
- 失行症
- 観念運動的
- 観念作用的

失認
- 立体感覚失認（触覚失認）
- 視覚失認
- 聴覚失認
- 病態失認（自らの疾病を認識しないこと）

無視（Neglect）（不注意現象）
- 触覚無視
- 消去現象
- 視覚無視
- 聴覚無視

  注意欠陥
  記憶障害

図1.13 ベッティーナ・ペート・ロールフス：評価表（その他の神経疾病用）

機能所見：
- 大まかな関節の状態(評価)(制限の理由：骨に関連すること、筋トーン、結合組織、末梢神経)
  肩甲骨・肩関節
  肘
  手・手指
  股関節
  膝関節
  足部関節・足趾
- 一般的持続力
- 座位における負荷
- 歩行距離

協調
  上肢
- 指鼻試験
- 指指試験
- バラニー指示試験
- リバウンド現象
- 交互変換運動(拮抗運動反復不全、動作緩慢、変換運動障害)
- 交互運動(肘屈曲)
- 尖った物をつまむ
  下肢
- 踵膝試験
- 自転車運動
  体幹
- 自由な座位で上肢を前方で保持する試験

下肢・体幹
  バランス反応
- 自由な座位・足部は床の上(右側と左側への体重移動)
  頭部
  体幹上部(体重荷重側、体重非荷重側)
  体幹下部(体重荷重側、体重非荷重側)
  骨盤
  下肢(体重荷重側、体重非荷重側)
  上肢(体重荷重側、体重非荷重側)
- 立位(右側、左側、前方、後方への体重移動)
  足部
  下肢(体重荷重側、体重非荷重側)
  骨盤
  体幹下部(体重荷重側、体重非荷重側)
  体幹上部(体重荷重側、体重非荷重側)
  上肢(体重荷重側、体重非荷重側)
  頭部
- ロンベルク試験(足を閉じて立つ)
- ウンターベルガー足踏み試験
- 片脚立位
- 線上歩行

歩行分析
  一般的事項
- 速度
- リズム
- 歩隔
- 歩幅とその分布
- 頭部と上肢の自由な可動性
- 同時に他のことに集中できる(傾聴する、話す)
  立脚相
- 足趾、足部
- 膝
- 股関節・骨盤
- 体幹(セントラルキーポイントの正しい運動)
- 肩甲帯
- 頭部
  遊脚相
- 頭部
- 肩甲帯
- 体幹
- 骨盤・股関節
- 膝
- 足趾・足部

して分類される。分類は主観的であり、検査する人に左右される。

ランスはそれに対し次のように定義しており、例えば中枢運動障害患者に対する我々の見方に、より該当している。「痙性とは、個々の抑制コントロールを超えた刺激に対する中枢神経系の反応である」(Lance 1982)。

ベルタ・ボバースにトーン検査として導入された滞空(Placing)は、ランスから生まれた定義からも論理的結論であると言える。ただし時間の順番は異なる。ボバースは滞空(Placing)を1945年ごろに発展させたが、ランスは彼の定義を1982年に公表した。

滞空(Placing)

トーンの検査のために滞空が行われるときは、セラピストが体幹、上肢、または下肢の遠位部から動かす。セラピストは場合によっては近位部をサポートしながら手、または足部を持つ。動かしている間、運動を許容する程度にトーンが十分低いか、それとも抵抗が生じているかを感じる。もしそうであれば、どのくらいの抵抗が生じているか評価しなければならない。

そしてセラピストは運動の中で手を休め、患者が四肢を重力に抗して保持できるかどうかを試みる。十分なトーンが構築され、セラピストの手にある四肢が軽くなるかどうかを感じる。重さを請け負うことが正常な運動パターンにおいて生じるか、または典型的なトータルパターン(連合反応)において生じるかを観察する。このようにこのテストは量的なだけではなく質的にも検査するものである。

保持(Holding)

患者が重さを自動的に請け負うことができないとセラピストが感じたら、セラピストは随意的保持を要求できる。これがボバースからホールディングと呼ばれていたものである。そしてまた十分なトーンが構築され、四肢が軽くなるかどうかを感じる。それから重さの引き継ぎが言葉による要請によって正常な運動パターンにおいて生じるか、それとも典型的なトータルパターン(連合反応)において生じるかを観察する。正常運動における随意運動もトーンは高めであることから、保持においてトータルパターンが現れることは予期されることである。しかしこれは四肢を機能的に使うために必要な、自動的にトーンを適応させる状態ではないということを意味する。このように、保持も量的なだけではなく質的な内容を含むテストである。

連合反応

ボバース概念では「連合反応」という定義が使われている。

「連合反応とは、個々の抑制コントロールを超えた刺激に対する中枢神経系の反応である」(Lance 1982年)。

この抑制コントロールは中枢神経系を損傷していない人でも超えることがある。その際付随運動が結果として起こる。これは連合運動と表現される。

引き起こすストレス要因は以下のとおりである。

- 例えば糸を小さな針穴に通すような困難な選択的運動。顔がこわばる、または舌が片方の口角に寄せられることがよく観察される。また運転講習中の生徒が、クラッチを離し、アクセルを同時に踏み込む際に全身を緊張させる。
- 例えばクローゼットを移動させるような大きな力を消耗するとき、呼吸を止めることがある。デパートの大きくて重いドアを片方の上肢で押し開けるとき、結果としてもう片方の上肢が付随運動を行う。またテニスのサーブも例として挙げられる。トーナメントでさらなる精神的ストレスが生じると、連合運動が観察される。

付随的に生じた運動が正常な連合運動なのか、異常な連合反応なのか、下記の基準に照らし合わせて判断することができる。

- 付随運動を認識し、迅速に問題なく抑制コントロール下に制御、つまりスイッチを切ることができれば連合運動である。連合反応の抑制は明らかに困難であり、時間もかかり、不完全な形でしかうまくいかないことが多い。
- 運動が選択的運動として生じたら(マリタの症例p.145、図2.115参照)、選択的であり得る連合運動である。連合反応はそれに対してパターンで生じる。

- 運動が終了した後に姿勢トーンがすぐ正常になれば、連合運動が行われたことを意味する。もしそのあともトーンがわずかに高いままであれば、連合反応が生じている。
- 一次運動に応じて運動が変化したら連合運動が生じている。労力を伴う伸展が要求されると、連合運動も伸展に移行する(この理由からKabatによるPNF技術において、いわゆる「オーバーフロー(overflow)」として治療に使われる)。これに対して連合反応は患者それぞれ異なるものだが、一人の患者には一つから二つの典型的パターンに限定されている。

> *連合反応と同じように連合運動にも言えるのは、大きな肉体的労力が存在する場合に付随運動が抑圧されると、一次運動が困難になる可能性があるということである。*

滞空と保持の箇所で述べたように、患者の運動を通してコントロールの掌握は、正常な選択的運動、または連合反応といわれるトータルパターンの観点から観察される。十分な抑制コントロールにおいて、トーンは

- 運動を容認する程度に減少可能である。
- また同時に、多くの選択的運動の集合を意味する安定性を構築する程度に増加可能である。

高いトーン水準においても小さな選択的運動を実行するために、トーンが高くなればなるほど抑制コントロールも高水準にならなければならない。

> *中枢神経系の高水準の働きは、動かないことではなく保持である。難しいのは可動性ではではなく、活発で動的な安定性、つまり重力に対して最小限の運動振幅をコントロールすることである。*

姿勢トーンの高さを客観的に判断するために、連合反応を利用することができる。低緊張と過緊張は異なる等級に分類できる(表1.2)。

等級は重度の低緊張から重度の過緊張(痙性)の段階を表す。個々の段階は順番にではなく、時には同時に現れる。中等度の低緊張でみられる包括的で特異な刺激は、連合反応を導くストレス要因とみなすことができる。これはトータルパターンとして生じる中枢神経系の動的反応である。抑制コントロールが減少されていると姿勢トーンの選択的構築は困難、もしくは不可能である。トータルパターンにおけるトーン構築を制御し、必要な相反神経支配を形成するためにはセラピストによる個別のコントロールが要求される。例えば近位の身体部位を安定させ、遠位の部位のみ選択的に動かされなければならない。

姿勢トーンが全体的に増加し低緊張が軽度と分類される方が容易である。それでもなおトータルパターンにおける中枢神経系の反応として連合反応が現れることは起こり得る。ここでもまたセラピストによる個別の刺激によって、患者に正常な相反神経支配とともに選択的運動を実行可能にする、または容易にすることが要求される。

●感覚の検査

表在感覚と深部感覚の典型的な検査

感覚状態の検査は通常表在感覚と深部感覚に分けられる。これらの検査方法については、機能的運動という観点からその重要性が検証されなければならない。

表在感覚の古典的な検査は次のとおりである。患者は背臥位で、セラピストは両手で顔面両側、両肩、上腕、前腕、手、手指、体幹、大腿、下腿、そして足部、足趾に触れる。セラピストはその間、患者が接触または圧力を感じ、両側で同じように感じたか質問する。

その際、次のことを考慮しなければならない。

「もし一つの受容器の活動が、認識される感覚の成立に足りたとしても、通常は多くの異なる受容器が同時に活性化し、認識された感覚は実際多くの部分的な質がまとめられたものから成るということを見過ごしてはならない。」(KlinkeとSilbernagl、1996年)

深部感覚の検査も機能的に実行される。深部感覚は、古典的には関節を動かすことで検査される。肩、肘、手関節、手指関節、股関節、膝関節、足部

表1.2　低緊張と過緊張の等級

低緊張の等級	過緊張の等級
−−−3：重度の低緊張 姿勢トーンが明らかに減少している。 運動単位の動員を意味するトーンの構築は、包括的な刺激でも個別の刺激でも不可能である。 頭部、体幹、四肢はとても重く感じられ、患者はそれらを動かす環境にはない。	
−−2：中等度の低緊張 姿勢トーンが明らかに減少している。 運動単位の動員を意味するトーンの構築は、包括的・非特殊な刺激とそれに加えて与えられる個別の刺激によって可能である。 動的反応はトータルパターンであり、それは選択的運動を実行するために労力を伴って抑制コントロール下に置くことができる。	**+1：軽度の過緊張（痙性）** 「ストレス」において連合反応が現れる。「ストレス要因」が終了するとすぐに消失するが、トーンは増加したままで、さらなる連合反応の発生待機状態となる。
−1：軽度の低緊張 姿勢トーンは少しの包括的な刺激で構築可能である。動的反応はトータルパターンではあるが、それは個別の刺激によって選択的運動に変えられ、抑制コントロールが存在していることを示す。	
	++2：中等度の過緊張（痙性） 連合反応は、困難に思われる課題の準備段階ですでに発生し、実行中に強くなる。 包括的介助（支持基底面の提供）か個別の介助（抑制運動の実行）によってゆっくりと消失するか、または不完全な形で消失する。 トーンは増加したままで、さらなる連合反応の発生待機状態となる。
	+++3：重度の過緊張（痙性） 連合反応は安静状態ですでに存在している（確立した「痙性パターン」）。 包括的・個別の介助をもってしても、姿勢トーンを正常な範囲に減少させることはできない。 拘縮の恐れが大いにある。

関節、足趾が患者の眼が閉じられたまま動かされ、その運動をその都度感じたか、そしてどの方向に動かされたか言えるかどうか検査する。これによってどの程度皮質(中心後回)が感覚情報を受け取り、処理し、解釈するかがテストされる。

感覚刺激は小脳を通して皮質に伝わるだけではなく、視床にも伝えられ、そこからさらに伝達され、処理され、解釈されるのである。もし患者が上記の古典的試験によって感覚障害を呈していても、それは患者が何も感じないということを意味するのではない。患者がただ単に感覚知覚を意識していないということである。

ベルタ・ボバースとカレル・ボバースはかなり早期に感覚と運動の緊密な関連について指摘していた。

> *ヒトは運動を学ぶのではなく、運動の感覚を学ぶのである。*

感じるということは受容器の状態の変化によって可能になる。この変化は通常運動を通して引き起こされる。例えば前述の患者が何かを把持したいと希望する。物体に向かって上肢を動かし、物体に触れ、把持し、動かす。運動に関わった筋組織の収縮は固有受容器(ゴルジ腱器官、筋紡錘、関節受容器)の状態を変える。物に触れることは、皮膚の圧受容器の状態を変化させ、握り、掴み、持ち上げることは皮下組織にある圧受容器と固有受容器への刺激となる。通常、触刺激や圧刺激が皮膚に接近して来ることは少ない。むしろ皮膚は運動によって物体に導かれる。これは表在感覚と深部感覚が同時に刺激を受け取り、また互いに強化し合っていることを意味する。つまり表在感覚と深部感覚は事実上互いに切り離すことができない。

これは、従来の評価が人工的であり、実際の存在している感覚を完全に把握するものではないことを表す。

従来の表在感覚テストに代わる選択肢

患者が感じているのかいないのか、または接触や圧力を正確に感じているのかどうかを探り当てるために、治療において精密に観察しなければならない。セラピストは弱い力や強い力で患者に触れ、それを患者が感じるか、どこに感じるか、どのくらい強く感じるかを確かめる。失語症や身体表象に障害のある場合は、別の手で自己の体、またはセラピストの体、場合によっては人形を使って指し示すことも可能である。

その際、異なる表面構造、形態(角張ったもの、角が丸いもの、先が尖ったもの、先が丸いもの)、温度(熱湯の入った瓶と、冷水の入った瓶)を有す物体が考慮されなければならない(第3章　頭部外傷、p.189参照)。その物体は患者の視界の及ばない場所(ズボンのポケット、バッグの中、体の後ろ側)に置かれるか、または眼を閉じた状態で触れ、掴み、抱え、動かされる。その際それぞれの特質について質問する。もし患者が自分で述べることができなければ、セラピストはあらかじめいくつかの特質を設定し、患者はそれを認めるか否定することができる。

症例：ラケルは背臥位で、麻痺側の左上肢を頭部の上に伸展させている。ゆっくりと肘を屈曲させながら緩め、いつ物に触れるか言わなくてはならない。彼女は枕か、枕の上に置いてある櫛に触れると、何かに当たったということは言うが、それが何か言い当てることも、説明することもできない。

症例：マリタの麻痺側の右手は買い物袋に入れられている。その中には小さな木のボールが一つと同じ大きさの木製のランチョンマットリングがある。私はリングに彼女の手を導き、指を動かしてリングに触れさせる。マリタは、何か固くて、角があり、同時に丸いもの、そして冷たくも熱くもない木製かもしれないものだと説明する。

症例：アントニオは背臥位で、麻痺側の左下肢は横に突き出している。足部は空中に浮いている。私は電動で高さを調節できる治療台を下げる。アントニオは足部に何か触れたらすぐに伝えるよう指示を受けている。私はベンチの横の床で正座し、絨毯を置いた自らの大腿を足部に触れさせた。アントニオはいつ触れたか正確に伝える。何に触れたのかという問いかけにも、彼は自分の足部を少し動かし正確に回答する。つまり、固い床ではなく、柔らかい大腿で、ズボンのような布ではなく何かざらざらとした絨毯のようなものだと答えた。彼はこのテストの前に、両方に触れていたので、正確な特質を認識することができた。

従来の深部感覚テストに代わる選択肢

前述した運動感覚のテストに替わるものとして、ベルタ・ボバースはミラーリング(Mirroring)と名付けた、四肢の鏡像ポジションを決める技術を発展させた。

ミラーリング(Mirroring)

ミラーリングは次のように実施される。セラピストは手をとり麻痺側の肘をサポートし、それを特定のポジションに導き、患者にもう片方の上肢でも同じポジションを取るよう指示する。それを動かせるということが前提となる(片麻痺患者の場合は十分に期待できる)。セラピストはポジションを何度も変え、課題がきちんと理解されているか確認する。そして患者は眼を閉じ、セラピストは肩関節、肘、手関節、手指、と続行する。次のステップとして、麻痺側の下肢がセラピストによって特定のポジションに動かされ保持される。患者はここでも同じポジションをもう片方の下肢で取らなければならない。

そこでは次のことに留意する。

- 課題は座位、可能であれば立位で患者に説明される。
- 上肢からスタートする。
- まずは課題が正確に理解されるよう、眼を開いて行う。
- その後眼を閉じて、その他の環境は変えずに続行する。
- 下肢は臥位にてテストされる。開始姿勢が容易で疲れにくいからである。
- 回旋ポジションと外転、内転では、健常者でも鏡像ではなく同方向にポジションを取ることがよくあることを考慮しなければならない。例えば、セラピストが左上肢を左側に外転させ、患者が右上肢をやはり左側に、つまり内転に動かしたとしても、すぐに感覚障害と決定してはならない。そのような場合には、眼を開けて課題がきちんと実行されているか確かめるよう依頼する。多くの場合は目視確認し、そうして初めて鏡像のようにポジションをとらなければならないと意識する。姿勢を修正し、テストのその後の経過でも正しい姿勢をとる。
- 健常者も全ての手指や足趾を同じように感じるわけではないということも考慮すべきである。そのため中指や薬指、または第2足趾から第4足趾までの誤った運動の評価については注意すべきである。

必ず留意すべきことは、ミラーリングは腹臥位、眼を閉じて、そして下肢から開始してはならないということである。このやり方は誤解を生じさせることになる。四肢の間違ったポジションが本当に感覚障害を原因としているのか、または不全麻痺(主動作筋の低緊張)、選択的運動の欠如、拮抗筋の過緊張、失調性障害によるのか決定するためにも、運動はよく観察されなくてはならない。

まとめ

理学療法検査は個々の目標設定、治療計画、治療の開始時・経過・終了時の現在値を評価記録する際にも絶対的に必要である。可能な限り正確に、また必要なだけ情報を与えるものでなければならない。運動の説明を通して生じるような正確で質的な内容だけではなく、量的な内容も検証されなければならない。ここで挙げられた様々な運動性質を測定する実践的アドバイスのリストは、セラピストの創造性によって誰でも拡大させることができる。

1.3　治療原則

● 24時間マネージメントの形式における可能な限り早期の治療開始

ベルタとカレル・ボバースは常に治療の早期開始を訴えてきた。患者が「理学療法プログラムを行え

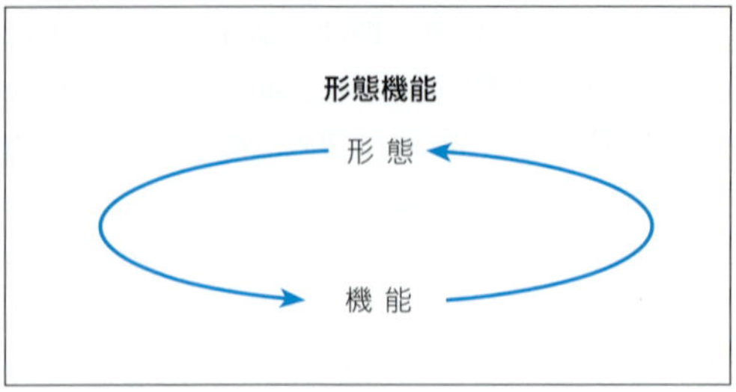

図1.14 解剖学的形態と機能の相互作用

る十分な力を蓄えるまで回復するよう」治療を受けず、3週間ベッドで安静にするという時代は過去のものとなっている。今日では理学療法は可能な限り早い時点で開始される。

早期の治療開始の理由は、現在ではよく知られている中枢神経系の可塑性の利用のためである。中枢神経系の形態と機能は一つのユニットを形作るということを根拠に、中枢神経系の可塑性を簡潔に分かりやすく説明したいと思う。

神経生理学的視点

解剖学的形態が機能を決定している。機能は中枢神経系にとって、必要なものであり、さらなるネットワークを構築するよう、つまり、解剖学的形態を変化させるよう刺激を生み出す。変化した形態は再び変化した機能を導く(図1.14)。

Kiddらは著書「Understanding Neuromuscular Plasticity」(1992年)において、BrownとHardman(1987年)の言葉を引用している。

「可塑性はどの発展段階においても編成し、または新しく再編成するという器官全ての細胞の能力であり、それは樹状突起と軸索を発芽させ新たなシナプスを形作り、そうして他の細胞と新たに結合することを促す」(BrownとHardman、1987年、Kiddら1992年)。

編成と再編成の意味についてはこれから詳細を説明する。

●編成と再編成

編成とは、構想の瞬間から全ての学習にとって根底となるものである。胚の発達の過程で10^{18}個もの神経細胞が作られ、発芽した軸索と樹状突起を通して次第に互いに結び付く。これがシナプス終末へ発展し、伝達物質を放出し、電気回路を通して興奮・抑制という性質を伝達する。こうして次第に密になる神経細胞ネットワークが形成される。

まず遺伝子プログラムが、どの細胞がどの他の細胞と結び付くかを決める。解剖学的形態が形成され、これが機能を決定する。胎児は6週目から粗大運動を行うようになり、その後、巧緻運動や選択的な手指の運動もできるようになる。レナート・ニルソンは60年代にグラフ雑誌で印象的な写真を公開した。誕生と同時にネットワーク形成にさらなる推進力を与える明確な変化が生じる。母親の腹部内よりもより豊かで多様に変化した環境によって、乳児に莫大な数の刺激が及ぶ。明暗の区別しかつかなかった眼には様々な光波が作用する。耳はより多くの音を聞き取り、鼻も多種の芳香物質で満たされ、味覚も羊水のみだけよりも多くの刺激を与えられる。また運動の自由度も増し、そのためより多くの触覚・運動覚刺激が生まれる。乳児は腕に抱かれ、包まれ、回転され、重さを量られ、前後・上下に動かされる。重力の影響にたっぷり浸かることで、我々が垂直と呼んでいるものを学ぶ。また水平線とその間にある全ての角度を学ぶ。これは小脳と前庭システムへの莫大な量の刺激を意味する。もはや遺伝子プログラムだけがネットワーク形成を決定するのではなく、さらなる細胞結合への巨大な需要を意味する、大きく変化した多様な機能も決定に参加するのである。

「脳は自らの現実に適合するために成長する。」(Kiddら、1992年)

再編成：成人は人生を通して極めて独自なネットワークを作り上げる。自らの遺伝子プログラム、特に独自に実行したこと、また実行している機能を通して決定される。60歳の成人が幼児期・青年期を通して趣味を持ち、スポーツを嗜み、職業を学び、場合によっては別のスポーツも試みた。これら全てが彼の運動様式に貢献し、そこから独自に個人的な神

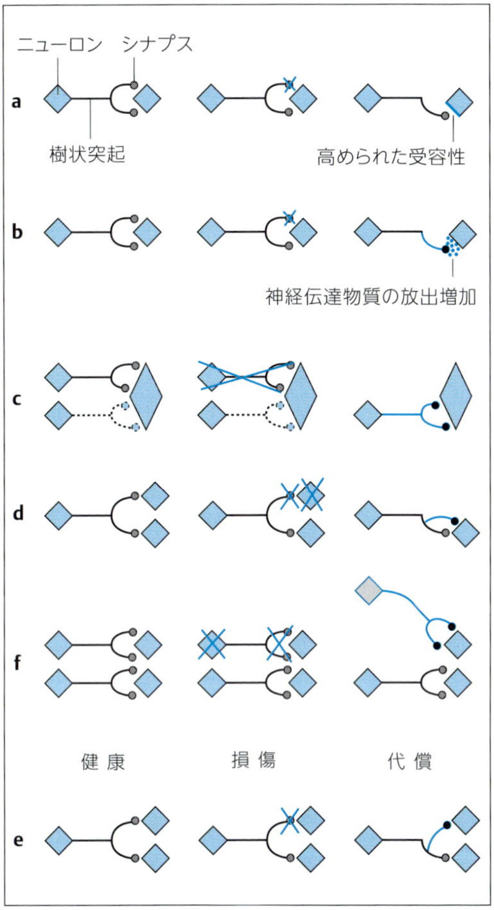

図1.15 a-f 中枢神経系損傷後の可塑性再編成と代償の可能性

経細胞のネットワークを築き上げる。

これらのネットワークの障害(破壊)を意味する中枢神経系の障害のすぐ後から再編成が始まる。

これは神経細胞が新たに作られることを意味するのではない。生存代謝と機能代謝が機能停止する神経細胞の破壊が一度起こると、皮膚細胞とは違い新しく形成することはできない。しかしこれは、破壊されていない神経細胞や、機能代謝は損傷を受けても生存代謝は破壊されていない神経細胞は再編成への能力を持つことを意味する。

他の細胞との接触を失った後の標的細胞(図1.15 a)の受容性の高まりは中枢神経系の最初の代償メカニズムと捉える事ができる。これは患者の利点になるとは一概には言えない。脊髄損傷患者の特定の皮膚エリアに生じる異常な接触過敏性(過感受性)と、その速く激しい動的反応、いわゆる「脊髄自動運動」はこの高い受容性の表れかもしれない。

次の比較的速い代償反応は伝達物質の放出増加であり得る(図1.15 b)。

図1.15 cはニューロンがいくつも互いに結び付いていることを図式に示している。活発なシナプスと不活発な、いわゆる「寝ているシナプス」である。活発なシナプスが損傷を受けると、結合を維持するために寝ているシナプスが活発化する。

樹状突起と軸索の発芽(sprouting)とシナプスの形成(図1.15 d-f)には時間と様々な前提が必要とされる。

いわゆる成長因子が存在し、すでに多くのものが発見されている。一つに「成長関連タンパク質-43」、省略してGAP-43がある。この成長因子は人生の特定の段階において大量に存在している。

- 莫大な学習段階を体験する生誕一年目。
- 成長推進力のある思春期。
- 胎児が成長する妊娠期。
- 損傷の後すぐ、中枢神経系損傷の後。

刺激：要求された機能が刺激を生む。患者の運動意思に依拠し、または理学療法によって発生させられる。

成分：細胞に小胞体が形成され、そのほとんどはタンパク質からできている。

輸送システム：タンパク質分子が樹状突起や軸索の先端に輸送されるシステムは軸索や樹状突起内で観察される軸索原形質流によって行われる(図1.16)。タンパク質分子はこれを通して1日に400mmまで成長円錐の方向に向かって遠位に輸送され、代謝最終産物は分解のため細胞体の近位方向に輸送される。可塑的変化は様々な要素に起因しているが、特に栄養不足や糖尿病、パーキンソン病、アルツハイマー病といった疾病、ニコチン供給、アルコールや薬物の消費によってネガティブに影響された代謝状況に起因する。さらには、抗生物質、抗高血薬、抗癲癇剤、鎮痙剤などの覚醒状態

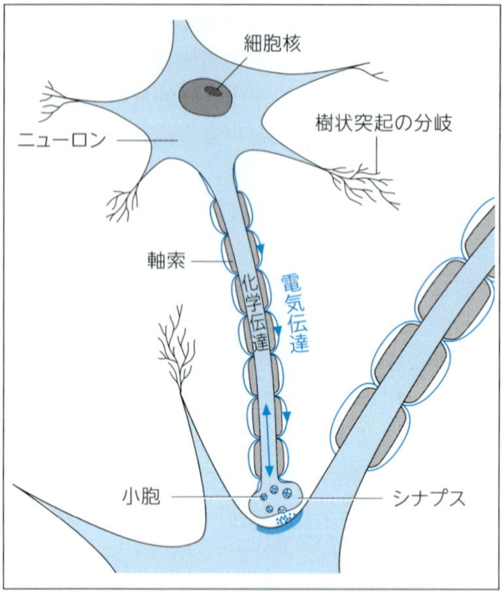

図1.16 軸索原形質流

を低下させる物質が再編成の過程を妨げることもある。各医薬品の負の作用は過去の研究でも証明されている(Hömberg、1999年)。

細胞結合の(再)樹立は極めて異なる形で生じる。そのため損傷も異なる方法で代償される(図1.15 a-f)。

> *神経可塑性は特別な理学療法に関係なく、*
> *良好な代謝条件において常に発生する。*
> *何もしないということは論外である。*

この代謝条件も医薬品によって悪影響を受け得る。表1.3は回復(recovery)と長期記憶(long term memory)、つまり可塑性に悪影響を及ぼす作用物質を挙げている。いくつかの作用物質は「有害薬物(detrimental drugs)」と名付けられ、表1.4にリストアップした。

表1.3 薬剤による回復(recovery)と長期記憶(long term memory)への影響比較

物 質	回復影響	長期記憶影響
ノルアドレナリン	陽性	陽性
アンフェタミン	陽性	陽性
クロニジン	陰性	陰性
プラゾシン	陰性	不明
ハロペリドール	陰性	陰性
プロプラノロール	ø	陰性
GABA	陰性	陰性
ジアゼパム	陰性	陰性
ムッシモール	陰性	陰性
フェニトイン	陰性	不明
ACH(アセチルコリン)	陽性	陽性
スコポラミン	陰性	陰性
MK 801	陰性/ø	陰性

表1.4 可塑性再編成を妨げる可能性のある有害薬物

薬 物	作 用
ハロペリドール	D2受容体を遮断
プラゾシン	α1受容体を遮断
クロニジン	α2受容体に作用
フェニトイン	GABAメカニズム
ベンゾジアゼピン フェノバルビタール	GABA受容体に作用

●目標を定めた刺激としての運動

重力による刺激、つまり姿勢トーンを増加させる要因は常に存在している。半昏睡患者、ぼんやりとした患者、そして覚醒している患者は動くことで細胞結合への需要を生み出している。身体衛生や着脱衣、ベッドを整えるといった活動は姿勢を変更させ運動を実行させる。これらは実際に適用される機能という需要であり、それは新たにネットワークを形成することを決定する再編成された解剖学的形態を意味する。その理由から損傷発生直後から24時間マ

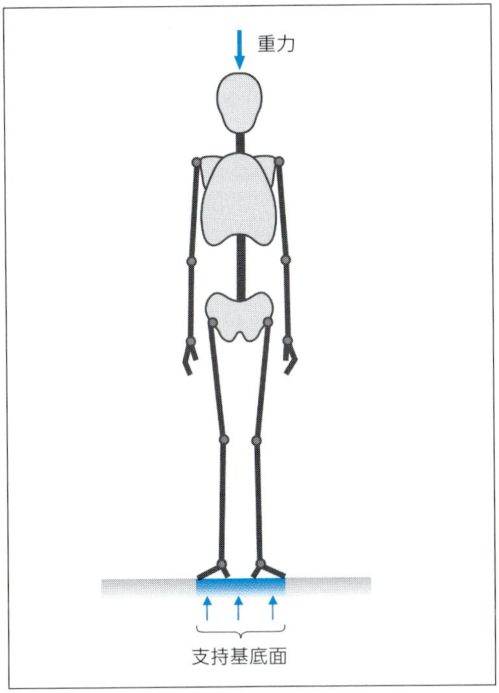

図1.17 重力と支持基底面間のヒト

ネージメントが適用されなくてはならない。

- 看護スタッフ、理学療法士、作業療法士、言語療法士、医師、家族といった全チームが協力して取り組まなくてはならない。
- 個別の理学療法は損傷の後すぐに導入されなければならない。
- 対策は患者の状態に応じて変更されなければならない。
- 独自の課題が作成されなければならない(第9章参照)。

● 支持基底面とポジションの選択

地球上ではだれでも常時、重力の影響下にある。そのためヒトは支持基底面を必要とする。寝ていようと、座っていようと、しゃがもうと、立っていようと、寄りかかろうと、どのようなポジションであれ床、ベッド、簡易椅子、椅子、一人がけソファ、ソファ、机、床といった面で支える、または支えられることが必要となってくる。もしヒトが前進、歩行、走る、駆ける、運転するとしても、そこでは自転車、ローラースケート、スケート靴、スキー、バイク、自動車、バス、電車、ボート、飛行機といった可動的な支持基底面を利用しているのである。ヒトは重力と支持基底面という二つの物理的な力の間で行動し運動しているのである(図1.17)。

支持基底面(support-base-surface)と支持している面(supporting-base-surface)

身体の下にある面が支持基底面である。その際、物理的視点において身体はこの面に触れなくてもよい。

支持している面は身体が実際に触れている面のことを指している。この面に体重を預

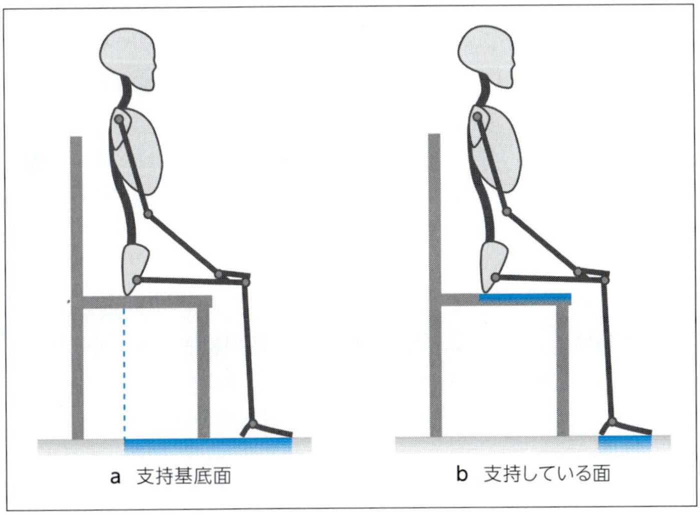

図1.18 a-b 支持基底面と支持している面
a 座位における支持基底面。物理的に見れば **b** と同じである。しかし支持している面は **b** で確認できるようにより小さく、ヒトは自動的に、**a** より能動的に座る。

けることが可能で、そうすることによって重力に対してより少ない働きで済むことを意味する（図1.18 a-b）。

この観察からニュートンの第三法則を適用できる。それはどの作用する力も全く同じ抗力によって対抗されるということである。この抗力を調達するためにヒトには受動的組織、そして筋組織の活動的・可変的な姿勢トーンが備わっている。

> *支持基底面と支持している面が大きくなればなるほど、姿勢トーンは低くなる。支持基底面と支持している面が小さくなればなるほど姿勢トーンは高くなる。*

! 提供される面がいつも使えるとは限らない。提供される面と正常な関係を構築する、つまり姿勢トーンを必要最小限減少させることができれば、提供される面が本当の意味での支持基底面、もしくは支持している面となるのである。

支持基底面の大きさは姿勢トーンの量を決定する。その際、下記の支持基底面を区別しなければならない。

- 身体独自のもの
- 身体ではないもの
- 固定的
- 可動的

身体独自の面とは例えば

- その上で他の身体部位が安定している足部。
- 大腿、さらには頭側の身体部位も支える膝。
- 肩甲帯、上肢、頭部を含む体幹を支える骨盤。
- L4を支えるL5、L3を支えるL4など。
- 座位のとき上肢は大腿の上に置くことによって支えられる。
- 頭部を支える手と前腕。

これら身体独自の支持基底面は可動的である。

身体ではないもの、例えば床、ベッド、簡易椅子、椅子、一人がけソファ、ソファ、机といったものは固定されている。身体ではない自転車、ローラースケート、スケート靴、スキー、車、バス、電車、ボート、飛行機は可動的である。

! 我々は身体独自の可動的な面の上、そして固定的または可動的な身体ではない支持基底面の上で常に動いている。そのため高いバランス能力が必要とされ、治療においても考慮されなければならない。

バランスを維持するために、作用する力と全く同じ力を対抗させなければならない。この力は異なる支持基底面や支持している面において異なる大きさを有している。

例：異なる大きさの支持基底面において人間に影響する重力の計算。

体重が70kgの人物、$m=70kg$

重力（与えられた大きさ）$g=9.81m/s^2$

便宜上$g=10m/s^2$と計算する。

計算によると支持基底面の大きさは以下のとおりである。

1. 背臥位 ....18000㎠
2. 背もたれのない簡易椅子での座位..8000㎠
3. 立位（足部を平行に開く）..................510㎠
4. 片脚立位 ....180㎠

ニュートンの第三法則によれば作用=反作用が成り立つ。

どの力も同じ力によって対抗される。

$F=m\times g=70kg\times 10m/s^2=$

$700kg\times m/s^2=N\ (1kgm/s^2=1N)$

70kgの質量に作用する重力は700Nである。

ヒトは、重力に応じた抗力を有す支持基底面を使用している。そのため支持基底面の大きさによって、残りの力を自らの受動的な組織と、特に活発な組織を用いて調達しなければならない。これは次のように計算される。

1. F：A=700N：18000㎠=0.0389N/㎠
2. F：A=700N：8000㎠=0.0875N/㎠
3. F：A=700N：510㎠=1.3725N/㎠
4. F：A=700N：180㎠=3.8889N/㎠

背臥位から背もたれのない座位へ変わることに

よって、調達される抗力、つまりトーンの増加が倍以上になっていることが確認できる。

座位から立位に変わる際には約16倍の高い抗力が必要とされ、平行立位から片脚立位においてはもう一度、姿勢トーンが2.8倍増加する。

これらの計算から導き出される理学療法に関する結論として、トーンに影響を与える要因である支持基底面について慎重に取り組まなければならないということである。支持基底面を縮小したり拡大したりするために座位から立位、立位から座位といった開始姿勢を常に変える必要はない。治療台の角における端座位や、立位で台に対し横にもたれかかる、または後にもたれかかることも調達する抗力を変化させる。セラピストは治療において、支持基底面と支持している面の小さな変化によって姿勢トーンに影響を与えなければならない。そうすることによって、中枢神経系が姿勢トーンに適応することを容易にできるのである。

●姿勢セット（キーポイントのアライメント）

姿勢セットとは、キーポイントの互いの位置と支持基底面に関連したものとして表される。姿勢セットは姿勢トーンの質を決定する。ベルタ・ボバースは、姿勢トーンが特別にコントロールされ影響される身体の特定エリアをキーポイントとみなした。このコントロールポイント、またはキーポイントは次のとおりである。

- セントラルキーポイント。剣状突起と第7・第8胸椎の間にある機能的ポイント。
- 骨盤
- 両肩甲帯
- 足部
- 手
- 頭部

これらの部位には多くの受容器があり、そこから中枢神経系は特に多くの情報を輸送されることになる。このため動的反応が容易に、そして効果的に引き起こされ、姿勢トーンもより可変しやすくなる。

キーポイントである骨盤は全身の重心の役割も担っている（S2）。つまり上半身（頭部、肩甲帯、上肢、胸郭、腹部）の重心のセントラルキーポイントを意味する。この身体部位、つまり重心の移動は特に前庭システムによって感知され、姿勢トーンの変化（立ち直り反応）によって反応される。

例：セントラルキーポイントに対する骨盤と肩甲帯の関係

姿勢トーンの質を確認するため、または影響させるために、セントラルキーポイントに対する近位のキーポイントである骨盤と肩甲帯の関係を観察する。両肩甲帯がセントラルキーポイントより前に位置している場合、優勢な神経筋活動は屈筋である。両肩甲帯がセントラルキーポイントよりも後ろに位置していれば、優勢な神経筋活動は伸筋である。

同様のことが骨盤についてもいえる。直立姿勢において後方に傾くと骨盤の中心ポイントS2はセントラルキーポイントよりも前に位置しており、体幹の優勢な神経筋活動は屈筋である。骨盤が前傾すると、S2の中点はセントラルキーポイントよりも後ろに位置し、体幹の優勢な神経筋活動は伸筋となる。

日常における様々なポジションを観察すると下記の姿勢パターン（姿勢セット）を目にすることができる。

- 背臥位
- 肩甲帯の下にクッションを敷いた背臥位
- 側臥位
- 背・側臥位
- ゆったりとした座位
- 腹臥位
- 直立座位
- 立位

背臥位

背臥位では、クッションを利用せず十分な面が存在する場合肩甲帯は支持基底面の上に位置している。骨盤はわずかに前傾している（傾斜位。図1.19 a-b）。全ての近位部キーポイントはセントラルキーポイントの後方に位置している。重心に対して重力は上から下に垂直に働き、筋組織の姿勢トーンが増加してセントラルキーポイントを上に動かすよう作用している。肩甲帯と仙骨は、脊柱起立筋の求心性収縮への橋脚の役割をする。

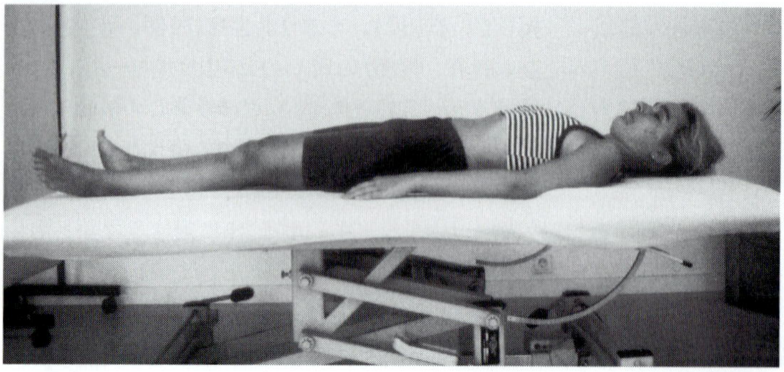

a

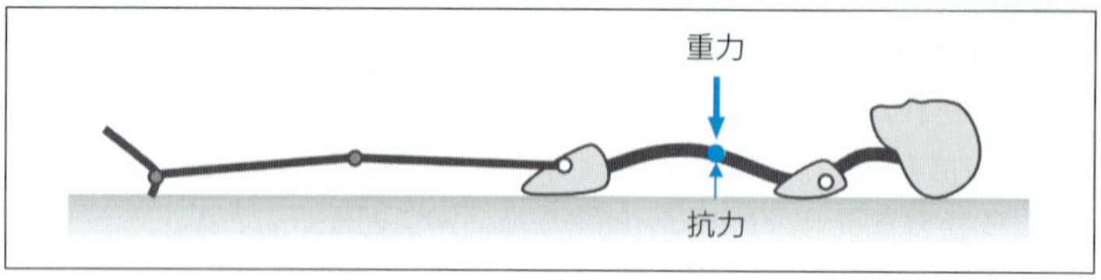

b

図1.19 a-b 背臥位

伸展トーンの量は利用可能な抑制コントロールに左右される。中枢神経系を損傷しておらずリラックス可能な場合は、この伸展トーンはとても低い。ただし、片脚または両脚を曲げて立たせるよう刺激する程度には高い。骨盤は前傾から、支持基底面の方に後傾する。この姿勢は夏のビーチで日光浴をしている人たちに見られる。

中枢神経系を損傷して抑制コントロールが妨げられている人では、この姿勢セットでの重力の刺激が、体幹における制御不可能な伸筋トーンの増加を導く可能性がある。これは特に集中治療室にいる頭部外傷患者に見られる。両肩甲帯は後退し、それが肩関節を内転・内旋させ、肘関節を屈曲させ、前腕を回内させる。骨盤は大きく前傾し、股関節の屈曲・内転・内旋を導き、そして膝関節を屈曲させ自身の方へ引く。手と足部は掌屈・底屈する。後頭部、肩甲棘、仙骨、踵部への圧力が増加する。褥瘡を結果として伴うこともある。

キーポイントの位置は体位において非常に重要である。

肩甲帯の下にクッションを敷いた背臥位

背臥位では肩甲帯の下に物を敷くこともできる。事前に両下肢は股関節の完全な屈曲により動き骨盤は後傾する。肩甲帯はクッションに沈み、セントラルキーポイントよりわずかに前方に位置する。セントラルキーポイント自体はわずかに前方・尾側に回転している。骨盤は中立位で前傾しない。圧力分布は非常に釣り合いがとれている(図1.20 a-b)。

! 肩甲帯の下にクッションを敷いた背臥位とそこから生じるキーポイントの位置は、休憩時や睡眠時の体位としてだけではなく、治療において骨盤、下肢、足部、肩甲帯、上肢、手の選択的運動に取り組む際にも推奨される。

背臥位は比較的「非機能的」とみなされる。というのも毛布やまくらを正しい位置に調節し、サイドテーブルから物を掴むといった以外には少しの活動しか実行されないからである。しかし、重力と支持基底面がヒトを「サンドイッチ」状態に挟み、重要な重心であるセントラルキーポイントと骨盤が主に受動的に安定されるという利点もある。これは構造レベルにおいて、上肢と手、下肢と足部の選択的な時間的・空間的協調運動に取り組むのに役立つ(第4章、失調、p.201参照)。

側臥位

側臥位におけるキーポイントは、肩甲帯の下にクッ

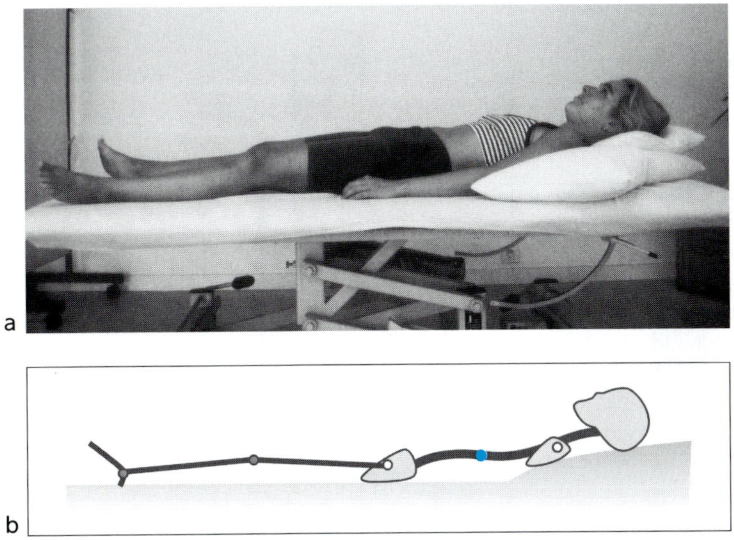

図1.20 a-b 肩甲帯の下にクッションを敷いた背臥位

ションを敷いた背臥位と似たような位置をとる。両肩甲帯はわずかに前方に位置し、骨盤はセントラルキーポイントより少し後方に位置している。機能性に関しては背臥位と同等である。側臥位では特に構造レベルにおける運動要素に取り組むことができる(第2章、2.3、p.133参照)。

背臥位・側臥位

しばらくの間、ボバース概念にはベッドに寝ている患者、または片麻痺患者の昼寝・就寝のためのポジショニングというものが多かれ少なかれ存在していた。この体位は感覚、認知、そして特に姿勢トーンに影響を与えなければならなかった。家族と看護スタッフが容易に学べるよう、図式とイラストで広まっていった。しかしこれは患者に対する個別の治療原則の本質から離れてしまうことにつながった。現在では、麻痺側と非麻痺側を背臥位と組み合わせて交替させることが推奨されている。クッションは(側臥位において)頭部と大腿の下、または(背臥位において)頭部と肩甲帯の下に敷かれる。麻痺側の上肢は自然な形で置かれる。そのためには側臥位ではクッションがさらに必要とされる。安定し、快適で痛みが生じず、過緊張した筋組織は伸張し、低緊張の筋組織は近づくようにすることが体位の基準となる。呼吸も妨げられず行われなくてはならない。これら全てが達成されると、回復する、休息する、力と集中力を集めてトーンの調節をするという目的が果たされる。

ゆったりとした座位

ゆったりとした座位では全てのキーポイントがセントラルキーポイントより前方に位置している(図1.21 a-b)。これは屈曲トーン優位へとつながる。正常運動においてこの姿勢セットは正中線での両手で活動、例えばジャガイモの皮をむいたり、物を書いたり、刺繍をしたり、編み物をしたりするときに使われる。重力は重心に垂直に作用する。抗力はこのポジションでは能動的筋組織によって作られるのではなく、受動的組織の関節包、靭帯、椎間板によって作られる。効率的観点からは、この姿勢セットは肯定的に捉えられる。というのも、その姿勢にとどまるための筋活動がほとんど生じないからである。これは、なぜ多くの人が背もたれのない椅子に長時間座るとこの姿勢を取るのかということを説明する。しかし椎間板への圧力分布は適切ではない。そのため、この姿勢セットは短期間のみ利用し、その代わりに修復不可能な受動的組織を保護するためにも、修復可能な筋エネルギーを使うことが勧められる。治療においてはこのポジションはあまり利用されない。

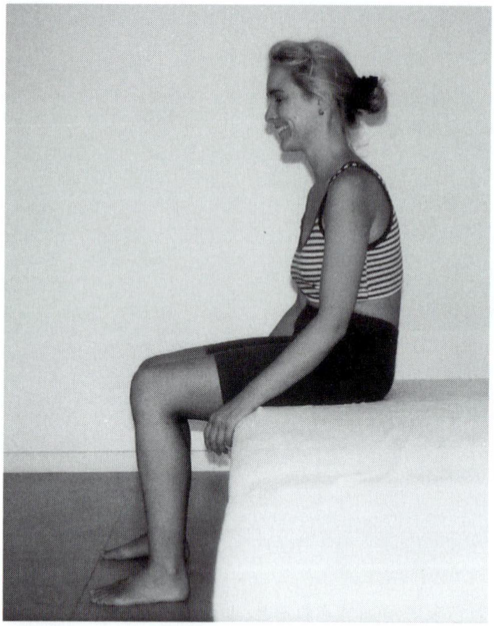

a

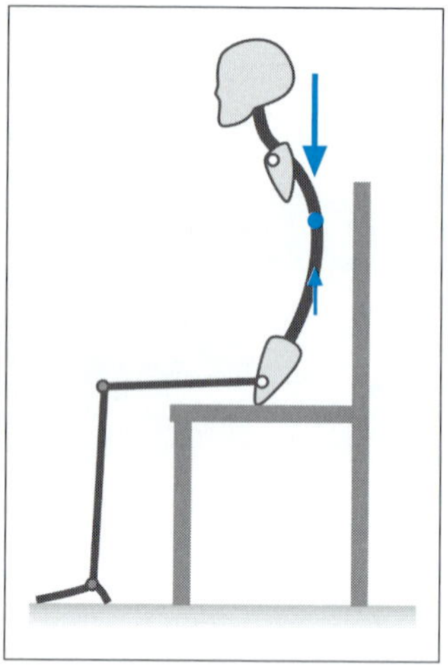

b

図1.21 a-b ゆったりとした座位

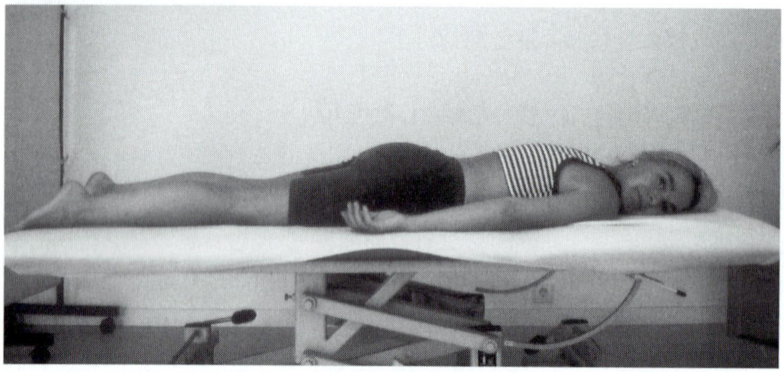

a

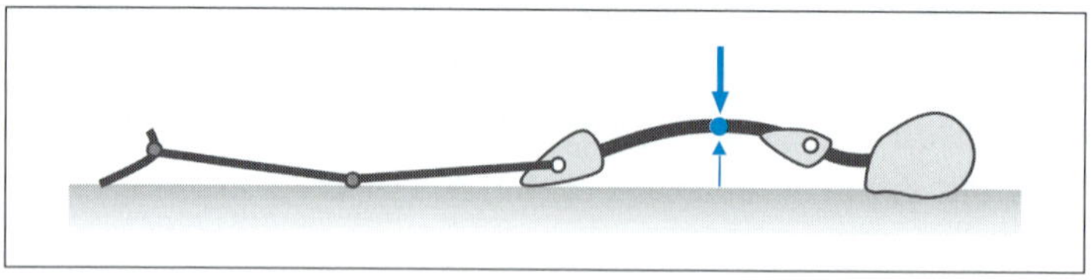

b

図1.22 a-b 腹臥位

腹臥位

腹臥位では多くの人において、セントラルキーポイントへのキーポイントの関係はゆったりとした座位と同様である。肩甲帯は大きく、骨盤はわずかに前傾している（図1.22 a-b）。結果として、骨盤とセントラルキーポイントへ作用する重力への抗力として、股関節屈筋、腹筋、肩骨帯屈筋、特に胸筋のトーン増加が生じる。

理学療法的ポジションとしては、これを開始姿勢として利用することは一部の患者には以下の理由からお勧めしない。屈曲トーンが優勢であるということは呼吸に問題が生じ、覚醒状態と知覚が減少する。さらに頚椎の回旋において問題が生じる可能性もある。知覚問題のない患者で、最大でもわずかな屈曲トーンの増加がみられるのみであれば、構造レベルにおいて伸展の方向への選択的運動に取り組む

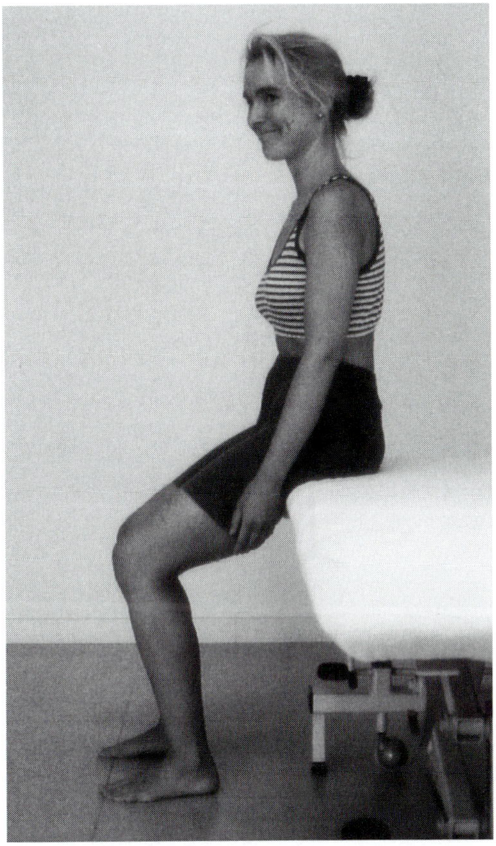

a

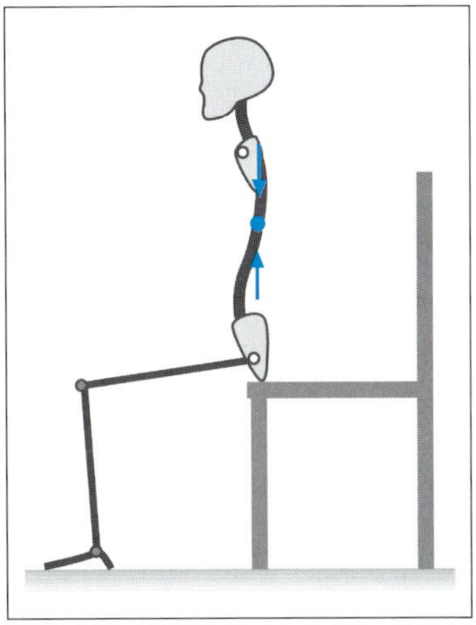

b

図1.23 a-b 高座面における直立座位

ことが可能である。

直立座位

直立座位、特に高座面において肩甲帯はセントラルキーポイントより前方に位置している(図1.23 a-b)。これはこの身体部位を、手指、手、肘の主な働き(物を掴み、操作し、取ること)に必要とされる機能的に有効な屈曲トーン優位に導く。骨盤もわずかに前傾しており、その中心点はセントラルキーポイントより後ろに位置している。そのため両下肢において重力に対する抗力を発生させるために必要な伸展トーン優位となる。

直立座位は治療で最も使われている開始姿勢の一つである。それは構造レベルにおける取り組みにも使うことができ、また行動系統全てを促通できるからである(活動と参加レベル)(第2章、2.4参照)。日常の運動の多くはこの姿勢で行われる。垂直性は選択的伸展や高水準での相反神経支配を要求する。運動範囲が広く、全ての経路を使って情報を収集する可能性が存在するため、自己の身体と環境の認識も容易になる。気をつけるべきことは、伸展を促進するキーポイントのアライメントである。大腿はおよそ3分の1程度、どちらかというと硬い座面に接し、両膝の間は腰幅ほど開き(骨盤幅ではなく腰幅であることに注意)、膝下の足部は床に接地している。

立 位

立位では直立座位と同様のキーポイントの位置を観察できる。重心である骨盤とセントラルキーポイントは支持基底面から離れ、下半身の伸展トーンを増加させる。前脚に体重を乗せるステップ位において、肩甲帯はセントラルキーポイントよりわずかに前方に位置し、骨盤は後ろに位置している。伸展トーンは次

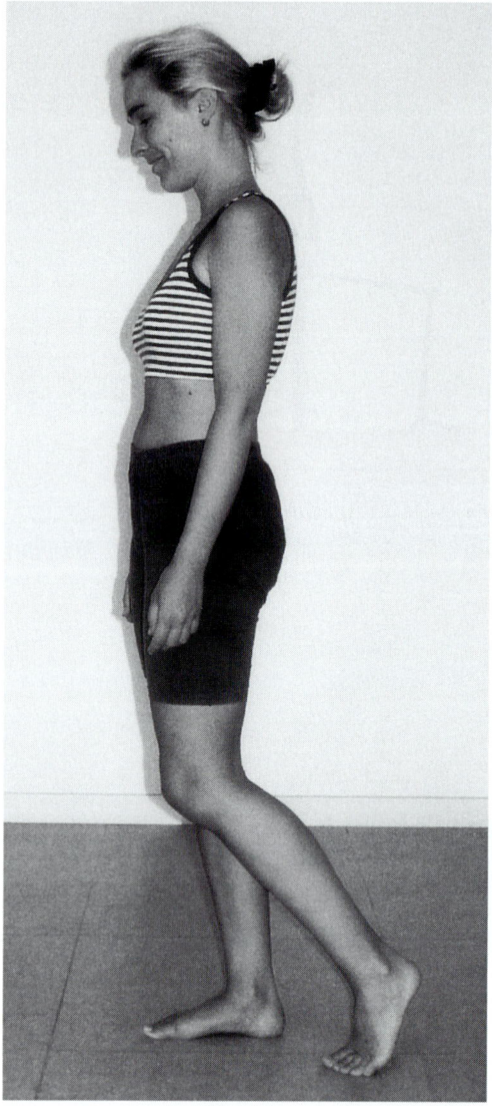

a

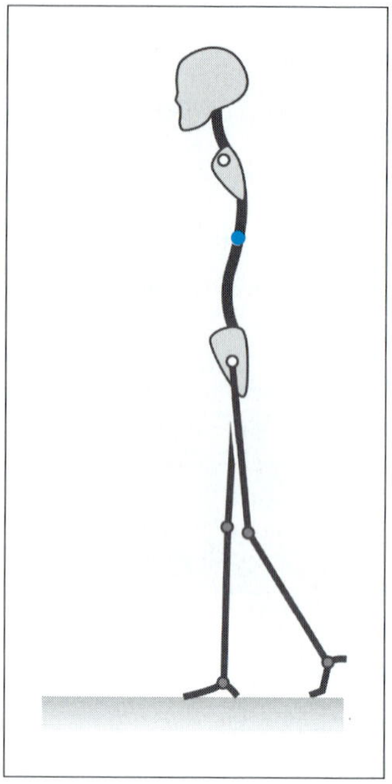

b

図1.24 a-b 前脚に体重を乗せたステップ位

第に強くなっていく(図1.24 a-b)。これは、高過ぎる屈曲トーンを抑制するために治療で利用することができる。

後脚に体重を乗せるステップ位では、伸展トーンを減少させる傾向がある(図1.25 a-b)。そのため伸展においてトータルパターンの危険性があるときに治療で利用される。

直立座位、立位、ステップ位はいわゆる「連携した」姿勢セットである。上半身では屈曲トーンが優勢で、下半身では伸展トーンが優勢である。屈曲と伸展が調和し、回旋と選択的運動が行いやすくなっている。これらは平衡反応と立ち直り反応で必要とされる。

座位、立位、ステップ位という垂直での連携した姿勢セットにおいては、バランス反応を習得することが容易になる。それぞれの治療介入のための姿勢セットは、常に意識して選択されなければならない。

立位、ステップ位、片脚立位は活動・参加レベルで取り組みやすいポジションである。立位では非常

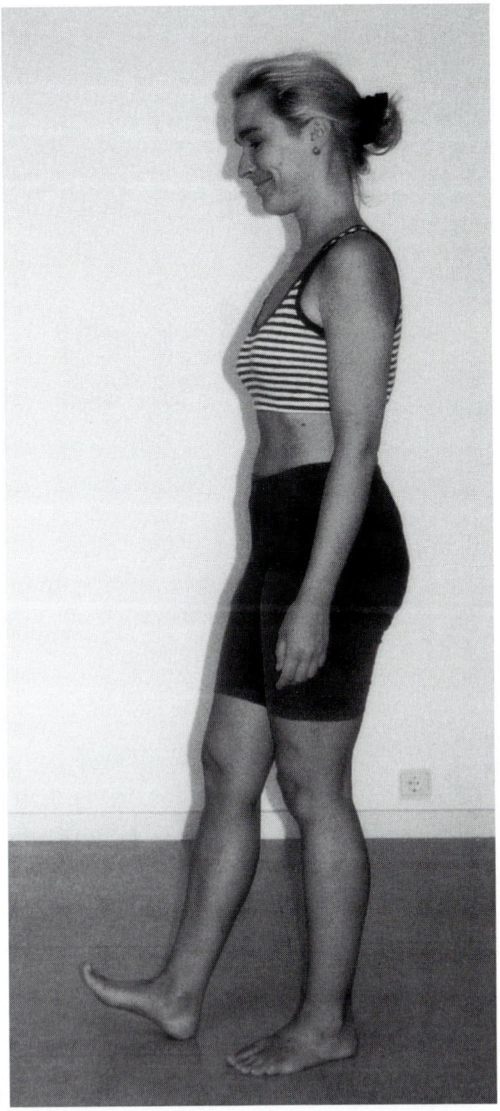
a

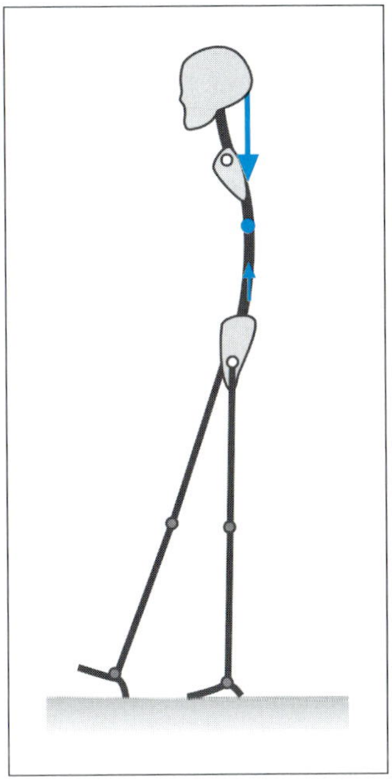
b

図1.25 a-b 後脚に体重を乗せたステップ位

に小さな支持基底面が存在し、トーンの構築が要求される。トーンが制御不能のまま増加することを防ぐために、後方や側方の高い治療台にもたれかかることによって支持している面を次第に拡大することで対処することができる。患者の前に座っているセラピストも、自身の膝や手で同様に安全やトーンの調節に気を配ることができる(第3章、3.1、p.190参照)。

日常ではこの姿勢セットが自発的にとられ、場合によっては実行される機能によって開始姿勢内でも変更されることが見て取れる。予定する機能を簡単に、そして効率的に行う前に、この姿勢適応は無意識に前もって行われている。例えばコンサート中の吹奏楽者の動きを観察するとよくわかる。

まとめ

姿勢トーンの正常化は全ての治療における重要な治療目的である。看護スタッフにとってはベッドでのポジショニング、理学療法では例えばバランス反応の習得、言語療法的治療では座位または立位、作業療法ではセーターを着衣するなどの機能について

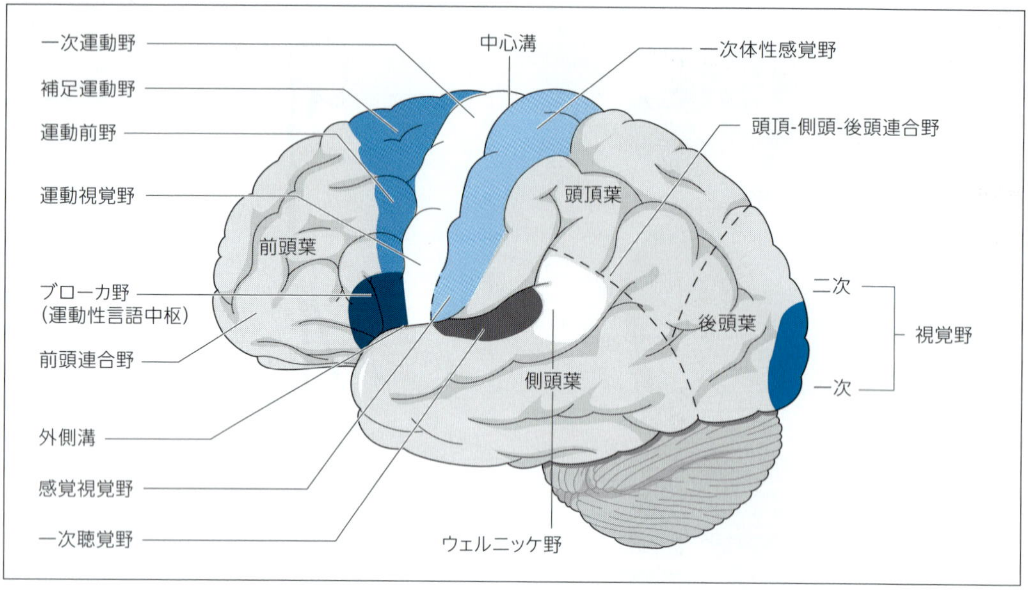

図1.26　コミュニケーションにおいては全ての脳領野が反応する。視覚中枢、聴覚中枢、運動前野、運動野、感覚野、そして相互に結びついて反応する。

取り組む。姿勢トーンは、支持基底面および支持している面の大きさ、安定性、高さや姿勢セットの意図的な選択を通して量(高さ)と質(伸展、屈曲、またはその両方の組み合わせ)の観点で影響を受ける。どの治療介入においても、支持基底面と姿勢セットの適切な選択は重要な基本原則である。

●コミュニケーション

セラピストと患者の適切なコミュニケーションは治療の本質的な構成要素である。そこでは非言語コミュニケーションも言葉によるコミュニケーションも両方重要な意義を持つ(図1.26)。

非言語コミュニケーション

非言語コミュニケーションには様々な種類がある。理学療法的治療においては、手によって触れること、ジェスチャー、表情が重要となる。

手を使ったコミュニケーション

非言語コミュニケーションの基本形式は手を使ったコミュニケーションであり、患者への個別のハンドリングである。そのため次のように強調したい。

手は理学療法士の最も重要な「道具」である。

患者やセラピストが苛立ち、怪我をしないようにするためにも、清潔で短く切り揃えられた指の爪、指輪が邪魔にならないことがセラピストに要求されている。手は最初の「導入的」な受容器として使われ、多くの情報を収集する。診断において観察することは重要な部分を占める。しかしそれは患者の状況から与えられる、そうあり得るという事前の情報でしかない。本当の症状は、触り感じることを通して実際に理解され評価されなくてはならない。だからこそ我々の手は非常に重要なのである。

例：姿勢トーンを評価する際の手の機能

座位または立位の患者の背中を観察し、片方の肩が他方より高く位置していると気付いたとしても、見ただけでは下記のことは確証できない。

- 異常に高いトーンによって高い方の肩が引き上げられているのか。
- 異常に低いトーンによって低い方の肩が下に落ちているのか。
- 異常に高いトーンによって低い方の肩が下に引っ張られているのか。

両肩と上肢を触り動かすことによってのみ、実際の状況についてきめ細かに解き明かすことができるのである。

もちろんセラピストの手は「導出的」でもある。セラピストは感じながら触れ、動かし、修正し、変更していかなければならない。患者の身体を、正常の姿勢と運動に完璧には相応せず、その異なる箇所を訂正しなければならない立体的物質、影像のようなものとしてとらえることも可能である。しかしこの訂正は彫刻のように受動的に行われるのではない。粘土と違って生きている人間を治療することの利点は、中神経系に情報を与え、全ての偏差や変更を自ら操作できるということにある。

理学療法士の間では、ハンズオン(Hands on)すべきか、ハンズオフ(Hands off)すべきか常に論争が起こる。

ハンズオフ派の意見は以下のとおりである。

- セラピストが手を置くところに患者は何も感じない。
- セラピストが手を置く場所次第では異常な反射を引き起こす。例えば掌側を触ると把握反射を呈する場合など。

ボバース概念は、運動の質の改善に必要である限りハンズオンを支持している。手は患者を受動的に動かすのではなく、能動的運動へ刺激しなければならない。

反応が起こるべきところ、変化が起こるべきところに手は属している。別の言い方をすれば、セラピストの手があるところでは、患者の反応が生まれなくてはならない。この反応は様々な形で望まれ得る。

- 刺激閾値の低下(感作)
- 刺激閾値の上昇(脱感作)
- 姿勢トーンの増加
- 姿勢トーンの減少・抑制

セラピストには手を的確に使えるよう神経生理学的基本知識が必要となる。受容器、その個別の刺激、中枢神経系の各エリアへの接続を正確に知っておく必要がある。

神経生理学的視点

身体は様々な受容器を備えている。これらの受容器は塩基性のニューロン構造で感覚神経の周辺部に存在する。下記のような特性がある。

- 独自性。特定の刺激のみ伝達する。例：圧受容器は温度刺激を受け取ることはできない。
- 刺激閾値。伝達されるためには、刺激は一定の強さに到達し刺激閾値を越えなければならない。

順応とは、ただ一つの刺激変化が伝達されること、つまり刺激の投与か除去、強化か弱化ということを意味する。もう一つの意味として、順応はヒトが直面している状況に応じて、刺激閾値が高くなったり低くなったりすることを指す。例：私の手が患者の前腕にそっと当たったとする。患者はそれに気付かない。そこで私はこれから患者に触れるので、どのように私の手が前腕に置かれるかを見て観察するようにと言う。患者は触れられるという予期を通して刺激閾値を低下させ(本人はどのように行っているか意識してない)私の手を感じる。

- 原始性、つまり刺激は皮質下で表面上、全般的に受け入れられ反応される。
  例：草地を裸足で歩いていると、なめらかな石の上に足が触れた。そこで「何か想定外のもの」があると認識されたため、足は引っ込められた(刺激反応)。
- 識別性、つまり皮質で瞬間的・識別的に知覚される。
  例：足が触れた物を知りたいので、体を下に曲げて石を取り触ることによって、その特性を認識する(知的活動)。

受容器は分類することができる。そこでまず内部性(固有受容器)と外部性(外部受容器)に区別される。固有受容器にはゴルジ腱器官、筋紡錘の核袋線維、核鎖線維や関節の機械受容器がある。また皮膚や皮下組織にある機械受容器も互いの関節の位置の情報を伝える。例えば肘の最大屈曲において、伸展側の皮膚は伸ばされ屈曲側では前腕と上腕の皮膚が触れあう。

外部受容器はルフィ二小体、メルケル細胞、マイスナー小体、パチ二小体がある。

固有受容器

ゴルジ腱器官の適切な刺激は腱における張力上昇にある。そのような張力上昇は同じ筋トーンの減少に作用し得る。治療において肘屈筋のような過緊張の腱に圧力を作用させるとき、ゴルジ腱器官が使われる。この受容器のループ制御を通してトーンを減少するよう試みることも可能だ。
筋紡錘の核袋線維や核鎖線維は、筋組織の伸張、また伸張の速度を測定する。ゆっくりと慎重に筋組織を伸ばすと、存在している筋紡錘の過敏性を和らげトーンを減少させることができる。回旋運動、またはセラピストの操作によって伸展が発生し、それは次第に遠心性収縮へと筋腹を動かす。この行動はクローヌスと表現される筋紡錘の過敏性を和らげ、トーンを減少させる。
関節の機械受容器の適切な刺激は関節の周りや関節内の圧力や圧縮にある。例えば股関節のこの圧力は屈筋のトーンを低下させ、立位バランス時のような活動のための伸筋の刺激を伝わりやすくする。

外部受容器

ルフィニ小体は皮膚の横への動きに応答する。筋組織のトーンの増加は皮下組織と皮膚のトーンと膨張度の増加を促し、その下にある筋膜の可動性を困難にして減少させる。その逆に、「筋組織の個別のモーバライゼーション」が生じた際に皮膚と皮下組織が横に動かされる場合には、皮膚と皮下組織だけではなく、筋組織のトーンをも減少させる。皮膚と皮下組織が横に動かされることと、筋組織のトーンが減少することの関係は、それを通して正常のフィードフォワードを意味する、この組織の正常なアライメントが形成されることを意味する。
SA受容器(slow adapting receptor)は遅順応型受容器である。これにはメルケル細胞が属し、皮膚に垂直にかかる圧力の刺激を検出する。指による掌側への圧力は屈曲トーンを減少させ、相反神経支配を正常化させ、手が弛緩し、正常な把持といった動作を可能にする。
FA受容器(fast adapting receptor)は速順応型受容器である。これには速度を測定するマイスナー小体と、皮膚変位の加速度、つまりポジティブな加速度とネガティブな加速度を測定するパチニ小体が属す。両方ともトーンの構築に役立つ。皮膚上で手を前後に素早く動かすと筋組織も刺激されトーンが目に見えて、しかし短時間のみ増加する。短時間増加されたトーンは、その後促通される運動を通してさらに構築されなければならない(図1.27 a-b)。

全ての受容器に共通することは、
変化しない刺激に対しては短時間で順応し、
それがさらに伝達されることはないということである。
この順応は効率的である。
というのも、有しているエネルギーを、
現状の変化しない刺激の伝達に消費するのではなく、
変位が生じて初めてその伝達に使うからである。

例：皮膚の圧受容器は我々が服を着ると刺激される。我々はブラウスやセーターが「きちんと」しているか、それとももう一度正しい位置に引っ張って整えないといけないか感じる。もし問題がなければ、我々の注意力は他の事柄に向く。そのすぐ後にはもうセーターを感じなくなる。同様のことが、眼鏡、イヤリング、指輪、腕時計などについてもいえる。強い圧力の場合のみ、例えば眼鏡のつる(テンプル)がきつすぎて血行不全の原因となり後に痛みとして認識される場合、眼鏡をかけているということを認識する。我々は眼鏡を外して異なるようにかけてみるか、またはつるを調節する。
このメカニズムは治療においても首尾一貫性を持つ。手を加え応答されなければならない刺激は多様化しなくてはならない。同じように留まることを避けなければならない。そのためセラピストの手の圧力も常に変えられなければならない。重力影響下で患者の身体部位を動かすことによってそれは自動的に生じる。比較的異なる体重を通して、セラピストは手の圧力を意図することなく変化させている。鼓動、呼吸、血液循環、腸の蠕動などの運動を通して体重移動は常に起こり、そのため皮膚、皮下組織、関節の圧力の変化、筋組織や腱の長さや張力の変化、そして頭部の位置の変化も同様に起こる。この変化は、支持基底面が大きければ大きいほど小さくなる。つまり、臥位では立位よりも少ない刺激を受けることを意味し、それは知覚に直接影響を及ぼす。

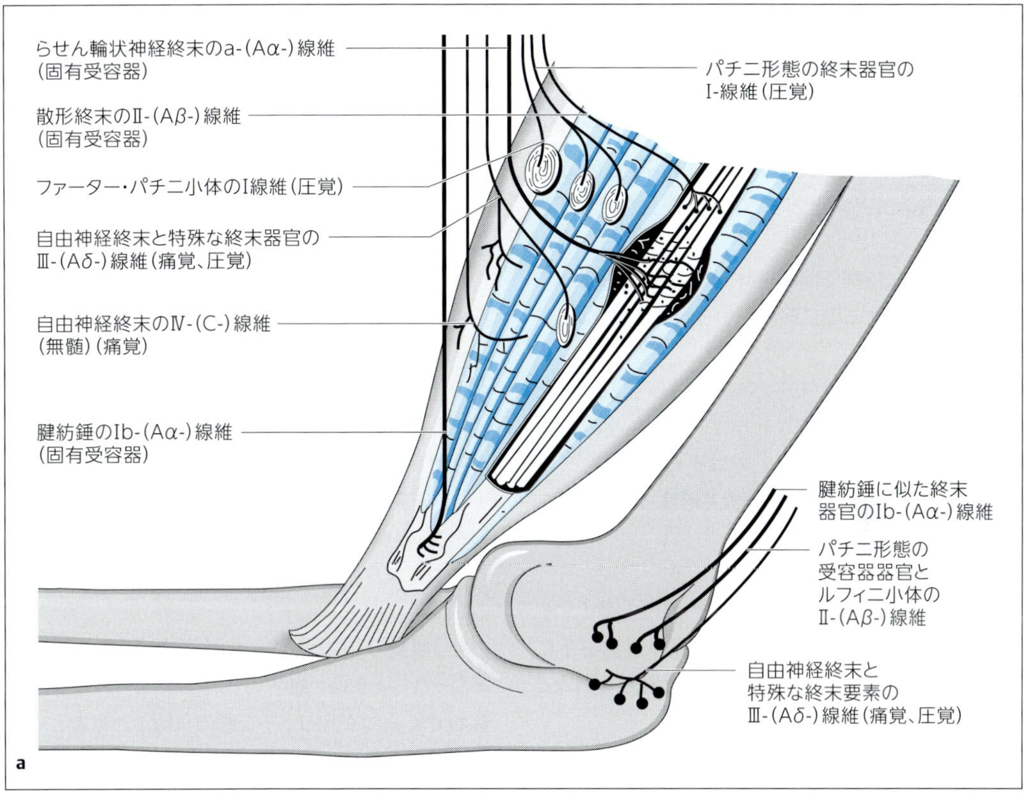

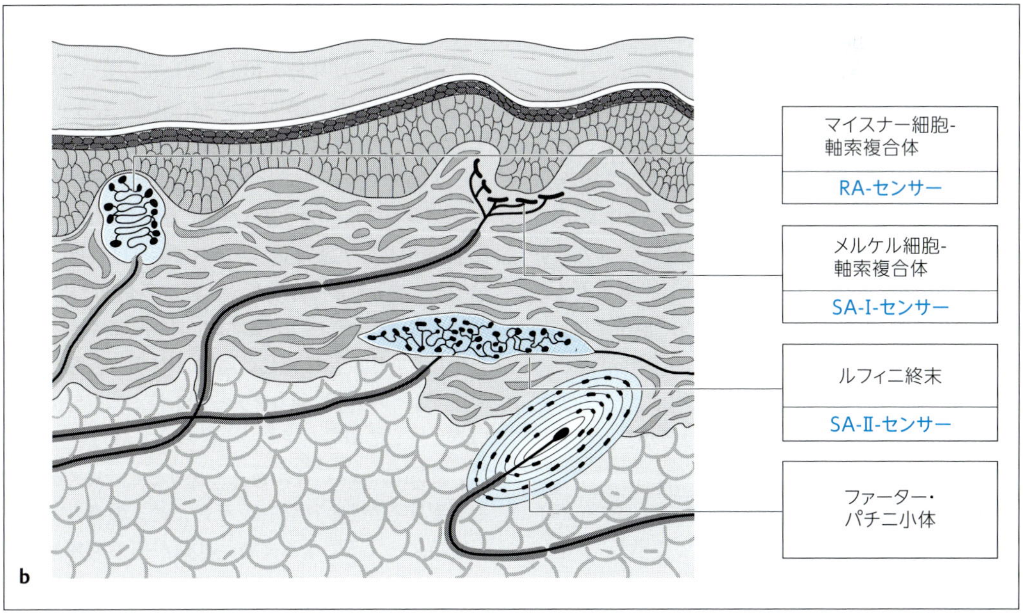

図1.27 a-b　**a** 固有受容器：ゴルジ腱器官、筋紡錘、関節の機械受容器
b 外部受容器：メルケル盤、マイスナー・ルフィニ・パチニ小体

どの反応が促通されるべきかに応じて、
セラピストの手は多様な情報を与えなくてはならない。

ボバース概念においては確立したハンドリング・テクニックはない。しかしそこにはいくつかの原則がある。

- 反応が起こるべきところに手が置かれなければならない。
- 手は非常に特殊な情報を与えなくてはならない。
- 手や手指で触る際に痛みを引き起こさないようにする。
- セラピストの手は、モーバライゼーションしようとする筋の形態に適応させなければならない。胸筋のような平坦な筋の上では平たく、上腕二頭筋のような紡錘型の筋には丸く形作らなければならない。

セラピストの全身が手の運動をサポートし導く。セラピストの全てのポジションは、患者の運動を手によって柔軟に効率的に促通できるよう調節されなくてはならない。

- 運動の開始姿勢において常に支持基底面が必要である。
- おそらくより重要なことは、運動の終了時において常に支持基底面が必要であることである。

手の形態に関しては、屈曲パターン全体に刺激を与えるのではなく、中手指節関節を屈曲させ、近位指節間関節と遠位指節間関節を伸展させる組み合わせに留意する必要がある。こうすることによって、強く、あるいは弱く、多様に触れたり圧を加えたりすることができるために、固すぎることなく弱すぎることなく握ったり、手指が互いに選択的に動かすことが最もよくできるようになる。セラピストの手が大きいか小さいかということは重要ではなく、大きな面や小さな面に適応して選択的に動かせるかどうかが重要である。

多くの受容器が存在するコントロールのキーポイントが優先的に触れられる。そうして姿勢トーンをどのように変化させるべきかという多くの情報が、中枢神経系に与えられる。

キーポイントと一部重複する重心も触られる。

- 全身の重心である骨盤
- セントラルキーポイント（剣状突起と第7・第8胸椎の間、またはこの高さの胸郭の側面。どの方向に動かされるべきかによって変わる。）
- 上肢の重心である肘の肘頭
- 下肢の重心である大腿骨顆部の上部

身体部位の遠位部を平たい手の形で把持すると重さが減少され、中枢神経系にトーン減少の信号が送られる。瞬間的に（突き立てるようにするのではなく）可能な限り身体部位の近位部を把持すると、患者に負荷がかかり中枢神経系にトーンを構築するよう合図が送られる。

もし運動が矢状面で促通される時には、セラピストが自らの前額面を患者の矢状面に対して平行にして立つか座り、手を背側と腹側に当てると行いやすくなる。

もし運動が前額面で左右対称的に行われなければならないときは、患者の正中線に自らの正中線を合わせて立つか座り、手を側方に置き、患者と一緒に前額面で動くと容易である。

運動が非対称的に、中心から外側へ行われるときは、セラピストは前もって計画された運動方向に立つか座っておく。

さらに、セラピストの手は患者に接していなくてはならないが、しかしどの時点でも同じ強さというわけではない。患者とセラピストは運動が100%となるよう共同で行う。セラピストは、患者がどの時点で何%請け負うことができるか感じなければならない。患者が少ししか請け負うことができなければ、その分セラピストが多く介助し、患者が多く請け負うことができれば、セラピストはすぐに介助を弱めサポートを少なくする。私は常に、運動に対する患者と自分の配分について明確なイメージを持つよう努力している。そして患者にそのことについて尋ねる。最初は、質問について考え答えを探すことでいくらか労力を要するかもしれない。そのため、患者がイメージを持てるようになるまで、運動が何度も繰り返される必要がある。多くの場合、我々の評価は+/-5%の誤差で一致している。そのうち運動や機能の反復を数回行った後、患者自ら次のように評価することもある。「じゃあ今からもう少し私が頑張ってxy%にしますよ！」それはまた私の評価とほとんど一致している。

これらはすべて治療概念において重要であるように、基本原則の反復なのである。しかし、学んだことや基本的なことが重要視されていないことが多く見受けられるので、ここで明白に言及した。患者が明確な情報を与えられ運動に一緒に取り組めるかどうかという事実の細部が、治療に置いて決定的となることがよくあるのだ。

表情とジェスチャー

互いに意思疎通を図り理解することは、言葉を使わなくても可能である。反対に、言葉は誤解を生むような選択をされ、または解釈をされることもあり、それでも我々が言葉で互いを理解できることにどちらかというと驚くということもある。言葉はそのため表情とジェスチャーというサポートを必要とする。

表情とジェスチャーは話される言葉と一致していなければならない。そうしなければ、聞き手は動揺し混乱してしまう。オリバー・サックスは「大統領演説」(1985年)という章の中で、話された言葉と表情、ジェスチャーが互いに別々に使われ一致しない場合にどのような異なる反応が生じるかについて非常に印象的に記述している。

表情：「微笑みは二人の間を結ぶ最短距離の道である。」

欲求、感情、考え、意思を表現するために27の顔面表情筋が存在している。開放性や閉鎖性、喜びや怒り、驚きや落ち着きを顔面だけで表現できる。そして質問し、確認し、肯定または否定し、励ましがっかりさせ、要請したり停止させたりする。

通常我々の表情は自動的に変化する。意図的に発言内容を強調する、または言葉によるコミュニケーションの補完として利用することは学習可能である。特に同じ言語を話さない人や失語症疾患者との理解には、表情を意図的に用いることができることは大きな利点となる。

ジェスチャー：「両手が拘束されているのにどうやって自分の弁護ができるというのか。」同僚であるジョーンのイタリア人の友人が、被告人として裁判に立った時にそう言った。

彼は、必要なジェスチャーを用いることなく言葉を利用することはできないと考えた。人によってジェスチャーの頻度は異なる。ジェスチャーは言葉を強調し、補完し、置き換えることもある。表情と同様にジェスチャーも自動的に使われる。セラピストは全患者、特に言語に問題を抱える患者とのコミュニケーションを改善するためにも、ジェスチャーを意識して取り入れなければならない。

神経生理学的視点

表情とジェスチャーは目視される、つまり視覚刺激として受け入れられる。第二脳神経である視神経を通して後頭葉にある視覚皮質に伝達される。表情やジェスチャーの要請に対して行われる運動は皮質脊髄システムから発動され、随意運動として組み入れられる(図1.28)。

言葉によるコミュニケーション

セラピストと患者の間の言葉によるコミュニケーションは、治療の前後における一般的なコミュニケーションと治療ユニット中の特殊な言葉によるコミュニケーションから成り立つ。またさらなる特殊な聴覚刺激として、治療にも使いやすい音楽を取り上げたい。そして失語症を呈する患者との接し方についての特別な問題にも言及したい。ここでは言葉によるコミュニケーション障害が存在している。

一般的な言葉によるコミュニケーション

これはセラピストと患者の関係に左右される。患者が担当の理学療法士をとても信頼し、多く語ることがよくある。特別な信頼関係から、患者はセラピストに彼らの病気に関する心配や悩みを伝える。それは医師のあわただしい回診時には伝えられないこと、または伝えたくないことである。セラピストはその際、別の職種の同僚、例えばその病棟を担当する看護チームや医師に何を伝えるか決定しなくてはならない。患者の質問に対しては可能な限りまた許可される範囲でセラピストは答える。例えば診断内

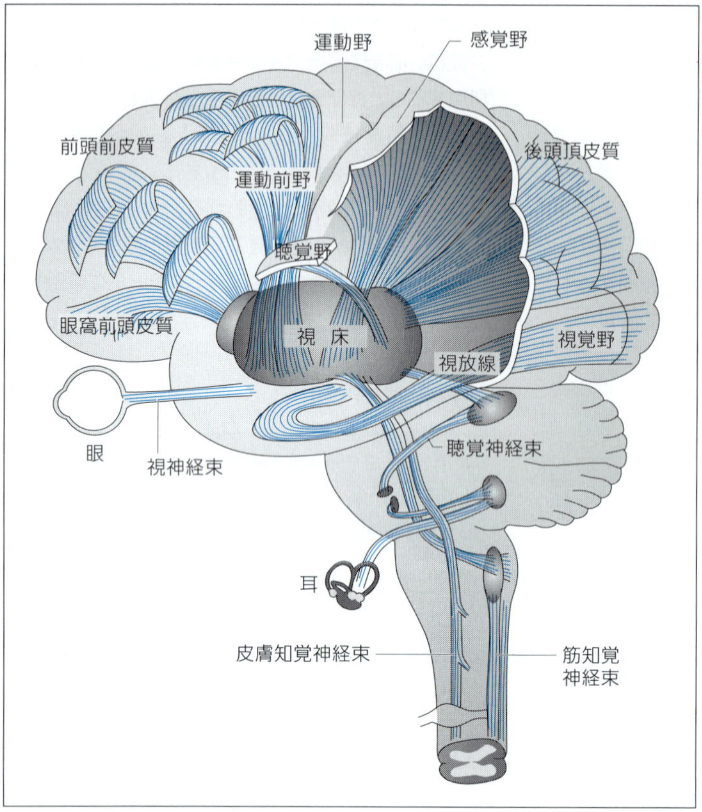

図1.28 皮質ゾーン：視覚中枢、聴覚中枢、運動前野、運動野、感覚野と相互関係

容を伝える権利は有していない。

これら一般的コミュニケーションおよび信頼関係を築き上げることは非常に重要である。心配、悩み、未回答の質問は患者の姿勢トーンの増加を招き、散漫で非効率的な治療の取り組みの理由になり得る。しかし現実志向の理学療法士は自らの境界線を認識し、言語療法が自らの管轄ではないことを知っている。セラピストは理解に満ちた傾聴と自らの専門職へ誘導することの正しい基準を見つけなくてはならない。

この一般的な言葉によるコミュニケーションのほかに治療ユニット内で特殊な言葉によるコミュニケーションも生じる。

特殊な言葉によるコミュニケーション

特殊な言葉によるコミュニケーションは姿勢トーンを変化させるという目的を持つ。聴覚刺激の処理について理解するため、ここで神経生理学的背景について簡潔に説明する。

神経生理学的視点

音波は耳を通して伝わり第8脳神経から側頭皮質の一次聴覚中枢に伝達される。そこから情報は二次聴覚野（聴覚連合野）へさらに伝えられる。そこで解読され、音の記憶に保存された情報と比較される。音が認識されると、それに応じて反応される。

音波は同時に大脳辺縁系に属する組織にも伝えられる。大脳辺縁系は、感情的な行動様式、方向感覚反応、注意反応を操り、また学習過程にも関与している（Klinke、Silbernagel 1996年：689）。驚かすような音や雑音は心配、恐怖、攻撃性を呼び起こす可能性があり、一方心地よい音量の美しい旋律は緊張を解き満足させることにつながる可能性もある（図1.28参照）。

頭部外傷患者との治療においては特別な聴覚過敏症が見受けられる。バタンと大きな音でドアが閉められたり、大きな声で話されたりすると急激にトーンが増加し、伸筋発作といったトータルパターンでの連合反応が発生する。それとは反対に静かに歌を口ずさむことやリズムは、落ち着かせトーンを下げることがある。

例：玄関で音がしたと聞き手が認識し、すぐに頭の中で「誰が来たのか」と考える。そして玄関に行ってドアを開ける。もし電話が鳴っている音と解釈されたときは、聞き手は玄関ではなく電話に向かい受話器を持ち上げ返答する。

どの音がどの音源（玄関か電話か）に属しているか、また玄関または電話の音が何を意味するかという解釈能力、どのようにそれに対して適切に反応するかということは、高度な皮質機能に属している（記憶または認識力（ギリシャ語のgnosia））。

音波が言葉、つまり言語のときは、感覚性言語中枢によって認識される。発話として表現するために運動性言語中枢がこの回答を運動インパルスに転換する前に、思考が加わり回答が形作られる。

言葉の選択と声

特殊な言葉によるコミュニケーションにおいては言葉の選択と同様に声に留意しなくてはならない。運動を促す言葉は前述したように聴覚皮質に伝えられ、運動のイメージとこの運動への感覚の記憶を呼び起こす。患者が、何に注意し適応しなければならないのか感じ、どこで参加しなければならないのか、または維持すべきか、または中止すべきか感じることのできる一般的でトーンを増加させる言葉がある。それらは下記の言葉である。

- 注意してください
- 気をつけてください
- 参加してください
- 維持してください
- 中止してください

これらの言葉を短く簡潔に、少しだけ大きめの声で要求するような声を発声することを勧める。

普遍的でトーンを下げる、静かな声で優しく話されるべき言葉は下記のとおりである。

- 解放してください
- ゆっくり
- 慎重に
- 緩めてください
- 身を任せてください

（適宜、音を伸ばしながら発音する）

さらに具体的で特殊な、トーンを構築する言葉が存在する。患者は何をすべきなのか、どの方向にトーンを増加させなければならないのかという多くの情報を新たに得る。どこでそれをしなければならないかについては、患者は察知しなければならない。

- 伸ばしてください
- 曲げてください

さらに具体的で正確な指示は

- 膝を伸ばしてください
- 肘を曲げてください

などである。

私の患者との言葉による要求（著者が使える4言語、スペイン語、カタルーニャ語、ドイツ語、英語）の経験が教えてくれたのは、イメージを抱かせるようにした方がよい結果をもたらすということである。「伸ばす」や「曲げる」という言葉に対しては、激しく、つまりトーンが増加し過ぎるという反応が見られることがよくあった。その代わりに具象的な表現を使うことによって適切なトーンの増加を導くようにしている。例として挙げると、

- 長くしてください
- 拡げて下さい
- 丸くなってください
- 短くしてください

さらに具体的に、

- 脚を長くしてください
- 肘を丸めて下さい

といった表現がある。

これに応じてなされた運動は随意的であることが多い。患者が選択的運動を行わなければならない場合で、他に促通できないときは、このやり方は運

動を要求する有効な手段である。患者が正常な自動的な運動を行わなければならない時は、言葉による要求は適切ではない。

例：患者が立位において膝を激しく伸展・過伸展へ押しつけ、前足部も床に突き立てる。骨盤への促通を通して後傾させ、膝に屈曲方向へ影響を与えるよう試みることは可能である。もしこの促通が状況の改善をもたらさなければ、言葉による要求が役立つかもしれない。言語による要求は、まず感じることへ誘導しなければならない。「膝が強く後ろへ伸ばされているのを感じますか？」同時にセラピストは膝に触れ、患者がどの膝を指摘されているのか感じるようにする。そして感じ回答することに十分な時間が割かれなければならない。言葉による要求が機能したら、一度、一般的な質問をしてみる。「これを変えられますか？」そしてその試みに対してまた時間を与えなくてはならない。もしこれが成功しなければ、具体的な言語介助が必要とされる。これは必要とされる神経筋活動に相応しなければならない。正常な神経筋活動が膝伸筋の主動作筋的な遠心性活動なので、例えば「膝を緩めてください。」と言ってみる。「膝を曲げてください。」というのはここでは誤っている。というのも、主動作筋としての求心性膝屈曲は正常活動に一致しないからである。

他の聴覚刺激の可能性

姿勢トーンに及ぼす音楽の影響は明白に感じることができる。重要なのは、音楽が患者とセラピストの好みとその時の気分に適応し、その後も治療に取り組めるかどうかということである。私はバックミュージックとして流し、無意識のうちに作用する刺激として挿入する。個人的にはこのやり方の方が、運動を意図的に曲の調子に合わせて要求するよりも好ましい。そのためバックミュージックは熟考の上選ばれなければならない。音量が頻繁に変化する、つまり刺激が変化する落ち着かない音楽は気を紛らわす。単調な音楽はその反対にリラックスさせ、治療を促進する。単調な音に慣れることは早く、そして「聞こえなくなる」ものである。潜在意識で感知される。断続的な音はその反対に認識され、本来の活動から気を紛らわせる。セラピストを通して個々の刺激に集中することが、そのために妨げられるかもしれないのである。突然の大きな音は「ひどく驚かせ」、伸展方向に「こわばらせる」。

神経生理学的視点

突然の大きな音に対して伸展の反応を起こすことを説明する一つの可能性は、蝸牛神経と前庭神経核が解剖学上近くにまとまって位置していることにある（図1.29）。蝸牛神経の興奮は前庭神経核に受け継がれ、前庭脊髄システムが活発化する。これは体幹の伸展構築も担っている。

言語障害患者との接し方

「沈黙を理解する（Das Schweigen verstehen）」（Lutz、1992年）という著書の中で、ルイーゼ・ルッツ博士は、失語症患者との接し方について役に立つ実践的な方法を提示している。このアドバイスを、私はスペインでの一年目の経験によって補足した。スペイン語においては自らを失語症患者のように感じた。私は、理解することに加え、自分の望みや意思、考えや感情を言語表現することに問題を抱えていた。時折、かつて私を理解した人たちこそ失語症だったのかとさえ思えることもあった。そのようにしてこの障害の問題を抱える人の立場になって考えることができた。

- コミュニケーションにおいては50％が話し手、50％が聞き手に責任が発生する。
- 聞くということは待つということである。失語症患者は意思表示に多くの時間を必要とする。
- 言葉は伝染する。失語症患者が話すことは、話し相手から影響を受けやすい。そのため言葉を提案して早い段階で助けることは避けた方がよい。もしそれが必要であれば、必ず失語症患者の確証を待ち、正しい言葉が提案されたとすぐに考えるべきではない。
- 心から聞くこと。患者の意図することをきちんと理解したか留意すること。
- ヒントを利用すること。適切ではない言葉をすぐに却下しないこと。後に意図する言葉に通じるか

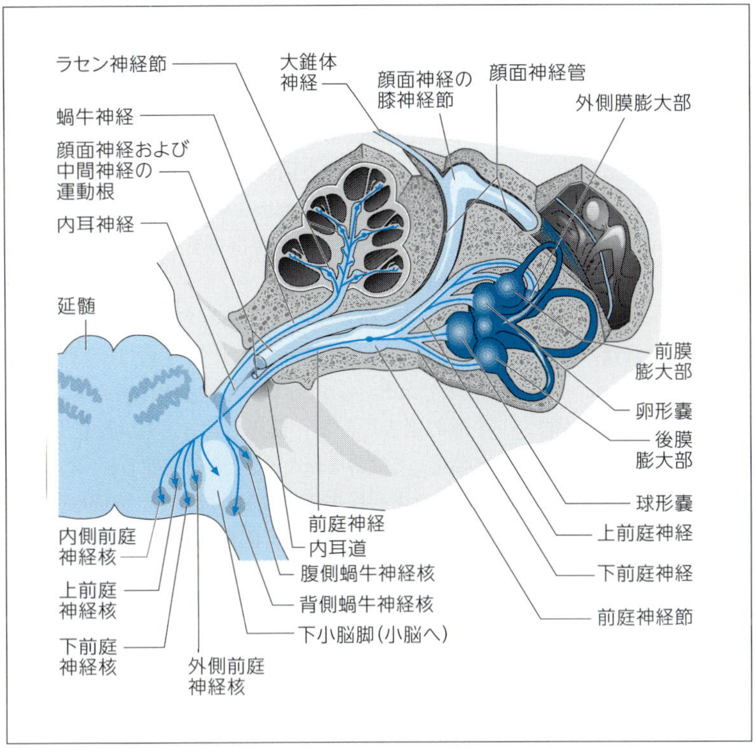

図1.29 蝸牛神経と前庭神経核の空間的近位

もしれない。

- 物事を話させること。常に一緒になって考え、状況を正確に観察すること。こうすることが理解に役立つ。
- テーマを探すこと。患者の発言内容がどこに関連しているのか一緒に見つけ出そうとすること。そのためにも巧みで系統的な質問を提供すること。
- 言葉を最後まで聞くこと。分かりにくい表現のときでも、絶え間なく中断するのではなく、後から意味を成すかどうか待つこと。
- 内容に注意を払うこと。形態を常に直すのではなく、見過ごす方がよいことが多い。継続的に直すことは、流れとリズムを妨げ問題を深くしてしまうことがある。
- 言葉を反復させることは本当のコミュニケーションではない。言語表現だけではなく、言語によらない表現も受け入れなくてはならない。
- 集中することは助けにならない。キーセンテンスは「また後で言えるかもしれませんね。」というものである。正しい特定の言葉に「行き着かない」経験は、多くの非失語症者もよく知っている。気をそらせた後に思い浮かぶこともある。
- 固執させないようにすること。何度も同じ言葉を繰り返す時は中断させ、他に注意を向けさせなければならない。
- あきらめないこと。ここでのキーセンテンスは「見つけることができるから、もう一度始めましょう。」である。もしそれでもうまくいかないときは、後にまた試すこともできる。
- 時間とストレスに留意すること。夕方に緊張した状況では早朝でリラックスした瞬間よりも言語の成果が悪化することがある。重要なことは必ずしも非効率的な時間に話したがらないものである。
- 電話で理解することは面と向かって接するよりもはるかに困難である。
- きちんと正しく理解することは言葉によるコミュニケーションの事柄にとどまらない。

失語症患者に限定されない、理解を容易にする様々な要素がある。

- 落ち着くことが非常に重要である。騒音は理解を妨げる。グループでの会話より二人での会話の方が簡単である。
- 声の音量を上げてはならない。落ち着いて、急がず、自然に通常の音量で話さなければならない。
- 文言は多様化させなければならない。理解されないときには他の言い方を選ばなければならない。
- 簡潔に区切ることが重要である。患者独自の能力に応じて、短い段落、文の一部、文、または章ごとに、短い休憩を挿入するべきである。
- はいかいいえで答えられる質問が好ましい。はいかいいえで答えられない質問や二者択一の質問は難しすぎることが多い。
- 非言語の合図を使うことも助けになる。抑揚や表情やジェスチャーとともに、文字や絵を利用することができる。
- 患者の視点に立って考えることを勧める。

1.4　疼痛への対処

脳を除いたヒトの身体の全ての組織には、相応した組織に損傷の恐れ、または損傷が発生したことを伝える特殊な受容器、侵害受容器が配置されている。有髄線維の10%以上、無髄線維の50%以上が痛覚受容器に属している。それは

- A機械的侵害受容器
- Aポリモーダル侵害受容器
- Cポリモーダル侵害受容器

である。

A機械的侵害受容器は特に強く鋭い刺激に反応し、Aポリモーダル侵害受容器はそれに加えて熱刺激と化学的刺激に反応し、Cポリモーダル侵害受容器は強い機械的刺激と熱刺激、そして様々な化学物質に反応する。これらは身体の警報システムを成す。

他の受容器が素早く順応するのに対し、いくつかの侵害受容器は、閾値を越えてはいるがまだ損傷を起こさない刺激にゆっくりと順応していく。特定の種類は変化しない刺激に対し1時間から最大24時間かけて順応する。また別の種類は全く順応しないこともある。身体損傷の原因を取り除くために原因を研究する際、侵害受容器が損傷を伝えることはとても有意義と言える。

例：歯が痛み始めた。痛みの原因箇所もすぐに突き止められた。痛みを和らげる手段は歯科医に行くことである。しかし、いつも快適とは言えない歯科治療の過去の記憶が躊躇させる。もし痛覚受容器が順応して痛みを伝えることを停止すると、恐らく多くの人は歯科医で予約しないだろう。治療も引き延ばされるか省略される可能性がある。損傷はさらに拡大する。侵害受容器は変化しない刺激も伝えるので、痛みは長期間にわたって継続的に知覚される。最終的に歯科医に除去してもらうことになる。

通常侵害受容器は刺激がなければ活発ではない。しかし何度も有害に刺激され、組織が炎症を起こして変化すると、無害な刺激に対して反応したり自発的に活発化したりする。例えば肩が痛む患者の安静状態における疼痛などである。

痛覚（侵害受容器）のための警報システムの重要性は昏睡状態の患者においても明らかである。触受容器や圧受容器のような他の受容器には深い眠りや軽度の昏睡期で伝達は生じないが、痛刺激は昏睡状態でも反応がある。

疼痛はいわゆる疼痛抑制を引き起こす。もし運動を行いそこで痛みが生じると、同様の運動を反復しようと計画する際事前通知（フィードフォワード）が起こる。そこでは、この運動が再び痛みを伴うかもしれないと感じる。フィードフォワードは姿勢トーンに影響し、主に屈曲が活発な筋のトーンを増加させる。そのため運動は適切ではない姿勢トーンで行われ、痛刺激が再び生じる。フォードフォワードは「やはりまた痛みが生じた。」と確証することになる（フィードバック）。この疼痛の根源が除去されなければ、中枢神経系はこの運動を担う筋を完全に抑制し、麻痺のように見えることもある。これは重要な保護メカニズムである。中枢神経系は痛みを和らげるために自

動的反応を変更することもある。

例：私はスノーボードを試みる。ボードの上に立って動かそうとするが、コントロールできずに尻もちをつく。これが何度も繰り返される。すでに背側面が痛み、また痛む箇所から倒れてしまうという心配が形成される。トーンの増加は何の助けにもならないと分かっているのに、その心配は痛みと同様に姿勢トーンも増加させてしまう。スノーボードを操るのに必要とされる繊細な選択的運動は、高い姿勢トーンではさらに困難になることをもちろん理解している。倒れる危険はさらに大きくなる。そしてもう一度起こったときに、中枢神経系は転倒運動を変更する。変更された運動は痛む殿部を保護し、今度は肩甲帯と後頭部から倒れさせる。そこで、スキー休暇を頭部外傷で終わらせないために、インストラクターに教えてもらうか、通常のスキーに考え直す必要があると悟る。

疼痛が姿勢トーンに及ぼす作用は予見することができる。多くの場合において屈曲が活発な筋組織のトーンが増加する。

●「快適な痛み」または「健康的な痛み」

中枢神経系を損傷した患者においては、特に屈筋組織の姿勢トーンの増加が頻繁に生じる症状である。筋組織の増加したトーンはこの組織に限定されない。すぐ後に結合組織のトーンも増加し、皮膚の膨張度も高まる。過緊張の筋組織は末梢神経も「閉じ込め」てしまう。運動の欠如から脳脊髄幹（髄膜と脊髄）と末梢神経はその柔軟性を失うことがある。多くの患者では、彼らの「体」が小さくなったのかという印象を受ける。高い筋トーンと結合組織・皮膚トーンの治療には、メアリー・リンチがベルタ・ボバースの基礎から発展させた技術「筋組織の個別のモーバライゼーション」が非常に適している。硬直した神経の治療には神経動力学技術が適している（Butler、1991年）。

筋組織の個別のモーバライゼーションでは、筋組織、結合組織、皮膚の正常な柔軟性と弾力性を回復させ、それによって正常な「フィードフォワード」に必要不可欠である正常な「アライメント」を修復することを試みる。このモーバライゼーションは特定の疼痛を呼び起こすことがある。多くの患者はそれを「快適な痛み」と呼び、また他の人は「健康的な痛み」と呼ぶ。興味深いことに、私のスペイン人患者も同様に「dolor（痛み） sano（健康的な）」と名付けた。セラピストは組織の抵抗を感じ、治療を受ける患者から「そこが少し痛みます。」と言われる。この痛みの種類は関節の痛みとは全く違うものである。何人かは「痛み」と表現したがらず、どちらかというと「煩わしいもの」、「伸び」、「（スペイン語で）煩わしいもの（una molestia）」と表現した。

抵抗の度合いはセラピストによって評価される。患者も同様に「痛み」の度合いを伝えるように要請される。その際ヴィジュアル・アナログ・スケール（Visual Analogue Scale、VAS）の1から10までの評価方法が適している（図1.30）。このスケールの中で、患者は個別のモーバライゼーションによって引き起こされた「煩わしいもの」がどの値に相当するか当てはめる。経験を積んだセラピストは、自身も感じる組織の抵抗の程度を同様に同じ値に当てはめるだろう。1から6の値であれば多くの患者は耐えることができる。値がそれを超えると、この「煩わしいもの」は強化され、姿勢トーンが増加する。これは手ですぐに感じることができる、または連合反応で認識できる。そして患者からもそれに相応した返答がある。

痛みをどのように体験するかという種類と様式は個人によって多岐にわたる。著者自らの経験から、患者を3つのグループに分類することを習慣としている。

- 正確に反応するタイプ
- 「地中海疾患」タイプ
- 「ゲルマン疾患」タイプ

これは冗談を交え表現したものであり、もちろんこの先入観がいつも合致しているとは限らない。

「地中海疾患」タイプは、著者が3から4の値と感じた抵抗でさえすでに主観的に激しい痛みを感じる人たちである。疼痛とその強さについて話し合い、値を比較すると、ゆっくりと正常な知覚水準を示す。

「ゲルマン疾患」タイプは、7から8、または9の抵抗を感じても、痛みについて何も言わない人たちである。彼らの一般的な態度は「このくらい持ちこたえられます。」というものである。この場合、治療においてはできるだけ耐えることが重要なのではないという情報を与えることによっていくらか改善することができる。「多ければ多いほど良い」、「効き目のある医療はつらいものだ」、「効き目のあることすべては痛みを伴う」、そういった考えは間違っているということを何度も明らかにしておく必要がある。何度か治療を繰り返すことによって、このタイプの患者からもセラピストが感じるのと同様の抵抗値を得ることができるようになる。

「個別のモーバライゼーション」の間、セラピストは患者にどのくらいの負担を要求できるのか、またしたいのかを決定しなければならない。その際、セラピストは自らの手に感じ取っていることを信頼するべきである。たとえ「快適な痛み」と感じられた「疼痛」でさえ、ある一定の時間しか「耐える」ことはできないのである。この状況を再び歯科医の例と比較したい。たとえ治療がそんなに痛くはなかったとしても、医者が「では口を閉じて大丈夫ですよ」と言うと安堵感を抱くものである。

特定の組織と取り組んだ一定時間の後には、休憩が必要である。さらに獲得した柔軟性と弾力性は長期にわたって維持するためにも、補足的運動または活発な運動とともに使われなければならない。活発な遠心性収縮によってのみ筋線維内で追加のサルコメアが形成され筋線維が長くなるのである。

「煩わしいもの」、「快適な痛み」と特に慎重につきあっていかなければならない患者のタイプが二つある。一つ目のタイプは、どのような痛みも激しく感じてしまう子どもである。彼らは異なる種類を区別することもできず、またなぜセラピストが痛むことをするのか理解もできない。子どもに「耐える」ことを要求すれば、すぐに子どもからの信頼を失い、また彼らの治療に取り組むやる気も失わせる。

二つ目のタイプは、頭部外傷を受傷した患者である。彼らの妨げられたコントロールは全ての範囲に及ぶことが多く、コントロール能力も低くなっているので、ほんの少しの痛みの刺激をとても激しく知覚し反応する。治療において2、最大で3の抵抗値を感じたら、これから不快感を伴うが治療を続けていいかという許可を患者から得るよう準備するか、または現在の水準での治療に限定しなければならない。もし患者が許可を与えなければ、セラピストは現在値を維持するようにし、もし意図せず値を超えるようなことがあったらすぐに謝るべきである。そうしなければ、治療に絶対必要とされる彼らの信頼と治療への協力態度を失ってしまう（第3章、p.181、「取り決め、協定、契約」参照）。

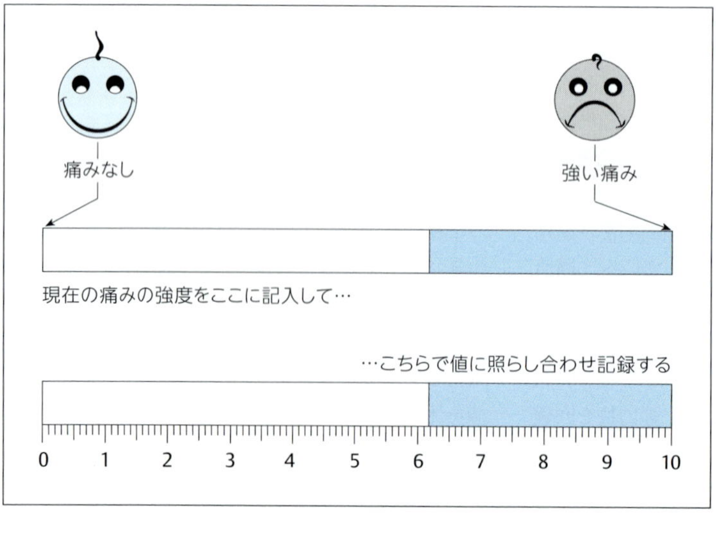

図1.30 ヴィジュアル・アナログ・スケール（Visual Analogue Scale, VAS）

●関節痛

関節痛はこれまで述べてきた「快適な痛み」とは全く異なる種類の痛みである。関節痛はよく「はっきりとした」、「突き刺すよう」と表現される。すぐに筋組織のトーンを増加させ、また連合反応を呈することもある。関節痛はそのため必ず避けられなければならない。

どのように避けることができるかというと、それは洞察力によってである。

中枢神経系を損傷しそのため増加した姿勢トーンを呈す患者においては、経験によって関節痛を予見することができる。肩甲上腕関節または股関節の特定のポジションに多く生じる。

肩甲上腕関節：肩甲上腕関節に生じる疼痛は、十分に外旋させずに挙上する際よく発生する。これは胸筋と広背筋の増加したトーンでよく見られる。棘上筋と三角筋下包の腱、またはそのどちらか一つの腱が大結節と肩峰の間に挟まれる。痛みは関節窩の腹側、または三角筋の起始部の高さにある上腕の側方に生じる。挟まれた腱や下包は、特にこの組織が何度も繰り返し刺激されると炎症の兆候を示す。炎症の兆候は次のとおりである。

- 浮腫。わずかな余地をさらに小さくする。
- 疼痛。すでに増加している屈筋トーンをさらに増加させる。

胸筋や他の屈筋トーンのさらなる増加と内旋が悪循環を形成する。挙上は次第にわずかな外旋で行われ、それが新たな締め付けにつながる。

股関節：ここでは80度から90度の屈曲位において内転運動が行われると関節痛が発生しやすい。痛みは鼠径部に伝わる。次のメカニズムで発生する。内転筋のトーンが高いと、大腿骨頭は寛骨臼に押しつけられ側方に滑るように動くことを妨げられる。それは内転運動の実行には必要なことである。そうして寛骨臼正中面への大腿骨頭の圧力が高まり、侵害受容器が刺激される。疼痛は内転筋のトーンを増加させ、ここでも悪循環が生じる。

これらは多くの人に起こり得る関節痛の典型的な二つの例である。経験を積んだセラピストは、この方向については非常に慎重に患者を動かし、疼痛のない運動を実行するために、ほんの少しの痛みのサインが生じた際は相応する筋組織のトーンを減少させる。そして患者独自の痛みの症状というものを最初、または2回目までの治療でセラピストは認識し、それに応じて疼痛を避けることが可能である。

まとめ

生理学的視点からは疼痛は組織の損傷サインであり、精神学的視点からはネガティブな経験といえる。両方とも治療が成す学習状況で原則的に避けるべきことである。皮膚、皮下組織、筋組織、腱の短縮と癒着は「個別のモーバライゼーション」によって取り組むことが可能だ。そこでは相応した運動と手によるモーバライゼーションが組み合わされなければならない。それは一次的に、痛みに似た、しかし耐えられる感覚を生じさせるが、患者にとってはネガティブな経験を意味しない。もしその痛みに何らかの疑いが存在する場合は、すぐに痛みの境界線内に留まるよう勧める。

1.5 治療へ導く評価結果

広範にわたる個々の評価と診断記録は、論理性を持つ治療計画と治療戦略の選択に導く(p.22以下、「評価表」参照)。

例：感覚鈍麻が認められると、鋭敏化が目的となりそれに応じた刺激物質が探される。タオル、ブラシ、角のある物体、ボールペン、箸などである。

低緊張が認められる身体部位ではトーンの構築、そして場合によっては強化が目的となる。トーンの量に応じて支持基底面を小さくし、安定性も確保されなければならない。患者は比較的高く設定された固い治療台の端に座り、足部は刺激を生じさせる絨毯、例えばプラスチックでできた芝のような靴の泥除けマットのようなものに接する。

戦略の選択は神経心理学的症状によって決定される。

例：習得と知覚障害を呈す患者は、立位で活動レベルにおいて治療され、例えば箱を取り出し、拭き取り、再び片づけることを行う。そのような障害のない患者は、行動へとつながる改善された運動パターンの要素を実行する前に、より直接的に心身機能・身体構造レベルで治療されることが可能である。

2　片麻痺患者の典型的な問題と治療

この章では様々な原因から片麻痺を呈す患者の典型的な問題とその個別の治療について述べる。そこでは「片麻痺」のための「プログラム」は存在しないことが明らかになる。患者の個性、片麻痺症状を生じさせた原因、患者の生活する環境、実施される治療法によって、患者の症状は非常に異なるのである。

病態に影響を与える要素

もし脳に損傷を受けたら、その患者の身体的・精神的状態は、はっきりとした様々な正常からの逸脱を示す。

年齢：ヒトの正常な発達は、誕生時の屈曲優位から始まり、次第に伸展（完全な腰の伸展が形作られるのに3年半から4年かかる）の姿勢を示し、青年期や中年期の多くをその姿勢で過ごす。35歳から40歳くらいから習得した伸展の衰えに気づくようになる。そのため屈筋組織のしなやかさ、伸縮性を保つためにより多くの特殊な体操が必要になる。動くことが少なくなればなるほど、肩関節の挙上といった伸展運動や股関節の伸展・外旋能力はすぐに制約されてしまう。脳内出血が19歳で生じるか、59歳で生じるかによって、ニューラルネットと動かされる筋組織または関節は明らかに異なる状況にある。これはもちろん中枢神経系とニューラルネット網の再編成の状況が異なり、屈筋組織または伸筋組織における過緊張の生じ方も異なることを意味する。

以前の職業やスポーツ活動も、筋組織の過緊張の成り立ちに影響を与える。座位の多い仕事、例えば経理担当者は、立位の多い販売員とは全く異なる運動経験を積んだことになる。バスケットボールやバレーボールのような伸展が多く要求されるスポーツを嗜んだ人は、切手収集の趣味を持つ人とは違うニューラルネットを備えている。ある年齢で屈曲優位の職業を持ち屈曲を特徴とするスポーツやその他趣味を持つ人は、脳損傷後に伸展の過緊張がはっきりと表れることは少なく、生じた場合も屈曲支配を代償するために同時収縮が引き起こされる程度である。

学習態度：学校や専門学校卒業後に、継続して学ぶ意欲を抱かないタイプがいる。一方、外国語やコンピューター講座、新たなスポーツ、クロスワードを通して「灰白質の細胞」を鍛えるタイプもいる。後者の可塑性を引き出す再編成能力は明らかに前者よりも高い。

片麻痺の原因によって同様に症状において特徴的な相違が生じる。脳内出血患者と虚血発作患者の過緊張、脳半球の腫瘍のある患者または多発性硬化症の患者の異常な姿勢トーンは、経験を積んだセラピストであれば明らかな違いを感じ取ることができる。難しいのは、その違いを言葉で表現することである。

腫瘍のある患者の過緊張は、「冷たく」「不活性」と表現できる。虚血発作患者と比較すると、脳内出血患者の過緊張は「攻撃的」で「速い」のが特徴で、多発性硬化症や頭部外傷によるものに似ている。腫瘍のある患者の低緊張は「重く」「鈍い」、そして「生命感のないもの」である。進行した多発性硬化症患者の不全麻痺や麻痺での低緊張も似たように感じる。出血性発作または虚血発作患者の低緊張は「生命感」や「可能性」を感じさせ、反応を起こし刺激を受けることができる。

2.1　症例：ラケル

ラケルの主問題：陽性支持反応、過敏症

ラケルは24歳の女性で3年前に動脈瘤からの出血を認めた。二つ目の動脈瘤は手術によって除去された。出血の後は何週間も昏睡状態となり、その後覚醒し、意識ははっきりとし協調的になった。

現在この患者は、自宅または職場から自動車で外来診療に訪れる。自動車は付添人が運転するが、最近は時折自ら運転することもある。自動車から診療部屋まで歩いて来る間、付添人の前腕に軽く右手を置いていることが多いが、自宅では一人で歩行できる。普通の軽いスニーカーを履いて、左足部は彼女に合わせて作られたバンテージで固定されている。

治療中、上半身はスポーツ用下着かビキニ、そしてぴったりとしているストレッチ素材の体操パンツを着用する。それらは治療中に必要な観察や特殊な触覚刺激を与えることを妨げない。そうして骨盤や緊張した殿筋組織の輪郭を明確に認識でき、ラケルはそれでも「衣類を身につけている」感覚を得ることができる。

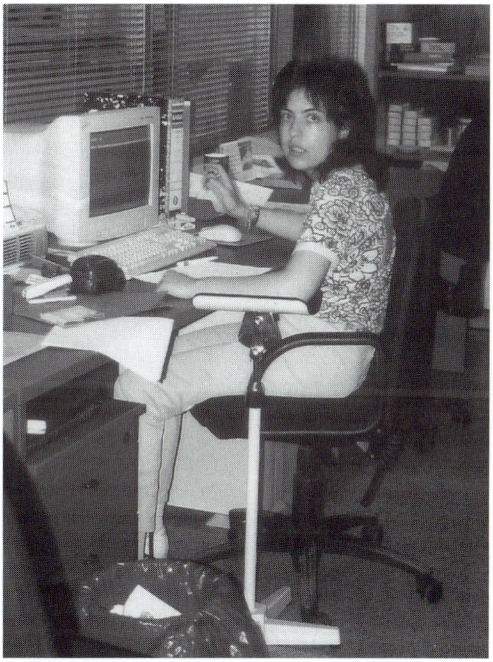

図2.1　職場でのラケル

●ラケルの評価

感覚運動の評価

- 左半身に異常に高い緊張、右半身には代償による高い緊張。
- 強度の過敏症と誤った感覚：触覚、圧覚、冷覚が疼痛として感じられる（視床が関与）。現在では冷覚と尖った物体で触れられるときに過敏となる。
- 医薬品によって生じたぼんやり・疲れる・「抜け殻」のような感覚。抗けいれん剤、鎮痙剤：リオレサール40mg、現在は医薬品を使っていない。
- はじめは四点杖で歩行、それからロフストランドクラッチ、そして杖と移行し、現在は杖を使っていない。
- まずは短下肢装具、タロ・バンテージ、彼女に合わせて特別に作られたエアキャストというバンテージ、現在は靴をわずかに持ち上げる小さなバンテージを使っている。
- 強度の陽性支持反応。体幹可動性は少なく、脊柱の伸展は全体としてのみ可能、肩甲帯と骨盤の後退。
- 上肢・下肢における屈曲（彼女はアームスリングを装着している）と伸展のトータル運動。

ラケルの歩行における逸脱

ラケルの所見について述べる前に、まず正常運動について正確に知る必要がある。

比較：正常運動

- 歩行とは継続的なバランスの喪失と獲得であり、平衡反応、体幹の立ち直り反応、下肢の保護ステップというすべてのバランス反応を協調利用することである。
- 歩行と「ゆっくりと歩くこと」の相違点は速度である。歩行時には身体の重心（セントラルキーポイントと骨盤）が前方に位置し、その結果バランスが失われる。それが保護ステップを引き起こし、体重がかかっていない下肢が前方に動かされ、重心の下に置かれることによってバランスを再び獲得する。ゆっくりと歩く際には反対のことが起こる。まず一歩踏み出すことによって支持基底面が前方に作られ、そして体重がその支持基底面の上に移動される。
- 歩行はリズム感を有し、個人独自のリズムはその歩調で認識できる。
- 歩行は無意識的なものである。そのため観察、傾聴、会話などの他の皮質機能に注意を向けることが可能である。
- 歩隔はとても狭く、両踵の中心点は3cmから5cm離れている。
- 足部の対称面に対する外旋角度はおよそ10°である。角度は個人により異なるが、左右は対称的である。機能的荷重ラインは前方を向いている。それは踵部の中心から第1足趾と第2足趾の中足趾節関節の間に向かって伸びている（図2.2）。

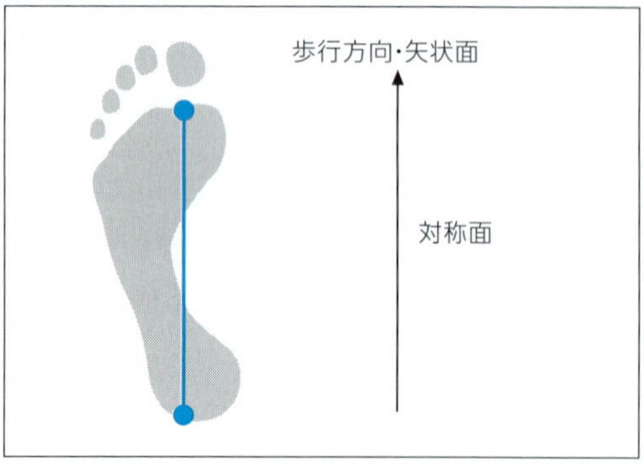

図2.2　足部は対称面に対し外側を向き、機能的荷重ラインは前方を向いている。

歩幅は約65cmだが、多くの要素に左右される。例えば、目的、速度、地面、靴、衣類、年齢、性別などである。遊脚を引き寄せ前へ出すという歩幅の分布は同じである（例えば引き寄せるために32cm、前へ出すために32cm、図2.3 a-b）。

- 肩甲帯、上肢、手は体幹に左右されず、典型的な機能を自由に行える。例えば、物を持つ、温めるためにジャケットのポケットに手を入れる、手を振る、指し示す、ジェスチャーなどである。上肢に特別な課題が存在しない場合はぶら下がり、トーン、歩幅、速度の状況によって下肢の動きと

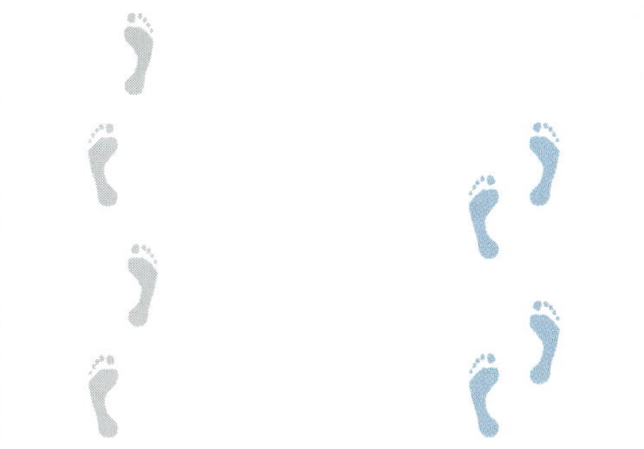

図2.3 a-b 正常なものと比較したラケルの歩幅の分布
a 左から右、右から左への踵部の距離は同じである。
b 左から右への踵部の距離は、右から左の間よりも短い。

逆に振り子のように揺れる。

- 頭部も左右されず自由である。主機能は周りを観察し、何かを見たり、聞いたりすることである。
- 考える、傾聴する、話すという他の事柄に集中することができる。

神経生理学的視点

歩行はヒトにとって基本的な前進方法である。我々は四肢を使って這う、匍匐(ほふく)前進する、回転することもできるが、小さな子どもでさえ歩行できるようになると他の前進方法より歩行を好む。歩行は、ゆっくり歩くことやステップとは区別されなければならない。歩行では重心が前方の「穴の中へ」移動される。このバランスの消失は、自動的な素早い保護ステップを生み出す。例えば滑りやすい場所をゆっくりと歩むときには、まず足部が前に出され、それから重心が新たな支持面の上に移動される。それは明らかに意識的でゆっくりとしている。前進することは、上り坂も含め、セントラル・パターン・ジェネレーターによって制御される(第2章、2.2、p.119参照)。そこでは脊髄や脳幹、小脳でも識別されるニューロンのグループ化(ニューロン群)が重要になる。重心が前方へ移動することによってセントラル・パターン・ジェネレーターが発動される。加速が、前庭神経核に情報を伝える迷路器官の受容器を刺激する。前庭神経核とその網様体の間には密で迅速なコミュニケーションが存在する。網様核の一種である巨細胞網様核は情報を受け前進歩行のためのパターン・ジェネレーターを活性化させる。そこからは自動的に進行する。なぜならジェネレーターは自ら新たに発生させる、つまりさらなる刺激は必要としないからである。停止されるまで活発な状態を維持する。ただし、ジェネレーターの活動を発動させ停止させるには下記の基準を満たしていなければならない。

- 股関節と体幹下部の選択的伸展
- 片脚立位能力
- 平衡反応、立ち直り反応、下肢の保護ステップができること
- 全ての下肢関節と体幹下部のアライメント(関節の相互の位置)の順応能力
- リズムの認識
- 速度の認識

セントラル・パターン・ジェネレーターの活動は、皮質、基底核、非直接的に末梢からのインプットによってコントロールされる。そこから自動的な歩行の停止が発生する。これは下記のような場合に、皮質脊髄系または大脳基底核が停止させる。

- 空間内での方向を変化させるため。90°、または狭いカーブを歩行する場合。
- 障害物を超えるため。歩幅(長くまたは短く)、または高さ(何かの上をまたぐなど)の変化を意味する。
- 階段を上がる際などのように、運動パターンを変化させるため。

末梢からのインプットが停止させるのは下記の目的による。

- 足部や足趾が躓(つまづ)くのを防ぐため。
- 尖った石や熱い砂などの痛みを伴う、害する影響を避けるため。

バイオメカニクスの影響も同様に自動的な歩行の発動や継続を停止させることがある。

- 短すぎるアキレス腱は踵を伸ばすことを妨げる。
- 短すぎる足底腱膜は足趾を緩めるのを妨げる。

治療室は平らで障害物もなく、他の患者とセラピストによる少しの刺激が存在するのみにもかかわらず、ラケルはゆっくりとしたテンポで歩く。ゆっくり歩くというのは、重心(セントラルキーポイントと骨盤)の移動と支持基底面の変化の時間的順序が、正常の歩行と逆になっていることを意味する。つまり、支持基底面を作り出すために足部が前に置かれ、続い

てこの支持基底面の上に体重が移動される。

これは彼女が無意識のうちに歩行していないということである。彼女は床だけではなく正面を見ることもでき、ゆっくり歩く間も話を聞き話すこともできるが、彼女の注意力の一部は前方に動くことに向いていることに気づく。

歩隔は正常よりも明らかに幅広く、21cmである。

外旋角度は異なり、右足が15°(骨盤の後退による)、左足が5°(股関節の大きすぎる内旋、そのため完全な腰の伸展ができていない)。

歩幅は同じである。しかし、遊脚を支持脚に引き寄せ支持脚の前に振り出す配分の仕方が異なる(図2.3 a-b)。右足部は20cmのみ踏み出され、その前には40cm引き寄せられている。左足は20cm引き寄せられ、40cm踏み出されている。

- 両肩甲帯は可動性や弛緩状態に制限が見られる。
- 頭部は歩行中、右、左、上を見るために動かせるが、障害物があった場合早期に発見できるよう、足元をいつもちらちらと見る。

ラケルの立脚相の問題

立脚相は踵接地に始まり、踵離地で終了する。評価は次の4段階について述べる。

- 1. 最初の踵接地
- 2. 足底接地
- 3. 立脚中期
- 4. 踵離地

1. 最初の踵接地

比較：正常運動

- 踵は地面と接し、前足部は中間位で、足趾は軽い伸展活動によりゼロポジションに持ち上げられている。
- 膝は完全に伸展している。
- 股関節はわずかに屈曲し、最小限の内転位、外旋と内旋の間のゼロポジションで安定している。
- 骨盤は前額面(側方運動)と矢状面(前傾・後傾運動)においても中間位にある。

ラケルの足部全体が床に接地している。内反位で足趾は曲げられている。

彼女の膝関節は自動的に伸展にロック(止められて)されている。

股関節はわずかに屈曲、内旋、内転し、安定していない。

2. 足底接地

比較：正常運動

- 前足部は床の上で中間位に下ろされ、前脛骨筋の遠心性活動が存在する。そして膝、脛骨を通して前進運動が実行される。足底屈筋と足趾屈筋の遠心性活動と前脛骨筋の求心性活動も含まれる。
- 全身の前進運動を通して、膝関節は体重を緩衝するため、大腿四頭筋の遠心性活動とともに屈曲方向へわずかに動く。

ラケルの前足部が床に接地するスピードは速く、タイミングも早すぎる。床を押しつけ、足趾は曲がり、足関節を回外・内反させる。

膝を屈曲しながら緩衝的な運動を行うことはできない。というのも、彼女の足部は脛骨が前進運動するのを妨げ、反対に後方に押しつけるからである。

そのため膝関節が自動的に伸展へ妨げられることになる。

3. 立脚中期

比較：正常運動

- 大腿四頭筋の遠心性制御によって膝屈曲に緩衝したすぐ後に、大腿四頭筋の求心性活動が膝関節の選択的伸展に作用し、それはゼロポジションのハムストリングスとの相反神経支配を通して安定化される。大腿四頭筋の収縮は股関節周辺の活動を誘発する。
- 骨盤のわずかな後傾によって股関節は前方に伸展し、わずかに外旋する。
- 体重移動によって増加する負荷が、骨盤外側を安定させる中殿筋の活動を誘発し、骨盤を水平に保つ。
- セントラルキーポイントは前額面と矢状面において上方へ回転する。そのため体幹が伸展し、直立に近づく。
- 肩甲帯、上肢、頭部は胸郭または頚椎上で何にも左右されずに自然に位置する。
- 支持脚の踵部を離すために、水平線に対してわずかに右側に回転したセントラルキーポイントに発動され、重心が足部を通して前方に移動される(踵から第1足趾と第2足趾の中足趾節関節間の点へ)。そこでは大殿筋が股関節の回転点移動に主に作用する。骨盤の軽い後傾と、大腿骨のわずかな伸展と最小限の外旋を通して股関節に過伸展が生じる。
- 股関節が少し外旋しているので、荷重ラインは足部に対して前方に正中に延びているが、空間ではまっすぐ直線に延びている(図2.2参照)。
- 外旋活動は内側広筋の活動を通して膝関節で安定させられる。それは下肢全体(大腿骨と脛骨)が外旋しないためであり、そうでなければ結果として足部に内反と回外が生じてしまう。

遠位のキーポイントである足部から陽性支持反応を通して足趾屈筋、内反筋、回外筋、足底屈筋のトーンが異常に高まると、そのうちハムストリングス中央部、内転筋、内旋筋のトーンも増加する。

トリガー(膝関節の選択的伸展、特に内側広筋、中間広筋、外側広筋の活動)が停止したままなので、骨盤の後方運動を通して大殿筋下部の伸展と外旋の選択的活動が起こらず、股関節はわずかに屈曲位のままとなる。

そのため中殿筋の活動も生じず、内転筋とともに股関節をわずかに屈曲させ、骨盤の後退を引き起こす大腿筋膜張筋が、大腿骨の外側の安定を担う。しかし重心を支持基底面上に持ってくるために、股関節は絶対に前方の足部の上へ移動されなければならない。

広背筋の強い活動によってサポートされる脊柱起立筋、特に左側はセントラルキーポイントを上方・前方運動に誘導し、体幹と骨盤を足部上に動かす。同時に骨盤を前傾させ股関節屈曲を強める。広背筋の緊張の増加を通して左側への体幹屈曲が生じ、そのため重心であるセントラルキーポイントが外側・上方へ動くことと、左下肢への完全な体重負荷が妨げられる。緊張が増加した広背筋は、肩関節の内旋(胸筋をも活性化する)と上腕の後方伸展に作用し、肘関節を回内させながら屈曲に導き自身の方に引っ張る。上肢全体の屈筋トーンの増加は、指を曲げさせ手を閉じさせる。

4. 踵離地

比較：正常運動

- 足趾、特に第1中足趾節関節は、長母趾屈筋(我々の身体で最も強い筋のひとつ)の制御された遠心性収縮とともに、全身が次第に前方へ移動するのを許容しなくてはならない。
- 同時に下腿三頭筋が足趾屈筋とともに実行する底屈活動も必要となる。

足部の内反筋と回外筋は遠心的に緩めず、そのため外反、回内は生じない。これが、なぜラケルの左下肢に完全な負荷が生じないのかの理由のひとつである。

長母趾屈筋をはじめとする足趾屈筋が、第1中足趾節関節の伸展・過伸展を妨げる。

神経生理学的視点

長母趾屈筋の制御された遠心性収縮において同時に必要とされる底屈は、中枢神経系の抑制コントロールへの非常に高い要求を意味する。足趾屈筋においては、底屈に協動作用できるよう、近位部で主動作筋としての求心性活動が行われなければならない。また第1中足趾節関節が過伸展になることをコントロールするために、遠位部では遠心性活動が必要とされる。

比較：正常運動

重心である骨盤とセントラルキーポイントがさらに前へ移動されることによって、膝関節は、大腿四頭筋の遠心性収縮による選択的伸展をコントロールしながら和らげるよう信号を受ける。膝伸展が緩むにつれ大腿骨は後ろに傾いていたポジションから垂直方向に下ろすことができ、それによって遊脚相が導かれる。

ラケルの遊脚相の問題

遊脚相は足尖離地から始まる。評価は次の3つの段階で記述される。

- 1.足尖離地
- 2.遊脚中期
- 3.遊脚終期

1. 足尖離地

比較：正常運動

- 重力の影響によって、大腿骨は前下方に動かされる。
- ハムストリングスの最小限の選択的で主動作筋としての求心性活動が下腿を床から軽く持ち上げる。

ラケルの足趾屈筋が緩まないため、膝も重力とともに大腿骨を前方に動かすことが実現できず、彼女の下肢は「長い」ままとなる。

下肢の全アライメントが遊脚期の初期に適合していないため、ハムストリングスの活動も準備されない。

2. 遊脚中期

比較：正常運動

- セントラルキーポイントと骨盤の推進力は、下肢がわずかなトーンの増加で前方に振りだされることを可能にする。
- 足趾や前足部は伸筋のわずかな活動を通してゼロポジションに置かれる。

安全性が不十分なためラケルはゆっくりと歩く。セントラルキーポイントと骨盤からの推進力は生じない。彼女は、下肢は後方で長く、そしてそれを短くできないので、力で前方に持ち上げなければならないという感覚（フィードフォワード）になっている。長く感じられる下肢を機能的に前方に動かすことを、彼女は腰椎の前弯を使って実現する。彼女は骨盤をさらに前傾させ後ろに少し持ち上げる。そしてわずかな上方への側方運動（分回し運動）とともに、伸展した下肢を前方へ動かす。

このやり方で、彼女は脊柱起立筋と広背筋（そこから生じる作用については立脚相の2.と3.、p.62, 63を参照）のトーン増加と、骨盤の後退を生じさせてしまう。

後退は股関節を内転させ、それは遠位の足底・足趾屈筋と回外筋のトーン増加を呼び起こし、足趾・足部伸筋の抑制を生じさせる。

足部は背屈が起こらず、足趾が回外・内反を伴いながらさらに屈曲する。

3. 遊脚終期

比較：正常運動

- 大腿直筋は広筋との共同活動で遊脚終期にわずかな股関節屈曲と膝伸展に作用する。
- 足趾と足部は、前脛骨筋、短腓骨筋、長母趾伸筋、総趾伸筋の働きによってゼロポジションに位置する。
- 足部は最小限の範囲で回外している。

選択的な股関節屈曲の代わりに、ラケルは足部をさらに前に置くために腰椎の後弯運動と骨盤の後傾を生じさせる。

膝が伸展を請け負わないので、膝伸展のための刺激も存在しない。

選択的な膝伸展は足部の背屈への刺激でもあるため、それも生じない。

●正常運動からの逸脱原因の仮説

中枢神経系の損傷によって、抑制コントロール（抑制）が活動を行うためのトーンモーバライゼーション（興奮）を明らかに低下させる。これは、自動運動や随意運動が選択的（分離している）ではなく、パターンやトータルパターンにおいてのみ実行されることを導く。パターンは中心となる筋によって特徴づけられる。

- 足部：長母趾屈筋と長母趾伸筋
- 下肢：ハムストリングスと大腿直筋
- 体幹：広背筋と胸筋
- 上肢：上腕三頭筋長頭と腕橈骨筋
- 手または手指：母指対立筋と虫様筋

ここに知覚刺激の抑制コントロール（濾過作用）の欠如も加わる。接触、（特に瞬間的な）圧力、筋組織の伸張、そして特に冷覚（中枢神経系が痛みと誤解釈する）が刺激の強さに不相応に激しく反応される。運動反応は、特に先ほど例を挙げた筋組織で、パターンにおけるトーン増加として現れる。

ラケルを観察すると、特に寒く湿度の高い天候という外的影響によってトーンが明らかに増加し、トータルパターンからの分離がより困難になることが分かる。風邪や月経といった内的影響も（常にではないが頻繁に）似たようなネガティブな作用を示した。

ラケルは効率的で選択的な運動ではなく、消耗の激しいトータルパターンで動く。その消耗のためにトーンがさらに増加し、選択的運動が行えなくなる。こうして悪循環に陥る。

●主問題・重要な問題

「どのキーポイントが一番正常姿勢・運動から逸脱しているか？」という質問への答えが、主問題へ導くことがよくある。ラケルにおいては、次のような意味がある。

- 異常な敏感性を呈す足部は陽性支持反応を生じさせる。これは下肢全体から体幹にかけて、そして上肢に達するまでの遠位から近位の屈筋トーンを増加させ、そのため選択的伸展の構築も、選択的屈曲の構築も不可能になっている。
- 屈筋と内転筋の高い緊張のため、股関節は完全な伸展、外旋、外転による安定性を達成できない。
- 屈曲へ導く二つの筋（胸筋と広背筋）に固定された肩甲帯は、上肢と手において近位から遠位にトーンを増加させ、選択的な肩・肘・手・手指の運動を妨げる（そのための力が存在している場合）。肩甲帯を出発点として、セントラルキーポイントの正常運動も妨げられる。特に左側への体重移動に必要な側方・上方運動が妨げられる。広背筋は肩甲帯を骨盤帯と結び付ける。その強い求心性活動によって、腰椎前弯の解消、つまり立ちあがり座るとき、そして特に立位と歩行時に完全な股関節伸展に到達するために必要とされる骨盤の後傾を妨げる。

●治療目標と治療計画

目標は、短期目標と長期目標（心身機能と身体構造レベル、または活動と参加レベル）に区別することができる。さらにラケルの視点から重要な目的と、著者の視点からの治療上の目標に区別できる。

短期目標とひとつの治療単位の計画

心身機能と身体構造レベルでの短期目標には下記のことが含まれる。

- トーンの制御と活発で選択的運動の促通に向けて体幹・骨盤・肩甲帯、この中でも特に骨盤のモーバライゼーション。
- 足部の脱感作を通してトーンを正常化させる。足部筋組織内の相反神経支配を改善するために、活発な選択的運動を促通する。
- 選択的な肩・肘・手の運動の促通のために上肢のモーバライゼーションを行う。

短期目標は治療単位の計画を定める。心身機能と身体構造レベルにおける上記の目標において、治療のやり方を下記のように計画することができる。

- 体幹のモーバライゼーション：治療台での座位が有効である。そこでは体幹の運動の可能性が多く存在する。
- 骨盤・股関節周辺のトーンの正常化のために、選択的な骨盤の運動を促通するには背臥位が向いている。
- 肩甲帯のトーンの正常化：右側臥位が有効。筋組織全体を扱いやすく、活発な運動を促通するための余地が多く存在する。
- 骨盤、体幹（セントラルキーポイント）、肩甲帯の活発な選択的運動の実施。機能的活動は垂直に行われることが多いので、テーブルの近くに置かれた治療台での座位が向いている。テーブルの上に置かれた上肢はここでは参照点（安定点）を形成し、骨盤と体幹の選択的運動を容易にする。
- 機能的活動を行うために、個々の運動要素の全ての神経筋組織活動を、正常な運動パターンで実施する。そのためには立位が選択可能である。

長期目標、ラケルの視点による活動と参加レベルにおける目標

ラケルは彼女の家族と同様、正常な生活を送るため最大限の自立と独立を望んでいる。彼女は理学療法を、特別な定期的「体操」ととらえ、彼女の母親が定期的にフィットネスクラブを訪れることと比較している。彼女の母親はエアロビックに通い、ラケルは理学療法に通う。これが長期にわたって必要ということを彼女は理解している。

著者の視点からの目標と長期治療計画

ラケルは若い女性で、自らの世帯を持ち家族を築こうとしている。彼女は電化製品販売店で、セールスと顧客対応を担当している。そこでは下記の機能が必要とされる。

- 建物の中・外において、彼女の年齢と活動状態に適応した速度で安定した、できるだけ自動的な歩行。
- ファイル、紙、皿などの物体の持ち運び、場合によっては将来子どもを抱えること。
- 安全に階段を上り下ること。
- 安全に自動車を乗り降りすること。
- 姿勢トーンのコントロール（抑制）を通して、再び体幹、バランスや歩行に悪影響を及ぼさないようにする。
- そして血行を改善し、拘縮や脳血栓症を予防する。

●戦 略

設定した目標をどのような戦略で達成すべきなのかという質問が残っている。二つの異なる戦略が存在する。

- 1. 心身機能と身体構造レベルでの取り組み
- 2. 活動と参加レベルでの取り組み

ラケルの場合、この質問に答えることは比較的容易である。彼女の症状は個別のやり方を要求し、彼女の性格が過敏性、姿勢トーン、相反神経支配に集中的に取り組むことに向いている。これは、とりわけ一番目の戦略が使われることを意味する。

●治 療

立ち直り反応を改善するための体幹のモーバライゼーション

予定される運動は、時計の指針盤で容易に説明できる（図2.4）。ラケルは治療台に座り、私は膝立ち位で彼女の後にいる。私の正中位をラケルの正中位に合わせることによって、運動の対称性を容易にする（図2.5）。

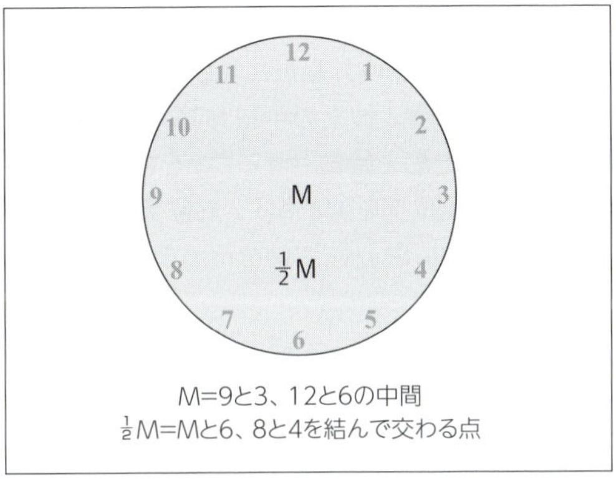

図2.4 体幹の運動方向と保持位置は指針盤によって簡単に記述できる（M=9と3、12と6の中間、½M=Mと6、8と4を結んで交わる点）。

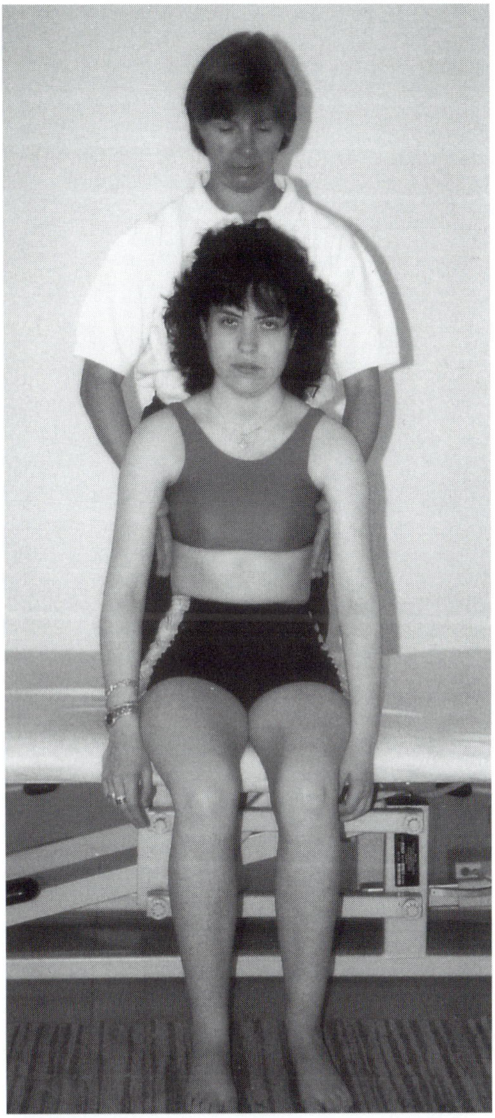

図2.5 開始姿勢、セラピストはセントラルキーポイントの外側に触れる。

私はセントラルキーポイントの外側に触れ、患者を活発な運動に刺激するために右側と左側（図2.6）、つまりMから9へ、そしてまたMに戻り、そこから3へ動かす。その際に、セントラルキーポイントが正常な運動を実行しているかどうか、私は感じ取ることができる。ラケルの場合横への移動は可能である、つまり左右・上方運動と、球体と比較してよいくらい、セントラルキーポイントを軸として回転することは行われるが、骨盤の側方運動の際に尾側には十分に動いていないことを感じる。そのため、（私自身の運動と手を通して）セントラルキーポイントの正常な運動を促通し、それによって左体幹を伸展させ、広背筋と腰方形筋の遠心性収縮、そしてこれらの筋の共同筋（斜腹筋、背筋）の働きを導く。

さらに筋組織を解放させるために、私は膝立ち位から正座へ動く。それは、ラケルがMから6へ動き、背筋を遠心的に解放し、骨盤は後傾し、肩甲帯は前へ動くことを意味する。

この運動はラケルの場合、対称的に行われず、左側は右側と同じように解放されない。さらに、骨盤が後方に動くと、ラケルの左膝が「伸びる」ことを確認した（図2.8、p.70参照）。左大腿の起伏を観察すると、大腿直筋が遠心的に解放できないことが分かる。腸骨棘が後方に動くのを許容するために、大

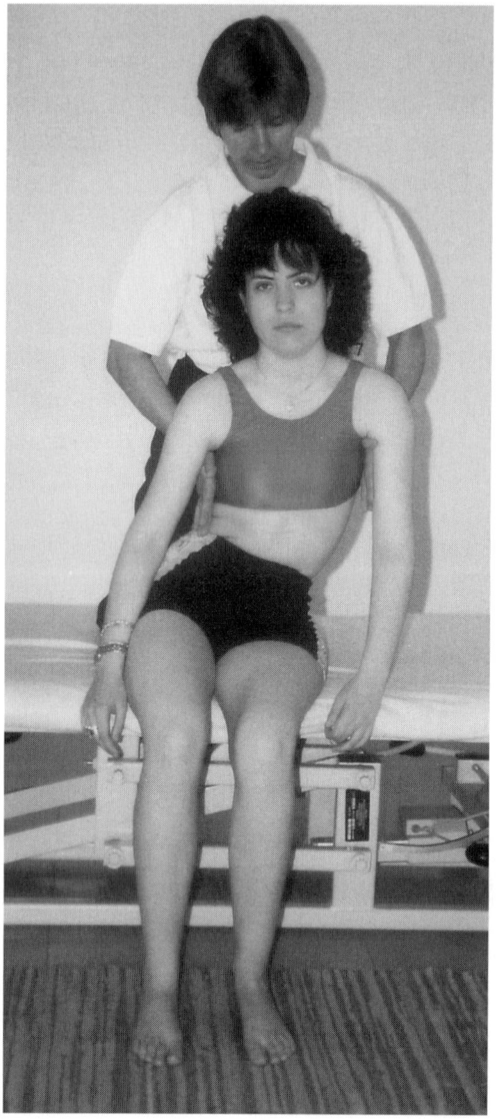

図2.6 Mから3への運動

腿直筋が近位部で緩めている短い箇所は遠位部に接近し、膝を伸展に導く。この運動を通して、足部は絨毯の上を前方に動き、過敏な足底にすぐに陽性支持反応を発生させる。さらなる体幹の運動はこの連合反応によって不可能である。そのためラケルを直立座位となるMまで戻す。

まず連合反応によって生じた足部のトーン増加を運動と脱感作によって抑制する(詳細はp.81以下の「立ち上がるための足部の準備」を参照)。そして今度は大腿直筋のトーンが正常化される。この治療ではラケルは父親に付き添ってもらっていたので、さらに二つの手が彼女を介助できることになる。父親はラケルの前の簡易椅子に座り、彼女の左足部をゆっくりと床に導き、彼自身の右足を彼女の足の上に軽く、注意深くのせる。彼の手は彼女の大腿にそれぞれ置かれる(図2.7)。彼が筋組織を掴む間、軽く遠位・下方へ動かし、足部関節に圧覚刺激を与える。そうしてラケルは遠位にひとつの安定したポイントを感じる。この参照点に対して彼女は骨盤を動かすことができ、彼女の中枢神経系が筋組織内の相反神経支配を始動させることを容易にする。大腿直筋は遠位部を動かさず、近位部において一度遠心性、次に求心性活動を行わなくてはならない。

体幹の前方・後方への選択的運動の改善

私がラケルの背中と接触したまま正座することによって、ラケルにとって骨盤がMから6への運動、さらに後方へ背臥位をとることを意味する。

健常者の運動推移を分かりやすく記述するために、4つの段階に分けて説明する。

第一段階：直立からゆったりとした座位になると(Mから6)、脊柱起立筋が主動作筋として遠心性に緩む。腹筋は収縮するが、拮抗筋として動くのでトーンの増加はわずかである。

第二段階：ラケルが私から与えられた支持基底面を使うと、ゆったりとした座位からさらに後方にかけて主動作筋と拮抗筋の入れ替わりが起こる。体幹が重力に対して別の角度をとるため、腹筋は高いトーンで遠心的に主動作筋として働かなければならず、背筋は拮抗筋の役割を引き継ぐ。

殿関節の屈筋(例えば大腿直筋)は遠心的に緩む。

運動終了時にはラケルは上半身の全体重を私に預け、骨盤は軽く前方へ動く。

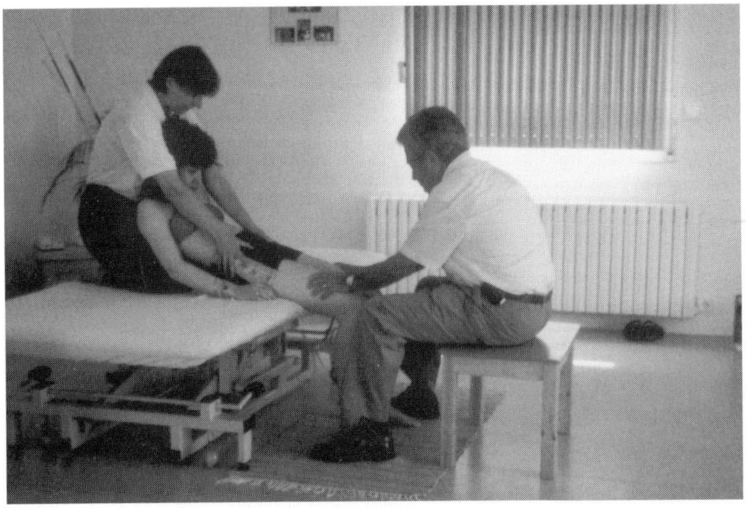

図2.7
ラケルの父親は大腿に圧力を加えることで、大腿直筋の遠心的解放を容易にしている。

第一段階におけるラケルの逸脱

背筋が遠心的に緩められることが左右で同様に起こらず、左側は長い間「固く」保たれる。大腿直筋は、十分に遠心的に緩めることができないため、左側の上前腸骨棘を前方に保つ。

第二段階におけるラケルの逸脱

運動が推移するにつれ腹筋は切り替わり、高いトーンとともに主動作筋として働くが、非対称、つまり右側は正常に緊張しているが、左側は明らかに緊張度が低い。大腿直筋はトーンを増加させる(腹筋の足りない働きを代償するため)。ラケルの父親は自らの指の下でトーンの増加を感じ、刺激を尾側、下方へ強めなければならない。

運動が後半になると、私は上半身の重さをより多く感じるようになる。左側の体幹は少し「浮いて」おり、大腿直筋によって保たれている。骨盤は前方に、特に左側が右側よりも強く引っ張られている。

「背臥位」から直立座位へ戻る運動においても引き続き第三段階、第四段階に分けられる。

第三段階：頭部と肩が腹側へ動きセントラルキーポイントより前に位置することで、直立座位への戻りを誘導する。この運動は胸鎖乳突筋、胸筋、そして腹筋が主動作筋として行い、同時に骨盤を後方に動かす。大腿直筋は遠心的に伸張することによって上前腸骨棘を背側へ動かすが、そこでは通常遠位部に近づくことはない。

この筋組織の活動で上半身は支持基底面から持ち上げられ、ゆったりとした座位に導かれる。

第四段階：重心であるセントラルキーポイントが再び身体独自の支持基底面内に位置したら、骨盤の選択的運動を通して腹側・頭側へ動かされる。これは主動作筋としての脊柱起立筋の仙骨部・腰部と大腿直筋の求心性収縮によって生じる。大腿直筋は共同筋の役割も負うのでトーン上昇はわずかである。腹筋は拮抗筋として遠心的に伸展する。

第三段階におけるラケルの逸脱

治療の開始時に、第三段階における特に目立つ逸脱を確認した。彼女は頭部を私の胸骨に、両肩甲骨と右上肢を後ろに押しつけることによって、自らを前方に「持ち上げ」ようとする。背中の伸展によって骨盤は前傾位となり、大腿直筋は骨盤と体幹を前方へ動かすために高いトーンで求心的に引く。

第四段階におけるラケルの逸脱

第四段階は第三段階と一緒に進行した。というのもラケルは上肢を曲げて直立に座るからである。この連合反応は緊張したことによって引き起こされたものである。

大腿直筋近位部のトーンが高いため、遠位部も短縮し、膝は伸展し、下腿は前方へ動き、過敏な足部は陽性支持反応を示す。これら全ての反応は、どのような注意深い介助者であっても「力」でのみ妨げることができたと言えるだろう。

第三段階における促通

上記の反応に対して背臥位からゆったりとした座位に至る第三段階で個別の促通が必要とされる。

私は自分の手をラケルの緩められた上肢の下に差し入れ、母指は肋骨弓の下を、他の手指は腹筋下部に触れる。私の頭部と上腕でラケルの頭部と肩甲帯を腹側へ動かし、屈曲の姿勢セットに調節する(図2.8)。

そして私は少しだけ踵から離れて前方に動き、私の肩をさらに前方に動かせるようにする。母指は肋骨下部を少しだけ尾側へ「押し」、他の手指は腹筋を頭側へ動かす。ラケルが運動を自動的に行うか様子を見る。彼女が行わなければ、言葉で「さあ一緒にやりましょう」と要求する。ラケルは重心であるセントラルキーポイントを腹筋の求心的な主動作筋としての活動で少し尾側へ、そして大きく前方へ動かす。骨盤はその動きに対して正常に後方へ動くが、両側の上前腸骨棘を一緒に動かしてしまう。ラケルの父親の手によって、遠位部の安定した参照点を注意深くサポートされる大腿直筋は遠心的に伸張する。私はさらに前上方に動く。ラケルは彼女のセントラルキーポイントが座面内に位置するまでその運動を追う。

第四段階における促通

この段階における運動はほぼ正常である。私は、脊柱起立筋の頭側部に信号を送るため、ラケルの頭部を低くしたままでいるように要求する。「緊張せず、力を抜いて」と声をかける。私は自分の肩甲帯と前腕を前に出し、ラケルの肩甲帯に信号を送るために「後ろに引くのではなく、力を抜いて前に」と指示する。私の手指は次に仙骨背側へ移り、直立座位のために骨盤を前方へ動かす脊柱起立筋の仙骨部と腰部の選択的・主動作筋的・求心的活動を下からゆっくりと刺激する。

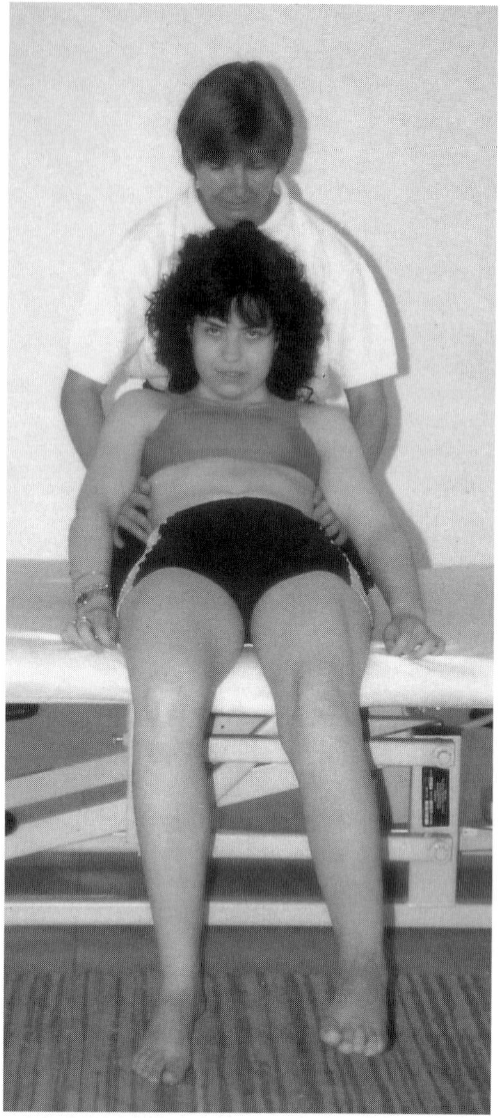

図2.8　第三段階における促通

骨盤の側方への選択的運動の改善

大腿直筋のトーンが正常化されたと感じたら、次に体幹筋組織の適切な神経筋組織活動に取り組むことができる。そこではセントラルキーポイントは次の可能なコンビネーションで動かされる。

- 6から9へ
- 9から$\frac{1}{2}$Mを通って3へ
- 3から6を通って9へ
- 9から7と5を通って3へ
- 3から5と7を通って9へ
- 9から4へ
- 4から6を通ってMへなど

側方への体幹伸展を大きくするために、私は正座でラケルは「背臥位」の姿勢をとる。私は左手で患者の左肘を把持し、それを私の右手に引き渡しできるだけ大きく外旋させる。引き続いて、私は自分の右下肢を少し外側に置き、その上を超えるように右側に動く。患者の右腋は私の右大腿にもたれ、その上で動かされることが可能な回転ポイントを形成する。私の左手は骨盤がつられて動くのを抑え、患者の体幹側部がさらに伸張するよう介助する。最終的には骨盤の右側への運動を許容する。

ラケルの父親は、左大腿がわずかに動くことを許容するよう指示され、ラケルは彼女の左骨盤を下方向に沈めること、つまり解放するよう要求される。私は彼女の体幹筋組織側方を把持し遠位にモーバライゼーションすることによって介助する。そしてセントラルキーポイントを押し戻すことによって、体側部ができるだけ伸張するようにする。この運動は下記の四段階に分類される。

- 私が右側に回転することによって、頭部、肩甲帯、左上腕、セントラルキーポイントが右側に回転し、骨盤はまだ押し戻されている（図2.9）。
- 左骨盤は活発に右側へ、少し高く動かされなければならない。

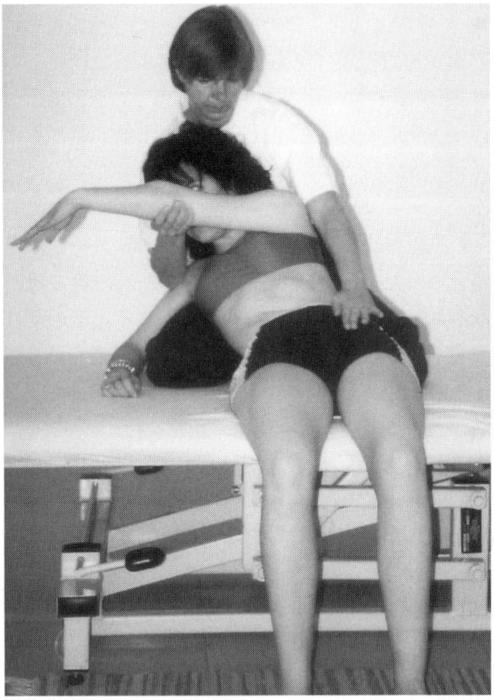

図2.9 体幹伸張の第一段階において骨盤はまだ押し戻されている。

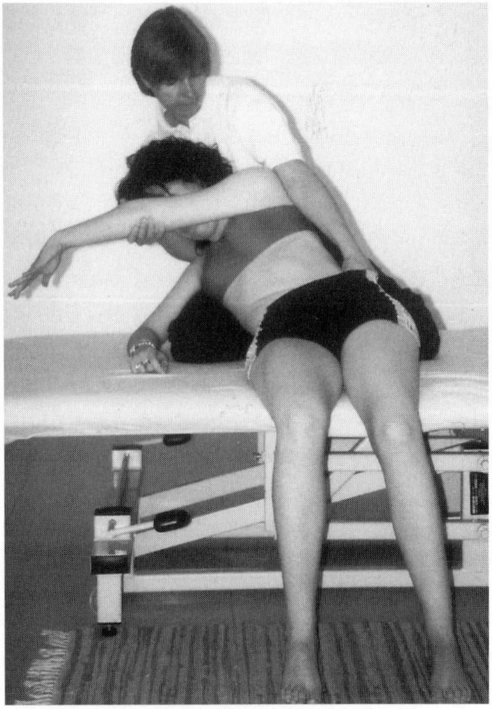

図2.10 ラケルは左骨盤を活発に緩めている。

- 左骨盤は活発に緩められるが、セントラルキーポイントは押し留められている(図2.10)。
- 私が正中位に戻るよう回転すると、ラケルのセントラルキーポイント、肩甲帯、上肢、頭部も正中位に戻る。

この運動は、私が外側の体幹筋組織のトーンが正常化された、つまり運動がより滑らかに一緒に行われるようになったと感じるまで続けられる。その前に実施していた立ち直り反応の運動パターンを繰り返すため、また左方向へのセントラルキーポイントの運動が改善されたか、またはより正常に行えるかどうかを確かめるため、私の右下肢を再び中間位に戻す。

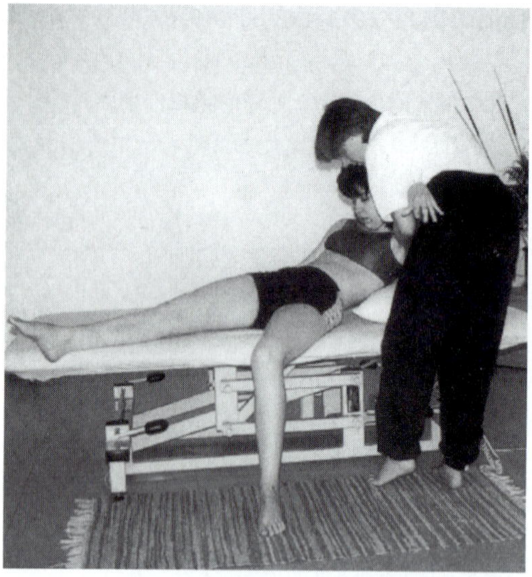

図2.11 左方向への体重移動における促通

骨盤・腰部の姿勢トーンの正常化

さらなるトーンの正常化には骨盤の選択的運動の促通が必要である。そこで私はラケルが背臥位に運動するのを介助する。

> **!** **これから述べる背臥位への運動と最適なポジションの「受け入れ」を導く姿勢での運動は、この姿勢セットでの理学療法においてはもちろん、リラックス時や睡眠時における姿勢としても有効である。**

ラケルは治療台に座る。頭部にはふたつのクッションが十字に敷かれ、セントラルキーポイントが台に向かってさらに下へ沈む間、彼女の頭部と両肩甲帯を保護する役割を持つ。

私はラケルの左上肢を把持し、彼女の肘を自らの肘とウェストでキープし(図2.11)、背側と腹側からセントラルキーポイントに触れられるよう私の両手を自由にする。そこから体幹と右下肢の立ち直り反応を引き起こすために、支持基底面を大きく超えた左への体重移動を促通する。続いてセントラルキーポイントを腹側・下方に動かし、ラケルを右側に回転させる。このため彼女にとって横たわることが楽になり、連合反応はほとんど見られない。

左下肢はできるだけ台の上で動くのではなく、垂れ下がっているべきである。ラケルの上肢はゆっくりと台の上に置かれる(右上肢は自らできるが、左上肢は私の介助を得て行う)。左上肢が、左股関節で促通する私の手を妨げないよう、彼女の両手はラケルの腹部に置かれる。

私は肩甲帯の位置を確認し、場合によってはクッションを少し外側にずらす。その間も私の片手はセントラルキーポイントに少し圧力を与えている(図2.12)。ラケルは「一緒にやろうとしないで」という情報を与えられる。頭部、体幹、上肢は軽い屈曲姿勢セット(肩甲帯がセントラルキーポイントより前に位置する)で快適に横になっている。

右下肢は私の介助で台の上で立てられる。そこで私は台の隣に座り、私の右手で左骨盤を安定させ、同時に左手は足部中央を把持し軽く回内させる(図2.13)。

左下肢も同様に立てられる。そして骨盤と腰椎を尾側・腹部へ動かすため、私は片方ずつ下肢を順番に持ち、完全な股関節屈曲へ導く(骨盤の後傾、腰椎前弯の解消)。そこではラケルも一緒に動かなければならない(図2.14)。この運動の目的は、この次に続く選択的運動を妨げないために、腹筋の緊張を通して広背筋を含めた背筋組織の十分な弛緩にある。

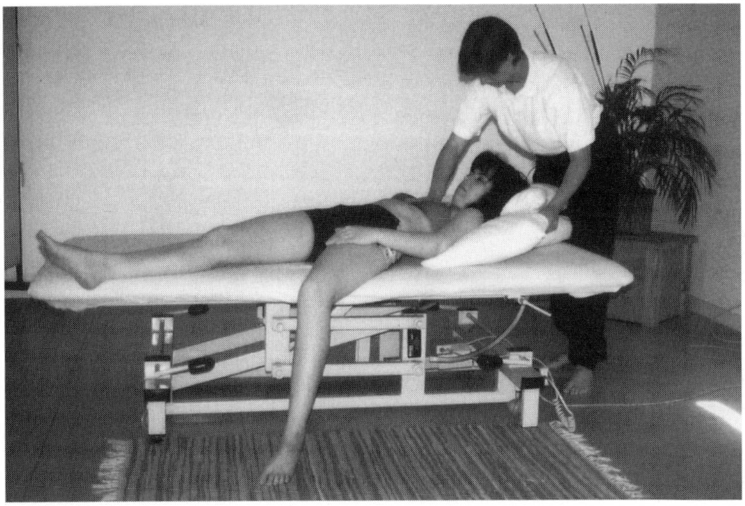

図2.12
セラピストは右手で
セントラルキーポイントを
安定させ、
左手でクッションを
わずかに外側にずらし、
脊柱ではなく左側肩甲骨のみ
保護されるように調節する。

回旋の動きを通して骨盤の後方への能動的な選択的運動と股関節伸展の促通

ラケルの足部は互いにまっすぐ立てられ、腰幅ほど離れ、股関節の直線上にある膝関節の下に置かれる。私は台の上で患者の足部の傍に座り、私の両足部も体幹の横で立てられる。私の大腿と膝によって彼女の下肢に対して支持基底面を提供することが可能である。私の右手は左下肢が安定するのを介助し、私の左手は彼女の下肢を通って両大殿筋の下部に達する。私の右手で患者の左大腿をわずかに動かし、同時に左手で大殿筋群に触れ骨盤を尾側・上方へ引っ張る（図2.15）。ラケルは尾骨と仙骨下部を持ち上げる。つまり彼女は骨盤の活発な後傾運動を行っている（殿筋と腹筋の頭側への収

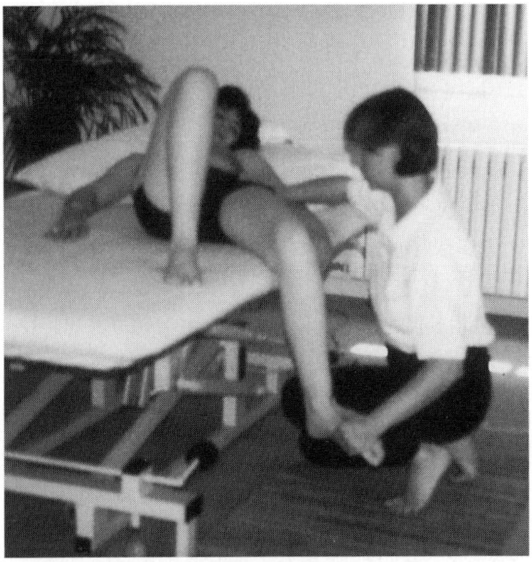

図2.13 骨盤は安定され前足部が回内される。

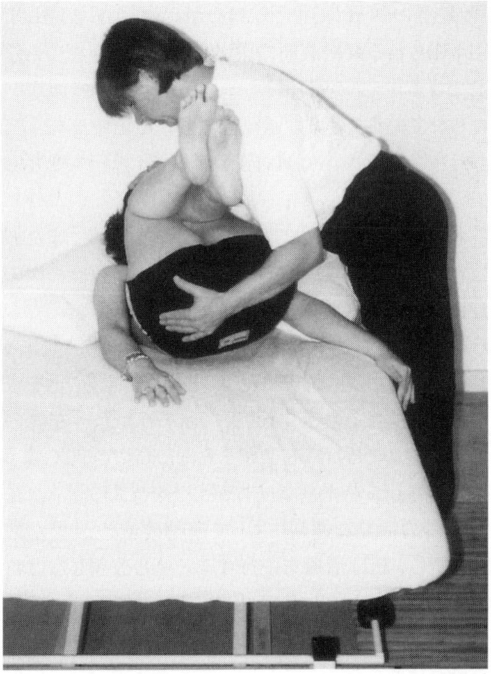

図2.14 腹筋を緊張させることによって背筋組織と広背筋を弛緩させる。

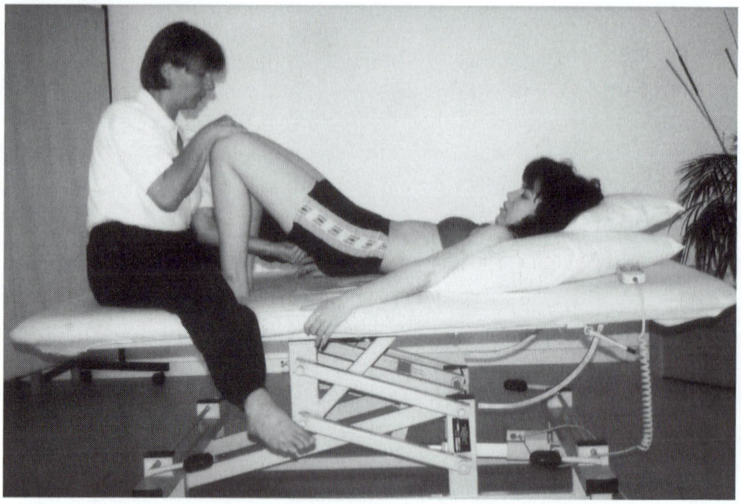

図2.15
骨盤の選択的後傾運動。
セラピストは殿筋に
刺激を与える
(骨盤の後方・上方への運動)。

縮による活動)。

私は、右側が早く緊張し運動を始め、高く持ち上げられていることを認める。これは右半身・左半身の異常な相反神経支配を意味する。つまり左半身の低緊張が右半身の過緊張で代償されている。右股関節の伸展は達せられるが、鼠径部を通して引っ張られる大腿直筋の腱の、触覚でも目視でも確認できるトーンの増加によって左股関節の伸展が妨げられている。さらに鼠径部における正中への引きつりも目視でき、これは内転筋の高いトーンを示している。

私は患者にこの非対称性を感じているか、また彼女がそれを変えることができるかどうか尋ねる。次の運動の改善は、非対称の最初の運動を緩めることから始まる。「右側をまず台につけて」と言うことによって、右側をリリースすること、つまり抑制することを求める。続いてこの変化・改善に達するよう、「左側の運動を始めて!」、「右側がそんなに高くならないよう注意して」といった言葉によるヒントを与える。

患者の活発な運動によって運動要素の改善が機能したら、私は治療を続行する。もし改善しなければ、運動を妨げている筋組織のトーンを下げ、正常な相反神経支配を起こすようなさらなる措置をとらなければならない。これは、例えば個別の抑制・促通モーバライゼーションによって達成され得る。

個別の抑制・促通モーバライゼーション

このモーバライゼーションは次の目的で行われる。

- 異常に高いトーンを有す筋組織の抑制。そこでは遠心性収縮する筋線維が手でサポートされる。
- 血行不良によって不活発になった低緊張の筋組織の血行促進と刺激。筋線維の運動の欠如は結果として相互癒着、筋膜との癒着を生じさせる。運動を容易にするために、これは解消されなければならない。
- 筋組織と結合組織の拘縮に対する治療。つまり、「筋連結橋の硬化」やサルコメアの減少(Rothwell 1994年、Dietz 1992年)、または「長さの変化に結び付いた運動単位のタイプⅠからタイプⅡへの変換」(Dattolaなど 1993年)というバイオメカニクスの変化が存在する場合。

原則は常に同じである。私はモーバライゼーションされるべき筋組織から遠心性収縮が要求される正常運動の運動シーケンスを探す。そうしてラケルの中枢神経系と私の手は、筋組織の活動的な伸張という同じ目的のために取り組む。この活発な伸張というのは、伸縮性のある筋部位が受動的に引き延ばされることとは全く異なる過程である。

内転筋組織のモーバライゼーション

私は自らの膝を使って、患者に支持面の感覚を与えるように試みる。彼女は両膝を外側に向かって外転・外旋させながら解放し、運動の最後には私の膝にもたれかけさせるようにする。この内転筋の活発な遠心性収縮の間、私は両手で注意深く内転筋を外側・遠位に向かって動かす。そして、ラケルは両膝を再び元に戻さなければならない。それは内転筋の求心性活動を意味し、私が筋組織の個別のモーバライゼーションによってサポートする解放を繰り返すことになる。

続いて内転筋のトーンが低下したのかを確認するため、また運動要素の改善へ導くために、私は股関節の伸展運動を再度促通する。

大腿直筋のモーバライゼーション

結合組織の変性を防ぐために、この筋のモーバライゼーションもラケルにおいては必要である。

骨盤が前傾することを防ぐため、右足部は直立に立てられる。私は台の左側に立ち、腰をわずかに曲げるよう介助する。それは踵を台から解放し、下肢を外に出し下に垂れ下がるように導くためである。この運動は股関節屈筋、とりわけ大腿直筋の遠心性解放を必要とする。

> *活発によく伸展する筋は、簡単に、適切に短縮することもできる。それは逆においても同様である。*

この理由から選択的股関節屈曲の促通と、股関節屈曲の解放への促通が行われる。遠位にある私の手でラケルの足部の中央を把持し、回内・外反へわずかに動かす。私の近位の手は大腿の遠位部の下に置かれ、次に行われる運動で重さを取り除くことができるようにする。ラケルに彼女の左足部の踵をゆっくりと台の上に運ぶよう要求する。私は運動が開始されるのを待ち、患者がどの運動をどの程度行うかを感じる。ラケルの運動が外旋を伴った骨盤の後退に進行しているため、内転・内旋へと注意を向け介助する。

このようにして、活動的で選択的股関節屈曲とその解放、つまり股関節屈筋の活発な収縮と伸展を何度か行う。

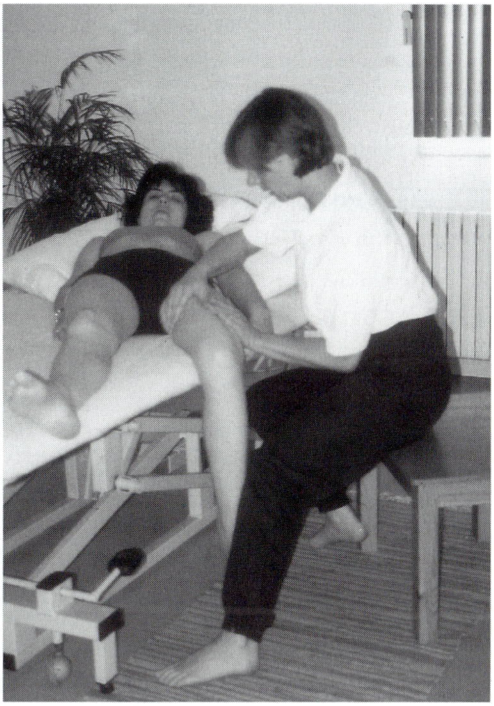

図2.16　大腿直筋のモーバライゼーション

大腿が台の上に置かれたら、筋組織の個別のモーバライゼーション技術をここでも使用することができる。私は適切な高さの簡易椅子に座り、私の左下肢はラケルの左下腿をゆっくりと膝屈曲の方向へ押し、その間私の両手は大腿の腹側の筋組織を次のようにモーバライゼーションする。右手で筋群を内側に掴み（図2.16）少し遠位に動かす。その間私の左手は、正中・外側から遠位へ、そして私の右手から離れるように押し動かす。私の右手は掴み直して左手は仕事を繰り返し、そしてまた右手が掴み直す、という様に、私が膝までの全ての筋組織を動かすまで続く。モーバライゼーションを中枢神経系の働きを結びつけていくために、私は手の働きを膝の屈曲運動と組み合わせなければならない。つまり、遠心性解放を促進する筋組織の遠位へのモーバライゼーションによって、下腿はさらに屈曲に動かされる。ラケルはそこでは積極的に参加し、足部を台の下に動かす。

そこで大腿直筋のトーン低下を通して、活発な選択的股関節伸展がより簡単に実行されるかどうか試される。ラケルは両足部を台の上に置き、上記の運動を実行する。

股周囲筋の外転・外旋活動

股周囲筋の外転・外旋活動は、ラケルの場合背臥位から始める。右下肢は台の上で伸ばされ、左下肢は立てられる。左股関節の鼠径部が、左足部から右へ回転する際、右骨盤が回転ポイントとして使われる。私は台の左側に立つか座り、大腿を軽く内転させることから始める。左手でラケルの右骨盤を安定させ、左腋で左股関節の外転または内転位をコントロールする。運動が開始される際、大腿を少し遠位に引っ張ることができる。

虫様筋握りの形にした右手で、大殿筋左側を回旋的「ブランコ運動」によって中央・腹側の方向へ刺激を与える。同時に、私の腋と右手の運動を通して大腿を安定させ運動させるよう、上手に組み合わされなければならない。その際、場合によっては言葉によって「一緒にやりましょう」とラケルに要求することも必要である（図2.17）。

内転筋と大腿直筋による鼠径部の開き（伸展・外転・外旋を通して）が困難な場合は、患者は広背筋の収縮によって代償する。その際、左骨盤を頭側・上方へ引き寄せる。そのような代償によって発生したトーンの増加を再び減少させ、運動が発生しなければならない場所、つまり股関節に意識を向けるため、私は左手の小指の角を鼠径部に当てる。骨盤を解放する時には、注意深く尾側に向けるようにし、体幹左側全体が少し伸展するようにする。

運動の質が良い状態で進行したら、今度は完全に台の上に横になって解放させることなく、より小さな振幅で繰り返される。その運動を通して殿部はトーンを増加させ、相反神経支配を通して拮抗筋のトーンを減少させ抑制するよう刺激を受ける。

股関節全体の安定化という目的が達せられたかどうか、次のようにして確かめることができる。左骨盤が持ち上げられ右側に大きく回転され、大腿は左側に外転位に動くと、ラケルは私の介助なしでこの姿勢を維持しなければならない。これがうまくいけば、彼女は骨盤をその位置で維持し、膝をさらに内側と外側に動かし、その際骨盤を沈めないようにする。

私は継続的に鼠径部の起伏を観察する。つまり内転筋の腱、大腿直筋の腱である。こうして筋組織のトーン低下を確認できる。

右下肢が動いている間、左の股関節が安定して維持されるかどうかは、次の活動によって分かる。ラケルの左下肢は立てられ、外転・外旋と内転・内旋の中間位で安定している。私は右下肢の屈曲と屈曲の解放を促通し、足部から外転・外旋または内転・内旋に下肢を導く。その際左の膝は静かにほと

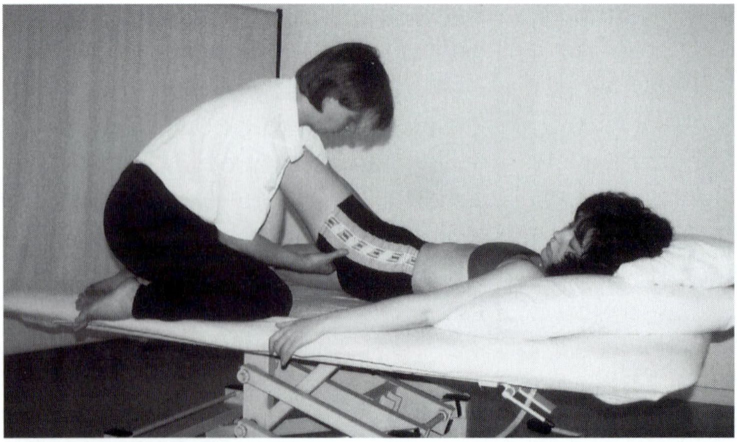

図2.17
背臥位での外転・外旋活動。セラピストによる刺激は鼠径部を「開く」ことを容易にする。

んど動かないままでいなければならないが、私が右股関節を外転・外旋へ促通すると特にそれは困難となる。

上記の股関節に関連した選択的運動要素全ては、正常の立脚相においても似たように進行する。ラケルはそこで逸脱を呈したので（p.62「評価」参照）、私は彼女により簡単な条件での立脚相を用意する（より大きな支持基底面と参照点の提供 ＝ 正常な相反神経支配の抑制コントロールへの介助）。たとえこの姿勢セットで運動要素の質が良かったとしても、同様に立脚相で（より）正常に行われるとは残念ながら言えない。というのも、条件が異なるからである。

- 支持基底面はさらに小さくなる。
- そのためトーンは高くなる。
- さらに高度な抑制コントロールが必要とされる。
- 同時により多くの運動要素、つまり選択的運動をコントロールしなければならない。

私が垂直における立脚相の運動パターンを「組み合わせる」前に、立位での活動が良い準備となる。

立位への移行においては、ラケルが連合反応を呈すことなく一緒に取り組めるよう促通する。

治療台の端での起き上がりの促通

特定の姿勢セットでの活動の質は、その姿勢セットによってどのように運動が達せられたかということによって決まる。背臥位から座位への移行を促通することは困難である。次のことに留意しなければならない。

- ラケルは一定時間背臥位で取り組んでいた。つまり、姿勢トーンは支持基底面の大きさに応じて減少している。
- 重力に対するポジションは水平である。
- 上半身全て（比較的大きな重量）が低い姿勢トーンによって水平面から垂直面に動かされなければならない。
- 対称的な姿勢セットから非対称的な運動を通して対称的な座位へと移行しなければならない。これは相反神経支配と空間的・時間的協調への高い要求を示す。

これは連合反応を避け、背臥位で得られたトーンの正常化を維持するために、私が介助しなければならないことを意味する。

介助例：

- 左下肢は前述の活発な選択的運動で台から下ろされる。
- 私はラケルの左手関節を台の端に置く。つまり彼女が後で体幹を垂直に起こすときにこの手で支えることができるアライメントということを意味する（肘と手の支持への促通、また上腕三頭筋の選択的活動を刺激する良い可能性）。手関節の安定化のため、私は自らの手を彼女の手の上に置き、私の示指と母指が手関節の回転ポイント上に来るように置く（図2.18）。支える際には、両手指が尺側から橈側に安定しながら動くのを誘導する。
- 私の左手はラケルの右手を把持し、回外・外旋へ促通し、左腰と手関節の間に向かって導き、その結果右肩がセントラルキーポイントより前に位置する。
- 頭部が自発的に浮き上がらなければ、ラケルに彼女の左手を見るように要求する。そうすることによって、両肩甲帯に続いて頭部もセントラルキーポイントよりも前に位置し、屈曲の姿勢セットが整う。このやり方で刺激された腹筋組織のトーンは、上半身を起き上がらせるために必要である。
- 私はラケルの右手をさらに右側へ、台の端に平行になるように導き、「足を高くして外に出して」と要請する。
- 持ち上げられ台の端を超えて前方に出された下肢は、重い上半身への抗力となる。私の左手で少し重さを引き受け進行しやすくする（図2.19）。

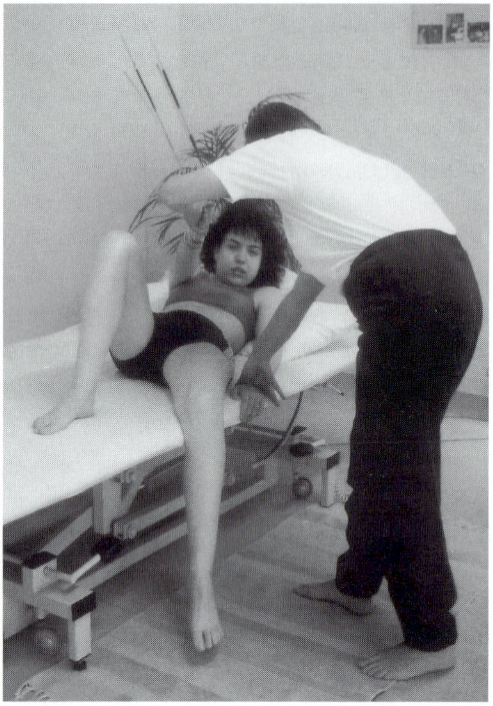

図2.18　起き上がりの準備。ラケルの左手関節と股関節が運動の回旋を導く。

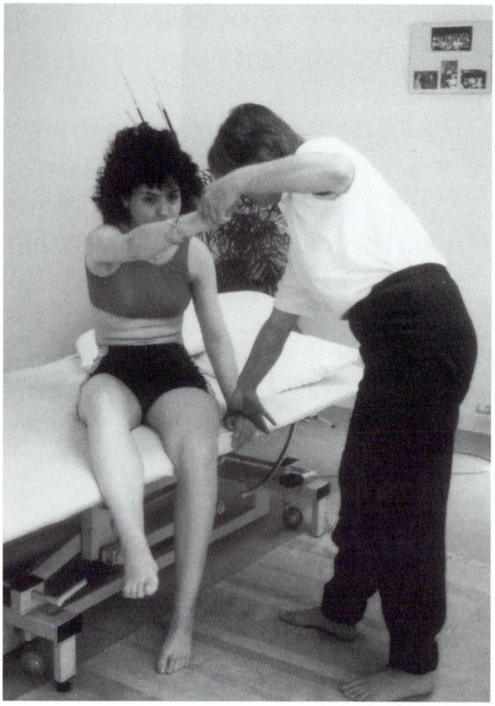

2.19図　セラピストはラケルから少し重さを引き受ける。

ラケルの姿勢トーンが高い困難な日は、私はより多くの重さを引き受け、連合反応を避けなければならない。

介助をより多く提供する例：

- ラケルの右手を左の股関節と手関節の間へ誘導し、彼女に手を置いたままそこを見るように指示する。
- 私の左上肢でラケルの麻痺側の上肢を把持し、私の右上肢は彼女の頭部と体幹部を通ってセントラルキーポイントの右側・背側を掴むようにする。
- 患者が軽く左上肢で支えながら、右下肢を高く外側へ出す際、私は上半身体重をいくらか引き受け、台の端で座位に至るまでの運動推移を容易にする。

! この運動推移では特にと言えるが、どの促通においてもセラピストの全身を使った協調運動はとても重要な意味を持つ。患者の増加する垂直性において伸展させ同時に回旋させるために、セラピストは可動的でなければならない。どの運動にも有効であるが、セラピストが自己の運動推移をより支配できれば、それだけより良く促通できると言える。

骨盤の選択的運動の促通

患者の上肢はセラピストの肩の上に置かれ、麻痺側の手が落ちないよう両手は組まれている。二人の頭部は軽く触れ、そうすることによってラケルはセントラルキーポイントや頭部からではなく、骨盤から運動を発動させる二つの重要な参照点を得る。

私はラケルの骨盤に両手を置き、母指を鼠径部の上前腸骨棘下部に置き、その他の手指は可能な限り腸骨を掴む。そして、骨盤の前方、後方、側

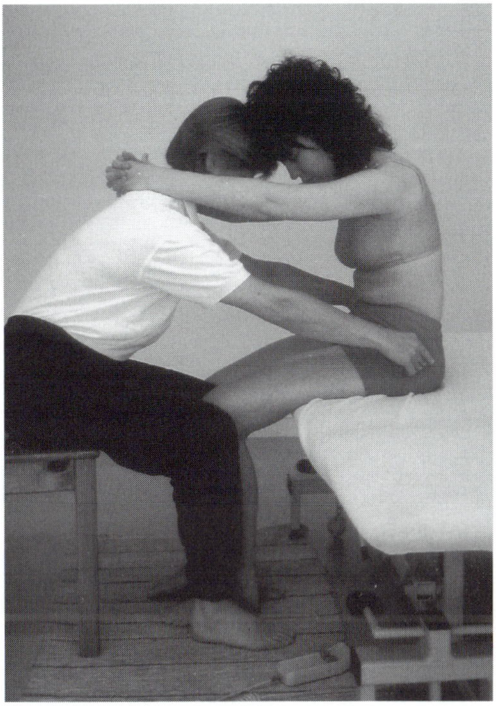

図2.20 骨盤の選択的運動の促通への開始姿勢

方、そして対角線方向（例えば後方右側から前方左側へ）といった半円形の運動または全ての運動を組み合わせて「ベリーダンス」の一種を促通することができる（図2.20）。

ラケルの下肢はアライメント、つまり腰幅に離れ、足部は膝下に置かれ、表2.1のように骨盤の運動中安定されなければならない。

表2.1 選択的骨盤運動における股関節と足関節の安定化

骨 盤	大腿骨・股関節	足 部
前傾運動	前方、わずかに側方、 屈曲・外旋	背屈
後傾運動	後方、わずかに正中位、 伸展・内旋	底屈
右側方	右側：正中位、内転・内旋 左側：側方、外転・外旋	右側：外反・回内 左側：内反・回外
左側方	右側：側方、外転・外旋 左側：正中位、内転・内旋	右側：内反・回外 左側：外反・回内

治療開始時、この安定化は以下の理由からラケルのケースでは困難である。

- 後傾運動では右下肢が極度に内転する。
- 側方運動では右下肢は相応した活動で中間位において安定するのではなく、骨盤が動く方向に倒れる。

考えられる原因の一つは、要求された長さの変更に適応できない内転筋の高すぎるトーンである。

股関節に作用する筋組織全てのトーン正常化のために、私はラケルの両下肢を外転・外旋位に大きく動かし、私の正中位にある膝によって維持する。前方運動、特に骨盤の前方右側への対角線上の動きが促通されるとき、左側の内転筋がさらに伸張されなければならない。その際ラケルにおいては近位・正中位でわずかに引きつりが見られる。これは、彼女の内転筋の近位部において遠心性伸張が容易ではないサインだと考える（図2.21）。

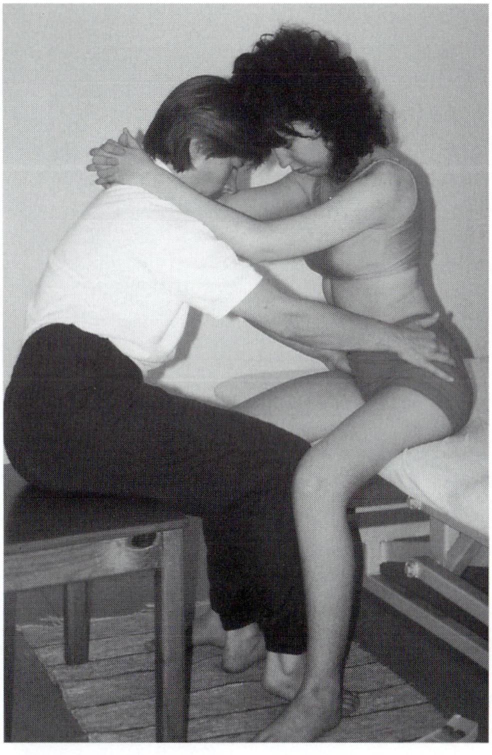

図2.21 骨盤の対角線前方への運動。
内転筋は遠心的に解放されなければならない。

私は全身を使って動き、ラケルの運動を拡大するよう努める。患者の基本姿勢（この場合背臥位を意味する）で、ラケルに殿部を少し持ち上げ、少しの間それを維持するよう指示する。これは、重力に対抗して膝伸展筋、殿筋組織、そして特に股関節の外転筋のトーンを構築することを目的としている。

何度か繰り返した後、下肢は再度立ち上がるための正常なアライメント位に立てられる。右股関節がより安定されるか確認するために骨盤運動が繰り返され、ラケルの場合は安定が確認される。そして私は彼女に提供する参照点を少なくして課題をさらに困難にし、患者は積極的に安定させることによって自ら参照点を作りださなければならない。まず私は何もコメントすることなく頭部の接触を止め、骨盤の促通を中断することなく続ける。私は、頭部が特定の位置で骨盤と一緒に動くことなく安定していることを評価し、肩甲帯（両上肢は下げられる）の参照点も取り去る。両上肢は力を抜いて体幹横に下げられ、骨盤運動は中断することなくさらに促通される（図2.22）。

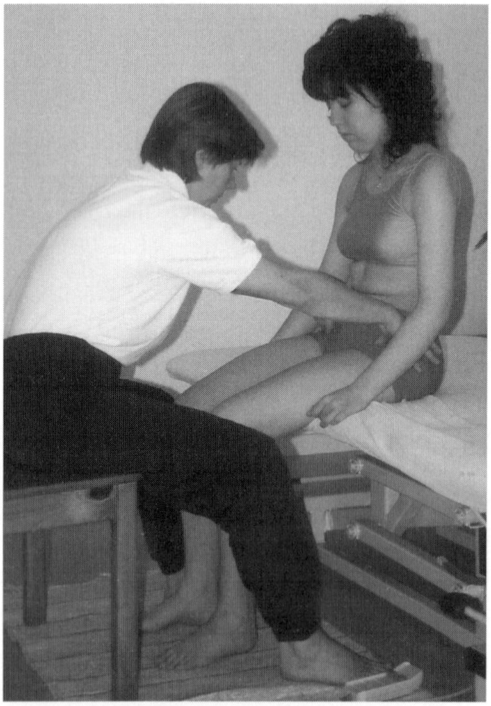

図2.22 ラケルは骨盤の選択的運動の間、セントラルキーポイントを参照点として活発に安定させなければならない。

私が座位から立位への治療に移る前に、ラケルの足部は身体の体重負荷、また平衡反応を示すために準備されなければならない。

正常な立位バランスへの取り組み - 足部のモーバライゼーション

ラケルは彼女にとって快適な高さの治療台の上に座る。転子は膝関節中心部よりいくらか高く位置している。私は床の上に正座で、彼女の右足部に対し直角に座り、そこから治療を始める。私の右大腿を可動的な支持基底面として提供する。私の左手は踵を把持し、右手は前足部に置かれる。私の体重を踵の左側から右側へ移動させると、私の大腿が内旋・外旋に動き、それを通してラケルの膝は屈曲し足部は背屈に動く、または足部の底屈によって膝が伸展する。

次に右足部は膝関節の下に位置し、私はラケルの左足部に対して直角に座り同様に治療する。ここでは、足部の触診と利用する圧力は運動と同様さらに注意深く行わなければならない。なぜなら足部は最小の刺激にでさえ激しく反応するからである。それでもなお私は足底腱膜全体をモーバライゼーションしなければならない（図2.23）。

私は自分の右下腕を前足部に置き、右手で腓腹筋組織に到達するようにする。個別のモーバライゼーションで足部を背屈させ、腓腹筋組織の遠心性伸張をサポートする（図2.24）。

ラケルの足部は床の上で膝関節の真下に来るように置かれ、私から促通された選択的背屈と底屈を積極的に行わなくてはならない。最初は過剰な彼女の共同作業を感じるが、次第に与えられた刺激に適応し、トーンを抑制コントロール下に置くようになることを感じる。

徐々にラケルは彼女の左側でも膝と足部の運動をわずかだが一緒に行うようになる。それが選択的なのか、腰と体幹左側を使って発生しているのかを私は常にコントロールする。

背屈・底屈のモーバライゼーションの後、私は場所を少し移動し、患者に背中を向けるようにして踵を患者の大腿の間あたりに立て、中足部と前足部の

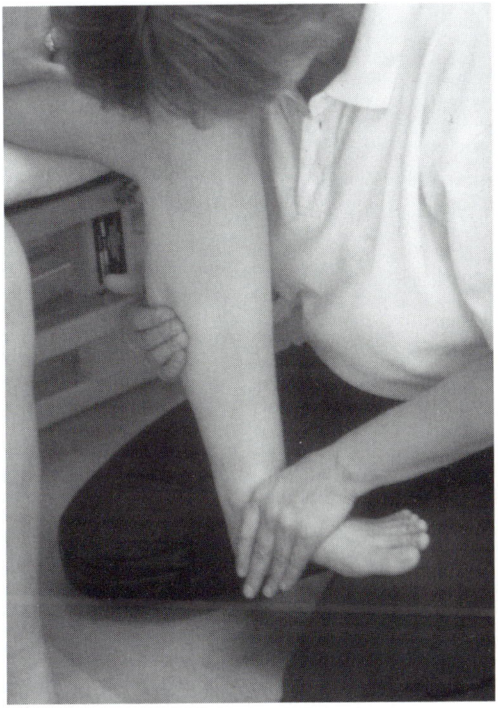

図2.23 足底腱膜のモーバライゼーション

モーバライゼーションに両手を使えるようにする。私は足根骨と中足骨を互いに動かし骨間筋を遠位に向かって撫で(図2.25)、それは足趾を広げ、伸ばすよう作用する。圧力をかけすぎると第1足趾が激しく

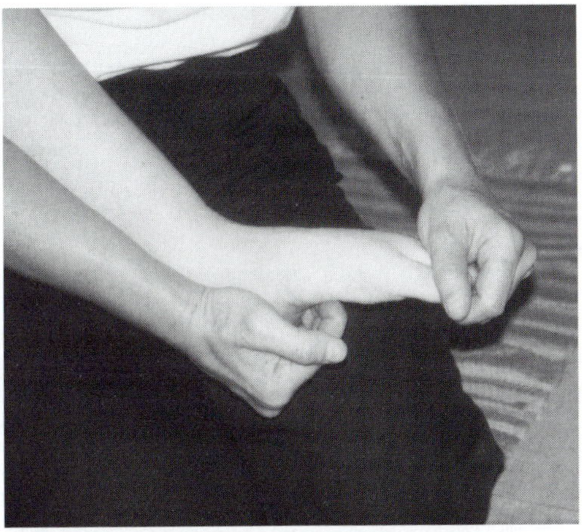

図2.24 膝・足部関節の運動の際、腓腹筋組織がモーバライゼーションされる。

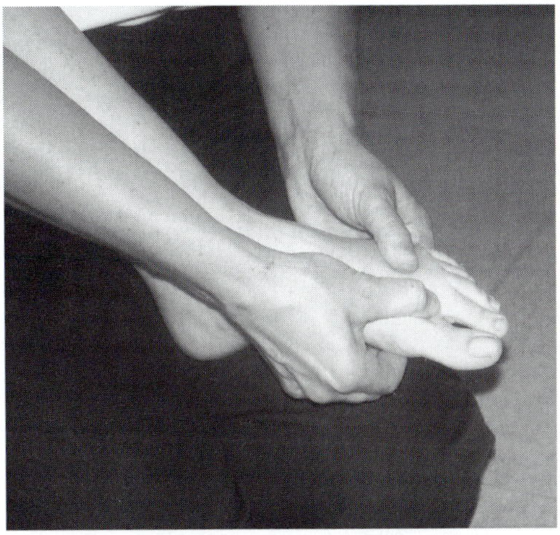

図2.25 骨間筋の軽擦

伸展し、それは刺激がゆっくりと慎重に与えられなければならないというサインとなる。

次に私はラケルの左下腿の前に座る。私の両膝は足趾に参照点を与え、私の頭部は彼女の膝をコントロールする。そうして私は活動的な底屈を介助するため両手を自由に使え、床へ踵を解放する際にも下腿三頭筋全体をモーバライゼーションすることが可能になる(図2.26)。

ラケルは足部を徐々により感じることができると主張する。足部は膝関節の下に置かれ、私は示指をちょうど足趾の中足趾節関節上に沿うように置き、そこに参照点を与える。私の左手はラケルの踵を上方へ底屈となるよう誘導し、「一緒にやって」「そこで止めて」「解放して」と共同で作業するよう要求する(図2.27)。

! 言葉による指示は短く簡潔な言葉で構成され、トーンの構築または減少を声の調子を適応させながら要求する。いつ共同で取り組み、停止し、またはリリースしなければならないのかは、患者が感覚や観察を通し自ら決定しなければならない。

補助的・活発な底屈の運動を何度か繰り返した後、背屈を容易にするため足部は少し前へ置かれ

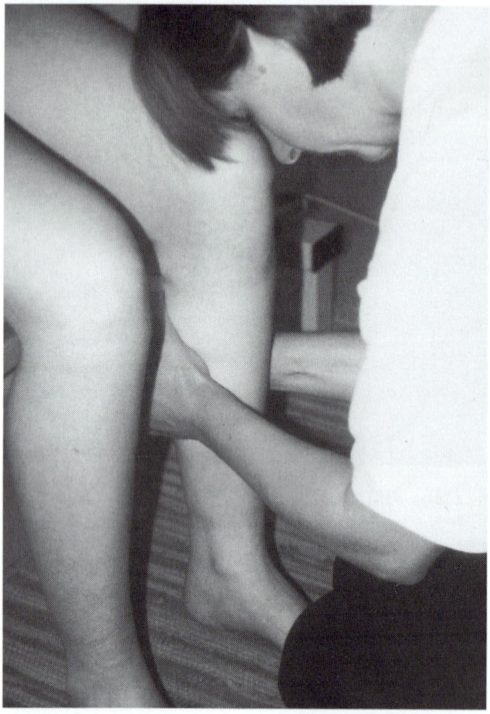

図2.26　下腿三頭筋のモーバライゼーションの間、セラピストは足趾関節と膝に参照点を提供する。

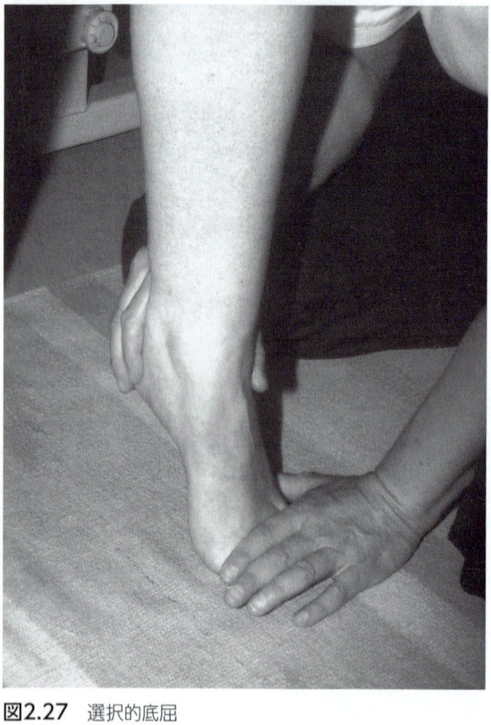

図2.27　選択的底屈

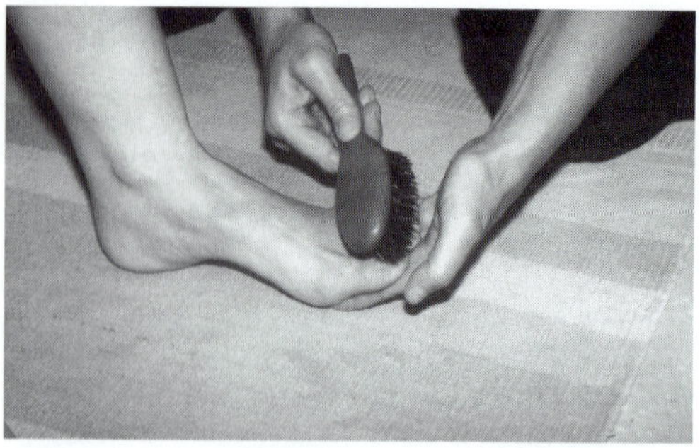

図2.28　ブラシを使った刺激と脱感作

る。そこで私は指、またはブラシで注意深く第5足趾から第1足趾の方へ指先に沿って擦る。これは足趾伸筋または前脛骨筋を刺激する。さらに硬いブラシは刺激を与える、または脱感作のために使われる（図2.28）。場合によって生じる第1足趾の連合反応は前述の刺激の境界を呈す。ここで生じた軽いトーンの増加は、下方への屈曲運動で抑制することができ、私は注意深く触覚刺激を続行する。

高いトーンの日にはこのモーバライゼーションは背臥位にて、「調子のよい」日は立位で相応した歩行相において実行できる。

そして両足部は膝関節の真下に位置する。

立ち上がりの促通

最初に正常運動について述べる。

比較：正常運動

足部の位置は、立位において何が起こるかということに左右される。

a）ただ立ち上がらなければならない時は平行に置かれる。

b）立ち上がった後すぐに左側に行かなければならないときは、ステップ位で左足部は大きく前に出される。

治療において立位で取り組むために立ち上がることが多いので、ここでは平行した足部での立ち上がりについて述べる。

骨盤が後傾したゆったりした座位から、まず選択的に前方へ、完全な中間位に到達することなく動く。

あらかじめセントラルキーポイントは全体幹の前方への運動を始動し、骨盤は前傾運動を続けセントラルキーポイントも軽く前方へ動く。

骨盤の前傾運動によって両大腿骨は前方に押され（大腿四頭筋の両側はすでにトーンを微増させている）、脛骨も一緒に押し、そのため足部関節にわずかな背屈が生じ、床の上の足部にさらに圧力がかかる。

両肩甲帯と上肢はゆったりと下げられているか、物体を把持するなどの基本機能を行う。立ち上がる運動には積極的には参加しない。

頭部も立ち上がりの際には積極的な役割を持たない。場合によっては眼を人物・目標物、または立ち上がりが終了した後に行くべき方向に向けている。

座面から持ち上げる役割は膝が負い、選択的伸展を始める。

骨盤が座面から持ち上げられると、上方への運動の発動を骨盤が前傾することで行う。

膝は伸展する間は骨盤の速度に適応する。

セントラルキーポイントは腹筋上部のトーンの微増とともに垂直・尾側方向へ安定され、骨盤の選択的運動を容易にする参照点を形成する。

肩甲帯と頭部は運動に積極的に参加せず反応的な状態を維持する。

股関節と膝関節の伸展が終了すると、骨盤は多くの人（全員ではない）の場合わずかに前傾し、膝は、立位にて何が生じるのか、またはその人の活動状態全体がどのようなものかに応じて調節される。

例：

a）バスの停留所のベンチから立ち上がり、バスに乗る直前に立位で待つ場合は、活動状態は高く膝はゼロポジションで安定している。

b）他の人に場所を譲るため立ち上がり、さらに長い間立ったまま待たなければならない場合、活動状態は低く、体重は一方の下肢に移動され完全に伸展し、股関節は内転方向に解放され、下肢の上に「のせられる」。もう片方の下肢は前に出される。

立ち上がりの最終期には、セントラルキーポイントの安定は終了し、矢状面にわずかに前方回転する。

ラケルは立ち上がる際、正常運動とは明らかに異なる次の逸脱を呈す。

- 彼女は、立ち上がった後すぐに歩き出す必要はないにもかかわらず、右足部を台にぴったりと近づける。そのため右下肢には左下肢より多くの体重負荷がかかる。
- 彼女のセントラルキーポイントは骨盤運動を前傾に導き、上半身を前方、そしてわずかに右側に動かす。
- 上肢がわずかに振り出され前方に動かされると、右の肩甲帯は少し引き戻される。
- 特に頭部と右肩甲帯、そして上肢が骨盤を座面から引き離す運動を発動させ、膝はただサポートするように作用するだけである。
- 上方への運動をサポートするために頚部の伸筋がトーンを構築する。
- 左肩甲帯はわずかに後退する。
- セントラルキーポイントは矢状面で上方へ運動を行う。
- 骨盤はわずかに後傾する。
- 膝は伸展する。

正常運動との違いは次のようにまとめられる。

- 足部関節において背屈がほとんど生じない。
- 時間調節（タイミング）が変化する。
- 骨盤は選択的な後方への運動を行わない。なぜならセントラルキーポイントの安定が生じず、骨盤とともに動き（前述）、主導するからである。
- 両膝、特に左側の伸展活動の欠如は肩甲帯と頭部の運動によって代償される。

ラケルによるこれらの逸脱から、抑制と促通のアプローチが決められる。

私はラケルの左側に座る。彼女の左手を握手するように把持し、左上肢を回外・外旋、そしてわずかに外転させる。私の右手は腋に置かれ、肩甲上腕関節を伸張・外旋させる回転ポイントの動きをコントロールする。二人ともセントラルキーポイントが支持基底面の中心上に来るまで前傾する。「自分の踵を感じるように！」と言葉で指示する（図2.29）。さらに前傾し、ラケルと一緒に立ち上がる（図2.30）。

個別の問題にその都度対応し促通するために、介助する位置を多様化する必要がある。

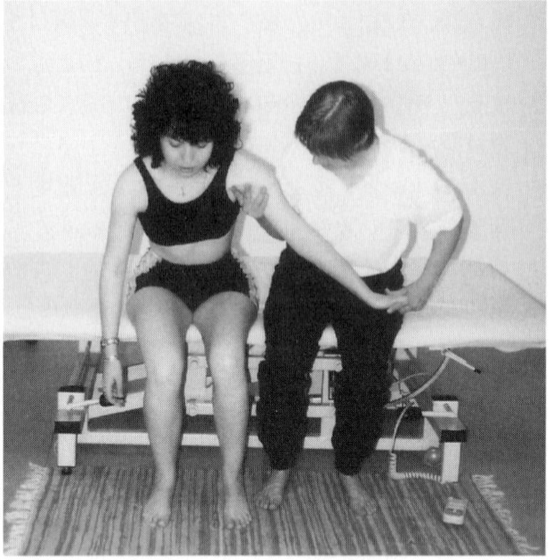

図2.29 立ち上がりの準備

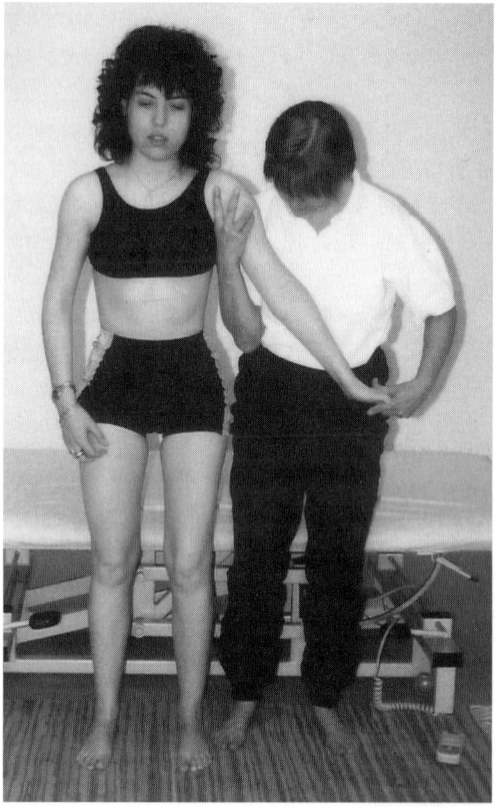

図2.30 セラピストはラケルと一緒に立ちあがる。

例：

a）足部を極度に後ろに押しつけ前傾することが困難な場合は、右手は背中を通ってセントラルキーポイントまたは右骨盤に置かれる。

b）大腿骨が極度に内転方向に引きこまれる場合は、左手は大腿をわずかに遠位へ押す。

c）私は両上肢を下げた患者の前で、適切な高さの簡易椅子に座る。私の両手を左大腿の側方・遠位に置き、膝が足部の上に動きハムストリングスに近位で伸展するよう刺激を与え、そうすることによって骨盤の前方への運動が容易となる。私は股関節の高さの骨盤下部を横から両手で掴み、上方への運動の後半において前傾運動を促通する。

骨盤と股関節に低緊張が存在すれば、立位における体幹の直立を保証するために同じ側の脊柱起立筋が代償する。そのため肩甲骨が後退し、すでに述べた問題が生じる。体幹伸筋の過緊張を抑制し、同時に膝と足部の選択的運動を行うために、利点も欠点もある姿勢セットが開発された。腹臥位と組み合わせた立位である。

立ち上がる準備としての腹臥位立位

このポジションは下記の利点を持つ。

- 上半身が横になっているので重力に対抗する必要がない。
- 体幹（セントラルキーポイント）は屈曲トーンが優勢な姿勢セットにある。
- 膝関節と足部関節は垂直に立ち、骨盤と下肢自体の重さから圧力を受け伸展トーンを刺激する。
- 体幹、肩甲帯、上肢、特に下肢・足部へのアプローチ（観察、触診、促通の可能性）が良い。

ただし、下記のような欠点も持つ。

- 正常な機能的ポジションではない。
- 上半身は腹臥位にあり、患者はほとんど何も見えないので認識状況全般は悪いと言える。セラピストが言うことが聞き取りにくい。また、空間関係、つまり左右・前後の関係が把握しづらい。

私は利点・欠点を吟味し、ラケルの場合、この姿勢セットを立位で治療することへの準備として使用することを決定する。

ラケルは幅が広く、彼女の骨盤の高さ（上前腸骨棘）に調節された治療台の前に立つ。私は彼女の後に立ち、骨盤を後傾させるよう介助する。続いて、私は自分の体で彼女の背中を押し、台に「押しつける」。私は両手で腋を把持し、母指が肩甲上腕関節の関節窩のあたりに当たるようにする。私は肩甲帯を順次回旋させながら前方にそっと動かし（図2.31）、ラケルの全上半身が台の上に覆いかぶさる基本位置に来るまで促通する（図2.32）。ラケルは頭部を快適と感じる方に向ける。

重心のセントラルキーポイントと骨盤のS2の垂線はちょうど両足部の間に下ろされなければならない。もしそうでなければ修正されなければならない。そのためには、上半身がまた起こされ（p.88の腹臥位立位からの起き上がりを参照）新たに寝かされるか、重心から相応した距離に両足部が置かれなければならない。片方の足部を持ち上げるためには、あらかじめ骨盤は重心S2とともにもう片方の足部の上へ動かされなければならない。そうして片方の足部は位置を変えることができる。次に体重は修正された足部の上に移動され、もう片方の足部が正しい位置に置かれる。ラケルの足部は床に平坦に置かれ、膝はハムストリングスの緊張に応じて伸展したり屈曲したりできる。彼女の上肢は内旋位で台の上の体幹横に置かれる。肩甲帯は台を感じるまで腹側の方向へ滑らされる。ラケルが慣れない姿勢に次第に慣れ体幹との支持基底面を受け入れるまで、彼女の肩甲帯を腹側に、または骨盤を側方に動かす。私はラケルに頭部を一度違う方向へ向けるよう頼み、再度対称・非対称性を評価する。非対称性がより少ない側で患者にとっても不快でなければ、頭部はその方向に留まるべきである。

私は姿勢の対称性・非対称性を観察し、両肩甲骨が脊柱から等しい距離に位置しているかどうかチェックする。私は、左側が右側ほど腹側へ動かないことを認める。そこで、私はラケルの右側に立ち、

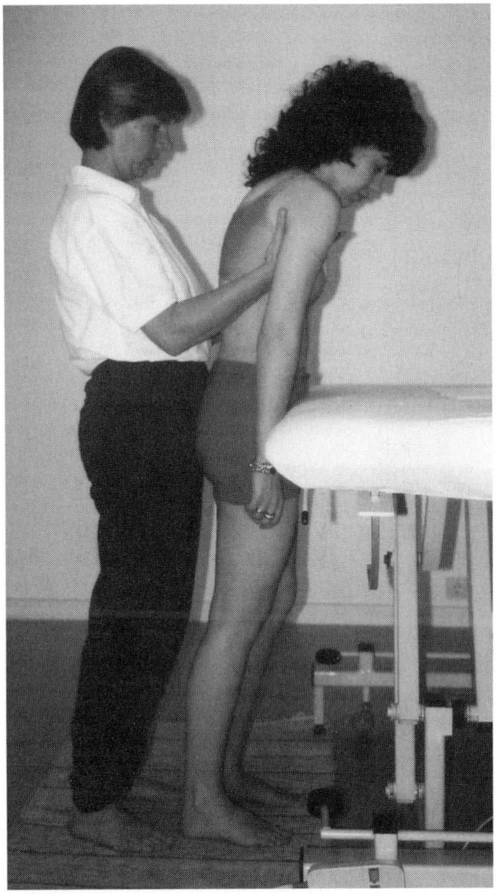

図2.31 腹臥位立位をとる間、セラピストは肩甲帯を前方に動かす。

両手で肩甲骨を側方と腹側へ動かし、しっかりと掴んだ筋組織（肩甲挙筋、菱形筋、僧帽筋）を促通する。完全に支持基底面に接しない上腕の一部分にはタオルが敷かれる（図2.33）。

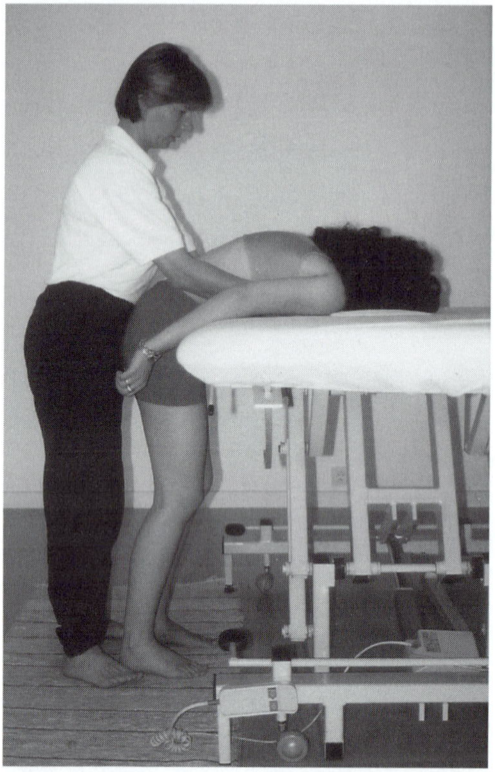

図2.32 腹臥位立位

! 体幹とセントラルキーポイントは腹臥位にあり、それは屈曲トーンが優位となる姿勢セットである。伸筋の過緊張が減少されなければならない場合に望まれる姿勢である。体幹と四肢の間で相反神経支配が欠如すると、体幹はそれらに強い屈曲トーンを引き起こす。そのため肘を伸展させて上肢を置くことや下肢の伸展は不可能となる。この問題は、片麻痺患者においては、頭部外傷や四肢麻痺患者ほど多くは発生しない。

私は側方への体幹運動（側部の短縮と伸張）を促通し、特に広背筋の個々のモーバライゼーションをもって麻痺側の下腹部を伸展させる（図2.34）。

いくらか困難になるのは、骨盤の前傾・後傾である。運動幅がとても小さいということに留意しなければならない。さらに後傾は脊柱起立筋最下部の効果的な伸張を導き、それは後に立位にて、大殿筋による骨盤の後傾を容易にする。

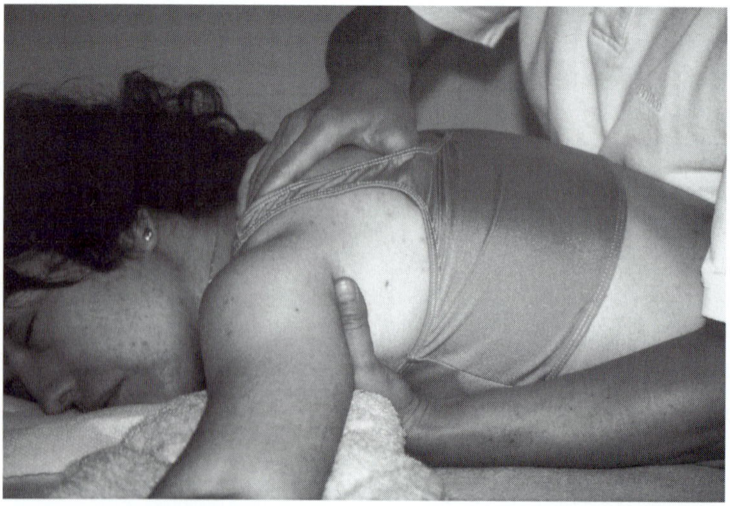

図2.33
腹臥位立位における
肩甲骨周りの筋組織の
モーバライゼーション

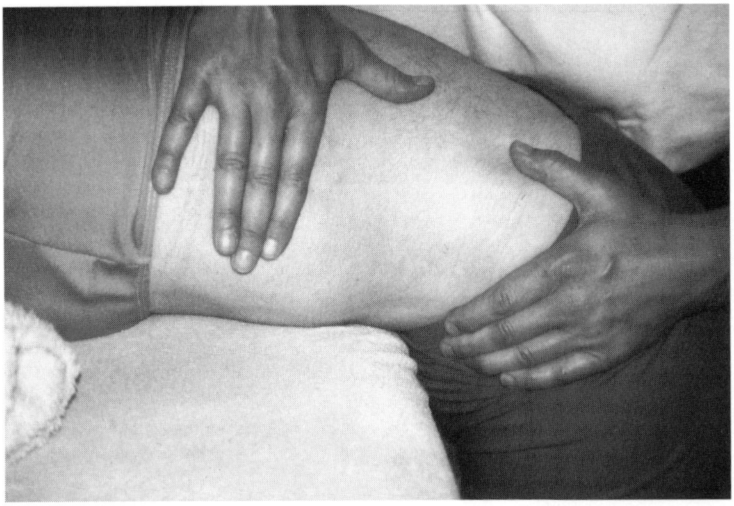

図2.34
腹臥位立位における
体幹外側の促通

腹臥位立位において、さらなる治療目的が達せられるのは下記の事柄である。

- 陽性支持反応の緩和
- 膝・足部の選択的運動への取り組み
- 肩甲帯周辺、上肢、手の姿勢トーンの正常化

私は床に座り、片方の下肢の膝関節をわずかな屈曲へ解放し、もう片方の膝関節の伸展位を軽い圧力を通して安定するよう促通する。私は刺激を変え、膝の選択的伸展において相互的でコントロールされた屈曲と伸展を促通する（図2.35）。

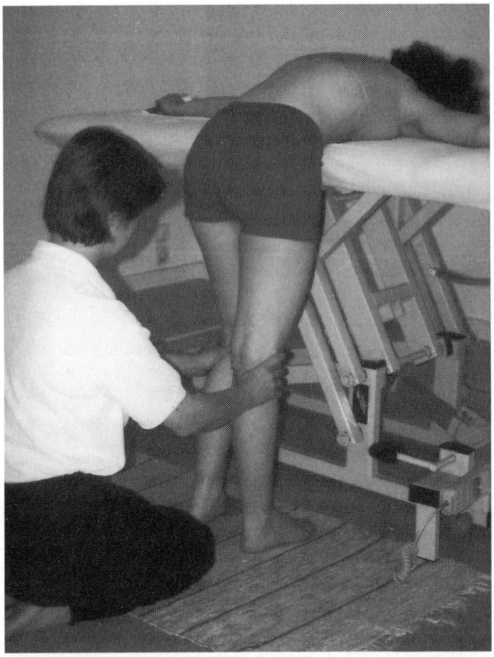

図2.35 腹臥位立位における膝伸展の相互的屈曲と伸張

麻痺側の膝関節の伸展は次の行為によって代償される。

- 足関節の底屈によって脛骨は背側に押され、膝は伸展に導かれる。踵部は軽く床から持ち上がり、足趾は屈曲に突き上げられ床での圧力で白く変色する。脊柱起立筋の片側のみの活動を理由として、骨盤が代償的に高く引き上げられたり引き下げられたりすることが観察される。
- 大内転筋と一緒に大腿骨を背側に導き膝を伸展させるハムストリングスの近位部の働き。

これは、筋組織が緊張するかどうか私が感じ取らなければならないことを意味し、膝蓋骨上部に起伏を発生させる内側広筋の収縮を認識するために大腿四頭筋を観察しなければならない。

代償の可能性を減少させるため、私はラケルの左下肢に対して直角に座り、彼女の左足部をさらに背側に底屈させ、下肢の体重が中足趾節関節上にかかるようにする。私の左手は膝関節の腹側に置かれ、膝蓋骨に注意深く圧力をかけ頭側に動かす。私の右手は虫様筋握りの形で母指を踵側面に当て踵を掴む（図2.36）。ここでは踵を下方に動かし、

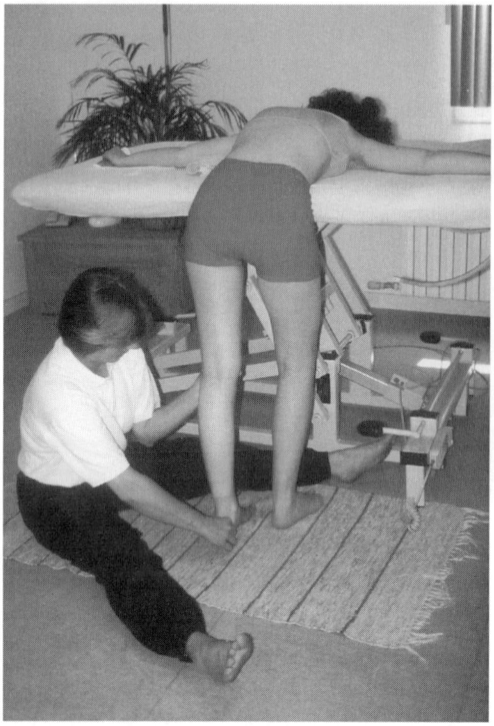

図2.36 踵は床の上に接地しなければならない。セラピストは膝蓋骨に圧力を与える。

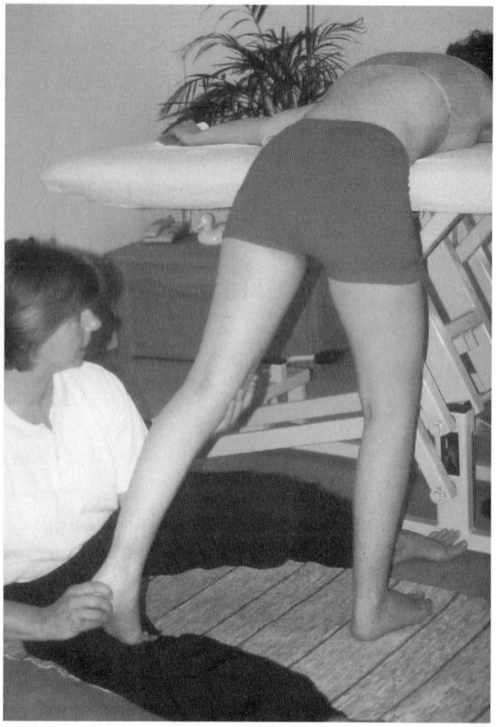

図2.37 膝関節の選択的伸展の促通

下肢を長くさせることが重要である（「足を長くしてください」と言葉を伸ばしながら強調する）。この姿勢セットは比較的大きな支持基底面においてコントロールされた条件下で、陽性支持反応を治療するための適切な刺激を与えるよい機会を提供する。その刺激とは、前足部に触り圧力を与え、長母趾屈筋と足底屈筋を伸ばすことである。

さらなるバリエーションとしては、ラケルの足部を私の左大腿に置き、その大腿を外に回転させながらラケルに再度足を「長く」するように指示することである（図2.37）。この踵をさらに下へ動かすことは難しいが、骨盤を持ち上げる代償をすることなく、膝の選択的伸展と大殿筋の活動を導くことができる。もし足部を動かすのであれば、支持脚は必ず身体の中心にある重心の真下に位置しなければならない（p.85の記述参照）。

腹臥位立位（prone standing）からの起き上がり

この運動過程は容易ではない。患者が背中の伸展のトータルパターンで起き上がり、これまでの準備が台無しになってしまうことのないよう、ゆっくりと非常に注意深く行われなければならない。

私は患者の後ろに立ち両手で骨盤を掴み、平行に立っている足部の少し後ろに来るまで引く。そして私の右手は注意深く肋骨を通ってセントラルキーポイントまで達し、軽く腹側・下部へ動かす。私の左手は左側から腹筋下部に当てられ、骨盤が後傾するよう刺激を与え、ラケルが前傾させようとするのを防ぐ。そしてラケルはゆっくりと直立するよう言葉による指示を与えられ、椎骨をひとつずつ持ち上げるようにして脊柱を起こし、頭部は最後まで垂れたままにしておく（図2.38）。私は骨盤とセントラルキーポイントに触れ、重心を私の体に引き寄せ巻き上げるような運動を介助する。そこでは私は骨盤の前傾運動（後傾運動の

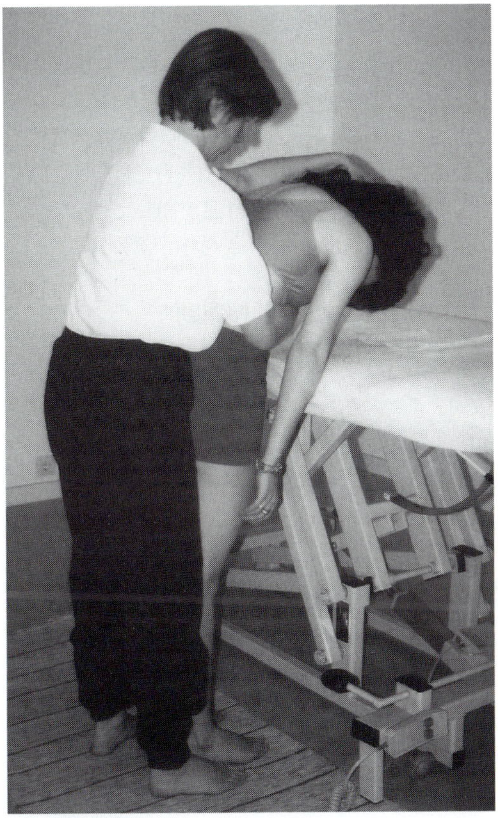

図2.38 腹臥位立位からの起き上がり

減少)、セントラルキーポイントの上方運動、体幹が完全に直立するまで頭部を解放させることをコントロールする。

患者が直立すると、いくらか時間を与え、腹臥位立位からの動きから落ち着きを取り戻させる。また、新しい垂直空間で方向感覚を養うようにさせる。

立脚相の促通

そして立脚相の促通が開始される。次に述べる正常な立位バランスを前提とする。

比較：正常運動

正常な立位バランスには次の基準が設けられる。

両足部は支持基底面と相関関係に立つ。つまり、その触受容器と圧受容器を通して表面の性質を、また固有受容器を通してその水平性または傾斜、硬さを認識する。

足趾、前足部、中足部は可動的で、平衡反応を起こすことができる。

距骨関節は、特に横への動きに対して安定している(膝関節の正常固定に左右される。またそれは股関節の外旋活動に左右される。)

膝関節は腹側・背側に可動である(股関節における大腿骨の外旋運動と脛骨の内旋位での安定化によって固定される)。

骨盤の後傾を維持し、矢状面、前額面(外転位の安定化)、水平面(外旋)の完全な股関節伸展。これは片脚立位においても同様である。

股関節伸展はここでは重要な意味を持つ。股関節伸展は、生物進化の歴史においても近代の興味深い要素である。これを通してヒトは生物上、唯一完全な直立に到達した。ゴリラの骨格と筋組織を観察すると、次の運動過程への股関節伸展の重要性が理解できる(図2.39)。

脊柱の垂直位は、体幹筋組織全体の高水準での正常な相反神経支配と平衡反応を実現する。

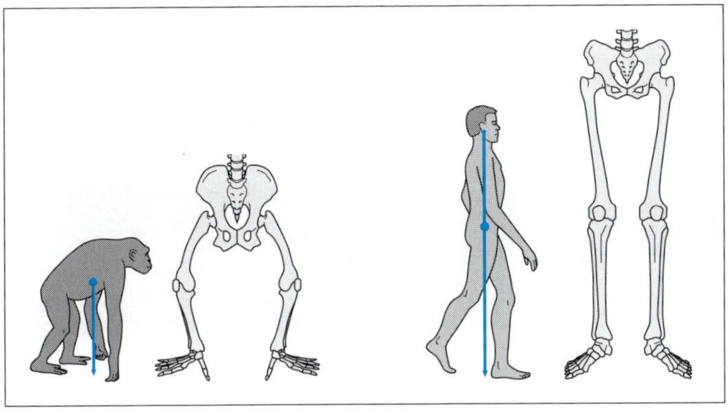

図2.39 比較：ゴリラとヒトの骨格

セントラルキーポイントの位置は、骨盤の中間位においてわずかに下方へ回転し、それを通して肩甲帯は前方へ滑るように動き、肩甲帯と上肢は外旋する。こうして身体正中位において両手が作業しやすくなる。

完全な股関節伸展は尾側にも作用する。足部のアーチを形作る、膝関節の伸筋固定に影響する。

正常な子どもの成長においては、股関節伸展が完全に現れるには3年半から4年かかる。幼児は腹部が少し出て、それが殿部を後方に押す。足部のアーチもまだ現れないので、この年齢の偏平足で不安になることはない。歩行分析図を観察すると、幼児は立脚相初期ではいつも踵から接地せず、足部全体で接地していることが見て取れる。骨盤の後傾によって成立する完全な股関節伸展なしでは、立脚相初期での踵接地への刺激が欠けることになる。

ラケルにおいては後方から中間位までの骨盤運動に制限があることを確認した。それは左股関節の高いトーンを原因としている。骨盤はひとつのユニットを形成している。左側の股関節伸展が完全に成立しないことは、右側での不成立をも意味し、立脚相初期でほとんど左足部の背屈が期待できない。この理由から彼女はバンテージを身につけている。

骨盤の選択的後傾・前傾運動

骨盤の選択的後傾・前傾運動に取り組むために促通する。図2.40と図2.41は壁で安定されたセントラルキーポイントに対しての骨盤の選択的後傾・前傾運動を示している。ラケルは壁から足部の長さ程度離れて立ち、背中を壁にもたせさせる。私は右手で腹筋下部(尾側から頭側へ)の収縮を刺激し、左手で大殿筋下部の収縮を刺激する。両方の収縮は

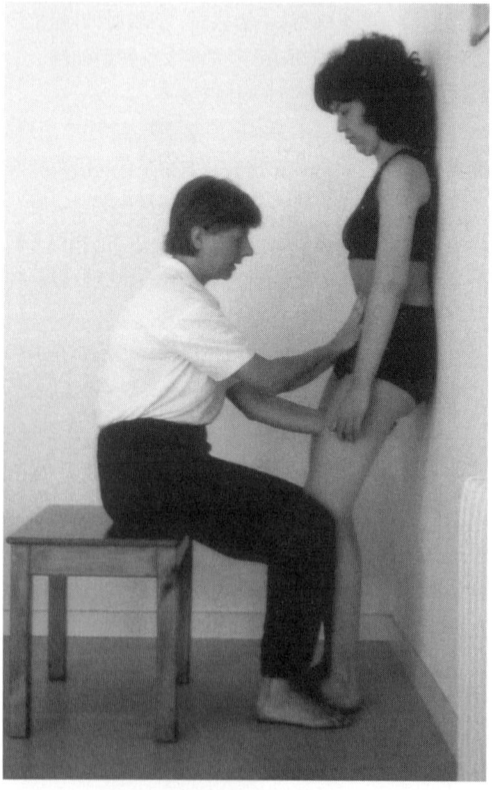

図2.40 骨盤の選択的後傾運動

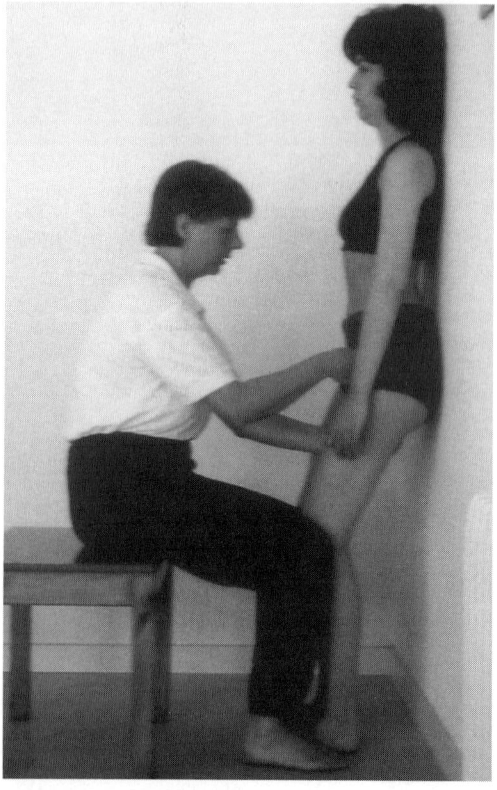

図2.41 骨盤の選択的前傾運動

骨盤の後傾運動につながる。骨盤の前傾運動は、右手で腹部下部を尾側に動かすことによって促通する。左手ではハムストリングスを尾側に安定させ、近位部をわずかに遠心性伸張させる。

もしセントラルキーポイントへの方向付けとしての壁が必要でなければ、この骨盤運動は立位で、高く設置された治療台の前で行うこともできる。

骨盤の選択的側方運動

骨盤の側方への運動、特に左骨盤の尾側への運動（外転、中殿筋の働き）を促通するためにラケルは直接壁に立ち、私は左膝を安定させ骨盤をわずかに後傾させゼロポジションに安定させるよう介助する。そこでラケルは彼女の右下肢をゼロポジションに安定された足部とともにまっすぐ高く引き上げ、その間私は自らの左膝で彼女の右膝に伸展を意識させる。

立ち上がりにおける骨盤の選択的運動

立位において股関節が完全に伸展するために、骨盤運動は立ち上がる際にも必要である。私は肘・前腕から肩関節を回外・外旋させるよう促通し、ラケルは半分くらいの高さに設定された台から立ち上がる（図2.42）。

完全な立位に達したら右足部を台の上に置かれた体重計に乗せ、5kgから10kgの間を示すようにしなければならない。これは体重が左足部に負荷されることを前提とする（図2.43）。置かれた体重計の高さは意図的に選択している。高く置かれているほど、骨盤の後傾運動が早く促通される。私はラケルがバランスを保つよう助けるが、次第に解放するよう

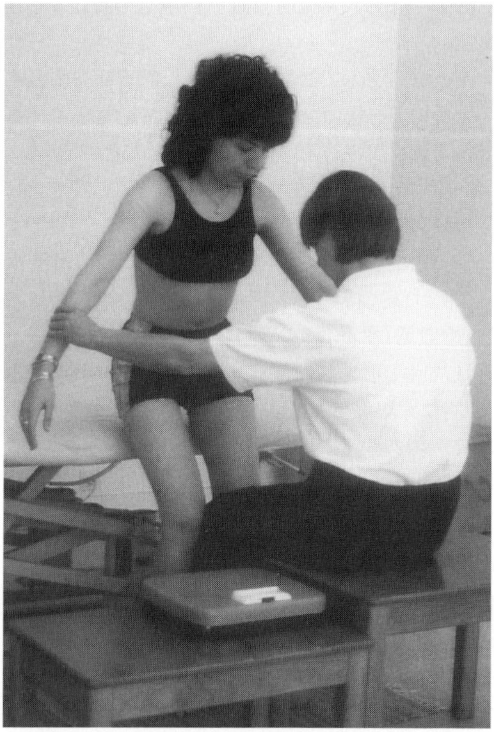

図2.42 立ち上がる間の骨盤の選択的運動

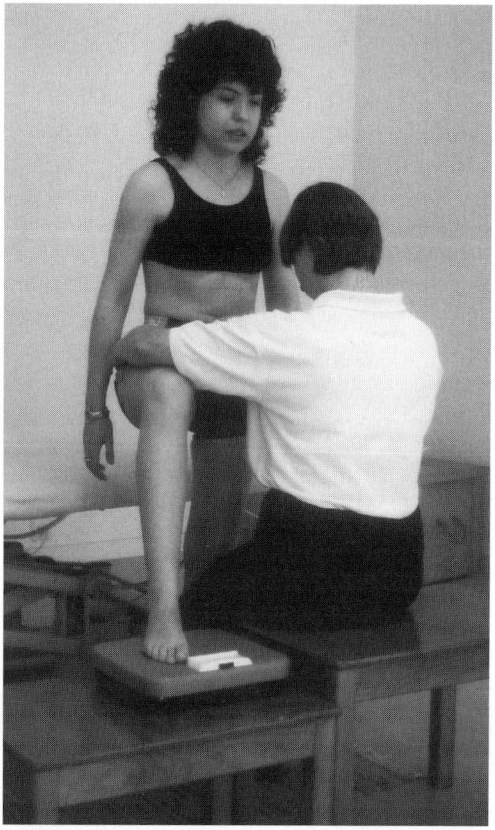

図2.43 体重計は5kgから10kgまでしか示してはならない。これは支持脚への負荷を確実にする。

にし、彼女が一人で保つように試みる。調子の良い日には左足部に平衡反応が生じて成功する。

正常な立位バランスには安定した足関節が必要である。さらに足部は床と柔軟な相互作用の下に立たなければならない。それは全ての方向に動き、足部を大きく超えて位置することもある重心を受け入れるためである。その際、下腿三頭筋の過緊張または陽性支持反応は特に妨げとなる。

個々の歩行段階における促通によって(p.94を参照)腓腹筋組織のトーンを低下させる、または前足部の過敏症を緩和するような活動が起こる。長さを調節しづらい異常な筋組織はまた十分に収縮することもできない。ラケルにおいては立脚相終期が良い形で終わらないので、それがまた右側の股関節伸展を不完全なものにしている。この理由から選択的底屈が、歩行分析図の改善に向けた治療の部分目標となる。選択的にこの要素はすでに座位で実行されている。まずつま先立ちで両側を次のように刺激する。

つま先立ちでの底屈と側方安定化の促通

ここでは陽性支持反応を起こさせる刺激が大いに発生する。高い姿勢トーンをベースとした最小限の支持基底面のため、抑制コントロールへの高い要求がすでに存在し、それが足趾屈筋を遠位に伸ばす。この高い要求のために最初は多くの介助が必要となる。しかし、目標はこの介助を次第に取り除くことにある。

ラケルは高く設置された治療台の前に立つ。介助者が彼女の前に立ち、ラケルは右手を介助者の左肩の上に軽く置く。私はラケルの左足部の横に膝立ちし、左足部の足趾の下に靴下を巻いたものを置く。私はラケルの足関節を両手で掴み、要求された運動において中間位で安定できるようにする。そこでラケルはつま先で立ち、ゆっくりとまた踵部を下げる。その他多くの活動と同様、一回目は多くの介助を得て達成される。そのため反復が必要となるが、ラケルが介助者に傾き過ぎないように注意する。繰り返すことによって、足趾はあまり突き立てなくなり、足関節も次第に活発に安定されるのを私は確認する。

そこで私は自らの位置を変え、ラケルの前の簡易椅子に座る。今度は彼女の足部を私の両足部で安定させ、両手で骨盤と股関節の活動をコントロールする。

ラケルにとっての大きな挑戦は、斜面での歩行で左足部の接地を準備するという目的で取り組むことである。ラケルの住居は急斜面に建っているのでこの取り組みは必要である。ラケルは右足部を彼女の前にある簡易椅子に置く。右手は介助者の肩に軽く置かれる。ほとんどの体重はこれで彼女の左足部にかかり、その指先で立たなくてはならない。その際も足関節の安定のために、私の両手を使った多くの介助が必要となる。何度か繰り返した後、私は再び簡易椅子に座り、ラケルの足部を私の両足部で安定させ、骨盤の保護とコントロールのために両手を自由に使えるようにする。

進化の歴史上、最も若い筋は中殿筋と思われるが、この筋は矢状面において完全な伸展においてのみ働く。骨盤が前傾すると、つまりわずかに股関節屈曲すると、大腿筋膜張筋が横への安定を引き継ぐ。

中殿筋を通して前額面での外転的安定を刺激するために、矢状面での完全な伸展が絶対必要である。これは次の活動によって取り組むことができる。

- 立位でラケルは左足部を簡易椅子の上、または私の足部の上に置かなければならない。骨盤を右側に持ち上げ、今度はいくらか下げ、再度水平より高く持ち上げる(図2.44)。この運動は左中殿筋(主動作筋)と右腰方形筋(共同筋)を通して生じる。私が注意するのは、左中殿筋が本当に大殿筋の強化の下機能しているのかということである。というのも中殿筋が骨盤の後傾と股関節の外旋を確実なものにするからである。骨盤を持ち上げることは、右腰方形筋の代償的な過活動によって引き起こされてはならない。
- 左上肢に連合反応が発生するかどうか観察しなければならない。これは、脊柱起立筋と広背筋における高いトーンとともに上半身の垂直位が維持され、上肢の内旋と屈曲を引き起こすことを意味するからである。

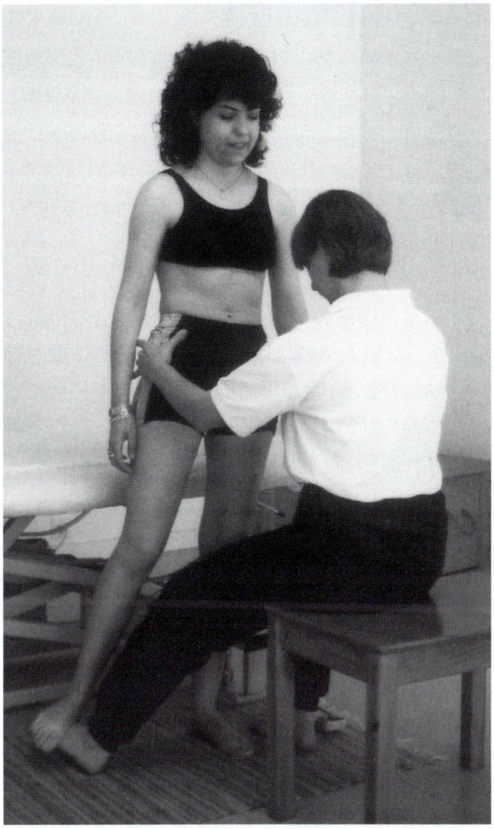

図2.44 ラケルは骨盤を水平より高く持ち上げる。

- もしそうであれば、骨盤を右足部上に移動させ左下肢は解放され、荷重の動きが再度繰り返される。今度はさらにゆっくりと、そして骨盤外側（殿部）にいくらか多めの刺激を与える、または私が体重を負担しながら行う。

比較：正常運動

正常な立位バランスのさらなる基準は次のとおりである。

- 可動的な腰椎。
- 安定した胸椎。
- 胸郭の上に自然に位置し、操作するという主機能を行う準備のできている独立した肩甲帯。体幹や骨盤の可動性や安定性を妨げるように作用してはならない。
- 頚椎の上に自然に位置し、外受容器、特に眼で環境を確認し、操作をコントロールしながら導くという主機能を満たす独立した頭部。頭部もまた、肩甲帯、体幹、骨盤の可動性や安定性を妨げるように作用してはならない。
- 重心、特に骨盤とセントラルキーポイントを支持基底面内で自由に動かす能力。図2.45は重心を支持基底面内で移動させる異なる可能性を示している。

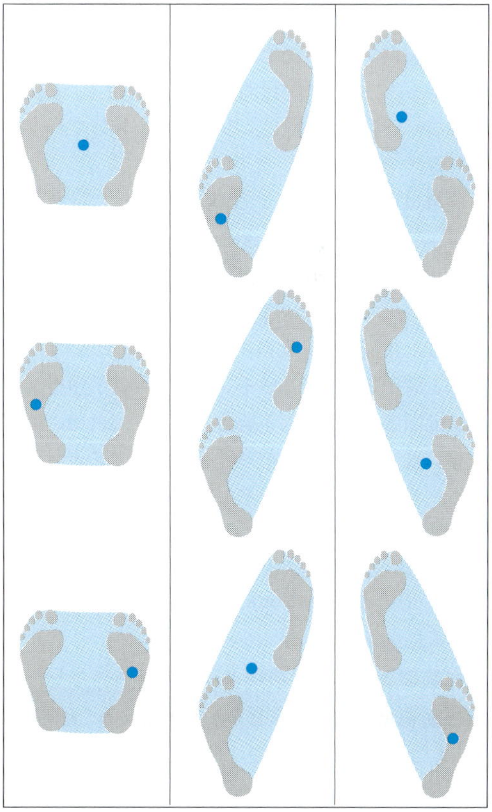

図2.45 重心が支持基底面内でどのように移動され得るかという例。

ラケルの立位バランスにおける障害

ラケルの右足部は代償を行うために正常より高いトーンを有している。その結果、平衡反応を成すわずかなトーン変化がここでも発生しない。彼女の左足部は陽性支持反応を呈し、足趾屈筋のトーンも増加し床に押し付けている。前足部は底屈と回外において高いトーンを有している。距骨関節は内反するか、外反に折り曲げられ（低すぎるトーンの場合）、ともに不安定性を意味する。

右膝関節はしばしば過緊張に保持され、背側への動きが不可能となる。ラケルの以前の写真から、これが彼女にとってなじみの姿勢だったことが分かる。左膝も同様に、ゼロポジションで安定する際に問題を抱えている。足部は下から脛骨を後ろに押しつけ、股関節では屈曲が生じ大腿骨を背側に維持する。そのようにして膝が過伸展でロックされることが容易に生じてしまう。ラケルはしかしながらこれを随意的に修正できる。その際、膝蓋骨と大腿骨が正中線に向いていることに気づく。この理由は股関節にある。ここでは矢状面の伸展が欠けているだけではなく、外旋と外転による安定性も欠けているのである。

腰椎は、脊柱起立筋と広背筋の異常に高いトーンを通して前弯し比較的動きにくくなっている。骨盤は前傾している。胸椎は同様に脊柱起立筋と広背筋の高いトーンによって可動性・安定性ともに制限されている。頚椎は完全に自由というわけではない。僧帽筋と肩甲挙筋の高いトーンが、肩甲骨と頚椎体または後頭部との固すぎる結合を成す。これは、頭部がその独立性と運動の自由を制限されることを意味する。ラケルが左、右、または上を見ると、彼女は肩甲帯の動き（異常に高いトーンを原因とする相反神経支配の欠如）によってバランスを容易に失う（頭部の重さだけが移動するのではなくはなく、肩甲帯と胸椎も移動する）。

運動要素と実際に観察され実行されたラケルの神経筋組織活動を正常なものと比較することによって、また治療の手掛かりがつかめるのである。

個々の歩行段階の促通

個々の運動パターンは連続して実行されなければならない。そこでラケルは自分の右側に高く設置した治療台が来るように立ち、右手を軽く台の上に置くことによって、バランスに問題が生じた際に支えることができるようにする。開始位置はステップ位で、右足部が前に置かれる。

> **!** 右足部は台の角へ相応の距離を保たなければならない。それは側方運動で右側に体重が移動しても、骨盤が場所を確保し、すぐに台にぶつからないようにするためである。そうでなければ患者が上半身全体で右側に傾くことを導きかねない。

遊脚初期：踵離地

膝と中足趾節関節は解放されなければならない。私は膝の選択的伸展と股関節屈筋の解放とともに骨盤を右下肢の上まで動かす。左下肢はもうしばらく後ろに留まらなければならない（図2.46）。そこでラケルは左膝を伸展させながら解放する。この運動の回転ポイントは中足趾節関節で、特に第1足趾の関節である。そこに参照点形成のための刺激が生じるよう、私は左手指をその上に置く。私の右手は踵を把持し、踵離地の間足関節を安定するよう介助する。足部は回外しようとするが、それは防ぐ必要がある（図2.47）。

> **!** このポジションにおいては、ステップ位の大きさが適切かどうかコントロールする。大腿は垂直に真下へ向く必要がある。ラケルは緩んで下に垂れた下肢の感覚を得なければならない。

次に逆戻りに動かされ、右の前足部、そして最終的に足部全体が持ち上げられ後ろに置かれるまで、体重は再び左下肢の上に後ろへ移動されなければならない。私はラケルの左踵部をわずかな動きで床の方へ動かす。言葉で「踵を下に動かして」と指示することも有効である。踵を下げること（下腿三頭

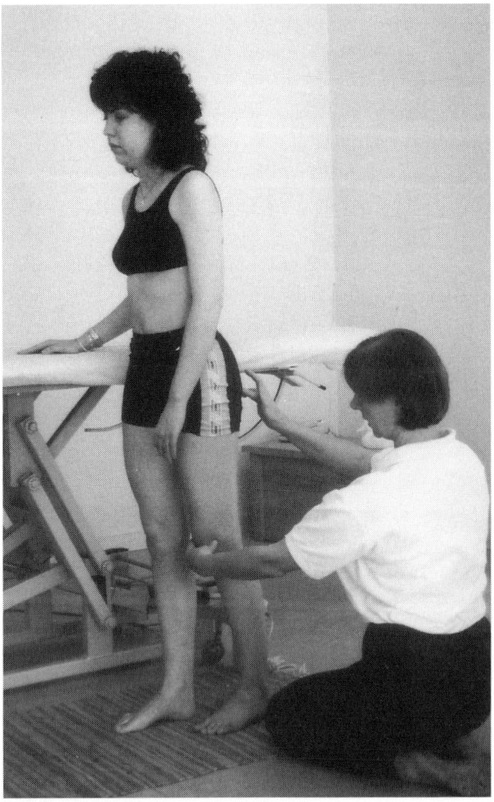

図2.46 骨盤は右下肢上に動かされる。
左下肢は後ろに留まる。

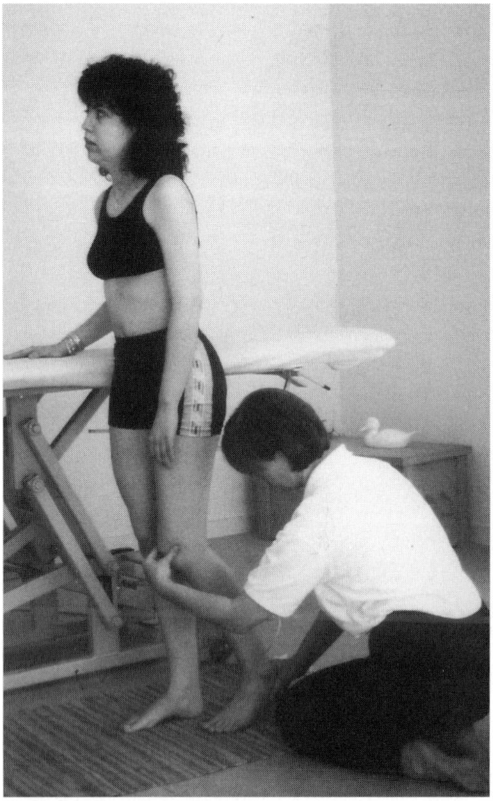

図2.47 ラケルは膝を緩める。

筋を遠心性に緩めること)は、大腿四頭筋の選択的活動への刺激となる。ここでも回外・内反にひきずられないように注意しなければならない。

大腿四頭筋の収縮は膝蓋骨の運動でよく観察し感じることができる。ここで大腿直筋は近位で解放し、遠位でトーンを構築するという相反神経支配を示さなければならない。膝関節の伸展は股関節の選択的伸展を発動させる。股関節伸展が本当に選択的に行われているのか、それとも骨盤全体が引っ張られているのかを見極めなければならない。

私の右手は彼女の左骨盤に中殿筋を緊張させるよう刺激を与え、骨盤が体重を引き受けても水平に保たれるようにする。

この段階は、トーンが正常だと感じ、手による介助が少なくて済むようになるまで何度か繰り返される。

遊脚中期

準備された運動要素を神経筋組織活動とともに、立脚相における伸展の構築という運動パターンと遊脚相の導入部となる伸展の解消を組み合わせることを目的とする。

遊脚中期において、左下肢を前方に出すことは台に沿っているこのポジションでは十分に取り組むことは難しい。ゆっくり歩くことと歩行の違いは、速度と、支持基底面としての足部と重心としてのセントラルキーポイントまたは骨盤の間の運動の時間調節にある。歩行を可能な限り準備するためには、左下肢を屈曲活動とともに前方に持ち上げなければならないという感覚を避けることにある。この考えは、ラケルに即座に全ての屈曲パターン、そして骨盤を側方に引き上げることを生じさせる。これは、私が左手で前足部と足趾の下、右手で踵を掴まなければなら

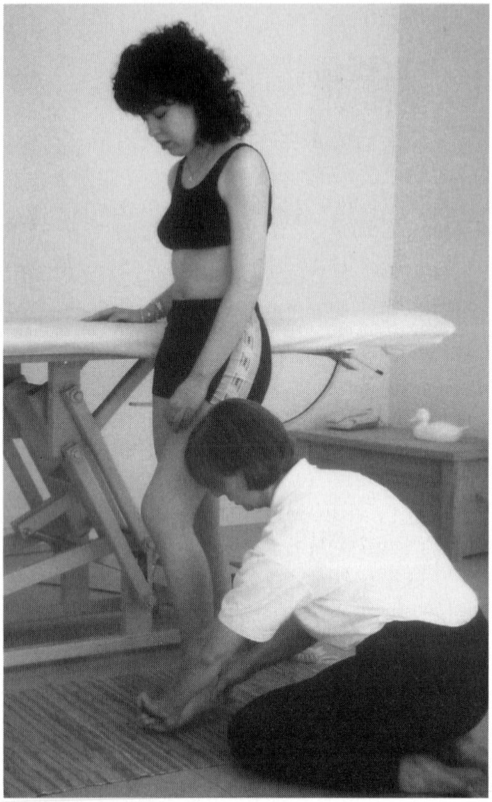

図2.48　遊脚足部は半円を描くように床に沿って前方へ動く。

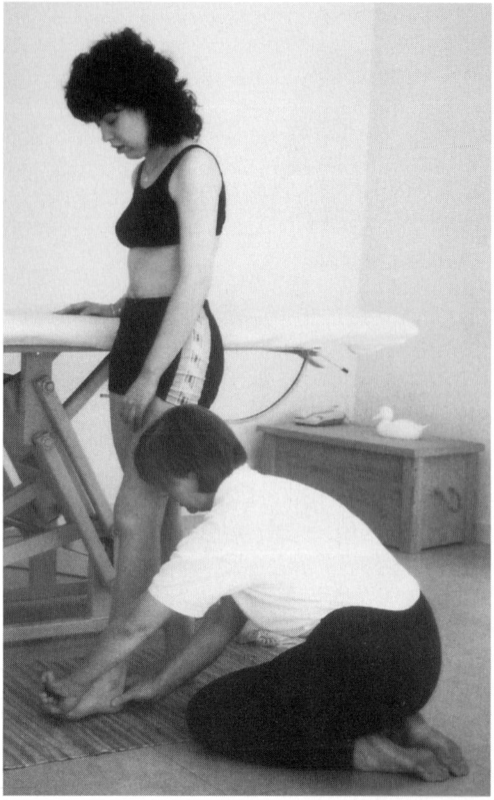

図2.49　踵部の動きは大腿四頭筋の選択的活動を刺激する。

ないことを意味する。私は、彼女の足部全体を半円運動のように床に沿ってもう一方の足部を通り過ぎて前方へ動かさなければならない（図2.48）。

遊脚終期・立脚初期：踵接地

私は把持と運動方向を維持したまま、下腿が垂直に立った瞬間に患者に踵を前方に置くよう指示する。これは大腿四頭筋の選択的求心性収縮を必要とし、ラケルにおいても観察し感じることができる。背屈の活動はそれに反してまだ現れない（図2.49）。それでも抵抗が存在しないことから、以前の治療に対して前進していることを感じる。最初は底屈に激しく突き立てるが、私が背屈に動かすことに対してあまり抵抗しなくなる。

立脚中期

ラケルは、体重を前方に位置している左足部上に移動させる。膝はハムストリングスとの良好な相反神経支配を要求する伸展で維持されなければならない。矢状面・水平線上の完全な股関節伸展に達するために、骨盤はわずかに後傾する。さらに骨盤を水平に保つために、中殿筋はトーンを増加させる必要がある。私は大腿四頭筋と大殿筋の活動を刺激する。ラケルの右手はバランスをサポートするために軽く台の上に置かれる（図2.50）。

そこで右下肢が踵と足趾の離地段階に入ると、左股関節の伸展は保たれ、遊脚中期に移行し右足部が踵とともに前方に置かれる。

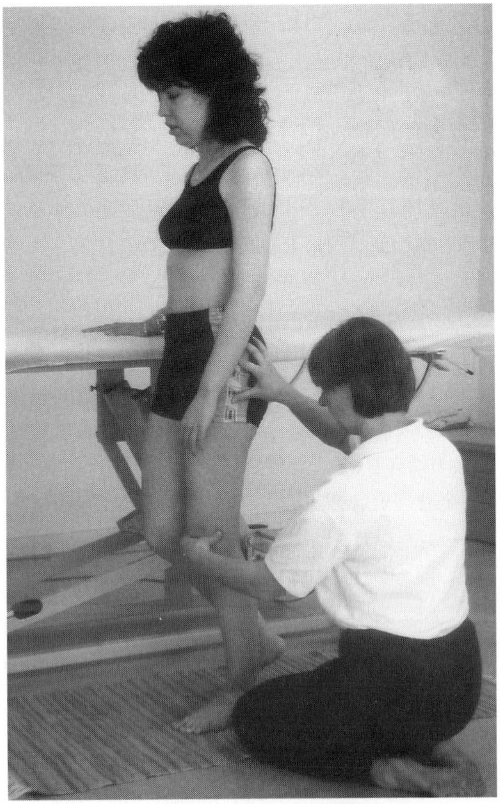

図2.50 立脚中期において大殿筋と大腿四頭筋が刺激される。

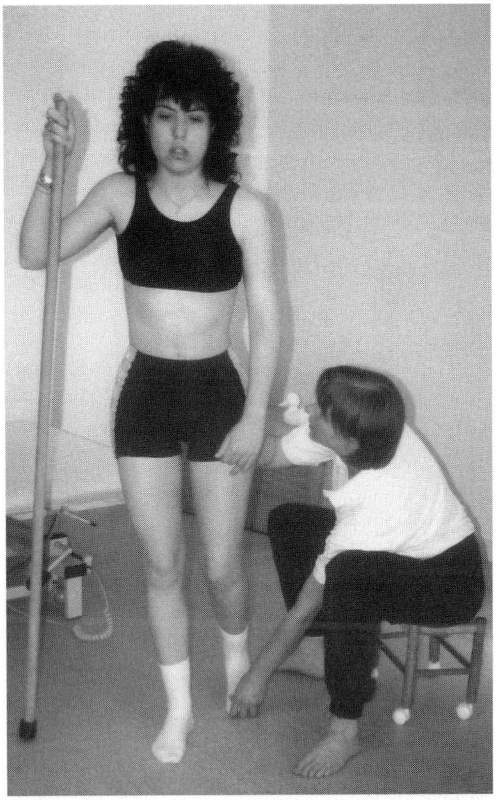

図2.51 木のストックはバランスを維持するためだけに使われ、ラケルはそれに寄りかからない。

ステップ段階からゆっくり歩くことへの移行

空間におけるゆっくりとした継続的な全身運動に移行されなくてはならない。ラケルはこれまでゆっくりとしか歩くことしかできないので、異なるバリエーションのバランス問題が存在している。介助者がラケルの右手のために手指を差し出すか、またはラケルは先が滑らないようゴムストッパーが付いた長い木のストックを使う。

ラケルは介助者、ストックに寄りかかってはいけないことを知っている。両者とも、上半身の小さな揺れを受け止め、連合反応を回避するためだけに使われるのである。左足部がポリ塩化ビニール(PVC)製の床で滑りやすくするために靴下をはく。ラケルを継続的に誘導することができるよう、私は小さく低いローラーの付いた簡易椅子に座る。こうして私の両手は容易に足部や足趾に届き、また骨盤にも届く。私の後方への、または側方への動きも協調的に行うことができる。

立脚相が実行され、右下肢は前に位置し左下肢は緩められる。重要なのは時間が与えられることである(図2.51)。

私は足趾の下を持ち、前方への振り出し運動を導く。足部が右足部の高さに来たら、大腿四頭筋の選択的活動を刺激するために、ラケルに「踵を前に!」と指示する。その収縮は足部をさらに持ち上げ踵を接地させようと刺激する。続いて体重が左下肢上に移動し、右下肢は解放され前に出される。ここがバランスと連合反応の発生にとって危険な瞬間である。ラケルの場合はその種の問題は発生しなかった。

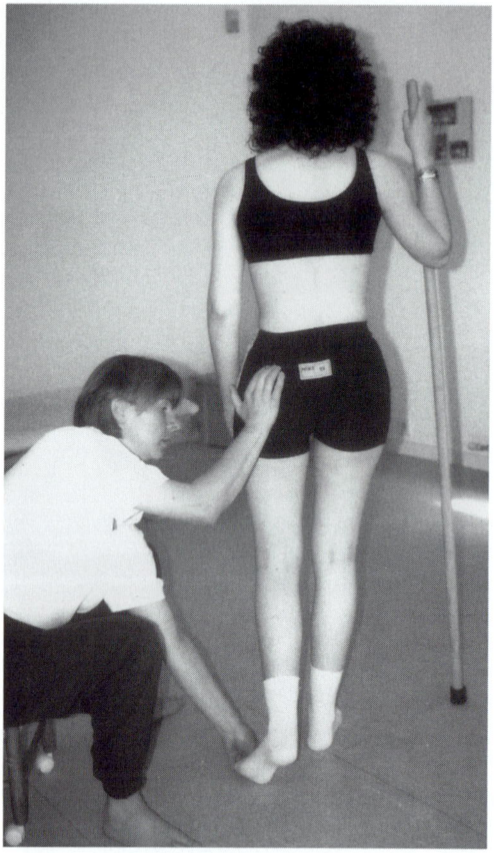

図2.52　大殿筋上部に尾側に向かって刺激を与えることは、遊脚相において骨盤が持ち上げられ前傾することを防ぐ。

図2.52は私の右手による小さな、しかし重要な介助を示している。大殿筋上部に解放するよう刺激を与え、骨盤が遊脚相において持ち上げられないようにする。

体重を右側に移動すること、左膝を伸展させながら緩めること、そして私が下腿を前方に誘導する間それを解放させるという、ラケルのこの運動における共同作業は良好である。

! 足部は持ち上げるのではなく、床の上に沿って引きずらなければならない。もう片方のくるぶしに沿って前方に運ばれる。

膝伸展においては、ラケルの共同作業は全く存在しない状態と、とても良いという状態の間で一定しない。

背屈においては、ほとんど抵抗は存在しないか、または全く存在しないと言える（以前の治療で多発した前足部の発生ゾーンを触り、足趾屈筋の伸展によって陽性支持反応を抑制すること）。

歩行の促通

速度とそれを起因するトーンの増加によって、明らかに困難になる歩行を促通するために、ラケルは靴下と靴、そしてバンテージを身につける。私は彼女の後ろに立ち、または後をついて歩き、骨盤を把持し、全身の重心を左足部の上に移動させさらに前方に移動させる。そのため右下肢の保護ステップが生じ、前方に出されるが、それは私が体重を移動さ

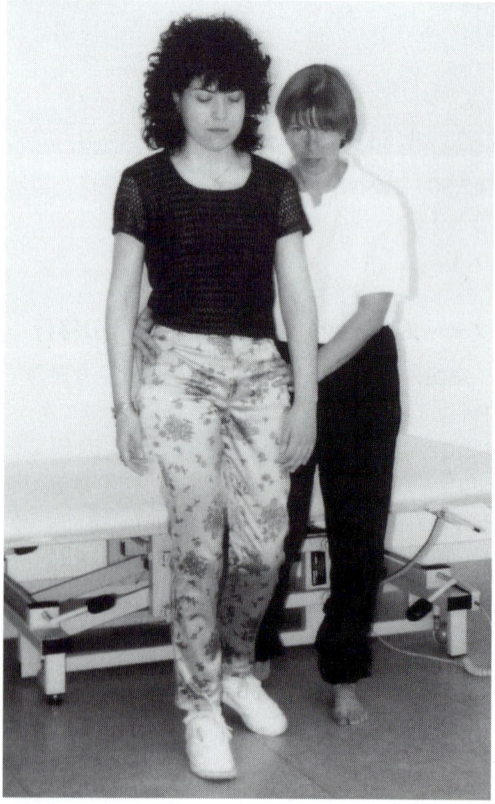

図2.53　右での保護ステップが引き出される

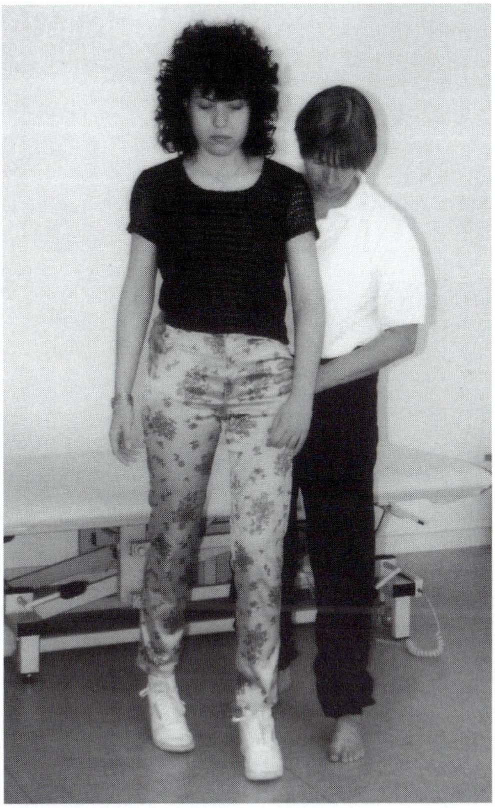

図2.54 上肢の連合反応の出現なしに左での保護ステップが引き出される。

せた場所である(図2.53)。そこで私は骨盤を右足部上に押し、それを通して左下肢で保護ステップが形成される(図2.54)。選択的運動によってさらに下肢を前に移動される。上肢による連合反応が発生しないことも重要である。私は新たに骨盤を左足部の上、そしてさらに前方へ動かし、再び右下肢の保護ステップを生じさせる。

注釈：ラケルの治療においても、もちろん上肢の選択的活動が様々な姿勢セットで行われている。この点における基本的事項はマリタ、アデラ、アントニオの症例で述べていることに相応している。ただし、同様の活動といっても、それは類似しているということで、感覚、トーン、刺激の取り組みと患者の関心が非常に異なることから全く同じというわけではない。そのため内容は患者に応じて決めなければならず、必要性と能力に適応されなければならない。

ラケルが一人で歩行する際には一般的な歩行の基準が観察される。

- 速度：年齢と性別に相応しているか?
- リズム：1,2,3,4というマーチのリズムが存在しているか?
- 歩幅の分布：図2.3 a参照
- 歩隔：踵の中心からもう一方の中心まで正常な範囲である3㎝から4㎝離れているか?これはバランスを評価するため、また補装具が歩行に有効に作用するかどうかを判断する重要なパラメータである。
- 上肢は身体の横にゆるく下がり、歩行速度に応じて一緒に揺れるか?上肢は基本的な機能である、何かを持ったり、ポケットに手を入れたり、誰かに手を振ったりできるか?
- 眼と頭部は独立して動くことができるか?例えば行く方向を見るのか、それとも床に「はりついて」そこばかり注視しているか?

客観的に歩行を観察するために、機能的な歩行指数(Gait Index)を用いることもできる。

2.2 症例：アデラとM

アデラの主問題：低緊張、手症候群（浮腫んだ手）
Mの主問題：低緊張、低緊張を原因とする過剰な代償

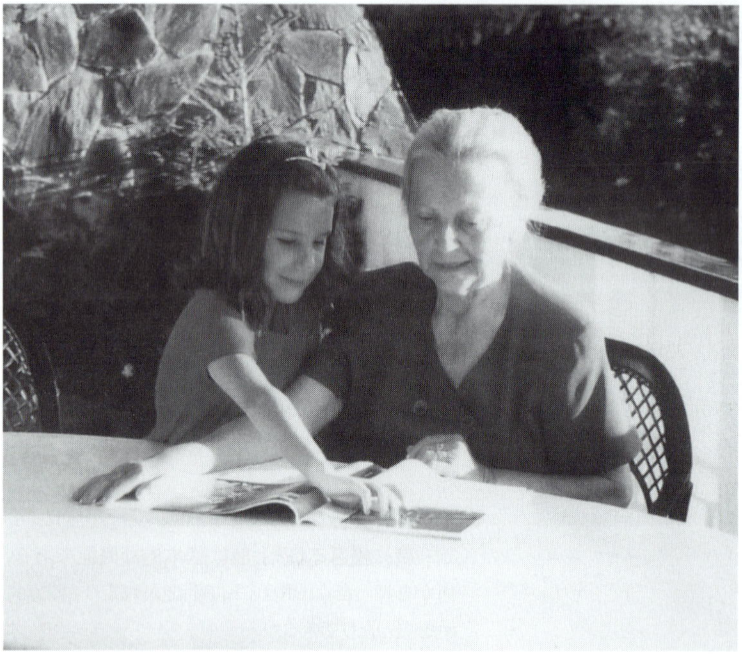

図2.55 アデラと彼女の孫

アデラは69歳の女性である。彼女は1997年12月に心臓弁膜症を原因とする中大脳動脈の虚血発作に罹った。急性期病院での2週間にわたる治療の後、娘の家に戻り毎日外来で理学療法を受けた。4週間前から彼女は私の診療所へ来るようになった。

Mは16歳の青年である。4か月前、彼が白血病を患っていることが分かり相応した化学療法が導入された。2回目の投与の後、1週間帰宅するはずだったのだが、病院を去る時に右脳半球に脳内出血が生じた。その後彼は5日間昏睡状態となり、重度の低緊張の片麻痺を呈して目覚めた。私の診療所に初めて来た時は発症から4週間経っていた。

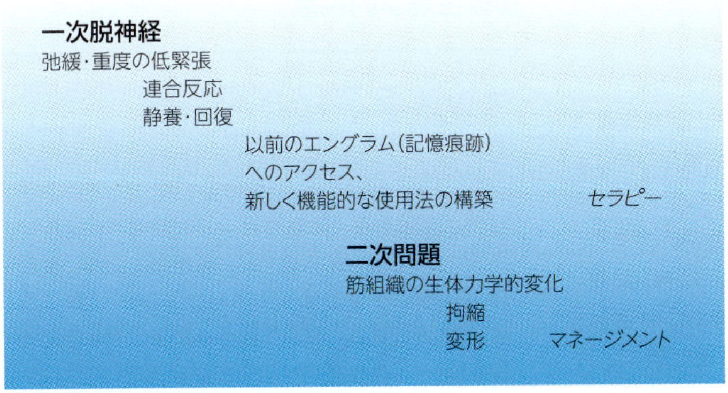

図2.56　推移図式
（Lynchによるもの〈1998年〉を修正）

●アデラとMの評価と予後

アデラとMのトーンと感覚図式

二人の治療は密接に関連したものとして紹介する。なぜなら治療当初は診断が非常に似通っていたからである。アデラもMも毎日1時間から1時間半治療を受けた。それに加え、アデラは毎週1、2回の言語療法を1時間受け、Mは毎日1時間作業療法を受けた。しかし症状経過は非常に異なった。異なる展開の理由は私の評価によれば、異なる診断の他に、性格や年齢の違い、またそれらから生じるリハビリテーションのプロセス全般における共同作業へのエネルギーが挙げられる。

1998年のメアリー・リンチによる図式に私が修正を加えたもの（図2.56）は、中枢神経系損傷による作用の推移の可能性を示している。

治療の目的は、可塑的再編成を導き、トータルパターンの発現を防ぎ、選択的運動を可能にすることである。そこでは治療は重力と拮抗し、アデラとMの努力を必要とする日常活動、例えば身体衛生、着衣・着脱、移動、食事などに影響する。それらは抑制コントロールの欠如におけるトーン増加への刺激を継続的に成す。Mにとってそのうちいくつかは非常な努力を必要とするもので、そのため強度の連合反応の発生と結び付いている。Mはエレベーターのない建物の4階に住んでいる。治療に来るためには、階段を降りまた登らなければならない。そのため発生したトーンの増加は、場合によっては軽度から中等度の、さらには重度の過緊張（痙性）に発展することもあり、それが拘縮と変形の発現につながる。その域に達すると、治療はマネージメントの段階に入る。

低緊張を克服するためには、トーンの構築という治療的影響が与えられなければならないことを意味する。同時に、トータルパターンの形成を避けるために、十分な抑制が促通されることを早期にしっかりと注意しなければならない。

予後を判断する基準：アデラ

（⊕＝有利に評価、⊖＝不利に評価）

基礎疾患からアデラの方がよい前提条件を有しているように見える。

- ⊕ 塞栓症は完治している。
- ⊕ 彼女は落ち着いて円熟している。これは連合反応をすぐに多く示さないということに役立つ。
- ⊕ 家族との環境がとても良好である。彼女には6人の娘がおり、そのうちの一人と一緒に暮らしている。またその他の娘も交替でサポートする。全員日常活動での介助を学び実践している。
- ⊖ 手症候群と肩のわずかな疼痛。アデラはそのためしっかりと睡眠できず治療にも影響し、立位と歩行でのバランスに取り組むことを断念させる。
- ⊖ 年齢、落ち着いた性格、そしてわずかな鬱状態は可塑的再編成にブレーキをかける影響を与えているように見える。これはトーンの構築における非常にゆっくりとした、そして小さな前進から推察される。

予後を判断する基準：M

(⊕＝有利に評価、⊖＝不利に評価)

Mはアデラとは違う前提条件を有している。

⊕ 脳内出血は迅速に手術されたので、脳組織はほんのわずかな間のみ圧力を経験し、損傷はそこまで大きくないはずである。

⊕ まだ16歳で思春期にあり、可塑性が盛んである。

⊕ 家族との環境がとても良好である。母親、父親、妹は彼をとても愛しており、彼を助け、サポートし、元気づける。家族は移乗、入浴、着衣、食事、遊びの際の介助を積極的に学ぶ。

⊖ 化学療法は細胞の成長を防ぐことを目的とし、新たな樹状突起とシナプスの発芽に不利に作用する。

⊖ 病院で彼は理学療法を受けたがそれは代償に重点を置いたものであった。アームスリング、ロフストランドクラッチ、Bitutorと呼ばれる補装具(高さのある整形靴に足部を持ち上げる板がついたもの。下腿の正中位、または外側がふたつの金属支柱で膝の下まで固定され、輪で留める。重さは約2kg)。そして右側を強化するため、5kgはある砂の袋を右下肢遠位に固定され、それを背臥位から伸展させたまま持ち上げなければならなかった。また膝をロックするプラスチックの板をつけられ、一人で柵の中で歩行を練習しなければならなかった。この過大な要求はすぐに上肢に連合反応(肩における内転・内旋、肘の屈曲・回内、手指の屈曲)を引き起こした。両親と話し合った結果、この種の「リハビリテーション」を辞めることになった。

⊕・⊖ この病院での作業療法はどちらかというと感覚運動セラピーというものである。彼の創造性を促進し、自由時間に取り組める可能性を示し、そのため利点と評価できる。不利な点は、これが作業療法では当然と言える中枢神経系の可塑的再編成に特別な影響を与えることのない、浪費と疲労を意味することである。

神経生理学的視点

中等度の低緊張の段階では、連合反応は中枢神経系の再編成能力のポジティブなサインと捉えることができる。アデラは立位において内転筋、ハムストリングス、下腿三頭筋のトーンの増加を通して、下肢の機械的な伸展を導く可能性がある屈曲のトータルパターンを感じる。Mの場合は、肩甲帯と上肢に後退と、肩甲帯の引き上げ、そして肘の屈曲という形で感じることができる。個別の敏感な刺激に対する運動反応はトータルパターンで、これは修正されなければならない。連合反応が全く現れないというのはどちらかというと好ましくないサインである。

! とはいっても、このことから、連合反応を誘発し受け入れるという結論を導き出してはならない。修正とは、トーンの増加を抑制し、選択性とコントロールに導くことを意味するのである。

● アデラにおける目標設定と戦略

目標：

- 参加レベル：住居内外での短距離の歩行能力を獲得し、日常活動を完全に自立して行うこと。
- 身体構造と心身機能レベル：麻痺側の右半身の姿勢トーンの構築、手の浮腫を緩和、手と手指のモーバライゼーション、肩甲上腕関節の不完全脱臼の緩和、上肢運動の改善

戦略：アデラには集中力があり、彼女の失語症は理学療法における理解に影響を及ぼさない。そのため選択的・随意的に取り組むこともでき、活動レベルで自動的反応も呼び起こすことが可能である。

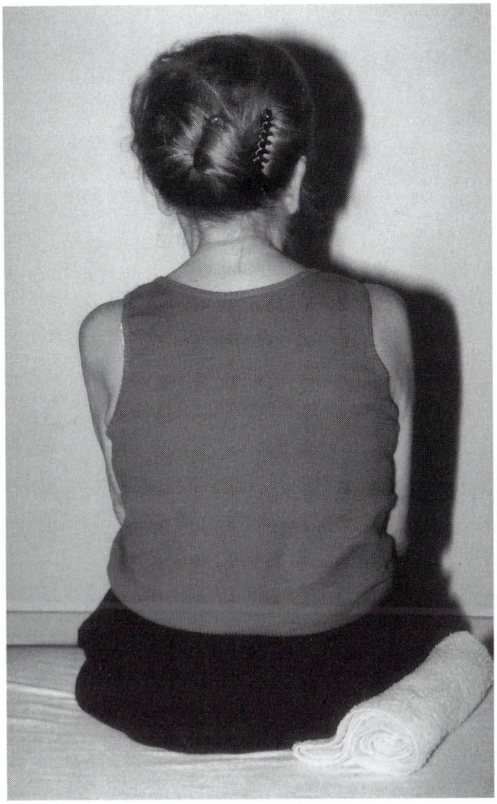

図2.57 彼女の右骨盤の下に置いた丸めたタオルがアデラに側方への安定性を与える。

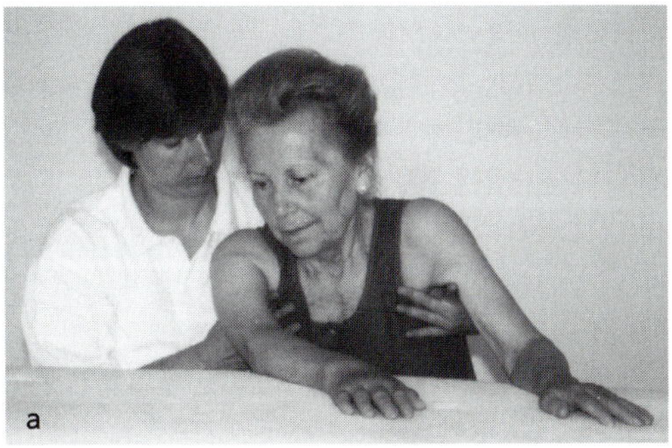

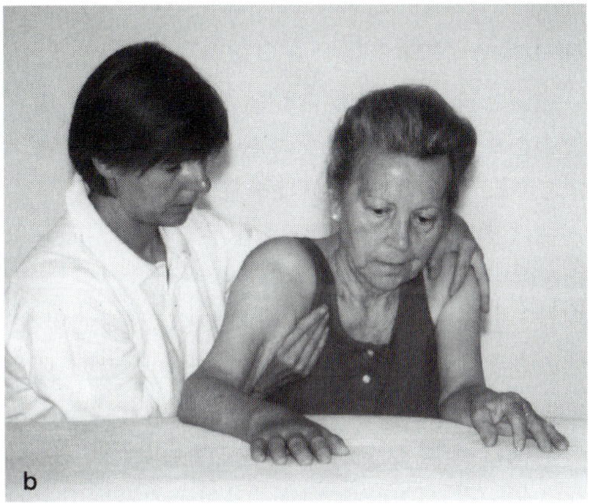

図2.59 ab **a** アデラは肩甲帯の中へ回転し、**b** 再び外に回転する。

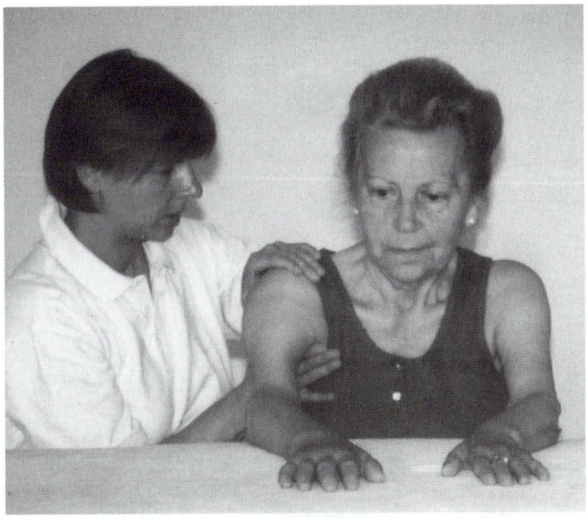

図2.58 肩甲骨と上腕骨を引き延ばし、外旋するよう促通する。

●治療

治療台での座位における体幹モーバライゼーション

右側へ「落ちる」ことを生じさせる右大殿筋の低緊張を調節するために、私はタオルを畳んで丸め、それを右坐骨結節の下に置く（図2.57）。これは側方への安定性を与える役割を持つ。

足部は床の上に置かれる。目的は腹筋組織と背筋組織の対称的な活動である。そのために最初は低緊張の麻痺側を直接刺激しなければならない。「6」から「1/2M」（p.67）への運動では、私の右手は最初右側腹筋に当てられ、手指で尾側から頭側へ撫で、母指で頭側から尾側へ撫でる。「M」から「6」への運動ではアデラは上半身をコントロールしブレーキをかけながら戻さなければならない。

日を追ってトーンが構築され、一定の対称性が形成された後は、治療のはじめに行う体幹の立ち直り反応の促通を短縮することができる。しかし、選択的トーンを構築するために右側の刺激はさらに正確になされなければならない。ポジション「6」からの運動は、「1/2M」へ行く前に、まず「5」と「4」へ行き「6」に戻ってから行う。

この活動は座位の安定性へ導く。今度はわずかに痛みを感じる右肩のモーバライゼーションを開始する。

肩のモーバライゼーション

患者と私の前に治療台が置かれ、その上に患者の手を乗せる。私は彼女の右上肢を注意深く台の上で内転・内旋に導き、疼痛を避けるようにする。

私はアデラの右隣に座り、右手で腋を把持し（母指を肩甲上腕関節の関節窩に合わせる）、そこで肩甲骨と上腕骨を引き延ばし外旋するよう促通する。私の左手は肩峰に置かれ、尾側に向かって少し圧力をかける（図2.58）。アデラはそこで右側へ「肩甲帯の中へ」回転するようにして、次に左側に回転しなければならない（図2.59 a,b）。私はその際肩甲上腕関節をさらに引き延ばし、外旋・外転に動かす。運動の境界線は関節痛と明らかに認識される疼痛の発生である（p.52の「疼痛への対処」参照）。

頭部を全方向へ動かし、私の左手で関節を保護しながら、セントラルキーポイントを背側、尾側、側方に動かすことは両肩甲帯の可動性を拡大する。

疼痛のある浮腫の手の治療

浮腫と疼痛を伴う右手は集中的に治療されなければならない。なぜなら上肢全体のトーンに悪影響を与え、またアデラがそこに注意を向けてしまうからである。アデラはどの活動の前にも手が痛まないかと質問し、彼女の集中力はいつも一部のみ他の感覚運動活動に割かれる。

手症候群の病態生理学

下記の基準で見分ける。

- リンパの水腫により手が浮腫むケース。これに関した二次疾患を持たない片麻痺患者においてはどちらかというと珍しい。
- 特に暖かい天気で、立位や歩行時に手がぶら下がっている時に低緊張患者に手の浮腫がよく現れるケース。手はその受動的な可動性で制限されているが、典型的な手症候群の特徴は示さない。
- 片麻痺の総合的症状のひとつとして知られる典型的な手症候群または肩手症候群が存在するケース。これは下記の症状で認識可能である。
  - ＊ 腫脹（Tumor）：橈骨・尺骨と近位手根列の間の関節上の腫脹、または手背全体、手掌、手指の腫脹。
  - ＊ 発赤（Rubor）：特に手背における青黒い変色。
  - ＊ 熱感（Calor）：手背、または手全体の軽度から重度の発熱。
  - ＊ 疼痛（Dolor）：手指屈曲、手指を広げる（外転）、母指・小指対立筋、手関節の背屈と橈側外転、前腕の回外、肘の屈曲における痛みを伴う可動制限。
- 不完全脱臼も起こりやすい。舟状骨、月状骨、三角骨は腹側にずれ、正常なアライメントを前もって形成することなく背屈を行うと極度の疼痛が生じる。
- 手症候群は肩の疼痛を伴って生じることが多い。いわゆる肩手症候群である（Davies 1985年:p.206以下）。

手症候群における治療の重点

- 第1ケースではリンパドレナージと上肢を高く持ち上げる必要がある。
- 第2ケースでは、特に垂直で取り組む際の姿勢に注意することに重点を置く。リンパドレナージの必要性は示されないが、もちろん追加治療として使うことができる。
- 第3ケースでは、姿勢に注意するともに、近位への、また遠位への軽擦を非常に注意深く行うことが推奨される。それは中手指節関節の周辺組織を屈曲にモーバライゼーションするためである。さらに母指を反対方向に注意深く動かし、手関節を背屈、橈側に動かし、前腕を回外、肘を屈曲、肩甲上腕関節を挙上・外転・特に外旋に誘導しなければならない。

- ハンドバンテージを個人用に製作すること（例えばDavies 1985年：p.240以下）も考慮に入れることができる。バンテージを装着すると、手関節を背屈に、手指を中手指節関節で屈曲に長く保つことが可能になり、手掌を機能的なアーチの形に維持することができる。簡単な解決法は「futura」社の完成品（サイズはS、M、Lあり）を薬局や医療ショップで購入することである（図2.60 a,b）。

手と上肢のモーバライゼーション

私はアデラの手を橈側から左手で掴む。そこで私は手掌側から中手指節関節を支える。平らにした右手で、私は手背から手関節を通って前腕まで近位に軽擦する（図2.61）。

アデラの手はその後尺側を床の上に置き、私は彼女の手指を私の左手で余裕を持たせた屈曲位に掴む。そこで私は中手骨の間を遠位に軽擦し、中手指節関節の屈曲を改善させる。中手指節関節を通る手指伸筋の腱はその下に位置する組織を少し引くことによってモーバライゼーションされる。またこれは中手指節関節の屈曲能力を改善する。手関節の不完全脱臼位置を変えるために牽引が必要であれば、私は自らの右手を少し回転させ、私の示指が患者の母指と示指の間に、私の母指がアデラの手

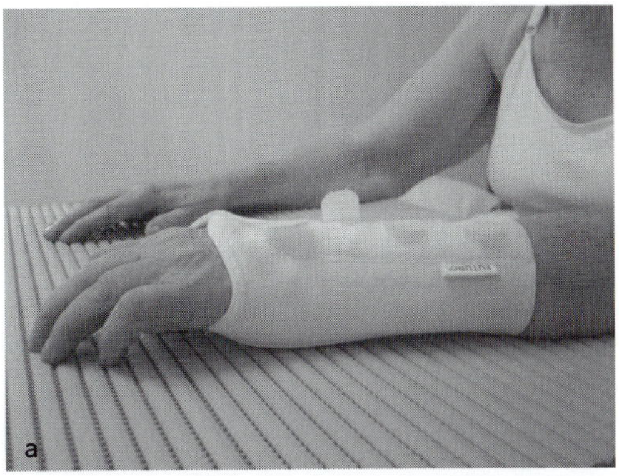
a

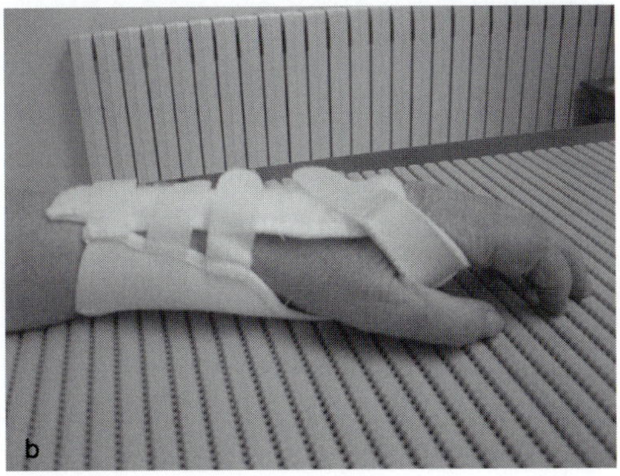
b

図2.60 a,b ハンドバンテージ

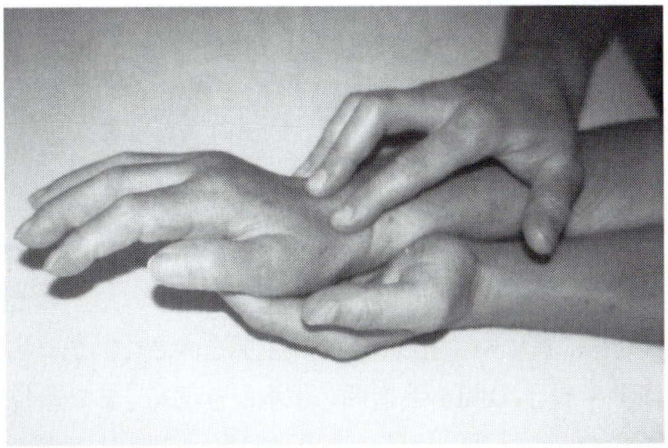

図2.61 手背を前腕まで近位に軽擦する。

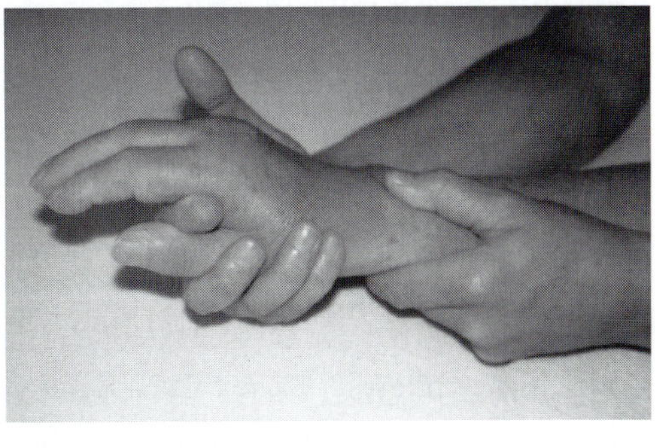

図2.62 背屈のモーバライゼーション：
わずかに手関節を牽引しながら遠位に対して近位に動かす。

の尺骨の縁に置かれるようにする。そうすることによって、わずかな遠位への動きによって関節面を互いに離すことができる(図2.62)。

！ 遠位の手の母指は母指球でのみ尺骨の角に接してよい。母指の遠位部は決して中手指節関節を押してはならない。

私は自らの左前腕をアデラの前腕と平行に置き、私の母指は茎状突起に、その他の左手指は橈骨と尺骨の遠位部に斜めに平たく置かれる。私の右手で軽く動かす間、左手は前腕をゆっくりと背側・外側と腹側・正中に動かす。このやり方で、私は遠位に対して近位のてこを使って橈側外転の方向へ背屈に動かし(ボバース概念初期の原則)、それを通してアデラにとっては明らかに、前腕に対して手を動かすことよりも、より少ない疼痛を意味する。

その後、私の右手がアデラの手指を安定させている間、左手指で浮腫んだ手掌を遠位に向かって軽擦する。そうして手には機能的なアーチが形成され、私の左母指はアデラの母指を注意深く反対の方向に動かす(図2.63)。また拡げられた手指から中手指節関節の方向にゆっくりと圧力を加えることは、屈曲への大きな可動性を導く(p.147の図2.117を参照)。

さらに私は中手指節関節の屈曲を大きくする。私は中手骨部の間を手指間の「水かき部分」まで遠位に向かって軽擦し、私の左示指は同時に対立筋をモーバライゼーションする(図2.64)。

前腕全体を回外させ肘屈曲に動かすために、私の左手指はアデルの手と組まれ、私の右手は前腕の遠位部に置かれる(母指を茎状突起上、その他の手指を手関節の関節腔の近位部上)。ここでも近位にある方のセラピストの手が、手に対して前腕を動かすためにより活発であることに注意しなければならない(図2.65)。肘の屈曲と回外から、伸展に戻るため、私の左母指は注意深く茎状突起に圧力をかけ、回内と同様橈側外転しながら背屈に達するようにする。このポジションは、グラスや小さな瓶を掴むといった手関節の機能的なポジションに相応している。

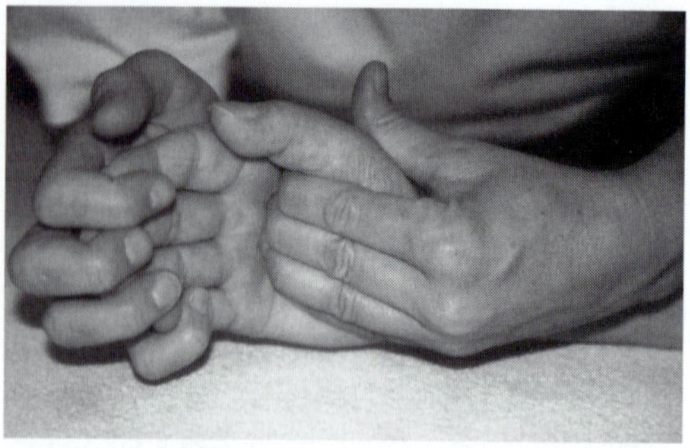

図2.63 手の機能的なアーチが形成される。

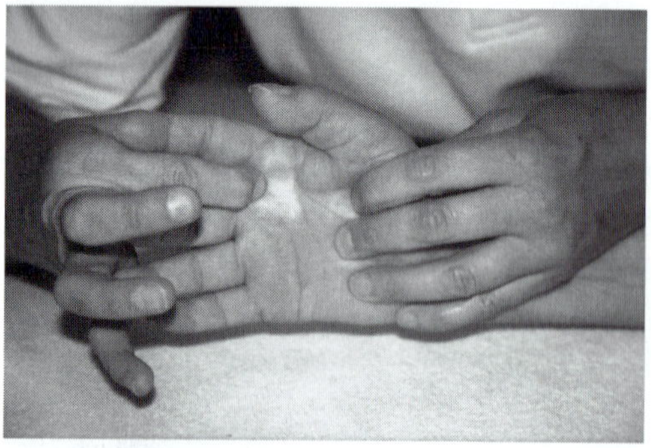

図2.64 中手骨部間を軽擦し、対立筋をモーバライゼーションする。

その後、アデラの前腕は台の上に置かれる。安定した参照点を作るために、アデラは彼女の手を組んで台の上に置くか、彼女の娘が前腕をアデラの前腕に軽く置くようにする。介助者は手をアデラの肘の上に置く。私がセントラルキーポイントから促通する運動を肘関節で制限しなければならない(図2.66)。

- セントラルキーポイントから背側・尾側への運動を通して右肩甲上腕関節に挙上・外旋が生じる。
- 頭部とセントラルキーポイントの右側方への運動を通して、右肩甲上腕関節に内転・内旋が生じる。
- 頭部とセントラルキーポイントの左側方への運動を通して右肩甲上腕関節に外転・外旋が生じる。
- 私はアデラの背後に座り、両手で腋下を掴む。母指は関節腔に置かれ、他の手指は胸筋に置かれる。右側または左側の運動は、肩甲上腕関節

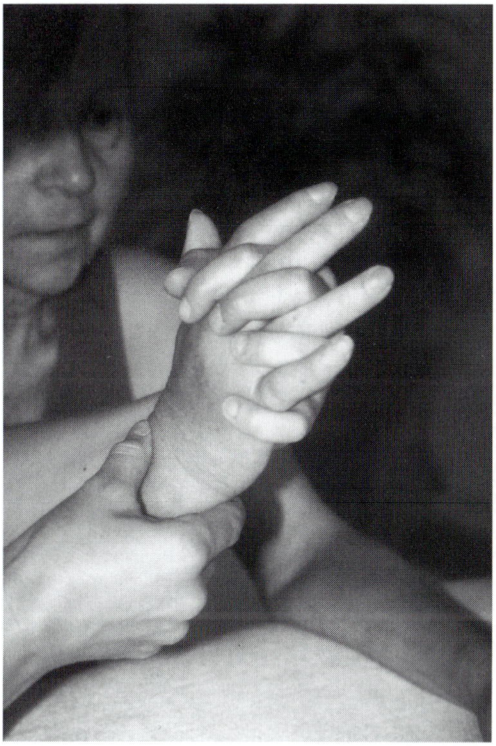

図2.65　手関節は遠位に対して
近位に動かされることによって背屈と橈側外転に導かれる。

における前述の運動を強化する。

手と体幹がモーバライゼーションされ、中枢神経系への正常なフィードフォワードが導かれた後、再び肩甲帯に戻らなければならない。まずは、手のモーバライゼーションによって肩の可動性が改善されたかどうかチェックするために以前の運動が繰り返される。実際改善されたので、私は左手で彼女の腋下を掴んで肩甲上腕関節を保護しつつ、アデラの右手を大きく外側に台の角に置く。そして屈曲した肘で最初と同じように回転運動を行う。特に頭部と肩甲帯を左側に回転させることは、肩甲上腕関節における非常に有効な外転・外旋、また右上肢の屈筋群全般の伸張に作用する（図2.67）。

アデラにさらなる運動を行う余地が存在するのを感じたので、私は彼女の隣に座り、上肢を可能な限り外転・外旋方向に動かす。

! **股関節の完全な伸展（伸展、外転、外旋）を達成するために、肩甲骨の正常なアライメントにおける安定と肩関節の外旋が必要である。**

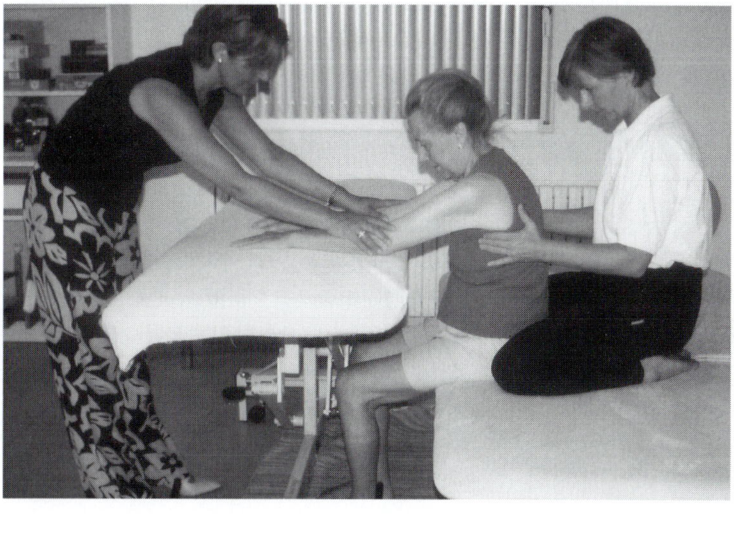

図2.66
セントラルキーポイントの運動は
肩と肘関節に作用する。

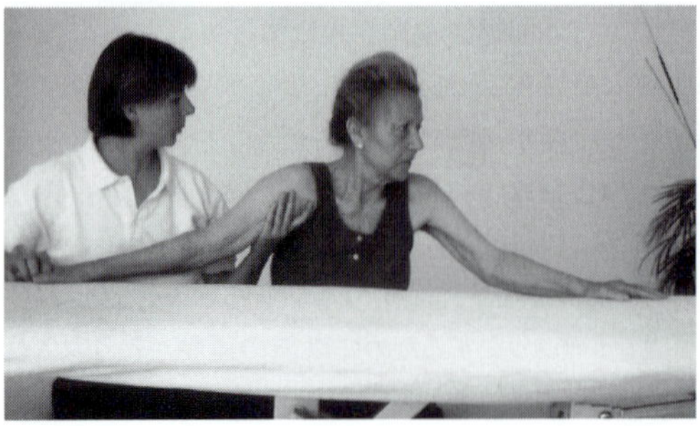

図2.67 頭部と肩甲帯の左方向への回転は、肩関節の外転と外旋に作用する。

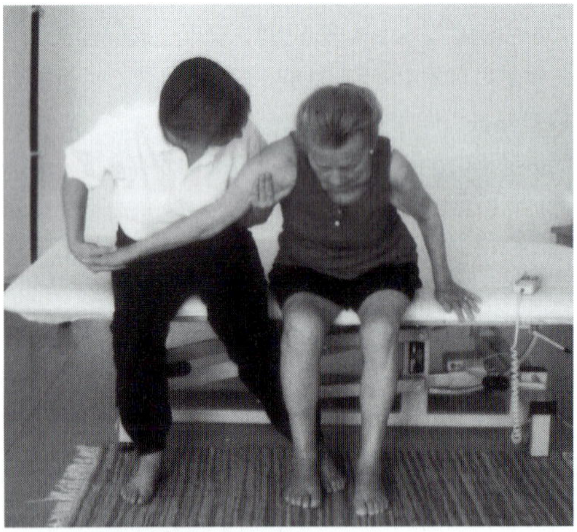

図2.68 前傾姿勢は大腿四頭筋などのトーンを増加させる。

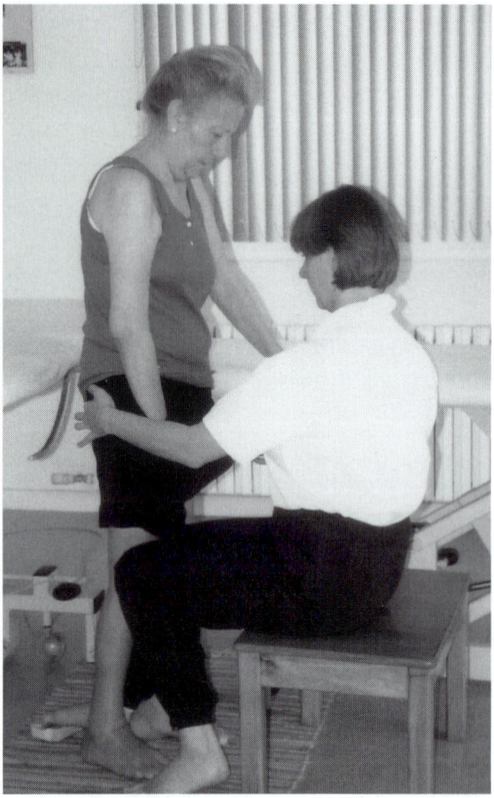

図2.69 殿筋組織の活動が刺激される。

座位から立位への移行

外転位の上肢で体幹を前傾させることは座位から立位への移行を容易にする。骨盤周辺と右下肢の低緊張は、注意深く体重を下肢に負荷させることで減少する。トーンは増加し、それは大腿の起伏、大腿四頭筋の輪郭で簡単に目視確認できる（図2.68）。

! 立ち上がる前に、上肢を外転・外旋させ肘を伸展させて台の上に置き、両足部を刺激して準備させることをお勧めする。また下肢を安定させるための補装具（タロ・バンテージやエアキャストなど）が必要かどうかを決めなければならない。

治療台は高めに設定する。私はアデラの前の簡易椅子に座り、彼女の右膝を私の膝で安定させる。そして私は肩甲帯から前傾を促通する。何度も前傾を繰り返した後、アデラは殿部を1㎝ほど持ち上げ、また座る。

完全な立ち上がりはセントラルキーポイントから促通する。その際、アデラは立位へ直立し、再び台の上に座るようにしなければならない。私は両手をセントラルキーポイントから骨盤・股関節の方へ下げ、そこで殿筋組織の活動を刺激し、それによって外旋と外転で安定した完全な股関節伸展に達するようにする（図2.69）。

! 右上肢がこちらへ垂れ下がるのを防ぐため、また重さを少し減らすために、私はアデラの右手を彼女のズボンのポケットに入れる。手指はその中でわずかに屈曲し、手関節は軽く背屈している。その他の選択肢として上肢をアームスリングで安定させることができる(図2.74 a-c、p.111を参照)。

骨盤・股関節と下肢のトーン構築

ここで治療戦略の転換が発生する。これまでは心身機能と身体構造レベルで取り組んだが、立位では活動レベルで刺激し、そうして必要とされる姿勢トーンが自動的に構築されるようにする。

身体運動によって左右への重心移動が導かれる。アデラは私が上に伸ばした手に軽く触れ、室内の異なるものを観察し指差ししなければならない(図2.70)。

さらに重心移動が次のように実行される。

- 介助者は私が指示する方向に風船を押しつけ、アデラはこれを彼女の左手で押し返さなければならない。
- アデラの横の台の上に異なる硬貨が置かれ、その横の簡易椅子に貯金箱が置いてある。私は特定の硬貨を指定し、それをアデラは貯金箱に入れなければならない(これによって言語療法士との相談の上、アデラの失語症による単語理解障害にも取り組む)。
- アデラの前の台の上には(私は横の簡易椅子に座り、彼女の右膝を安定させる)お皿、カトラリー、テーブルナプキンが置かれている。アデラは自宅でどのようにテーブルをコーディネートするか私に示し、同時に彼女が今置いている物の名前を言わなくてはならない(呼称障害に取り組むことにも対応)。
- 右下肢に全体重を負わせ、中枢神経系にトーンを構築するよう刺激を与えるため、アデラは彼女の左足部を私の腰の隣にある台の上に短い間置かなければならない。最初はその際、隣の治

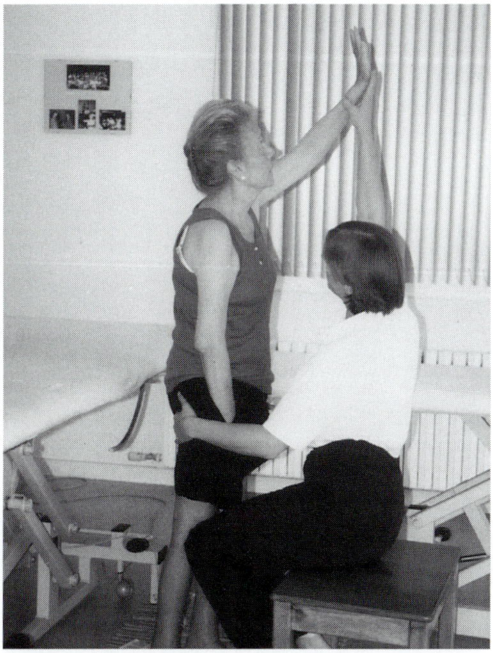

図2.70 アデラは体重を左側に移動させる。これは右膝関節の選択的伸展を刺激する。

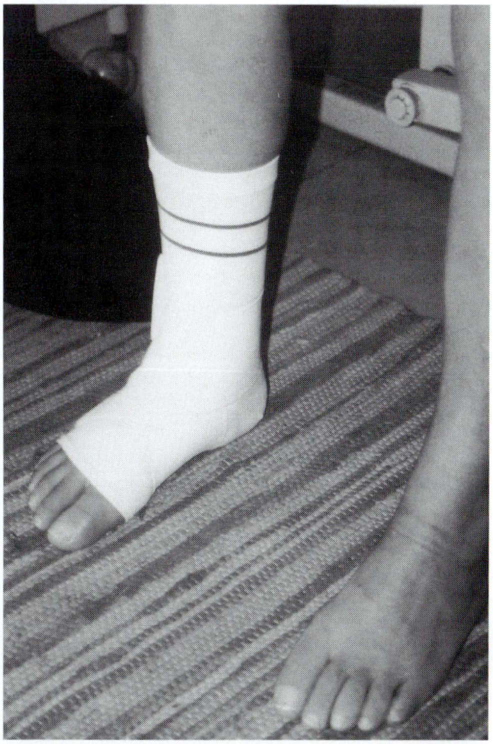

図2.71 バンテージは足関節を安定させる。

療台にもたれかかるが、その後もたれかからなくなる。

アデラやMのような低緊張において、自動的な歩行を通して姿勢トーンを構築することが可能である(p.119参照)。足部が下がり、セントラル・パターン・ジェネレーターの発動・継続を妨げるような末梢部からの障害が生じないよう、歩行を促通する前に私はアデラの右足関節を安定させるためバンテージを装着させる(図2.71)。これは伸縮性のある靴下部分と、伸縮性のある幅広いテープから成り、先端には留め金が付いており、一つ目のテープは中央から側方へ足関節の周りに巻かれ足のアーチを持ち上げるようにする。二つ目のテープは側方から中央に巻かれ、外の縁を持ち上げ足部全体を軽く背屈させるように導く。

歩行

歩行においてアデラは非麻痺側にもう一人の介助者を必要とする。私が立脚相・遊脚相において麻痺側の下肢を促通する間、介助者は非麻痺側の肩から体重を引き受けることを促通し、遊脚相での自由な下肢、または立脚相で体重を押し出すことを保証する(図2.72)。この両方の運動要素の促通はセントラルキーポイントからも行うことができる。そのためにもやはりもう一人の介助者が必要である。

調子の良い日には私は一人でアデラと取り組むことができる。その際には私の左肩と上肢で体幹を安定させ、私の左手と全身で体重移動を右側、左側へと操作する。私の右手は立脚相では膝を安定させ、遊脚相では下肢を前に振りだすことを介助する(図2.73)。

不完全脱臼した肩における低緊張の上肢の立位と歩行における取り組みでは問題が生じる。疼痛は

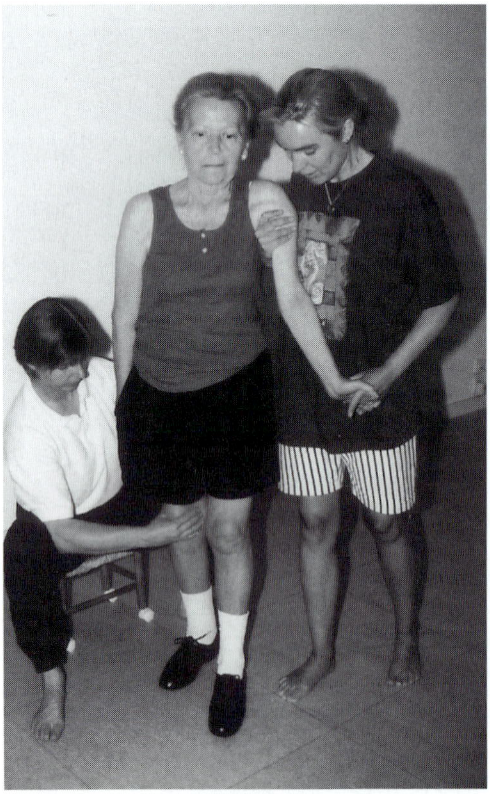

図2.72　セラピストと介助者が自動的歩行を促通する。

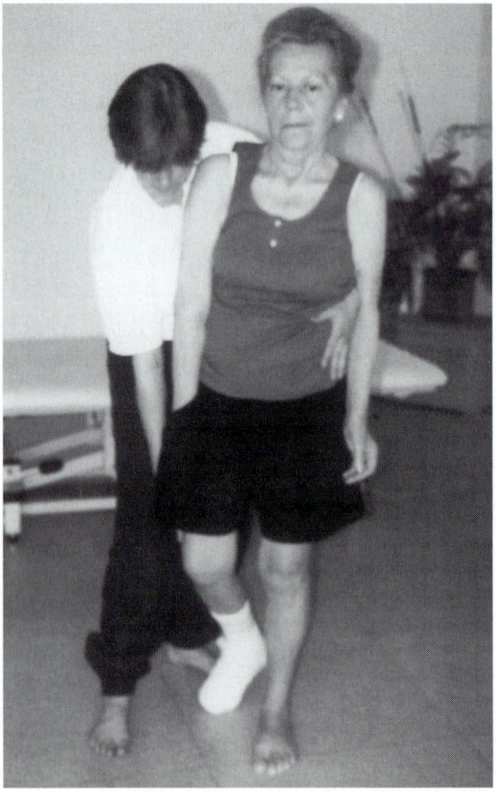

図2.73　経験を積んだセラピストによる促通。

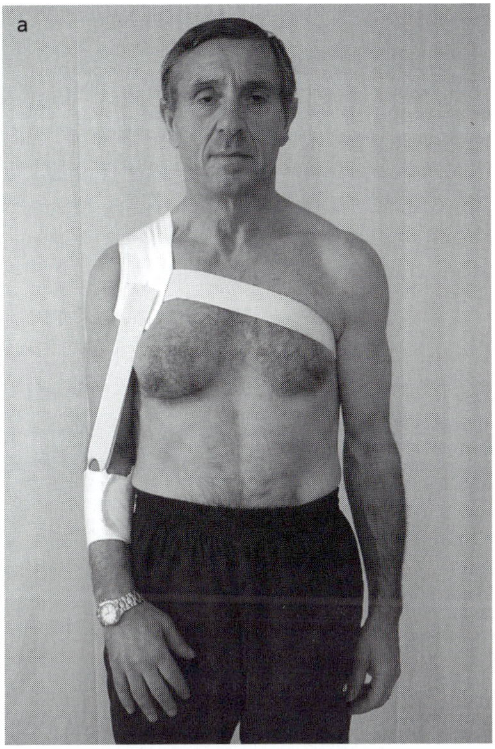

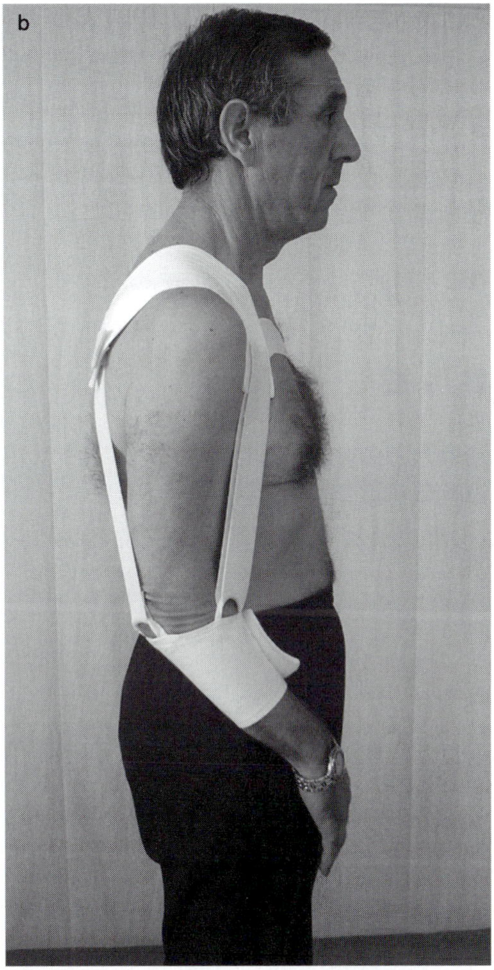

図2.74 a-c　アームスリング：
肘頭の高さからの上肢の重さは肩甲帯（肩峰）に吊るされる。そうして肩甲関節窩と上腕骨頭のふたつの関節パートナーが互いに接近する。

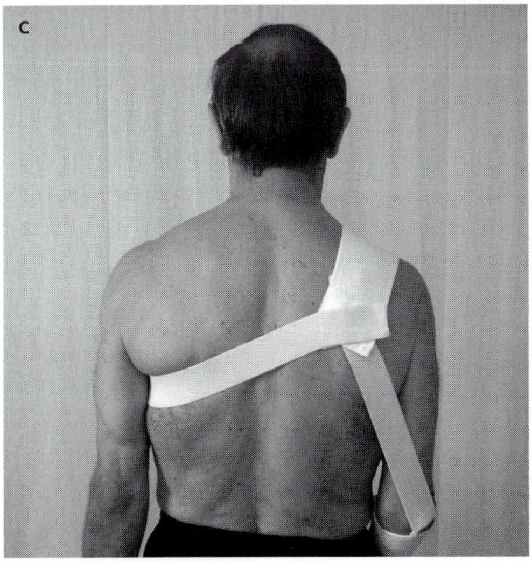

発生しないが、棘上筋と三角筋の継続的な伸張はその活動準備に貢献するものではない。アデラが利用できる解決法は、手をズボンのポケットに入れることである。その他、図2.74 a-cのようにアームスリングを利用することもできる。

● Mの治療目標と戦略

目 標：

- 参加レベルでは特に歩行能力、また速く歩くことや、可能であれば走ること、手摺のない階段を上ることが達成されなければならない。他の人たちと同様、Mもまたできるだけ早く日常生活において完全な独立を得たいと望んでいる。麻痺側の上肢の可能性はまだ評価することはできない。そのため学校や職業訓練について考えることはもう少し待たなければならない。

- 心身機能と身体構造レベルでは麻痺側のトーンの構築、代償する側のトーンの減少、動的立位と歩行への取り組みが挙げられる。

戦略：自動的にトーンを適応することができるよう、体重移動の促通に重点を置く。

●治療

治療台での座位における体幹モーバライゼーション

目標は腹筋組織と背筋組織の対称的な活動である。最初は低緊張の麻痺側のみ直接刺激されなければならない。

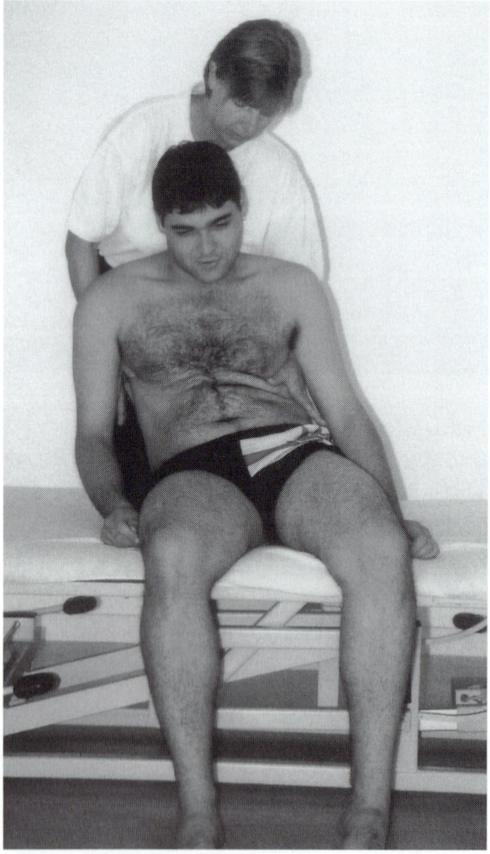

図2.75 Mは上半身が後方へ動くのをコントロールし抑制する。

Mの足部は床に置かれる。運動は「6」から「1/2M」へ移動する。運動開始時、私の左手で腹筋左側を掴み、手指を尾側から頭側へ、母指は頭側から尾側へ軽擦する。「M」から「6」への動きではMは上半身が後方へ動くのをコントロールし抑制しなければならない(図2.75)。

次第に右側にトーンが構築された後、対称的な運動の促通が開始される前に、3度目の治療で一度弱められなければならない。そして左側への刺激はより正確でなければならない。それは体幹右側による代償を避けるためである。運動は「6」の位置から「5」、「4」への方向へ、そして「6」へ戻りその後「1/2M」へ導かれる。右半身がより少なく、左半身がより多く働くように運動を誘導するため、上肢も運動に参加させる。私は両肘を掴み、軽く外旋させる。右上肢は「6」から「7」を通って「8」へ行く運動を導く。左上肢は前腕を回内させ、運動推移において上肢による支えが刺激され実現するようなアライメントで台の上に置く。

神経生理学的視点

Mのケースでは、いかに正しいアライメントが重要であるかが明らかになる。体幹との関係において、運動経過で支えるという役割を果たす前腕、特に手関節があるポジションで、セントラルキーポイントが重心としてこの手関節の上を動くと、フィードフォワードと中枢神経系の非常に効率的な働き方が生じる。それは、手関節を支持面として認識し利用することである。これはMにおいては上肢伸筋組織のトーン発生で見て感じることができる。手関節が少し異なって位置していると、体重の負荷と上肢伸筋の活発な働きは生じない。

屈曲位における体幹右側の増加する過剰活動(右上肢の頻繁な支えによって生じる)は、治療において右への体重移動に麻痺側上肢を取り入れることで対処される。私はMの後に立ち、右手を彼の右手の上に置き、彼の上肢をまず肘の屈曲に導く。

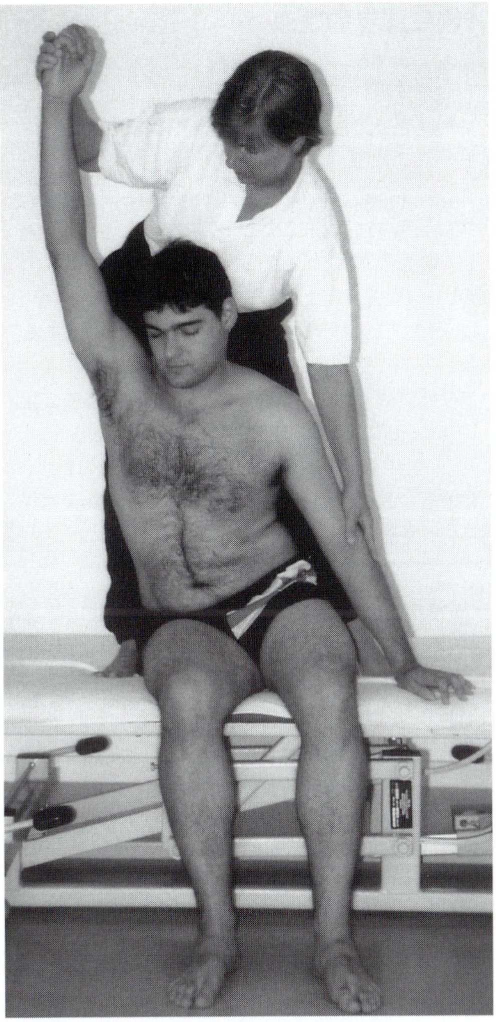

図2.76 上肢を引き上げると体幹右側が伸展され、体重も右側へ移動される。
左側の体幹筋組織はトーンを構築する。

そして右側上方に導きMの肘と上肢全体を伸展させる。この運動は彼がセントラルキーポイントでその動きを追い（「M」から「3」まで）、腰の右側で座るようになるまで、できるだけ遠くに導かれる。そうして体幹右側は伸展され、左側は立ち直り反応において頭部と体幹が短縮される（図2.76）。戻る際は右肘の伸展が緩められ、左骨盤が沈むことによって誘導される。セントラルキーポイントは「3」から「M」へ動く。

何度かこの運動を繰り返した後、「M」を超えて「9」へ動かしてみて、左股関節の筋組織が伸筋を安定させるためにトーンを構築できるかどうか確かめる。これは短時間だけうまくいく。Mが左側で長時間座らなければならないときは、骨盤が後ろへ沈んでしまう。

骨盤と体幹の促通

骨盤と体幹の伸展能力を促通するため、両手を組んだまま前腕を体の前にある台に置く。Mは「ゆったりした座位」で、骨盤は後傾している。

私は両手を骨盤の側面に置き、私の母指は脊柱起立筋の下側、仙腸関節下部あたりに位置する。まずMに、私の母指を感じるかどうか尋ねる（指を皮膚の上で上下に動かし、感じることを容易にする）。続いて臍を前方へ動かすよう指示する。その際、頭部と肩は自然に下ろされたままでなければならず、その重さが参照点（安定点）として感じられるよう貢献する。骨盤が前方へ動かされる間、私は左手指による圧迫を強め、右側よりさらに明白な刺激を与えるようにする。これはMの中枢神経系に、ここをさらに活発にするようにという情報を与えるのに役立つ（図2.77）。

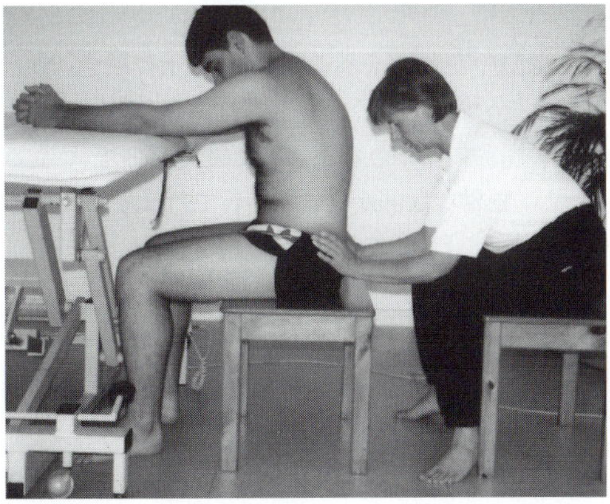

図2.77 特に左骨盤を刺激することは中枢神経系に「ここをさらに活性化させなさい！」という情報を与える。

神経生理学的視点

低緊張の症状：トーンは増加できるが、継続的に高い（つまり正常の）水準を維持することができない。

これまでの活動はMが安定して座れるよう導くものだった。次に左肩に取り組む。私はMの隣に座り、左手で彼の左手を掴み、私の右手を腋下に置き、そこで肩甲骨と上腕骨を伸展・外旋するよう促通する。大胸筋組織と手指屈筋の異常なトーンが弱まるのが感じられると、私は立ち上がりと立位の準備を開始する。

座位から立位への移行

両手は台の上に右と左に、支える際のアライメント位に置かれる。私はMの左足部に直角になるよう床の上に正座する。

まず右側を持ち上げるよう（選択的股関節屈曲）促通する。というのも、右側の下肢がただ床に置くのではなく、床を強く押しつけているからである。私は右側の選択的背屈とつま先立ち（底屈）を促通し、「代償による過緊張」から「正常な」トーンに導く。

神経生理学的視点

中枢神経系から選択的運動が要求されると、抑制コントロールを高めることによってトーンがより低く切り替えられなければならない（p.5　図1.1 a参照）。

私はMの左足部を私の左大腿の上に置き、自ら左から右へ動く。そのため足部は底屈と背屈、膝は伸展と屈曲に動かされる。また彼の足趾を両手で動かし、正常な足部が立位と歩行で行う全ての運動を実行することで、立位での課題に備える。

神経生理学的視点

足部に触れることは知覚力を高め、過敏症の予防にも役立つ。触刺激、圧刺激、筋組織とそれによる筋紡錘の伸張、トーンの増加とゴルジ腱器官の刺激を意味する腱への圧力は末梢神経を通して脊髄の後根に伝えられる。そこから脊髄小脳路を通して前庭小脳へ伝達される。前庭脊髄系は体幹の伸展におけるトーンの構築をコントロールする。

正常な立位バランスのためには二つの安定した足関節が特に重要である（p.80参照）。左足部関節はまだ低緊張で安定していないため、外部から安定性のフィードフォワードが工面されなければならない。そうして中枢神経系が異常なトーンを構築しないようにする。これは足趾と足部の回外筋と屈筋の過緊張による異常な固定を引き起こしかねない。

異常なトーンの構築を避けるため、私はMにエアキャストというバンテージを装着させる。このバンテージによる安定性は、確実な感覚を与え、足部のより良い負荷を導く。両足部につけられたバンテージは、中等度または重度の低緊張において一定の対称性を成立させる（図2.78）。

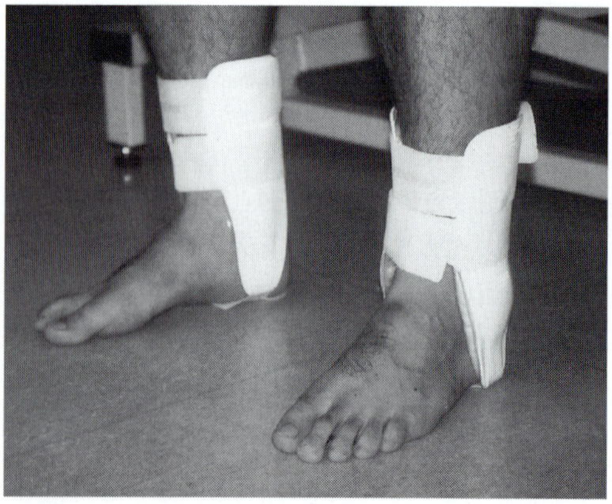

図2.78　エアキャストは安定性のフィードフォワードを与える。

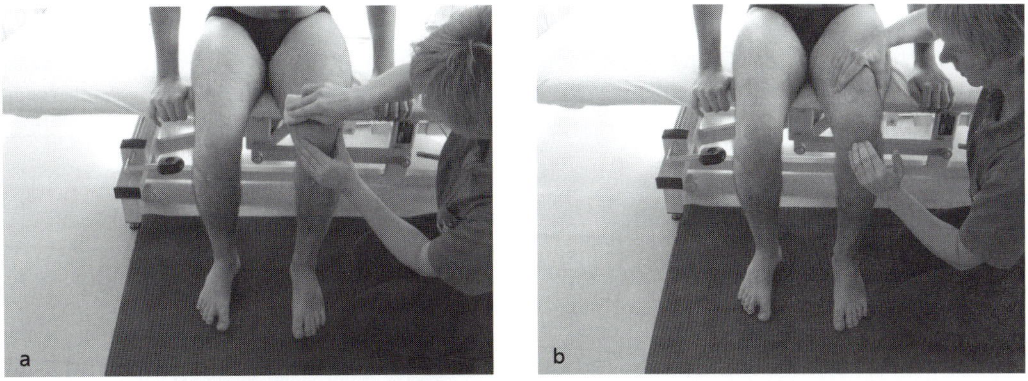

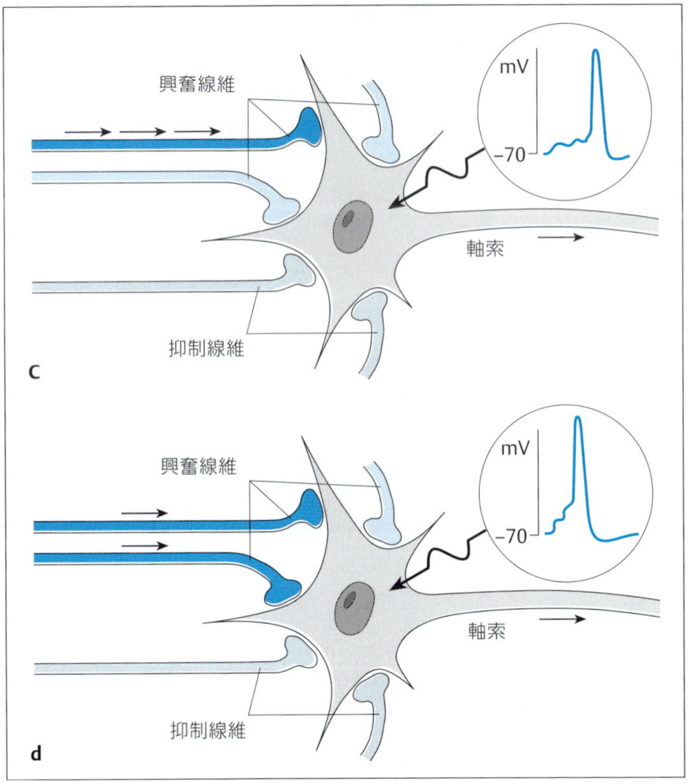

図2.79 a-d
皮膚の機械受容器の刺激
a セラピストは大腿をざらざらしたスポンジで軽擦する。この受容器も伸筋トーンの構築に貢献する。
b 膝蓋腱の上を叩くことによって筋紡錘を刺激する。
c 時間加重：
何度も同じ刺激を与える。
d 空間加重：
何度も異なる刺激を与える。

神経生理学的視点

「ヒトは運動を学ぶのではなく、運動の感覚を学ぶのである。」バンテージは足部筋組織の均整のとれた相反神経支配を構築するためのポジティブなフィードフォワードを与える。

足部は前傾と立ち上がりのためのアライメント、つまり腰幅程度に離れ、膝関節の下に置かれ、前傾の際、セントラルキーポイントの垂線が距骨関節上部の前方に下ろされるよう位置する。

私はMの前の簡易椅子に座る。私は左手で膝関節から大腿骨を通して股関節まで直線的に圧力をかける。これらが後ろに動かないように、私の右手が背側から抗力を与える。この圧力は何度も与えられ、私はMに左股関節にそれを感じるかを尋ねる。

それから彼の上肢を私の肩に置くよう介助する。私の両手はセントラルキーポイントに触れ、私の上肢はMの上肢のバンテージの役割を果たす。その際、彼の左上肢が下に滑り落ちないように特に注意を払う。セントラルキーポイントから促通し、ざらざらしたタオルで大腿四頭筋の上、特に内側広筋の上を力強く前後に擦る(図2.79 a,b)。その際、大腿四頭筋がどのようにトーンを増加させるかを観察する。私は前傾の対称性に注意する。というのもMの頭部と体幹が右側へ側方屈曲する傾向が見られるからである。これは、私が両手で対称性を維持するために、セントラルキーポイントの右側上方へのわずかな運動を促通しなければならないことを意味する。

そしてMは殿部をほんの数ミリメートル持ち上げ、そしてまた座るという課題を与えられる。これは大腿四頭筋左側の活動を刺激する。殿部を少しの間持ち上げる動きは何度も繰り返され、両下肢においてできる限り対称的なトーンの増加をもたらすようにする。殿部が持ち上げられると、私はMに直立に立ち上がるよう指示する。低緊張のため、Mにとって直立は大きな労力を意味し、それは全身、つまり「非麻痺側」も含めたトータルパターンの活動においてのみやり遂げられることを意味する。Mは右足部を床に押しつけ、右膝は伸展にブロックされるまで押しつけられる。彼は全身を、半身のみで上方に押し上げなければならない必要性を感じているように見える。右側でのみ構築される非対称的な圧力を通して、力は垂直に上方に向かうのではなく、後方左側に向かう。Mは体重を低緊張の左側に押す。彼はそのことを感じると伝えるが、力を緩めて転倒することを恐れている(p.168の表2.7と比較)。

Mの右側の選択的トーンの構築を容易にし、重さを左に押し出す代わりに負担するために、彼の右側に治療台が置かれ、そこに右骨盤をもたれかけさせる(図2.80)。

内反・回外位で立ち直り反応を呈す右足部上に体重を乗せることはMにとって難しい。本来であれば右側により体重が移動されるのが正常である。私は左の股関節を把持し、そこで殿筋組織活動を刺激し、完全な外旋の股関節伸展と外転安定性をもたらすようにする。さらに私はMの左膝を私の膝で拡げ、伸展位で安定させる。

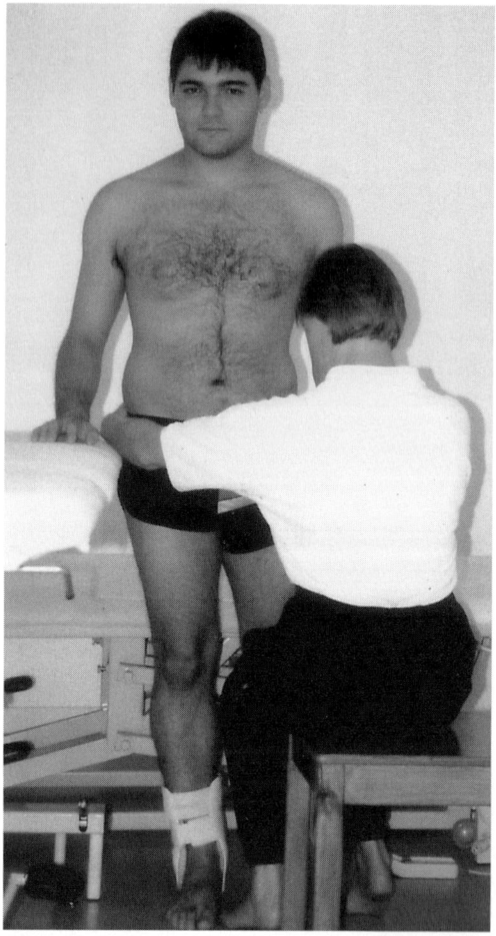

図2.80 治療台にもたれかかることはMの選択的トーンの構築を容易にする。

右側への体重移動

右側への体重移動を達成するために、私は右側上方にMにとっての目標物を与え、彼は右手で目標物に触れなければならない。右上肢の肘伸展を伴う挙上は右側体幹延長(伸展)を刺激し、この足部の伸展を結果として伴う。右手を持ち上げることは、同時に私の右手で保護された左膝関節の伸展への刺激にもなっている。

左下肢への体重移動

体重負荷によって伸展活動を刺激するため、私は左手でMの左大腿を正中部から把持する。これは内転筋とハムストリングスの中央部のトーンを感じるため、増加したトーンを場合によっては抑制し、大腿骨の外旋を促通するためである。これは主に、私の右手指で刺激される大殿筋尾側と中央部の収縮を通して生じなければならない。

内転筋組織のコントロールは絶対に必要である。というのも、低緊張患者の場合、ハムストリングスと共同してトータルパターンで股関節伸展機能をかた代わりすることがあるからである。

比較；正常運動

内転筋とみなされる6つの筋が行う機能を観察すると、外転以外の全ての運動方向をカバーしていることを確認できる。

- 薄筋：**内転**、屈曲、膝関節の屈曲
- 恥骨筋：**屈曲**、内転、外旋
- 短内転筋：内転、**外旋**、屈曲
- 長内転筋：内転、外旋、屈曲
- 大内転筋：内転、**伸展**、外旋、**内旋**
- 小内転筋：内転、外旋

これらは大腿骨を骨盤（恥骨）と結び付けるために主に対称的で緊張性に働く。内転筋は進化上「古い」筋であり、中枢神経系損傷の際に重要性を増す。進化上古い筋の神経支配や活動は、ヒトが立位で直立することを通して機能を変化させた大殿筋や中殿筋のような進化上若い筋に比べて抵抗力があるように見える。それらの筋群はより狭い範囲のみエングラムが形成され、アクセスも明らかに難しく、また障害への「抵抗が弱い」ように見える。これは、比較的早期に不調となり、正常な機能を取り戻すのも時間を要する。

病態生理学

多発性硬化症患者の多くは、重度の障害患者でも内転筋がまだ活発である一方、早期に低緊張と殿筋組織の機能不全が確認される。内転筋の活動は異常で低緊張ではあるが、患者に長期にわたって例えば移乗の際に一定の安定感を与える。

特にMのような低緊張患者において、殿部の収縮が認められるよりかなり以前から内転筋の活動が回復する。屈曲のトータルパターンにおいて始動した内転筋は、前述のように股関節の全ての運動方向に対して活動する。

内転筋の代償活動の回避

内転筋の代償活動を回避するためには本来の股関節伸筋、大殿筋と中殿筋が個別に刺激されなければならない。そのためにはこれらの筋には働き、内転筋には働かない中枢神経系活動が必要とされる。大腿四頭筋が殿部の収縮の引き金となるため、その刺激も必ず必要である。ただし大腿四頭筋は膝伸展の最終段階で働き、それを通してこのポジションの膝の安定性が必要とされる。

私の膝でMの左膝を伸展させ、私の両手で左股関節を完全な伸展（0°）で把持する。こうすることによって、このキーポイントから左側へ、また少し前方への体重移動を誘導することができる。目的は、Mが左下肢で立ち、私の骨盤の横にある簡易椅子の上に右足部を置くことである。彼がさらに体重を右足部にかけると、彼の左下肢は垂直ではなく、わずかに前傾する。このポジションにおいては重力に対して膝を伸展させる大きな刺激が生じる。内転筋とハムストリングスにとってはこれを代償するのは困難なため、大腿四頭筋への大きくはっきりとした刺激が生じる。私はこの刺激を左手で保護するため膝蓋骨にわずかに圧力を与え、手指の背側で内側広筋を「手探りするように」触る（図2.81）。

Mが右足部を床の上に戻す前に、彼の体重が右足部から左足部へ移される。私は股関節と膝関節を安定させるが、それはMの活動に左右され、必要なだけ、またできるだけ少なくするようにする。場合

によっては肩甲帯と上肢に発生する連合反応が、股関節の異常で効率的ではない働きを示すことがある。上肢が肩関節で内転・内旋に引かれると、この筋組織が股関節においても活発・過活発であると考えられる。この場合は、活動を中断することが必要であり、連合反応が引き起こした異常に高いトーンを抑制した後、慎重に股関節と膝関節のアライメントを調節し、活動を再度試みなければならない。Mの場合は連合反応が生じなかったので、正しい座り方や骨盤の選択的運動という「休憩」をはさみながら、活動は何度も繰り返される。

立位から歩行への移行

立位から歩行へ推移する際、タロ・バンテージ、または外反・回内、また内反・回外の際にも安定させる伸縮性のある素材でできた足部サポーターが、足趾伸展を介助するものとして推奨される。そこで6cm幅で長さが約50cmの伸縮性のある包帯の中央に足趾が置かれる。足趾は大きく広げられ、包帯は中央から外側へ十字に足関節付近に巻かれ固定される(図2.82)。これで歩行中に足趾が障害とならないことが保証される。Mの場合、遊脚相において足趾が活発に拡げられることが期待できない。足趾が異常なトーンで屈曲に引っ張られるということも生じていないので、この小さなサポートで十分足りる。

Mは私の介助を得て立ち上がる。続いて私は彼の後ろに立ち、両手でセントラルキーポイントを掴む。重要なのは、自動的な前進歩行を実現させるため、Mの前に十分広く、障害物や気を逸らす物がない空間が存在することである。

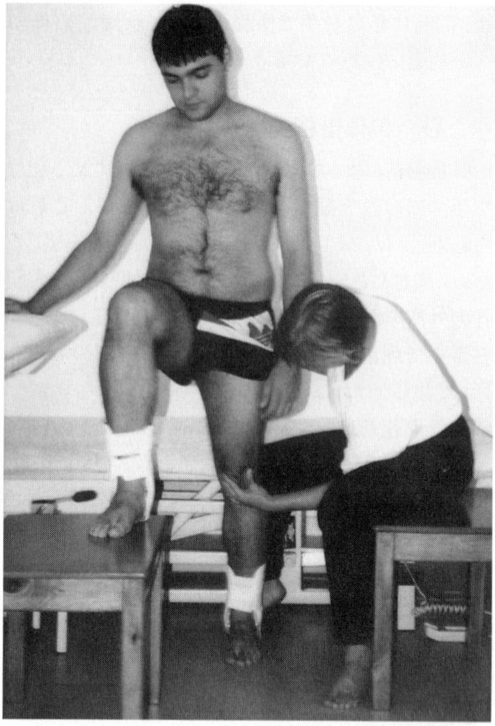

図2.81　このポジションでは、内転筋が伸筋活動を代償することはできない。

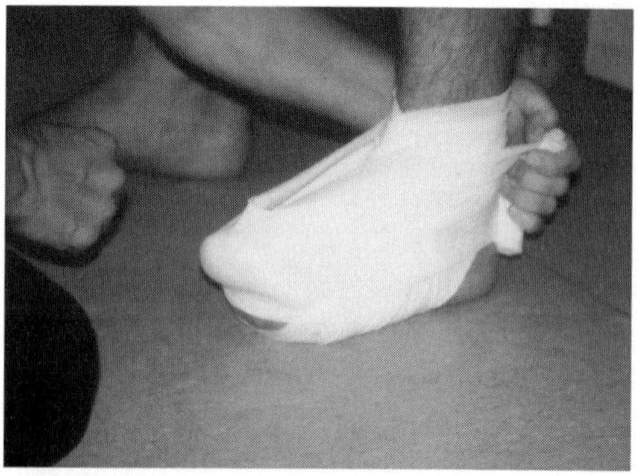

図2.82　バンテージは外反・内反を安定させ、足趾を伸展させる。

神経生理学的視点

歩行のための**セントラル・パターン・ジェネレーター**：セントラル・パターン・ジェネレーターは遺伝子学的に設計されたニューロン結合であり、一度刺激されると自ら発生させ、活発に維持する。セントラル・パターン・ジェネレーターは皮質によってコントロールされる。このコントロールとはスイッチを切ることを意味し、例えば眼が皮質に障害物を伝達すると生じる。そして障害物を克服するため認識解決過程が必要とされる。例えば乗り越えて行く、横道を行く、飛び越えるなどである。

問題解決過程には、たとえそれが1/1000秒だとしても時間が必要とされる。この時間の間は障害物に近づくことはできない。つまりセントラル・パターン・ジェネレーターは停止され、さらなる歩みは皮質に操作される(そのために十分に広く障害物のない空間が必要となる)(図2.83)。

セントラル・パターン・ジェネレーターは末梢からもコントロールされ、同様にスイッチを切ることを意味する。例えば足趾がつまずく、または怪我を意味するフィードフォワードまたはフィードバックを伝達すると生じる。この場合再び問題解決戦略のために皮質が必要とされ、問題が解決されない限り歩行することはできない(そのためタロ・バンテージまたは足趾バンテージの準備が必要とされる。p.118参照)。

> *低緊張の患者においてはトーンを制御するために、(自動的)歩行を利用するという可能性が存在している。過緊張患者においてはトーンを制御し、そのトーンと歩行できるようにする。*

自動的歩行はトレッドミルを使って実行することもできる。表2.2-2.3では空間歩行とトレッドミル上での歩行を比較して利点と欠点を挙げている。

表2.2 トレッドミルと促通の適切な導入

トレッドミルが優先される状況	セラピストによる促通が優先される状況
● 完全型脊髄横断症候群患者	● 不完全型脊髄横断症候群患者
● 障害程度が進行した多発性硬化症患者	● 脳梗塞後の片麻痺患者
● リハビリテーションの進歩した段階にある患者(いわゆる「回復が順調な」患者)	● 初期の頭部外傷患者 ● 重度の障害・損傷を呈し個別の促通を必要とする患者

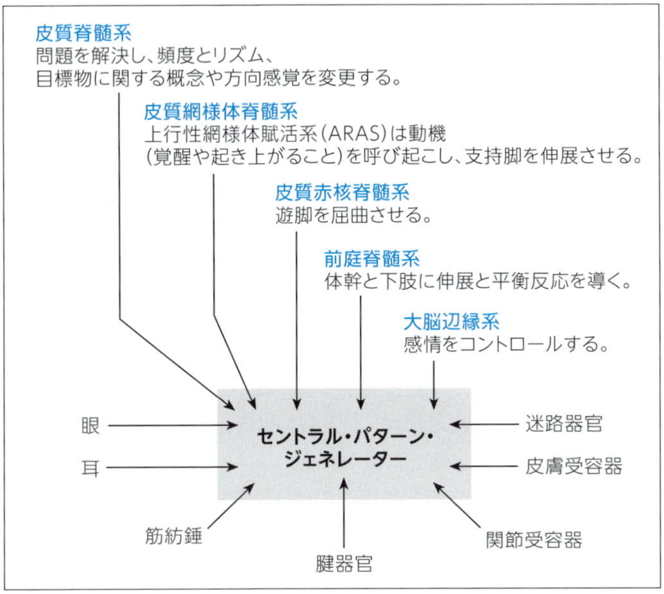
皮質脊髄系
問題を解決し、頻度とリズム、
目標物に関する概念や方向感覚を変更する。
皮質網様体脊髄系
上行性網様体賦活系(ARAS)は動機
(覚醒や起き上がること)を呼び起こし、支持脚を伸展させる。
皮質赤核脊髄系
遊脚を屈曲させる。
前庭脊髄系
体幹と下肢に伸展と平衡反応を導く。
大脳辺縁系
感情をコントロールする。
眼
耳
セントラル・パターン・ジェネレーター
迷路器官
皮膚受容器
筋紡錘
腱器官
関節受容器

図2.83
セントラル・パターン・ジェネレーターへの影響

表2.3 トレッドミルの利点と欠点

トレッドミルの利点	セラピストによる促通(欠点)
体重の一部を長時間にわたって一定量正確に軽減させることが可能である。	体重を軽減させることは主観的であり、長時間にわたって同様に行うことは不可能である。
トレーニングを受けた介助者が患者の足部を前に出させることができる。	一人、または二人の特別に養成された理学療法士によって行われなければならない。
速度を正確に設定することができる。	速度は主観的にのみ決められるので、メトロノームを利用することが必要である。
例えば時速6kmまでといった比較的高い速度に達することができ、これは良い作用をもたらす。	セラピストは比較的低い速度においてのみ促通できる。
比較的長時間にわたって長距離進むことができ、患者のコンディションをトレーニングできる。	セラピストは比較的短距離で短時間のみ促通できる。

トレッドミルの欠点	セラピストによる促通(利点)
骨盤の一部体重が軽減され、股関節への圧覚情報を妨げる。	胸郭(セントラルキーポイント)の一部の体重が軽減され、股関節の圧覚情報を妨げることなく、「下肢が軽くなった」という感覚を与えることができる。
トーンを準備した治療の後すぐに障害レベルまたは活動レベルに適用することはできない。なぜなら患者はまずトレッドミルに連れられ設定しなければならないからである。	準備的な治療の後、過渡的なことをすることなくすぐに障害及び運動パターンレベルで実行できる。
人工的であり、脳幹でセントラル・パターン・ジェネレーターを始動させるため迷路器官に認識される水平面での加速が存在しない。	空間において、脳幹でセントラル・パターン・ジェネレーターを始動させるため迷路器官に認識される自然な体重移動と運動が実行される。
正常なコンテクストではなく、空間の一か所に限定されている。	自宅、外のタール舗装道路、外の芝生等、どこでも自然に実行できる。
異常な運動推移。足部の下の床が引っ張られている。	自然な運動推移、体重は前方に移動され、正常で自発的な重心反応(保護ステップ)が刺激される。
運動中にトーンが増加すると、それを減少させるために活動レベル・または障害レベルに簡単に戻して治療することができない。なぜなら患者はいわゆる吊り下げられている状態にあり、ポジションを変更することは労力を要するからである。	運動中にトーンが増加したらいつでもポジションを変更することができる。例えば運動パターンまたは障害レベルで治療しトーンを減少させるために、引き寄せた椅子に座るなど対応可能。

随意的な膝伸展を試みる際、Mはこのエングラムにアクセスできず、個別の固有受容刺激と触覚刺激にもかかわらず満足できる膝伸展が生じないが、促通された歩行においてはよりポジティブな観察が可能である。Mは前方を見て、歩行できるかどうか、問題が生じないかといった考えを一切しないようにする。私は彼に、簡単だから私と一緒に歩き始めるよう諭す。左前方への体重の促通を通して私は前庭系に必要な刺激を与える。その反応として右下肢が前方に出る保護ステップの形で生じる。セントラルキーポイントは継続的に前方へ、わずかに外側への移動とともに動かされ、それを通して(保護)ステップが交互に発生する。靴下とバンテージで保護された左足部は、左下肢のほぼ正常な運動パターンにおいて前方に置かれる。

立脚相では膝のほぼ正常な選択的伸展と股関節が安定していることが観察できる。ステップにおいて左下肢が過伸展に押し付けることを、私はコメントすることなく認識する。というのも言葉による修正は皮質に活動を要求することになり、セントラル・パターン・ジェネレーターが停止してしまうからである。前述のように、この時点の治療またはリハビリテーション過程では、Mの場合皮質で操作される選択的運動はまだ可能ではない。

注釈：全体的にアデラより
Mにおける進行の方が非常に速い。
彼の利点はすぐに構築される姿勢トーンが
一人で歩行すること、
日常生活の活動を一人で実行することを可能にする。
アデラは日常では車椅子を使い
まだ多くの介助を必要とする。
しかし欠点もあり、
Mの上肢は連合反応を比較的多く呈し、
選択的運動の促通を困難にする。
彼の筋組織は伸張に対し非常に敏感になった。
筋組織の個別のモーバライゼーション技術は、
過敏症を引き起こさないためにも
特に注意深く用いられなければならない。

2.3　症例：アントニオ

アントニオの主問題：肩の疼痛

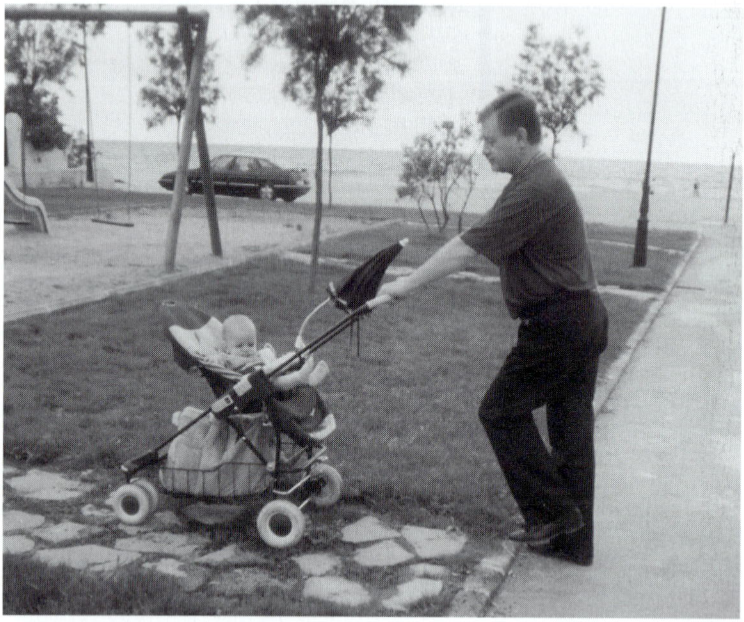

図2.84
アントニオは
彼の孫が乗るベビーカーを
両手で押す。

アントニオは46歳である。彼のレストランで、人事教育、広報、会計、経理、パーティのアレンジ、テーブルの割り当てなど考え得る多くの仕事に従事している。疾患前は調理とウェイターもこなしており、ピーク時の接客を向上させるためにも再びこれらも担当したいと望んでいる。

1997年秋に右脳半球に脳内出血が生じ、左側の低緊張片麻痺を疾患した。自然治癒力により体幹の選択的運動と機能（立ち直り反応）、そして骨盤、下肢、足部の選択的運動は早期に回復した。

アントニオは自ら運転する車で自宅から外来治療に訪れる（70kmの距離）。車から治療室まで補装具なしで歩く。彼が着替えた後（短い運動ズボン）、彼は治療が始まるのを台の上に座って待つ。

●アントニオの評価

総合評価

座位、立位、歩行におけるバランス反応は、伸展を構築する際の運動パターンにおいて左側へ体重を移動するときわずかな逸脱を呈す。大殿筋と中殿筋は、骨盤を前方と外側へ動かすことを維持し実行するために十分なトーンを構築できない。さらに、常にわずかに左に傾いている頭部が十分な立ち直り反応(右側への側方屈曲)を示さないことにも気づく。

正常な歩行において、左肩の可動性が制限され、反応的な共同運動が欠けている。速い歩行の際にトーンの増加を通して左半身全体に障害があることが明らかになる。選択性は消失し、遊脚相では左足部を前に振り出すために屈曲のトータルパターンが利用される。体幹は屈曲し、下肢も骨盤の後退とともに高く持ち上げられる。左肩からトーンが増加され、それがさらに後退へ引っ張られることが見て取れる。速く歩行するのと同時に皿や盆を運ぶことは、アントニオの職業を遂行するためにも絶対必要なことである。

なぜ症状の回復から肩甲帯がそのように除外されているのか、という質問が成り立つ。次の問題が生じた際にも上肢と手によるコントロールされた運動は可能であった。抗力に対しての無理な運動、肩甲上腕関節、肩鎖関節、肩峰上腕関節のアライメント異常(マルアライメント)における、重さを伴う挙上や異常な肩甲上腕リズムによって関節痛が引き起こされた。これは当時注意されていなかった。できるだけ早期の回復のために、アントニオはこの疼痛を我慢してトレーニングに励んだ。疼痛が強くなりすぎたため、薬物が投与された。アントニオは夜間睡眠することができなくなり、昼間は疲れて気を滅入らせていた。コルチゾン(抗炎作用のあるステロイドの一種)を含む薬剤で炎症を治療した。およそ6週間の間アントニオはアームスリングを装着し、上肢を内転、内旋、肘屈曲、回内させた。

肩の評価

主観的な申告及びアントニオの表情から肩に疼痛が生じていることは明らかである。痛みを「数量化」するために、ヴィジュアル・アナログ・スケール(VAS)の1(わずかな痛み)から10(耐えられない痛み)の範囲で評価する(p.54、表1.30)。アントニオは静止時にはしびれた感じ(強さ4)と述べ、上肢を持ち上げるときに強くなる(強さ6)と述べる。特定のポジションになると、明らかに刺すような痛み(8)が関節の奥深くに生じる。

座位における逸脱の観察

a) 背側から(図2.85)

頭部：明らかに左に傾き、わずかに左に回転している。

頚椎：左側への側方屈曲

肩甲帯：左側が右側より高く位置している。内側縁から脊柱への距離は右側より左側の方が

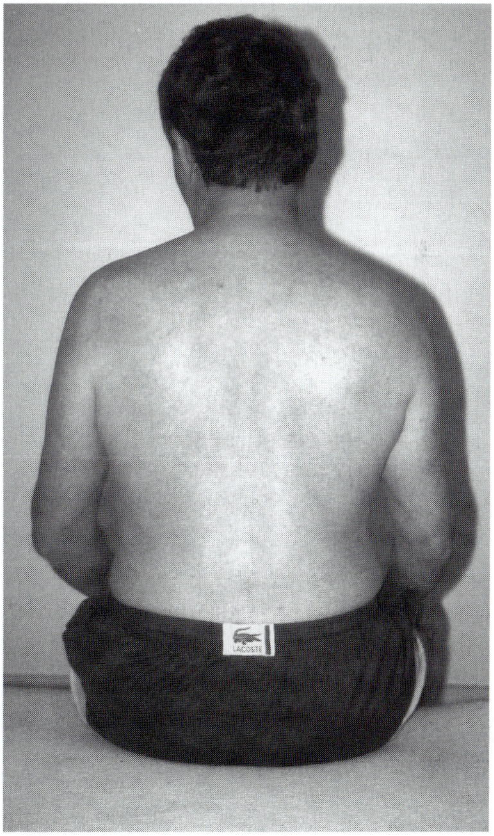

図2.85　評価のために背側からみたアントニオのポジション

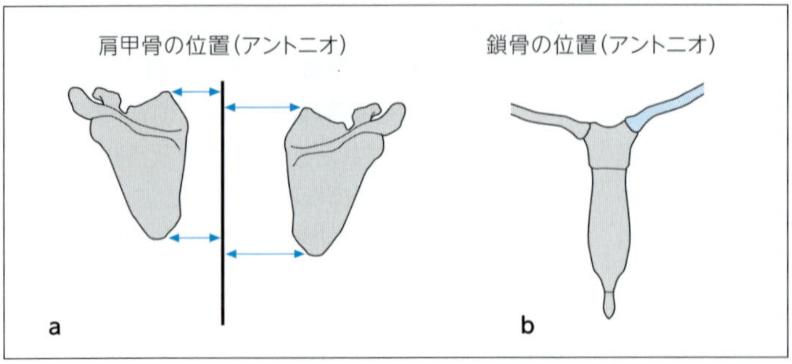

図2.86 a,b
a 左の肩甲骨が高く、脊柱への距離も右側より短い。
b 左側の鎖骨が高く傾斜している。

短い(図2.86 a)。上角は左側がわずかに前傾している。下角と内側縁は左の方が右よりもよりくっきりと見ることができる(左側は最小限の翼状肩甲)。

胸椎：比較的まっすぐ位置し、両肩甲骨の間で平らである。

腰三角部：左側が右側より明らかに大きい。体幹筋組織左側は低緊張で、右側は明らかに緊張している。

背筋組織：後頭部から仙骨にかけて、左側が右側よりも強く浮いて見える。

骨盤突起部：左側が右側よりもいくらか深く位置している。

仙骨：仙骨上の起伏は低緊張のように見える。

座面：大殿筋は、左側の方が右側よりいくらか幅広く平らに見える。

b) 腹側から

頭部・頚椎：両方左側に傾いている。

鎖骨：左側が全体的に高く、上に傾斜している(図2.86 b)。

上腕：右側より左側が大きく内旋している。

前腕：右側より左側が大きく回内している。

手：右手と手指のポジションは等しい。左手は少し浮腫み、右側より動きが少ないように見える。

腰三角部：左側の方が右側より大きい。

臍：中央に位置している。

腹部の起伏：右に明らかにしわが発生し、中央から非対称的で、ひとつ段も生じている。左側では約1cm尾側から広がる。両側ともにくぼみのような形があり、左の方が右側より深く見える。

骨盤突起部：左側が右側より深く位置している。

大腿：左側が大きく外転し、起伏も平らである。

膝：左側が大きく背側に位置し、そのため左大腿を短く見せている。

下腿と足部：特に目立たない。

触 診

頚椎と頚筋：左側の方が右側より固い。アントニオは、僧帽筋へのわずかな圧力や背側・尾側への運動で痛みが生じると述べる。

セントラルキーポイントから仙骨上部までの傍脊柱筋組織は左側が右側より明らかに固く、仙骨上は両側とも低緊張である。

腹筋組織は両側とも通常より高いトーンを有している。

大殿筋の左側は低緊張である。

体幹筋組織は左側の方が右側より固い。左肩甲骨の下の広背筋への圧力に対しアントニオは痛みを訴える。

肩関節周辺の筋：腋を把持すると、腋の前側(大胸筋)や後側(広背筋、肩甲下筋、大円筋、小円筋)も高いトーンを有していることを感じる。

上腕・前腕筋組織：左側が明らかに高いトーンを呈す。

左手は右手より温かく、ぶよぶよと柔らかい。

感覚能力

アントニオには感覚能力の制限は存在しない。

手と上肢の運動の時間的協調

肩と肘運動のコントロールを有しているのに、手、手指、上肢による把持や物を持ち上げること、靴紐を結ぶことなどのコントロールを有していない一部の患者がいる。これをより良く理解するために、正常な時間的協調を知ることが重要である。

比較：正常運動

手と上肢の運動の正常な時間的協調：上肢運動の動機は手が目的を入手することにある。頭が痒ければ、そこを掻くために手が導かれる。のどが渇くと、飲み物を口に運ぶためにテーブルの上のグラスに手が伸ばされ、またテーブルの上に戻す。電話が鳴ると手が伸ばされ、受話器をとり耳へ導かれる。

手がなければ目的を定めた上肢の運動は発動されないと言える（例えば歩行中の振り子運動は活発的なものではなく、体幹の回旋を通して起こる上肢の反応運動である）。手が目的を定めると、中枢神経系は体幹と、特に肩甲帯の安定した姿勢を工面する。というのも、上肢は体幹と直接結びついているのではなく、肩甲骨の周辺筋組織の活発な安定性を通して結び付いているからである（表2.4）。肩甲骨は上腕、鎖骨と肩甲胸郭関節を通して胸郭とつながっている（図2.88）。

表2.4　肩甲骨の周辺筋組織

共同筋グループ	筋　肉
頭部、頚部、のど、胸郭から肩甲骨へ引く筋	肩甲骨と上腕骨をつなぐ筋
●僧帽筋上部	●三角筋前部
●肩甲挙筋	●三角筋側部
●僧帽筋中部	●三角筋後部
●大菱形筋	●上腕三頭筋長頭
●小菱形筋	●上腕二頭筋長頭
●僧帽筋下部	●烏口腕筋
●前鋸筋	●大円筋
●斜角筋	●小円筋
●肩甲舌骨筋	●肩甲下筋
●小胸筋	●棘上筋
	●棘下筋

筋組織は内側縁と下角を胸郭・尾側へ安定させる。僧帽筋上部と肩甲挙筋はこれを遠心的伸張で可能にさせる。結果として関節窩から上腕骨への関係が変化し、わずかに外旋する。

上腕骨頭を関節窩に寄せる棘上筋の収縮は、三角筋の活動を刺激する肩甲上腕関節の圧力を変化させる。

上肢の目に見える最初の運動は「運動を始動させる」肘で発生する。屈曲筋が前腕を持ち上げ、上肢がどの位置にあるかに応じてわずかな、または大きな肘屈曲が実行される。例えば前腕が大腿の上、またはテーブルの上に置かれていれば、負担が和らぐ程度のみ動かされる。上肢が体幹の横に伸展してぶら下がっていれば、屈曲はさらに大きくなる。上腕三頭筋は伸展を発動し、三角筋と協調して重力に対して上肢の重点となる肘を高く持ち上げる（前傾を実現するために、近位部で拮抗筋の遠心的活動をし、遠位部で主動作筋の求心性活動をする）。

上腕骨は、継続する肩関節の前傾・挙上においてさらに外旋に回転する。これは、上腕骨大結節外側が肩峰を滑り、上腕骨と肩峰の間にある組織、つまり棘上筋腱、上腕二頭筋短頭腱と三角筋下包に引っかからないようにするために必要である。手が目的に近づくために、前腕が回外、中間位、回内しているかには左右されずに外旋は発生する。

上腕を持ち上げる際の筋活動はKapandjiにしたがって図2.87で示す。

正常な肩甲上腕リズム：肩甲上腕関節の本来の運動範囲はおよそ120°である。180°に上肢を挙上させるためには、肩甲骨の共同運動と胸椎をまっすぐに起こすことが必要である。そのためには、肋椎関節と胸肋関節の運動潜在能力も前提となる。上腕骨と肩甲骨の間のリズム、または時間的協調運動は上腕骨：肩甲骨＝2：1の関係にある（図2.89）。上腕骨が運動を開始し、2つのステップを行い、肩甲骨が3つ目のステップを行う。90°の上肢の挙上において、肩甲上腕関節が60°の運動を行い、肩甲骨は約30°胸郭上で外側・腹側へ動く。

眼は目的を発見した時点で、身体と目的物の距離を把握する。中枢神経系は目的に達するために、上肢の持ち上げと伸展で足りるか、それとも体幹の

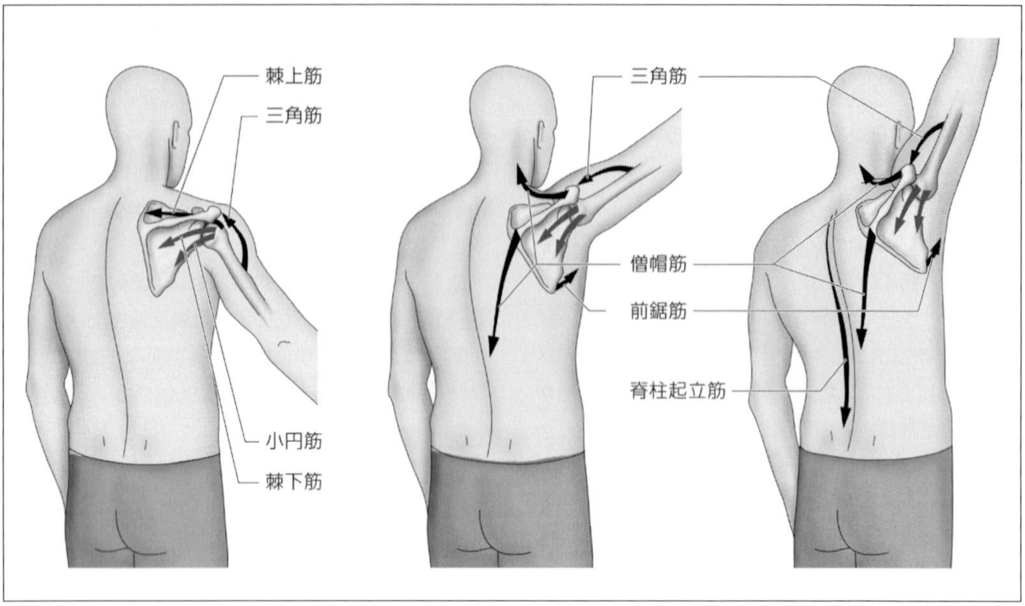

図2.88 上肢を持ち上げる際の筋組織活動の正常な時間的協調

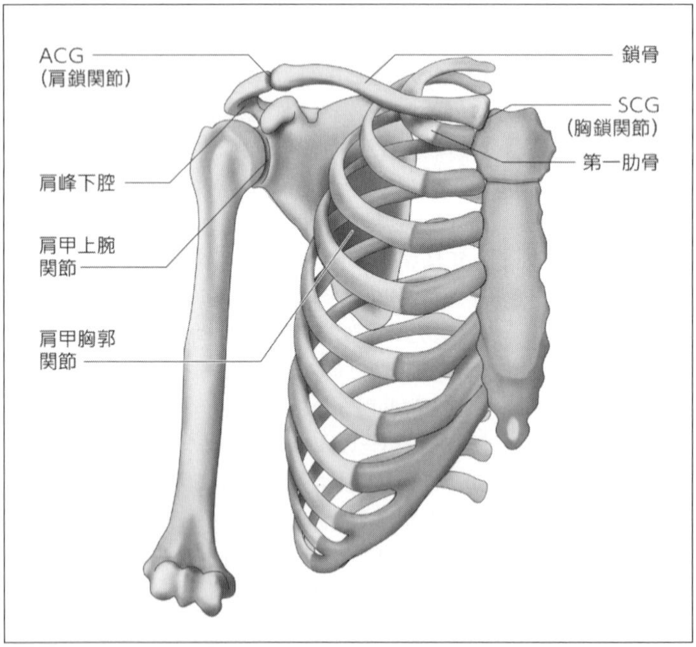

図2.87
4つの関節が肩甲骨と連動している。肩甲骨の不適切なアライメントは同時に4つの関節の不適切なアライメントを引き起こす(ACG=肩鎖関節、SCG=胸鎖関節)。

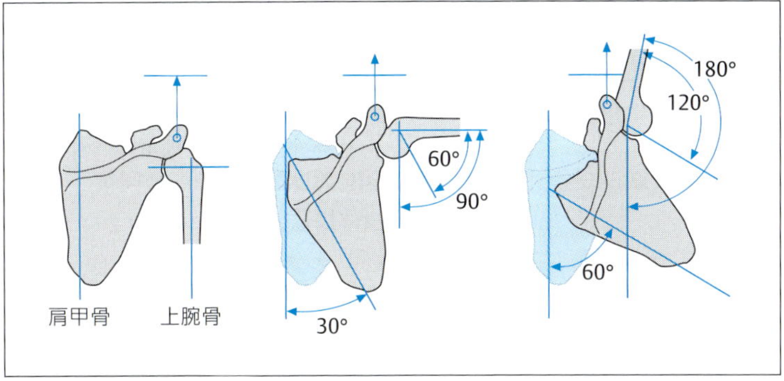

図2.89
正常な肩甲上腕リズム

前方移動が必要かどうかを早期に判断する。目的物が遠く離れている場合には、前腕を折り曲げ上半身を前に移動させ、背筋組織や、足部への圧力を増やしながら股関節と膝関節の伸展筋の活動が増加する。

手は目的の場所に到達する直前に開かれる。把持の仕方は形と予想される重さによって決定される。眼は目的物の性質に関する情報をすでに中枢神経系に伝達している。これは手と手指の形を作り、姿勢トーンを相応に定めるために、皮質の第二次・第三次視覚野と記憶が比較される。例えば1.5ℓの瓶に入った水に手が動かされると、手は大きく開かれ(手指の完全な伸展)手関節は中間位で安定される。水が半分入ったグラスが手の目標の場合は、そこまで大きく開く必要はなく(中手指節関節は中間位で、近位指節間関節と遠位指節間関節はわずかに屈曲位)、手関節はわずかに背屈で安定している。

アントニオの上肢の運動反応

左上肢が動かされなければならないという予期の時点で、アントニオはまず左の肩甲帯を持ち上げ、そのため肩甲上腕関節がわずかに内旋位に置かれる。セントラルキーポイントは右へ回転する(これにより左の肩甲帯はさらに頭側へ動かされる)。セントラルキーポイントの運動により体重がいくらか左骨盤上へ移動される。これに対し、トーンを少し増加して自動的に反応するのではなく、骨盤はわずかに後方へ沈み込む。この骨盤運動がセントラルキーポイントと肩甲帯の腹側への回転に作用し、僧帽筋上部がさらに働くことになる。これらの運動がセットされた後、アントニオは内旋している上肢を、腹筋の緊張とともに苦労しながら前方へ持ち上げる。

アントニオに見られる肩甲上腕リズムは2つのやり方で阻害されている。

1. 肩甲骨は、下制し胸郭に密着するのではなく、上前方への運動を開始する。この上方・腹側に傾いたポジションはそのまま維持される。上腕骨は前方へ動き、肩甲骨が本来その動きに続かなければならない瞬間、その異常なポジションに留まる。
2. 肩甲上腕関節はさらに動かされる。しかし、上腕骨と肩甲骨を結ぶ筋組織が高いトーンを呈し阻害するため、正常な120°の範囲は到達されない。目視し、よく触れて感じられるのは、広背筋、上腕三頭筋上頭、大円筋、肩甲下筋である。また大胸筋と小胸筋の高いトーンのため外旋が妨げられる。

疲労のため肘と手屈筋のトーンが増加され、回内を伴う屈曲が生じ手は閉じられる。アントニオは肘屈曲を感じ、そのため手を前方に動かすという目標は達せられない。この理由から彼は(自動的に!)伸展を始動させる。上腕三頭筋は屈筋に対抗して働き、そのため明らかにトーンを増加させる。この高いトーンのために、筋組織内で必要とされる相反神経支配はもはや不可能となる。アントニオが激しく肘を伸ばそうとすればするほど、上腕三頭筋の近位部は上腕を下へ後傾させるように引っ張る。緊張は高まり、僧帽筋もトーンを増加させ、肩甲帯、上肢、手は次第に固くなり、アントニオが最終的に運動を試みるのをあきらめるまで続く。

運動の中断は、疼痛が増加するため、または突然の突き刺すような関節痛が生じるため必要である。これは肩甲上腕関節の外旋が不足しているために生じる。肩峰の傍を滑るかわりに、大結節が棘上筋、上腕二頭筋短頭の腱や三角筋下包に挟み込まれる。これは腫れと疼痛を伴う炎症の原因となる。

腫れのために空間がさらに減少し、さらなる挟み込みの恐れが増す。疼痛は屈筋組織のトーンの増加を生じさせ、肩甲上腕関節の内旋維持が拡大し、さらに挟み込まれることがほとんど不可避となる。

アントニオは二つの疼痛ポイントを挙げる。

- 肩峰と上腕骨頭間の関節腔の棘上筋腱上の腹側
- 肩甲骨の関節下結節の背側と上腕三頭筋長頭の起始部

考えられる逸脱の原因

肩甲帯周辺の筋組織全体のトーンの増加は、異常な相反神経支配と時間的協調運動を誘発する。肩峰と上腕骨関節の関節包への圧力が増加したために安静時痛が生じる。運動では、大結節と肩峰の間の前述の組織における挟み込みを通して疼痛が発生する。

肩甲帯の全体的に高いトーンは、肩と骨盤帯の間の異常な相反抑制を通して、すでに存在している左股関節周辺の低緊張を維持させてしまう。

●アントニオの目標、戦略

目 標：

- 参加レベル：可能な限り高い機能レベル、少なくともレベル4における上肢機能の回復。
- 心身機能と身体構造レベル：
  - ＊ 疼痛の緩和
  - ＊ 特に肩甲帯と上肢の屈筋における姿勢トーンの減少
  - ＊ 体幹の姿勢トーンの正常化
  - ＊ 骨盤帯、特に左股関節におけるトーンの増加
  - ＊ 左上肢、または両上肢と両手の機能における正常な選択的・時間的協調運動を促通

これからアントニオにおける疼痛の緩和と運動機能の改善を導く治療例を紹介する。治療例は容易に他の患者にも適用できるが、アントニオの際と同様、活動の順番は必ずしも遵守すべきものではなく、その日の状況に応じて個別に決定されなければならない。最初は異常に高いトーンを抑制するために多くの活動が割かれ、それが正常な選択的・時間的協調運動パターンの促通への準備に役立ち、それによって簡単な手の機能を実行できるようになる。

●治 療

体幹のモーバライゼーション

座位における体幹の短時間のモーバライゼーション(p.130参照)はわずかに高いトーンの正常化へつながる。「6」から「5」を通って「4」から「3」へ動きそしてまた戻る運動を通して、患者は代償している右側の大腿下部を伸張させ、わずかに伸張している左側を短縮させる。「6」から「7」を通って「8」から「9」へ動き、また戻る運動は脊柱起立筋下部と殿筋組織の伸展構築を刺激する。

電動で動く治療台をいくらか高めに設定した後、前方にある台の端で座るためにアントニオはセントラルキーポイントを通して促通された体幹の選択的運動、「殿部歩行」を行う。この側方運動において私は骨盤をわずかに介助する。私が肩甲帯と上肢においてトーンを制御するモーバライゼーション運動を

行う間、支持基底面が減少したことを通して骨盤に構築された伸展トーンは維持されやすくなる。

肩甲帯と上肢のモーバライゼーション

私はアントニオの前の左側に立ち、私の左足部を治療台の上に置き、彼の左肘に支持基底面を提供する。アントニオの左前腕を私の肘とウェストの間に挟む。私は左手で上腕骨近位部を把持し外旋させる。私の右手は内側縁と下角を外側・腹側へ動かし、これらを引く筋組織（僧帽筋下部、菱形筋；図2.90）をモーバライゼーションする。

外旋への運動が最も制限されている。触診では広背筋が非常に過緊張であることが分かる。そのため私はアントニオの助けとともに上肢を腹側に外旋させ、筋組織の抑制モーバライゼーションを用いる。これは、上肢が前方へ動きだす瞬間に、広背筋の筋線維を腹側・頭側へ動かすことを意味する。

遠位に対して身体部位近位を動かすことは、この患者においてはトーンを正常にし、疼痛が生じないと明らかになった。そのため私はアントニオの前に治療台を置き、その上に彼は両上肢を置く。私は左側に正座し、セントラルキーポイントから体幹の横への立ち直り反応を促通する。肩甲上腕関節が内転・内旋し、そうして後傾に引っ張る筋組織を伸展させる。私は両手で上腕骨近位部の運動を促通する（図2.91）。

セントラルキーポイントの背側への運動を通して私は挙上を促通する（図2.92）。肘が同じ高さにあると、両肩甲帯が上肢の運動を誘導する際どのように異なるのかを確認することができる。

その後私は「1/2M」から「8」へ、そしてまた戻る運動を促通する。そのために、私はアントニオの後ろの台で正座し、私の両手でセントラルキーポイントを外側から動かし、左側を伸張に導く（図2.93）。私はそこで肩甲骨から動かし、続いてアントニオの後ろに立ち私の膝でセントラルキーポイントを促通する。同時に右手で頭部の右側への屈曲、左手で僧帽筋上部を促通する。

肩甲帯がこのやり方で可動的になったら次の活動が実行される。アントニオの前腕は治療台の上で回

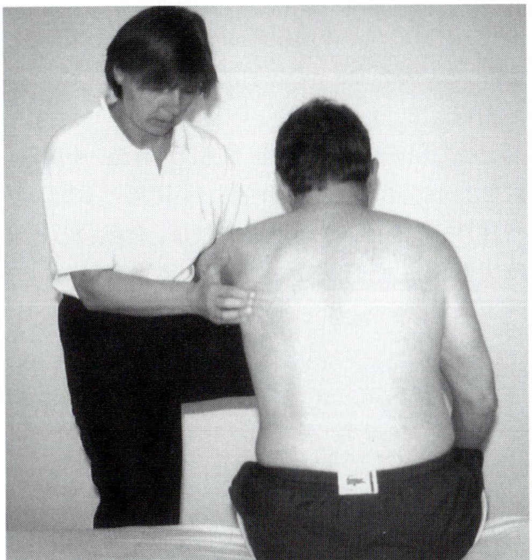

図2.90　後ろに引く筋組織のモーバライゼーション

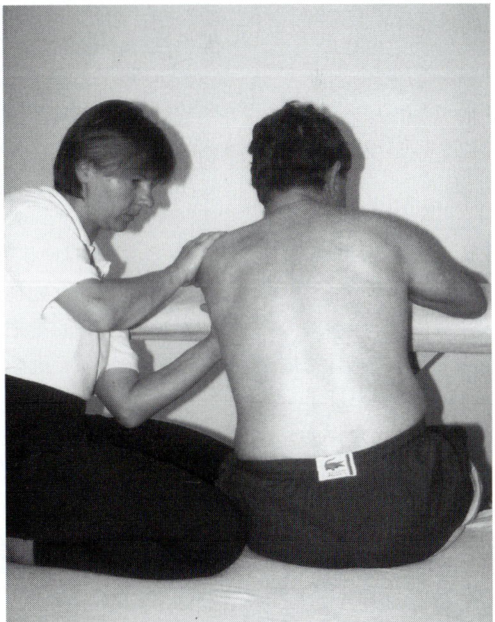

図2.91　セントラルキーポイントの横への立ち直り反応は肩関節を内転・内旋させる。

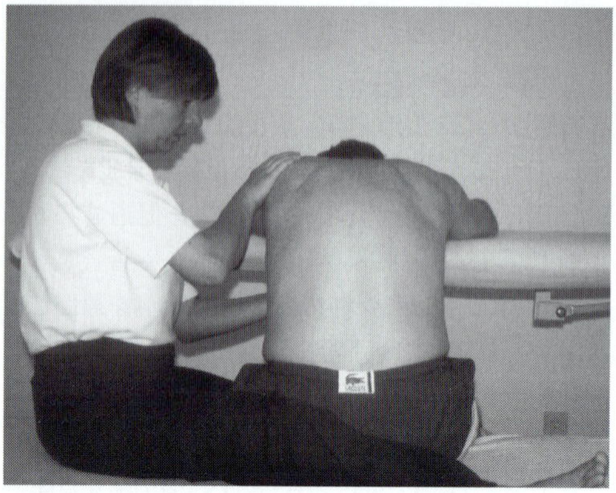

図2.92 セントラルキーポイントの背側への運動は挙上を促通する。

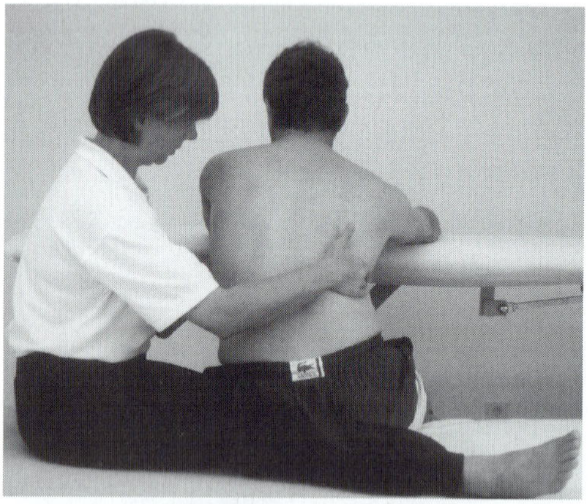

図2.93 「1/2M」から「8」への運動の促通

内し、彼の手関節はゼロポジションで、手指はゆるく屈曲している。左手で、中程度の大きさの丸い物体（例えば厚紙を丸めたものや水を入れる瓶）を把持している。彼は物体を垂直に安定させ、また両側へ動かさなければならない。

彼は厚紙のロールを望遠鏡のように右目と左目の前で保持しなければならない。

彼は厚紙のロールを聴診器のように、外旋が要求されるポジションである左耳に当てなければならない。

! その間、右上肢を台の上に置くのではなく台を押し付けることが多くの患者に見られる。

肘の伸展の際に肩甲上腕関節をさらに外転・外旋にモーバライゼーションするために、アントニオと私は次の運動を実行する。私は左手でアントニオの左手を把持し、右手で肩甲上腕関節を触る。母指は関節腔の背側に沿って置かれ、示指は腹側に置かれる。アントニオは頭部と体幹を右側に回転させなければならない。私はこの運動を私の右前腕の回外で誘導する（私の母指は関節腔の背側から前方へわずかに押す）。

そこでアントニオは内転しながら左側へ回転し、続いて大きく右側へ回転する（図2.94）。私の介助によってアントニオは彼の左手を台の左端に動かし、それは肩甲上腕関節をさらに外転させる。頭部と体幹の右側と左側への回転運動は繰り返される。その際、私はアントニオに部屋の右側または左側にある異なる物体を見させる。

上肢の活動をより多く刺激するために、「ピーナッツ」と呼んでいる楕円形のボールをアントニオの前の台に置く。私の介助でアントニオは両手をこの可動的支持基底面の上に置く。私はアントニオの左側に置いた二つ目の簡易椅子に座り、私の左手で肘の伸展を、右手で肩甲上腕関節の挙上を刺激する（図2.95）。腋の後ろの筋組織が、さらに挙上することを妨げているので、そこが個別にモーバライゼーションされる。

上肢の屈筋組織（僧帽筋下部、大胸筋、小胸筋、肘または前腕の屈筋と回内筋、手関節と手指の屈筋）のトーンを抑制する他の方法は、背臥位と非麻痺側を下にした側臥位にて行われる。背臥位への

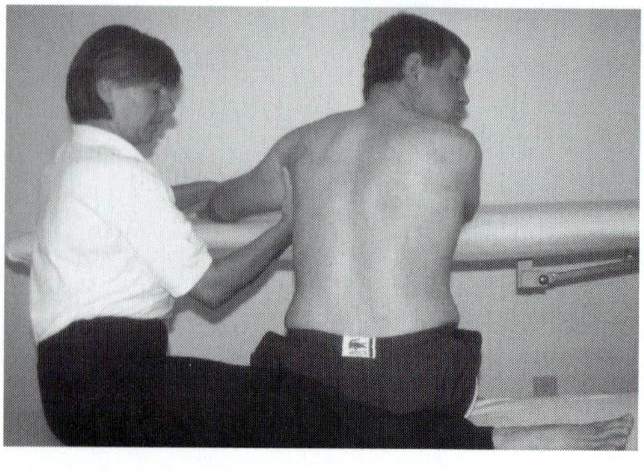

図2.94 頭部と体幹の回転は肩関節を外転・外旋させる。

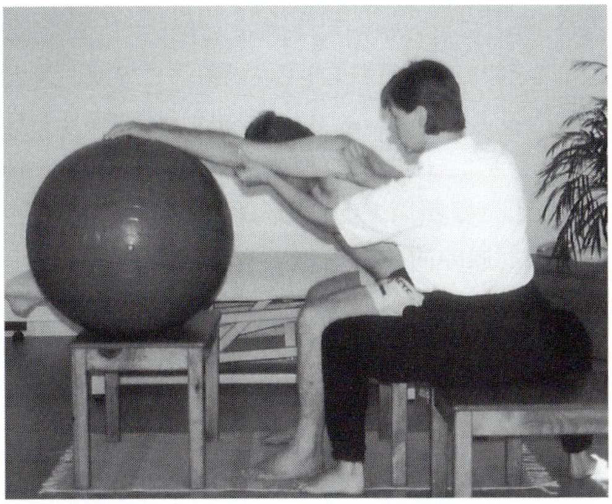

図2.95　この開始姿勢から肘の伸展と肩関節における挙上が刺激される。

移行やそのポジションについては「ラケル」の章(p.72, p.73参照)で説明したように行われる。

背臥位における肩甲帯と上肢のモーバライゼーション

! 後述の活動においては、治療台の高さは私の身長、または室内における治療をする高さに適応されなければならない。私が立つときには高く設置され、私の大腿がアントニオの上肢に支持基底面を提供するときには低く設置されなければならない。

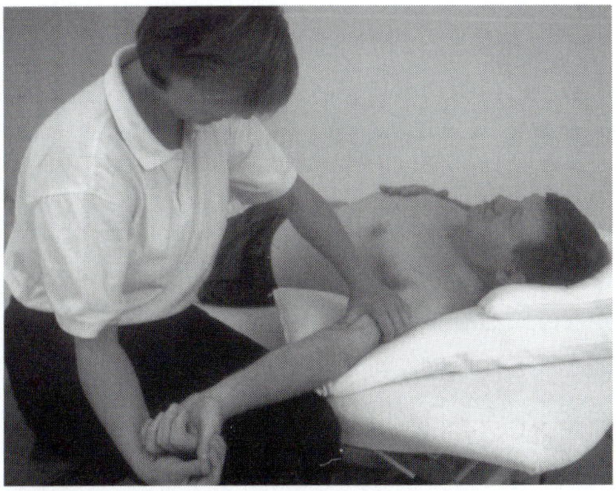

図2.96　二頭筋腱に圧力を与えると遠心性解放を容易にする。

私は左手でアントニオの左上腕を把持し外旋させる。私の右手は肩甲骨下部に置かれる。そして両手で(右手がより活発に)、肩甲帯全体を頭側と尾側へ動かす。姿勢トーンの減少を感じたら、私はアントニオの上肢を、外旋に配慮しながらさらに挙上させる。90°に達したらわずかに牽引を維持しながら彼の手を開く。

ここで私は左手を肩甲上腕関節の下、背側に置き、わずかに腹側に持ち上げる。

私は台の端に座り、上肢を近位から遠位に導きながら外転に動かす。その際アントニオは彼の上肢の重さを感じ、肘をゆっくりと台の上から下に向かって置かなくてはならない。そこに置いたら私の介助とともに前腕を伸展させリリースする。上腕二頭筋の腱へ少し圧力を与えると遠心性解放が容易になり、肘屈筋のトーンが減少する(図2.96)。このポジションでアントニオの手は完全に開かれる。少し中断し

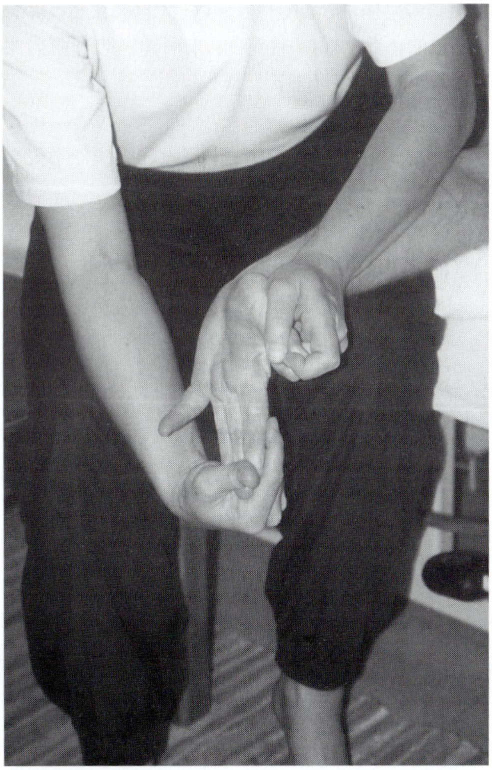

図2.97　手を開く。私の大腿が支持基底面を提供する。

て休めると、トーンが減少したことを感じることができる(図2.97)。

ここで私は「筋組織の個別のモーバライゼーション」テクニックを屈筋群全体に使用できる。私は自らの左手で、安定した参照点を形成するよう注意し、そこから右手で筋組織に沿って遠位にモーバライゼーションする。腋の前面の筋組織、大胸筋と上肢の屈筋群全体のトーンを減少させるためにモーバライゼーションしながら動かす。左手で胸鎖関節、つまり小胸筋の近位部を安定させ伸展するようにし、近位の起始部を遠位に引っ張らないようにする。なぜならこの関節の不完全脱臼を導く可能性があるからだ。

私は上肢全体がさらに外側へ押し出されるようにしたい。そこではいつものように患者の協力が望まれる。その際アントニオは上肢全体から手指の先に至るまでするどい痛みが生じると伝える。それは手指の伸展を試みても屈曲姿勢を維持させるほど強い。この疼痛は、筋組織を伸ばした時に生じる疼痛とは質的に異なるように見え、末梢神経の伸張の原因となる可能性もある。

! 腕神経叢が引き伸ばされると、不快で不安を生じさせる自律神経反応、例えば冷や汗や胃のむかつき、場合によっては胸苦しさ(狭心症に類似したもの)を引き起こすことがある。私は経験から、患者にこの種の症状が少しでも生じたらすぐに知らせるよう要請している。それは伸展姿勢をすぐに緩和させる、または中断するためである。このような自律神経反応が激しく発生した場合は、濡らしたタオル(場合によっては氷)を胸骨の上に置く、または下肢を高くして寝かせる、新鮮な空気や冷たい水を飲むことが有効である。

次に、アントニオに肘関節を動かすよう指示する。私が彼の手を右手で把持し、左手で肩甲上腕関節をコントロールする間、彼は肘を軽く曲げ解放させ、90°以上曲げ、伸展させ、再び解放させる。これは、彼が手に何か物を持ち、機能的な行動を実行するとより良好に進行する。そこで私は0.33ℓの瓶を選び、そこに半分水を入れることで軽い、しかし感じ取ることのできる重さを生じさせる。この瓶を選択的に把持するためには、まず手関節屈筋がモーバライゼーションされなければならない。私は左手で肘に安定した参照点を与え、右手で尺側と橈側屈筋の前腕筋膜の間を順にモーバライゼーションする。そして私はアントニオの手と指を完全に開くことができる(図2.97参照)。その後、彼の手で瓶を包むように掴むことができる。まずは瓶を軽く持ち上げ、次に下げ、今度は80°くらいまで持ち上げ、彼の頭部の方へ下げ(外旋位)、中間位に戻し、私の方へ下げ(内旋位)、再び中間位に戻した後、横へ下げる(肘の伸展)。私は瓶に触れることなくその動きを手で追い、もしアントニオが前腕と手のコントロールを失ったら瓶を掴むことができるよう注意する。

上肢を高く持ち上げるためには、次のやり方が選ばれなくてはならない。肘が軽く曲げられると、アントニオは上肢を長くする、つまり肘を上腕三頭筋の主動作筋としての求心性活動で腹側へ、空中に持ち上げ、ゆっくりと支持基底面に戻りその上に置く。

次の一連の運動も有効である。肘は約80°曲げられる。上肢は腹側に高く持ち上げられなくてはならない。そして肘は一定の屈曲に達するまで横へ下げられ、再び解放される。上肢が約100°挙上されると、私は立ち上がり、上肢を保持しながら頭部へ行き、右手で上腕骨を中央から(外旋方向)把持する。アントニオの前腕は私のウェストに置かれ、私の右前腕によって固定される。私の自由になっている左手で、肩甲骨と上腕骨の間の背側筋組織(広背筋、上腕三頭筋長頭、肩甲下筋)をモーバライゼーションする。この個別のモーバライゼーションを必要とする運動は、私の身体が誘導するわずかな屈曲と、肘の伸展である。

肘の伸展をより活発に行うため、私はアントニオの手根に左の骨盤突起部、または上前腸骨棘で確かな参照点を提供する。私の左手は肘の上腕三頭筋を求心性収縮に刺激する。私の右手はアントニオの左手関節をコントロールする。そして彼は指を曲げ挟みつけることなく私をゆっくりと押し返す。この活動は背臥位か側臥位で実施される(図2.98)。

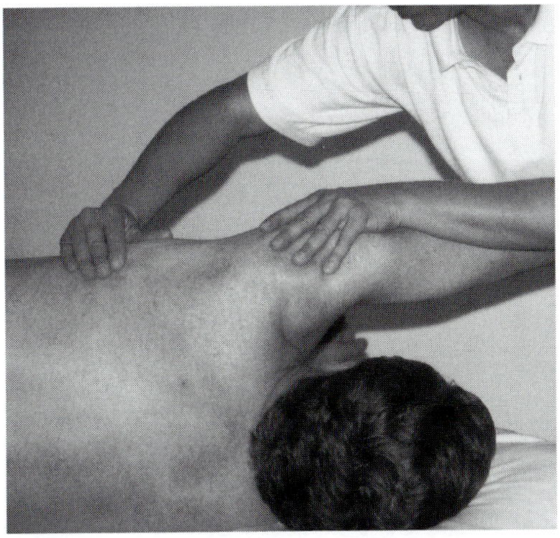

図2.98　アントニオはセラピストを上肢で活発に押し返し、その間セラピストは肩甲骨と上腕の間の筋組織を個別にモーバライゼーションする。

る。麻痺側が上にあるので、私は全体を観察でき、過緊張の筋組織へのわずかな動きも認めることができる。私は肩甲骨周辺の筋組織や、肩甲骨と上腕骨の間も同様にモーバライゼーションする。

事前にトーンを減少された上肢の屈筋組織をさらに抑制するために、私は90°の外転と外旋へ遠心性活動を実施する。

私はアントニオの上肢を天井の方向に伸展させるよう介助する。その際、私の下肢で彼の胸郭を安定させ、動く肩甲帯への安定した参照点を形成するためにセントラルキーポイントをサポートする。活動の目的は、上肢をこのポジションに保持すること、またはさらなる挙上、前傾、外転への小さな運動を実行することにある（図2.99）。

側臥位における肩甲帯と上肢のモーバライゼーション

右側臥位は三角筋活動のより良い刺激に役立つ。背臥位から側臥位へ移る際、私はアントニオの左手を自らの右手で保持し内転させる。そこで彼について来るよう指示する。彼は左下肢を曲げ、右側に回転する。保護のために彼の曲げた左下肢の下に枕を置き、二つ目の枕を頭部の保護のために台に平行になるよう置く。

! **この姿勢はアントニオにとっては就寝時の姿勢にも向いている。その場合、左上肢の下にも枕が追加して置かれる。**

右側臥位において、アントニオは左上肢を彼の左半身の上に置く。彼の頭部は枕の上で安定している。彼は手を左大腿に沿って、さらに膝の方向へ尾側に動かさなければならない。私は左肩甲帯を尾側に動かし、僧帽筋と肩甲挙筋をモーバライゼーションする。

アントニオはわずかな介助のみで、手を大腿の上、頭部の横の台の上、または他の指示された目標に動かすことによって、大きな肩の運動を実行でき

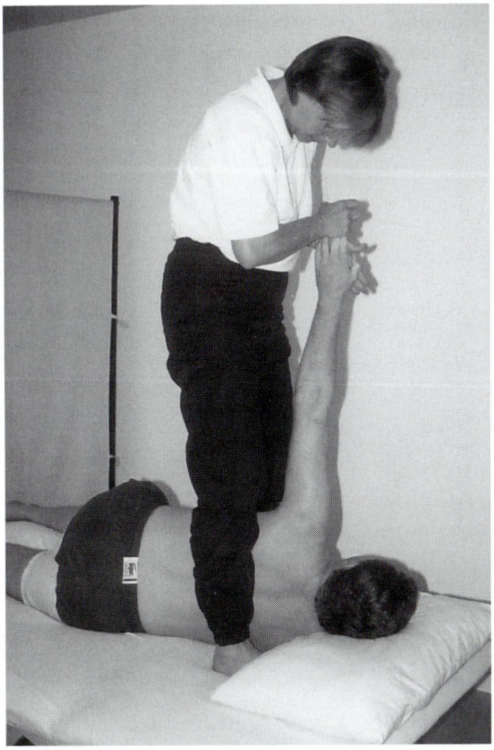

図2.99　アントニオは肩甲帯を安定させながら、肘関節の小さな運動を行う。

比較：正常運動・神経生理学的視点

このポジションでは重力が上腕骨頭を関節窩に押しつけ、関節の圧受容器を刺激し、それを通して遠心的に働く三角筋が刺激される。

座位における肩甲帯と上肢のモーバライゼーション

側臥位で取り組んだモーバライゼーションは、次に座位に置き換えて行われなければならない。私はアントニオの後ろで正座する。アントニオの横にバランスボールを置き、彼がその上に手を置くのを私は介助する。彼はボールの動きをコントロールし、可能な全ての方向に動かす。その際、私は手に力が入っていないか、手指がコントロールされず屈曲していないかどうか注意する。ボールの位置によって、アントニオにとってその安定化は容易であったり困難であったりする。私は外旋させるため肩甲上腕関節と手の遠位部を促通するよう介助する(図2.100)。そしてアントニオはボールの上に手をおいたまま、体幹を右に動かし、そこから再び安定させる。

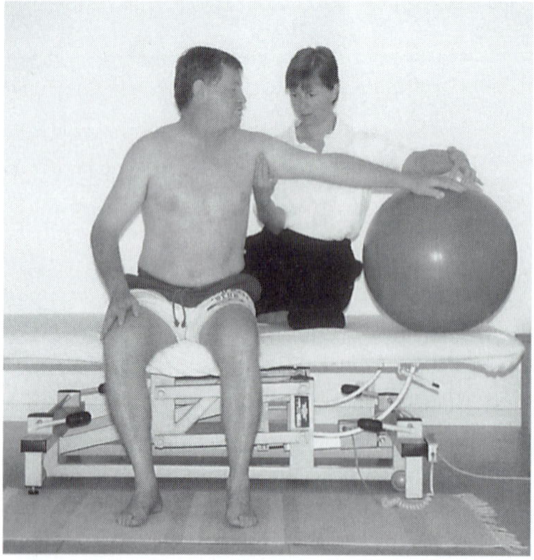

図2.100 ボールのコントロールのためにアントニオは肩を安定させなければならない。

立位における肩甲帯と上肢のモーバライゼーション

伸展の姿勢セットであるこのポジションでは殿筋組織のトーンが刺激される。さらに肩甲帯と上肢の遠心に作用する運動が容易になる。特に両上肢間、または下肢と上肢の間の相反神経支配に重点が置かれる。

把持を容易にするために2本の長いストックの先にスポンジ状のゴムが付けられる。私は一連の運動において、正常なタイミングで彼が左手でそれを掴むのを介助する。その際、手関節が、物体を把持する際の正常なアライメントであるゼロポジション、または軽く背屈しているよう注意する。

彼の左手はストックを垂直に維持し、右手はもう1本のストックを全ての可能な方向へ、活発に、随意的、そして私の運動を追いながら反応的に動かす。

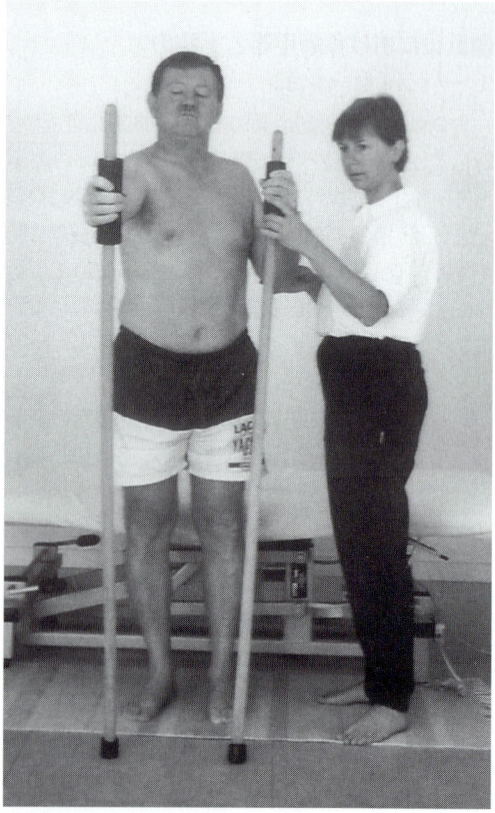

図2.101 アントニオはストックで活発、随意的で反応的な運動を行う。

アントニオは両方のストックを次のように床からわずかに持ち上げ、また下ろす。まず左のストックを安定させ、右手のみ持ち上げ、再び下ろす。その後彼は両方のストックを交互に持ち上げ、また下ろす。彼は片方のストックを持ち上げ、大きく横に下ろし、その間もう片方のストックを開始位置に戻す。そして片方を前方に押し出し、もう片方を身体に近づける（図2.101）。今度は両方のストックを大きく横へ動かし、両上肢の屈筋群を同時に遠心的に解放する。頭部を右側へ動かすことによって左の僧帽筋を伸張させることも含まれる（図2.102）。

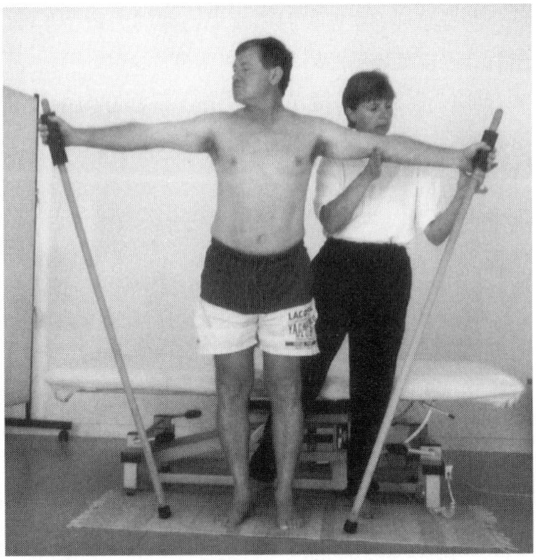

図2.102　右側への頭部回転は左上肢の屈筋群を完全に伸張させる。

上肢と下肢の相反神経支配を改善するために、アントニオは左下肢を前に置くステップ位をとる。彼は後方の右下肢に体重をかける。彼が左手で把持するストックは彼の上肢の長さだけ彼の前に離れて置かれる。彼が前方にある左下肢で立っても、ストックを引き続き垂直に維持しなければならない。この課題をこなすためには、彼は左肘を伸展に緩めなければならない。そのためには下肢の伸展トーンの構築と、上肢の伸展トーンの緩和が必要とされる（図2.103）。体重を後ろの右下肢に戻すと、彼は「ストックを垂直に維持させる」という課題を達成するため肘を新たに伸展させなければならない（下肢の伸展トーンの緩和と上肢の伸展トーンの構築）。

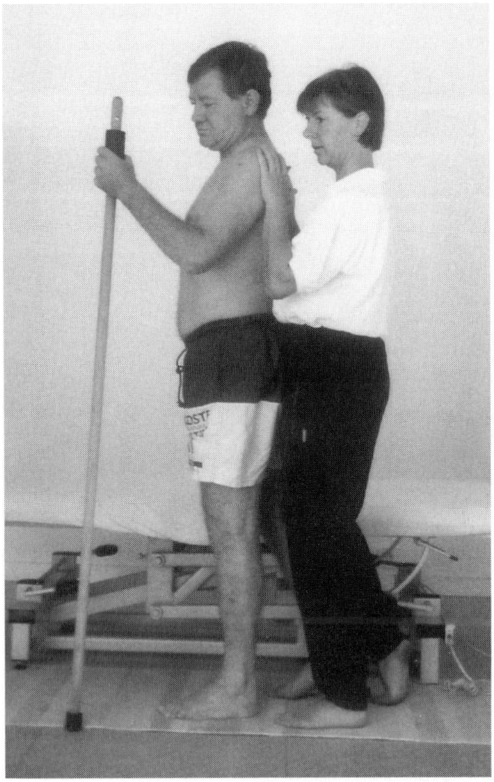

図2.103　左下肢の伸展の構築、左上肢の伸展の緩和

他の可能性として、患者はステップ位（左下肢を前）で台の横に立ち、後方の右下肢に負荷をかける。左手はバランスボールの上におかれ、上肢は約20°外転する。彼が体重を前方の左下肢に移すと、彼の上肢は外転の拡大を通して「場所を作らなければならない」。

肩の外旋と上肢を素早く持ち上げることは、前述の姿勢トーンの準備の後にバランスボールを使って取り組むことができる。私は右手でボールを持ち、アントニオは左手でそのボールを押し返さなければならない。そこでは下方と上方の運動中にボールを安定させなければならない（図2.104）。

そこでボールを両手で掴むようアントニオを介助する。最初は右手が強く押しすぎて、左手はそれに対抗して押すことができない。何度か試した後、彼は右側の過活動を減少させ、左手を適応させること

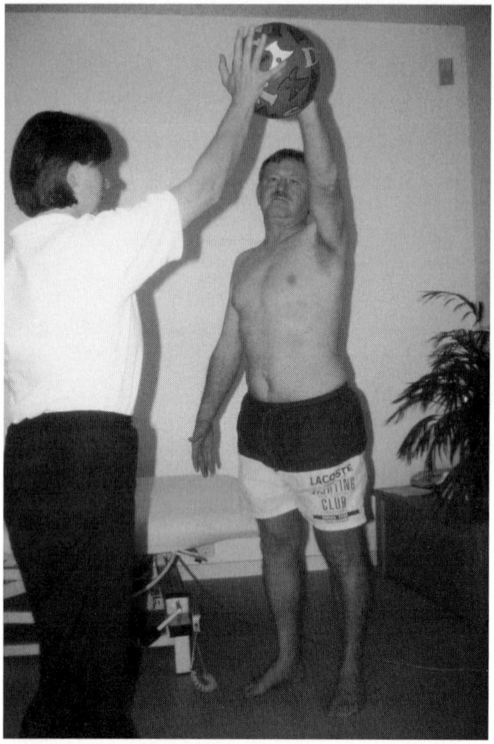

図2.104 ボールを安定させるためには、非常に繊細な段階的活動が行われなければならない。

でバランスをとることができる。私は、ボールを頭部よりも高く持ち上げ、介助者のいる前方へ投げるよう介助する。私はボールを彼に投げ返す。ボールをキャッチすることは、素早く両上肢同時の運動を刺激する。アントニオにキャッチするチャンスを与えるために、私は非常に注意深く、目標を定めて投げる必要がある(図2.105)。

アントニオはボールを砲丸投げと似たような運動で投げなければならない。私は彼の左上肢を曲げ、手を背屈させるよう介助し、ボールをその上で静止させるようにする。しっかりとボールを持つことを右手が少し助ける。素早く投げる運動の際は、彼はまだ介助を必要とする。肘の素早い伸展の際、大きく内旋し過ぎているために、ボールはコントロールされず右側に飛ぶ。何度か試した後、望む方向へ投げることが次第にうまくいくようになる(図2.106)。

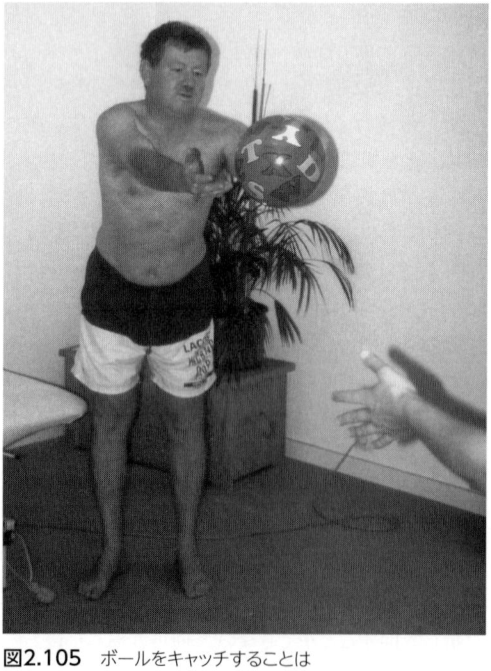

図2.105 ボールをキャッチすることは上肢を同時に持ち上げることを刺激する。

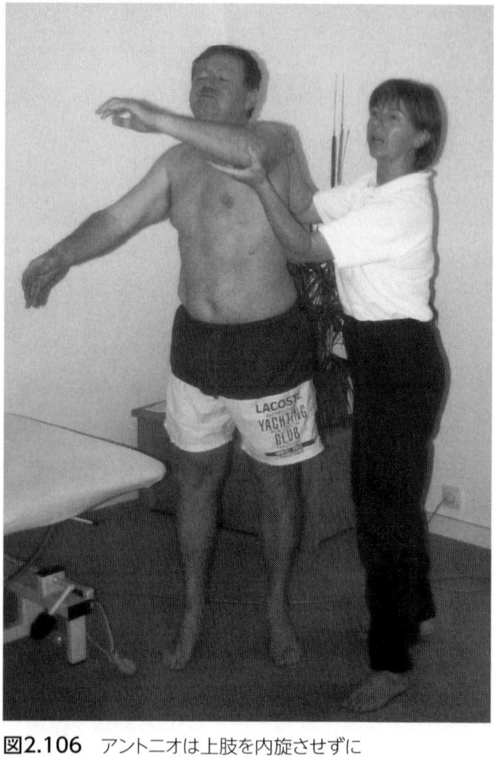

図2.106 アントニオは上肢を内旋させずにボールを投げることを学ぶ。

アントニオは彼の上肢をより動かしたいと望み、疼痛が生じず比較的確実に異常な運動を伴うことなく行える活動を自ら探す。彼はさくらんぼをいくつか乗せた盆を持ち運ぶ。把持を容易にするため私が盆を差し出す。または盆をテーブルから持ち上げることもできる。その際、麻痺側の手による把持は、お盆の左側がいくらか外に突き出されていると容易になる。

アントニオの手指は盆の下に置かれ、左母指が上に置かれる（虫様筋握り）。そうして盆を持ち上げることができる。最初は肩を高く引っ張ることで持ち上げる運動を行うので、私による修正が必要となる。私は右手を肩峰の上に置き、左手を患者の手の上に置いて肘からの運動（屈曲）を促通する。このやり方で、アントニオは肩による最小限の代償とともに盆を持ち上げることができる。そして彼はゆっくりと歩き、歩行と手・上肢の運動コントロールを協調させるために数歩必要とする。そして彼は私にさくらんぼをサーブしなければならないが、その際、私は一度左に離れて立ち、次に右に離れて立つ。

2.4　症例：マリタとヌリア

治療の視点：手指、手、上肢の運動回復の促進

手は確実に、言語と神経心理学的機能と並び最高の産物とみなすことができるだろう。ヒトはこの道具を使って何ができないというのであろう。そして我々の言語においてどのくらい多くの単語や表現にこの身体部位が引用されているだろうか。本書においても、治療する（ドイツ語の「Be-Hand（手）-eln」）ことや、操作する（ドイツ語の「Hand（手）-haben」）ことを論じることによって、非健常者が彼らの人生を再び自ら切り開く（ドイツ語で「in die Hand（手）nehmen」）ことができるようサポートできなければならない。

この章では、最初に上肢の様々な課題や機能について述べたい。

- 操作
- 非言語コミュニケーション、ジェスチャー
- 保護反応
- 立ち直り反応、保護伸展反応

私はこれらの機能を区別し、下から上の順番で述べたいと思う。なぜなら、操作という主機能については一番多くのことが言えるからである。

まずは上肢の自律運動について考えてみる。

バランスを維持するためのサポート：

- 立ち直り反応：非常に狭い、またはぐらぐらする支持基底面上を歩く際（日常生活ではあまり見られない場面）、上肢がバランスを保つための重さとして使用される。例えば小川の石から石へ歩く際にバランスをとるなど。
- 支持反応：突然で、速く、大きな体重移動や落下（日常生活では幸運なことに非常に稀なこと）において、身体を支えるため落下方向に向かって伸展する。これは手や上肢が例えば物を持つといった機能を行っていない場合にのみ有効である。我々の手にある物体は重要でないにもかかわらず、落とすことから保護するために高く持ち、そのため膝を負傷するということもあり得る。

他の自動的な反応：

- 保護反応：物体が顔面に飛んできた場合、自動的に上肢が防衛、保護のために持ち上げられる（日常ではどちらかというと稀）。
- 歩行の際の上肢の振り子運動：両手に何も持たず、寒さから保護するためポケットに入れていない場合、上肢は歩行リズムに合わせて交互に振り子運動を行う。この振り子運動は、体幹と肩甲帯のトーン、歩行速度、歩幅に左右される。

コミュニケーションのサポート：

- 身体言語：肩甲帯が下がると悲しみや意気消沈を表す。高く引き上げられた肩甲帯は心配を表す。軽く肩甲帯を持ち上げることは「分かりません」ということを意味する。
- ジェスチャー：上肢と手は多かれ少なかれ発話内容を強調する（文化や気性に左右される）。
- 随意運動が手指、手、上肢運動を実行する
  - ＊ 様々な形の操作。
  - ＊ 物体に触れ、把持し、動かし、離す。状況を調べ、変化させる。
  - ＊ 手指、カトラリー、箸による食事の際。
  - ＊ 家事。洗う、乾かす、洗濯物を干す、アイロンをかける、皮をむく、切るなど。
  - ＊ 仕事活動。手書きやパソコン操作。機械操作、運動を促通する。
  - ＊ 手工業。家具職人、編み物、かぎ針で編む、陶芸。
  - ＊ 芸術活動。音楽、デザイン、絵画、彫刻。
  - ＊ 運動活動。テニス、卓球、バドミントン、クライミング、器械体操。

何度も繰り返すうちにこれらの運動は自動化される。

手と上肢は一緒に働くことが多く、盆を運ぶ際などにまれに対称的だが、ほとんどは相反神経支配的

において働く。一側の手が物体を把持し、反対側の手がそれを操作する。手と上肢は神経生理学的にコントロールがより多く要求される、いわゆる「オープン・チェーン」機能優位で働く。つまり近位の安定した参照点(reference point)とともに遠位で運動が行われる。下肢はそれに対し、いわゆる「クローズド・チェーン」、つまり足部が遠位の安定した参照点で、近位の身体部位である膝、骨盤、上半身が足部に対して運動している。この機能の方が神経生理学的、バイオメカニクス学的からも容易に遂行できるように見える。

体幹、骨盤、下肢の活動が迅速に回復するのに対し、上肢、手、手指の運動の回復は多くの場合遅れる。これはよく観察されるプロセスである。なぜだろうか。損傷の部位と関係があるのだろうか。もちろんそれもひとつの理由であるかもしれない。他の理由としては必要度が考えられる。

脳梗塞後片麻痺を呈す第一段階で、ほとんど全ての患者は次のような質問をする。「私は立ち上がることができるのでしょうか。いつまた歩けるようになるのでしょうか。」彼らにとって最も重要な目標は自立性の確立である。介助なしで食事することが努力され、体幹安定性の改善と繊細な動的座位は早期に達成されることが多い。それは非麻痺側の上肢が使用されるからである(麻痺側の不使用を学習「learned non-use」)。一人でトイレへ行くというような歩行への大きな望みがある。骨盤と股関節は臥位においてすでに、肩甲帯、上肢、手よりも多くの強い圧刺激を受ける。ベッドの端へ、そしてベッドから(車)椅子への移乗動作において下肢は「使わざるを得ない(forced use)」という形で必然的に組み込まれる。重力は足部・膝・股関節に圧刺激を作用し、「使用していない付録」のような上肢は重力とともに下に垂れ、どちらかというと引っ張られる刺激(⇒屈曲刺激)を受ける。座位において、腰は上半身の重さを負い(⇒伸展刺激)、上肢は置かれ自らの重さから少し圧力を受け、手関節のアライメントではなく前腕の尺側のどこかで位置している。

下肢のどちらかというと容易な「クローズド・チェーン」に対し、手と上肢がいわゆる「オープン・チェーン」というより困難な機能を回復させなければならないという事実が、下肢の回復をより早く良い形で生じさせる。多くの患者、またセラピストの頭にも、下肢の方が回復の見込みがあるから、そちらにより取り組もうという信念が生まれることがある。こうして悪循環が生じる。「上肢はゆっくりと回復する、またはほんの少し、もしくは全く回復しない」という予測が、上肢の治療をより少なくし、刺激が減少し、それがゆっくりとした回復につながりネガティブな予測を立証してしまう。自己充足的予言(Self-fulfilling prophecy)が、操作機能のリハビリテーションがゆっくりとしている深刻な原因となっている。

結論：手指、手、上肢、肩甲帯は治療初日から、体幹、骨盤、下肢、足部と同様に刺激されなければならない!下肢との治療において、上肢の下には引っ張られる刺激ではなく圧刺激を受け取るようクッションが置かれなくてはならない。図2.107 a-dでは、実際どのように実行されるかいくつか例を挙げた。

理学療法と作業療法の大きな目標として、器用な手指と手の活動の完全な回復がある。上肢にとって一か八かという結果を防ぐため、ここでいくつかの徐々に取り組まれるべき中間目標をリストアップする。

- 損傷によって活動の回復能力が認められない場合は、上肢を少なくとも感じることができなくてはならず、そして連合反応を呈さず(もしくはできるだけ少なく)、そうして動的座位において、また特に歩行において頭部と体幹のバランス反応を妨げないようにしなければならない。
- 活動が回復しない場合、上肢は少なくとも、頭部、体幹、もう一方の上肢が動いている間留まることができなければならない。例：食事中手をテーブルの上に置く。他の上肢と体幹は、置かれている麻痺側の上肢に対して必要な運動を実行しなければならず、麻痺側の上肢は連合反応を呈すことなく、体幹や非麻痺側の上肢に従い、場合によってはテーブルの皿を拭く(この機能の治療例はp.148以下を参照)。
- 肩における粗大運動コントロールは日常生活において役に立つ。例：上肢を紙の上に置いて固定し、もう片方の手で書く。片方の前腕でズボンが落ちないよう押さえ、もう片方の手でチャッ

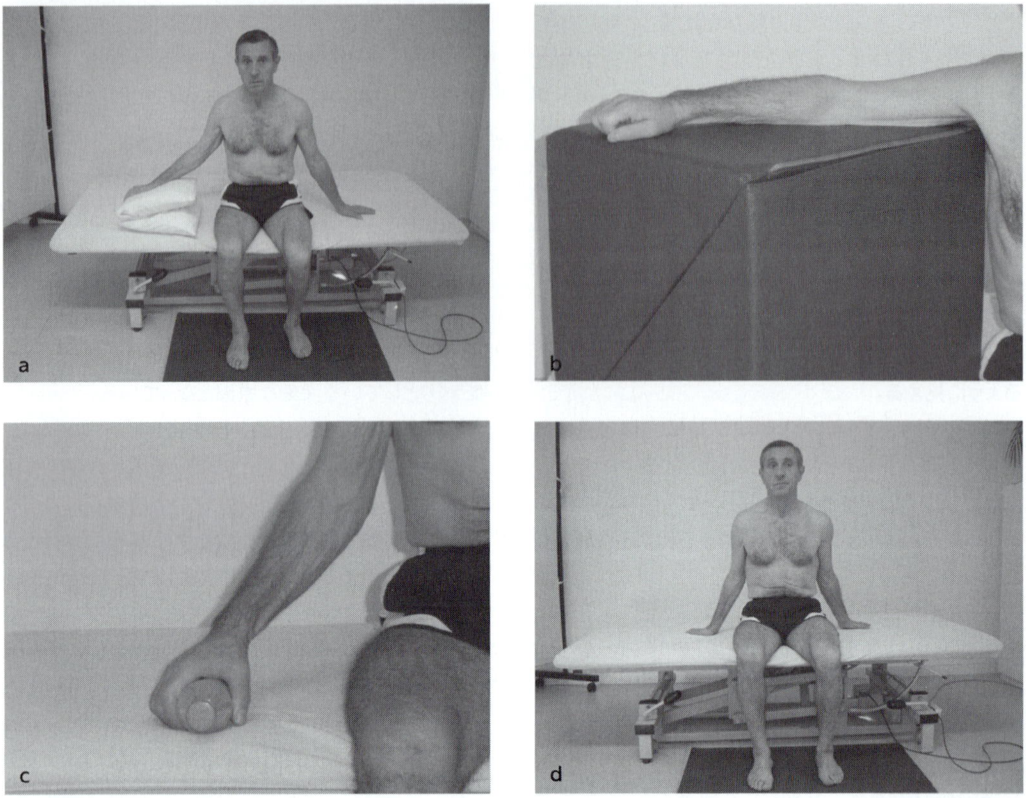

図2.107 a-d　他の身体部位が治療される間における、麻痺側の上肢と手の置き方の例

クを閉める。麻痺側の手がブラジャーを固定し、もう片方の手でブラジャーを上半身に巻きホックを閉める。

- 物を手で掴むといった能力は日常生活をとても容易にする。例えば食事の際にヨーグルトパックを掴む、ペットボトルを持ってキャップを開けるなど。
- 手指の操作におけるコントロールされた運動能力が大きな目標である。

●マリタ

マリタは、私が最も長く治療する患者の一人である。中大脳動脈閉塞症のおよそ10週間後、29歳で私のところにやってきた。発症早期患者を治療する際には、セラピストが他の患者との長年にわたる経験を集めていることが非常に役立つ。

マリタの血中にはフリーラジカル（遊離基）の異常に高い濃縮物が存在し、これはすぐに血栓症を引き起こす。これが中大脳動脈閉塞症の原因と考えられる。閉塞症の結果として右側片麻痺と中等度のウェルニッケ失語症が生じた。失語症のために彼女は教師という職業を辞めなければならなかった。今では年金受給者となっている。

マリタは落ち着いた女性で、治療の当初から非常に集中しやる気を持って取り組み、「私は良くならなければならない!」といった自らを精神的プレッシャー下に置くこともなかった。彼女の過緊張がごくわずかで、ストレスが生じたときのみ連合反応が生じるというのは、彼女の内面の落ち着きがとても貢献していると私は確証している。

最初の2年は彼女を毎日治療し、3年目は1週間に3回から4回、1995年の彼女の妊娠中には半年間、毎週2回から3回、その後は毎週2回治療している。

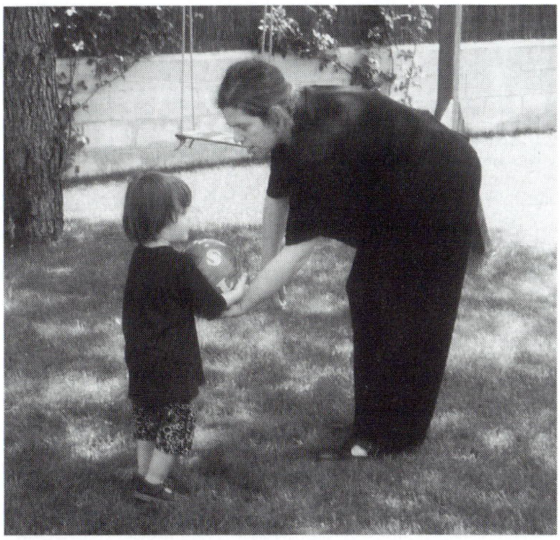

図2.108 マリタと彼女の娘のパウラ

彼女の不全麻痺の自然治癒力は体幹と下肢においては比較的早く働いた。4週間後には補装具なしで歩行することができた。しかし、典型的なウェルニッケ脳症に見られる歩行運動失調で、足部がおぼつかなく選択的運動はない。一人で歩行するにはバランスがまだ不安定なので、治療には彼女の夫が常に付き添って来た（図2.108）。

マリタの評価

上肢は中等度の低緊張で、最初の連合反応はあくびと咳におけるバランス問題で生じた。肩甲上腕関節は1から2横指径程度の不完全脱臼を呈す。

比較：正常運動

肩の正常な連結メカニズム：正常な姿勢トーン、そして正常な肩甲骨の位置においては上腕骨頭を関節窩に活発に保つことは必要ではない。そこでは受動的な連結メカニズムが作用する。肩甲骨のポジションは上腕骨頭を関節窩の関節唇上で支えさせる。さらに烏口上腕靱帯は正常な緊張と長さでこの正常なアライメントに存在し、上腕骨頭をその場で安定させる。また棘上筋の正常な安静時トーンが、上腕骨が尾側に沈むことを防ぐことに貢献している。

マリタは骨盤と体幹の選択的運動を実行できないので、直立に座るために背中全体の脊柱起立筋をトータルパターンで伸展させる。これは右肩甲骨の後退を導き、そのため正常なアライメントを失い前述の正常な連結メカニズムも機能しなくなる。肩峰と上腕骨頭の間の関節腔はほとんど二横指径で、見て感じることができる。

このような尾側への不完全脱臼が存在すると、正常な刺激の時間推移（フィードフォワード）や神経筋組織活動が進行しない（p.124以下、「アントニオ」参照）。運動を始めようとすると、肩は引き上げられ肘は屈曲する（烏口突起を起始とする上腕二頭筋短頭の活動）。前腕の重さは近位で安定させることができない。そのため前腕はその重さで安定点を形成し、上腕骨を尾側・前方へ引き、さらに関節窩から外に引いてしまう。

関節に圧迫が欠けているので、圧受容器は刺激を受けず、棘上筋と三角筋、そして回旋筋腱板全体の筋活動が誘発されない。もし上肢と手を上に挙げるというアイデアが生じると、肩甲帯全体が持ち上げられ（内旋が生じる）、さらに胸椎が直立し（体幹の伸展トータルパターンの強化）、上肢は実際いくらか高く位置する。ただしこの代償は非常に労力を伴うものであり、連合反応が上肢全体を屈曲のトータルパターン（肘、手、手指）に固定する。内旋位での挙上を通して、肩峰下が挟み込まれる危険性が生じる。これは肩の疼痛の最初のステップとなる（p.122、「アントニオ」参照）。

マリタの目標、戦略、治療

構造レベルにおける私の**治療目標**：

- 体幹の姿勢トーンの正常化
- 骨盤の選択的運動の促通
- 立位と片脚立位におけるバランスの改善
- 上肢のトーンの構築と手・肘・肩の選択的運動の促通

最初の二つの治療目標を達成するために、ラケルの症例で述べたように（第2章2.1を参照）セントラルキーポイントからセントラルキーポイントと骨盤の運動が促通される。

マリタの肩甲帯を細かく治療していく前に、まず参照点を成す他のキーポイントが最善のアライメント（関節の位置およびトーン状態）にあるかどうか確認する（図2.109）。肩甲帯と上肢が選択的に活動しなければならない場合には、特にセントラルキーポイントが安定した参照点として絶対に必要となる。また、他の差し迫った治療の部分目標を達成するための次の活動でも、安定した参照点としての役割をセントラルキーポイントに準備させる。

骨盤の選択的運動にさらに踏み込むために、背臥位の姿勢セットが選択される。運動推移の促通と臥位についてはすでにラケルの症例で述べたとおりである（p.79参照）。

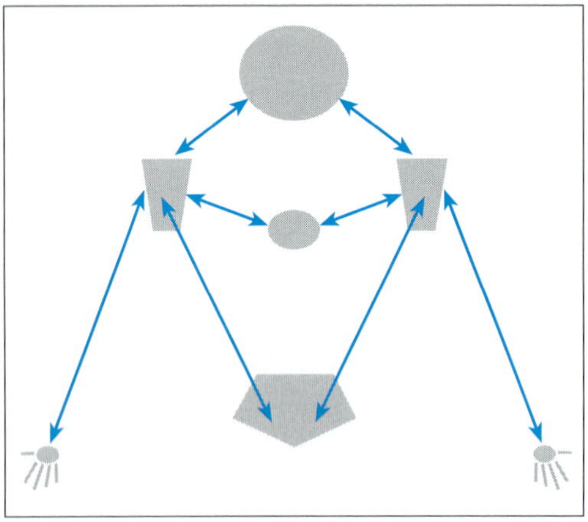

図2.109　矢印は肩甲帯と他のキーポイントの複合的な結合を象徴している。

背臥位における骨盤のモーバライゼーション

マリタは両下肢を立てるが、まずより安定させなければならない右下肢を立てる。そして彼女は骨盤を後傾させながら持ち上げる。それは彼女にとって困難ではない。その際、私は骨盤を持ち上げることが背中全体を持ち上げることにならないよう注意する。動く骨盤に対し安定した参照点を形成し運動を制限しているのは、肩甲帯ではなくセントラルキーポイントである。マリタは両下肢を外転位、内転位に安定させることができる。彼女はまず右骨盤、それから左骨盤をそれぞれわずかに高く持ち上げ、もう片方をわずかに沈ませなければならない。その間、股関節では持ち上げた側により外転・外旋が生じ、沈めた側に内転・内旋が生じる。この運動を言葉で詳細に説明しなくて済むよう、言葉を使わず骨盤を促通するか、または例えば「ツイストを踊るように」といった運動のイメージを与えるようにする。また骨盤を大きく左側へ、または右側へ位置させ、再び持ち上げることは、さらなる外転・外旋、内転・内旋を刺激する。

マリタは背臥位における選択的運動全てにおいてさほど困難を感じなかった。新しい運動を行う初回はそこまで上手にいかず、場合によってはわずかな連合反応が、体幹の横に置かれた上肢において観察される。そのため私はすぐに抑制コントロールを上回ったことが分かる。この理由から上肢を動かして力を緩めさせ介助する。2回目、3回目の活動では、マリタははるかに上手にコントロールし、連合反応が発生しなくなる。私は介助を再び減少させることができる。

運動がとてもよくコントロールされるので、私は「患者の中枢神経系が退屈している」という印象を持つ。より要求の多い課題にするためにどのように構成するか考え、例えば支持基底面をより小さくしたり、参照点を少なくしたりする。

私はマリタが立ちあがるのを介助する（運動推移の促通、足部の準備と立位への移行の準備についてはp.80以下「ラケル」を参照）。

立ち上がりの促通

座位から立位までの移行において、マリタは運動が2/3程度進んだところで止め、このポジションで骨盤の前傾・後傾運動を行い、私は骨盤を促通する（p.78参照）。側方への運動では、マリタに「もっと大きく台の左側、または右側に座って」と指示する。マリタが完全に直立する前に、これらの選択的運動のコンビネーションはベリーダンスやフラダンスのように実行できる。

肩甲帯、上肢、手の機能の促通

体幹、骨盤帯、下肢、足部でほぼ正常な選択的運動が行えるようになった後、マリタの治療の重点は肩甲帯、上肢、手の運動と機能の取り組みに置かれる。ただし、事前に姿勢トーンとアライメントが正常となるよう準備されなければならない。前述の体幹、骨盤、下肢の選択的運動を通して、マリタはそれらのトーンとアライメントを直立座位および立位においても一定時間は問題なく維持できる。これは、私が肩甲帯キーポイントに集中して取り組めることを意味する。

座位における肩甲帯のモーバライゼーション

まず、両肩甲骨が同じ高さかどうか、脊柱までの距離が同じかどうかを観察する（図2.110）。私は、右肩甲骨が下制し、上角も下角も脊柱の方へ引き寄せられていることを確認する。

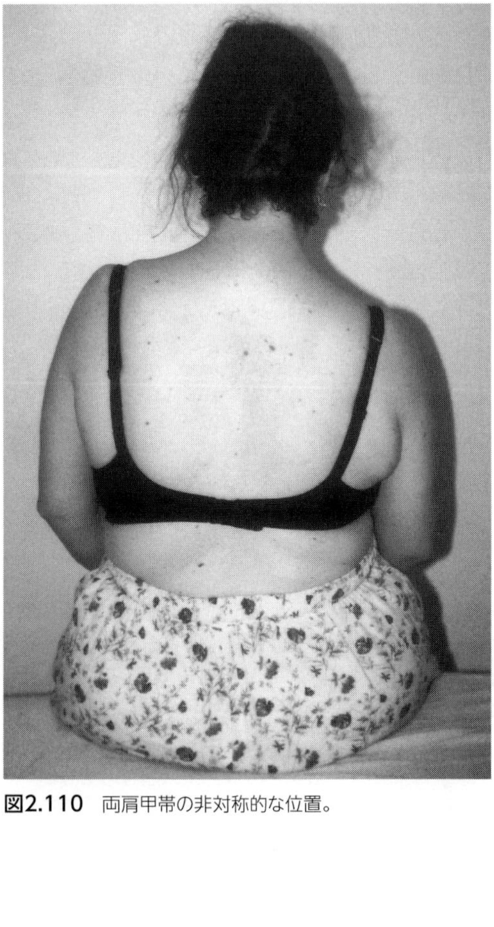

図2.110 両肩甲帯の非対称的な位置。

私はマリタの前でわずかに右側に移動し、彼女の両肩甲帯を腹側に動かす。右肩甲帯は、前方に動くために私の平たく置いた手の介助を必要とする。そこで私は右手で上腕の近位部を外旋位に把持し、マリタの前腕を肘とウェストの間に挟み、私の左手で上角を把持する。そうして肩甲骨を側方・腹側へ動かし、固くなった筋組織に運動性を与える。その間、私は左下肢から右下肢へ動き、同時に腰右側をわずかに上方に動かし、マリタの上肢の外旋に作用させる。

肩関節の運動性が少ないため、彼女の肩甲上腕リズムは阻害されている。そのため同じ運動で上腕骨を動かし肩甲骨を安定させる。これは、肩甲骨と上腕骨を結び内旋・後傾させる筋組織（肩甲下筋、広背筋、上腕三頭筋長頭、大円筋）を遠心性伸張に導く。

上肢が90°に持ち上げられ保持される間、私はそれを外旋とともに外転させる（図2.111）。私は屈筋組織全体を肘から手関節の方向に遠位へ回旋させるようモーバライゼーションする。最後に私は手を掴み、背屈に動かす。

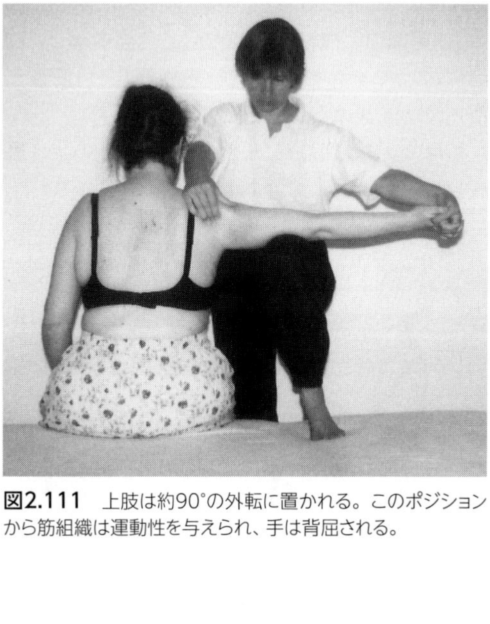

図2.111 上肢は約90°の外転に置かれる。このポジションから筋組織は運動性を与えられ、手は背屈される。

このモーバライゼーションの間、マリタは肘と手指の痛みを訴え、その痛みのスケールは4から5程度だと言う。彼女はこの痛みに耐えることができ、運動性が増加するにつれ減少し、屈筋トーンが減少すると痛みは消失する。

立位における上肢のモーバライゼーション

上段の活動を実施していくために、姿勢セットとして、治療台または簡易椅子上の直立座位から立位へと移行していく。両方とも体幹下部、骨盤、下肢においては伸展の緊張が優勢で、体幹上部や上肢では屈曲がわずかに優位な姿勢セットの組み合わせが重要である。立位においてはより小さい支持基底面のために伸展の緊張は直立座位より明らかに高くなっている。これは中枢神経系にとっては、比較的高い基本トーンをコントロールするために、より高次の抑制コントロールを伴う尾側と頭側身体部位間における相反神経支配を必要とすることを意味する。

マリタは、上部にスポンジ状のゴムが巻かれた長いストックを持つ。最初に私は把持を介助する。座位から立位における運動の際、マリタはストックのポジションを維持しなければならない(図2.112)。

立位で、私はストックの位置を通して神経筋活動を正確に操作することができる。患者の前のストックの角度が、どの筋が活発になるかを決める。例として図2.113 a,bに示した。

ストックの位置によって、主動作筋として活発に働くのが肩関節の内転筋・内旋筋(三角筋前部、大胸筋)なのか、それとも外転筋・外旋筋(三角筋後部他)なのかを決めることができる(図2.114)。

私はマリタの横に立ち、手を彼女の手の上に置き、活動とストックのコントロールを感じ、場合によっては促通する。左手指は肩峰に添えられ、肩に「高く持ち上げない」という情報を与え、母指は挙上をサポートするため上腕骨背側に置かれる。必要が生じれば、私の右手の手指で肘の背側近位部または関節の遠位部で上腕三頭筋の求心性活動を刺激する。

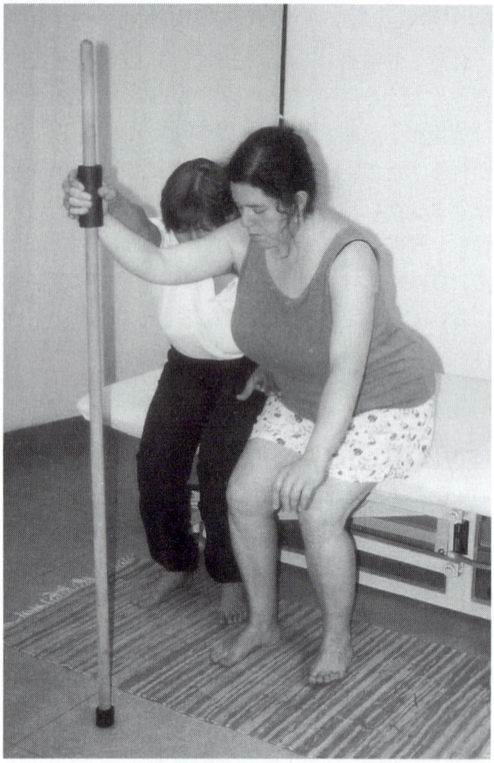

図2.112　マリタは立ち上がる間ストックの位置を維持しなければならない。

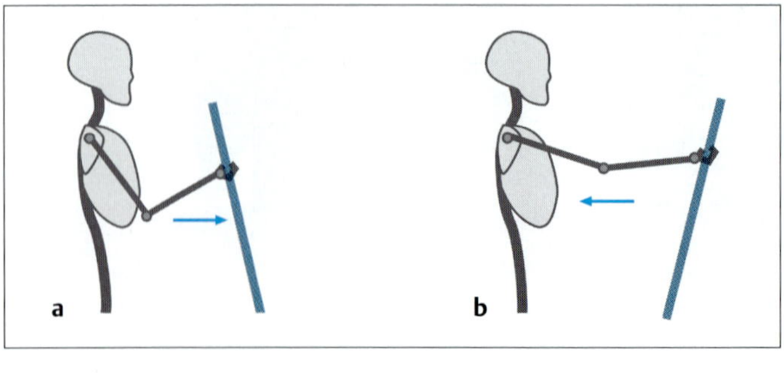

図2.113
a ストックは患者の方に傾いており、上腕三頭筋の主動作筋としての求心性活動を通して垂直に動かされることが可能である。
b ストックは上腕二頭筋の主動作筋としての求心性活動を通して垂直に動かされることが可能である。

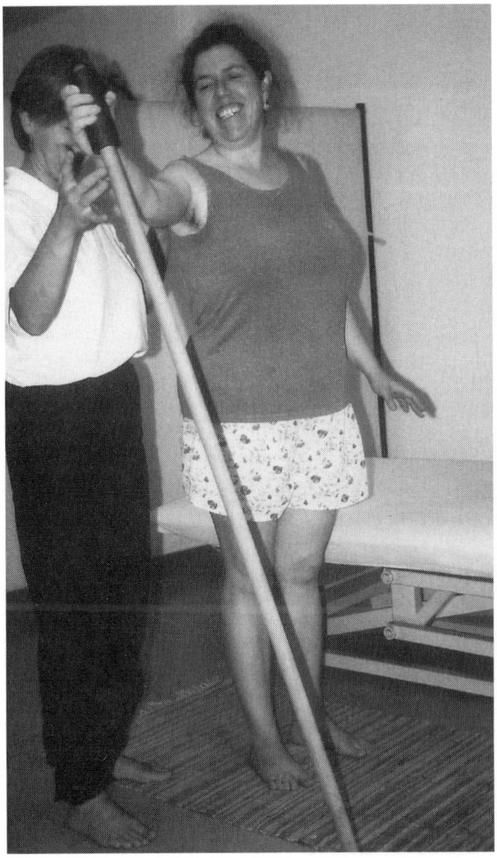

図2.114 肩関節の内転筋と内旋筋を緩めるとストックは傾く。

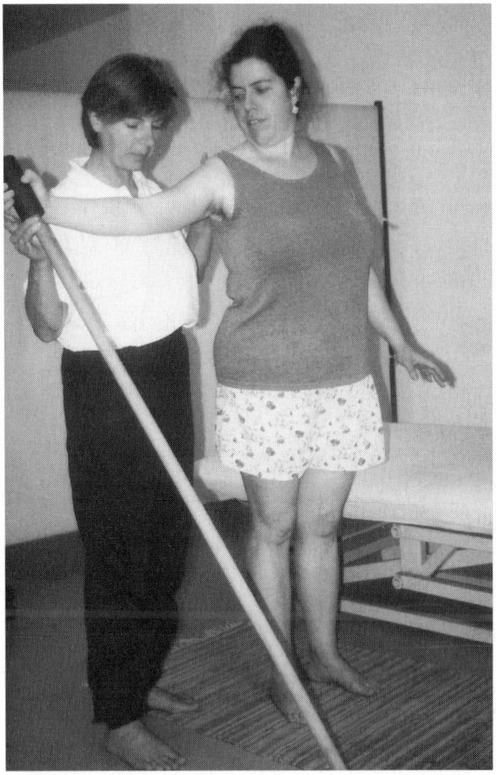

図2.115 屈筋群による遠心性解放の能力が不足しているため外転は困難であり、マリタの左上肢は連合運動を呈している。

ストックを動かし上肢を外転させることは、マリタにとって困難である。なぜなら屈筋群が本来行うべき遠心性に緩めることを容易に行えないからである。彼女の左手の連合運動が、この課題がマリタにとって要求の高いものであることを示している（図2.115）。しかし運動は正常で、より運動を支配できると自然に連合運動は消失する。他の場合には、彼女に「左手が一緒に動いているのに気付きますか」と尋ね、解放するよう要求する。何度か反復すると運動はより簡単に淀みなく進む。頚側屈筋（僧帽筋）を含む全ての屈筋の完全な伸張を達成するために、マリタは頭部を左側に回転させ、右上肢の外転を維持させなければならない。

比較：正常運動

ストックを把持する利点：手は主機能である把持を練習することができる。把持は肩甲骨と肩甲上腕関節の安定した活動を刺激する。把持は手と手指の屈筋と伸筋の間の、わずかに屈筋優位となる調和のとれた相反神経支配を意味する。肘は伸展され、肩甲上腕関節においては三角筋、胸筋、広背筋、そして身体の遠位と近位の間での活動、つまり相反神経支配が起こる。

ストックを把持する欠点：把持が強すぎると上肢全体の屈曲トータルパターンを誘発する可能性がある。患者は床に向かって下への圧力を通して（胸筋と広背筋には望ましくない活動）コントロールを練習できる。

当時11ヵ月のマリタの娘はアシスタントとして能力を発揮した。というのも彼女は治療室を這い回り、マリタは当然娘が問題を起こさぬよう注意しなければならないからである。彼女がこのように他に注意を向けることは、この時点においては問題ないと判断した。というのも、マリタはストックでの課題を集中して随意的に行うのではなく、無意識に行うことができるからである。日常生活においても、例えば水の入った瓶を開けるときや鍋の中をかき混ぜながら持つときのように、もう片方の手が何か物体と行動している間、片方の手は物体を無意識に安定させる。

パウラが這って来て、ストックの下を掴みそこから這い上がろうとすると、マリタはストックを下からの運動に対抗して垂直に保持するようにしなければならない。そしてパウラは大股で立ち、まだふらふらとしているがストックを軽く動かし、母親は麻痺側の手でストックを静止させようとする。労力が増すと手関節と肘の屈曲方向に連合反応が生じそうになるが、それは私にとって抑制可能な程度である。私は手関節を保持し、母指を背屈の回旋ポイントの上、つまり橈骨と舟状骨の間の関節の上に置き、回内の方向に動かし上肢を伸展させる(肘伸展)。次にパウラは大きなバランスボールを見つけ、それに興味を持つ。私はこれを次の活動に利用する。マリタがストックを把持によって垂直下方にコントロールする間、彼女はバランスボールを娘の方へ何度も転がし、娘はそれを毎回面白がって押し返してくる。左手でボールを転がすためには、マリタは少し身をかがめなければならない。私はマリタがそうしてコントロールしなければならない多くの運動要素についてうれしく思う(図2.116)。これら運動要素の例を挙げる。

- 足関節の背屈の拡大と減少
- 膝関節の伸展の緩和と構築
- 股関節の外転・内転コントロール、また回旋コントロールにおける伸展の緩和と構築
- 体幹前屈
- 外転・内転・回旋コントロール下の肩関節の挙上を拡大

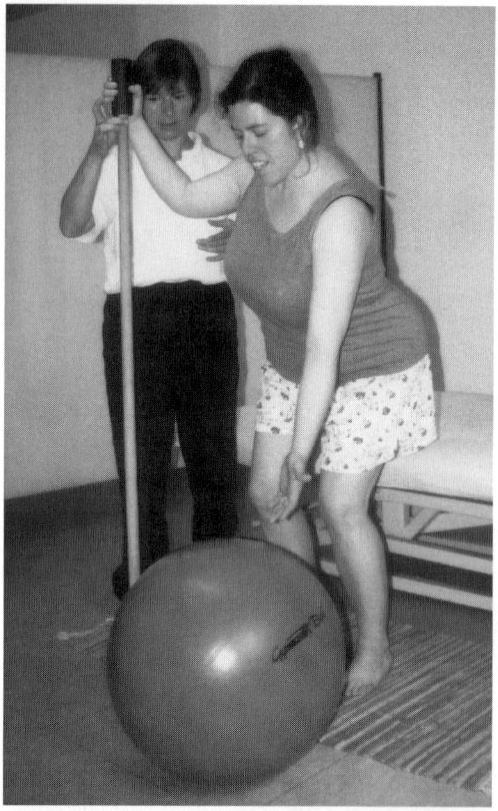

図2.116 マリタがボールを転がす間、ストックをその位置で安定させることを困難にする多くの運動が生じる。

手のモーバライゼーション

ここでストックは床の上に置かれる。私はゆっくりとマリタの手指を小指から緩めることを介助しなければならない。示指と母指を緩めることが最も難しい。連合反応が多く生じると、台の上で直立座位の姿勢で休憩をはさむ。

私は左足部をマリタの骨盤の横に置き、私の大腿は右上肢の肘の支持基底面として働く。こうすることによって私の両手は自由になり、左手で母指、右手でその他手指、そして両手一緒に手関節と肘を動かすことができる。私はマリタの母指を伸展させ、その他の手指を遠位指節間関節・近位指節間関節で伸展させる。中手指節関節はおよそ90°屈曲している。そうして私は他の把持バリエーションの機能的な基礎となる虫様筋握りを促通する(図2.117)。

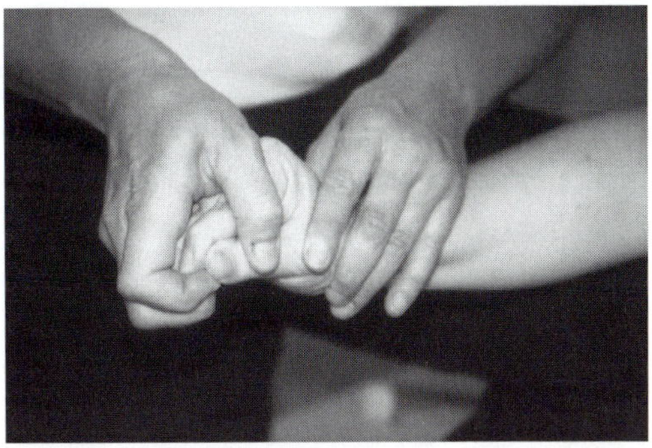

図2.117　虫様筋握りの促通

その後、右手でマリタの中手指節関節から伸ばされた指にいくらか圧力を与え、手関節を背屈に動かす。マリタの手指関節は近位指節間関節において過伸展の傾向を呈している。過伸展をさらに促進することのないよう、私は手指のわずかに増加した屈曲トーンを注意深く抑制しなければならない。私はマリタに手を開き、手指を長く前方に伸ばすよう指示する。彼女による運動の発動を感じられたら、手指を長く平たく動かすよう介助する。その際手関節は背屈に緩み、中間位に落ち着き、母指は復位し外転に動く。

そして手は開かれ、平たい形で顔に向かって動かされる。私は肘を回外に導く。手関節は背屈への運動に、そして肘を屈曲に導かなければならない。顔面は手の方へ動き、頬が手に置かれ、そうして頭部をその上で軽く支える。私はマリタの母指とその他の手指を緩め、頭部との接触を妨げないようにする。私は母指と手指をとり、彼女に手を再び下ろすように言う。彼女は回内に回転し、肘を伸展させ、私はそれを修正しながら追う。

上腕三頭筋の主動作筋の求心性活動から肘屈筋の主動作筋の遠心性活動に切り替わる90°くらいから、私は手指を離すことなく患者だけで行わせる。活動の切り替えが行われたと感じられたら、私はマリタの肘伸展の運動を追う。

! **この活動の切り替えがうまくいかない場合は、患者に必ずそれを指摘しなければならない。高い屈筋トーンに対抗して伸ばすのではなく、抑制させるよう適切に指示する例として、「押し付けるのでなく、力を抜いてください」と伝える。これが修正されないと、高いトーン水準での異常な同時内縮（収縮）が増し、最後には運動を妨害するようになる。**

次に、マリタは左上肢にクリームを塗らなければならない。私は、チューブを開け、クリームを左上腕に出し、チューブを閉めて片付けるのを介助する。マリタは開いた右手で左上肢の肘から肩までクリームを広げる。私は彼女の右手の母指と手指に触れ、手関節と肘の運動をコントロールする。私が手指をコントロールする間、マリタが彼女の手指と上肢の間の接触を維持することが保証されなくてはならない。私の手指はその間に入ってはならない（図2.118 a,b）。

他の機能的治療の提案

次の例は全て、日常の運動に右上肢を取り入れることを目的としている。

マリタはテーブルの前に立ち、その上には日常見られる物体が置かれている。水が少し入っている0.5ℓのペットボトル1本、重ねられた容量0.2ℓのプラスチックのコップ2つ（ひとつは柔らかく不安定）、タオル1枚である。

マリタはペットボトルからコップに水を注がなければならない。そのために前述の手指と手の運動が実行され、ペットボトルの上を持つ。そしてマリタはコップに水を注ぐ。私は右手で介助し、左手を肩峰の上に時折置いて肩が持ち上がるのを避け、肘の屈曲が選択的に行われるようにする。肘で選択的伸展が行われなければならないときは肘を介助する（図2.119）。

マリタはコップに水を上まで注ぎ、ペットボトルを置き、右手で安定させながら左手でキャップを閉める。コップから水を飲むためにペットボトルの把持（比較的強い必要がある）を解き、テーブルの右側に置かれたコップを把持する。今度ははるかに少ない力で把持しないとコップが歪んでしまう。私は肘の屈曲を介助し、コップを傾ける際に必要とされる小さな運動も介助する（図2.120）。

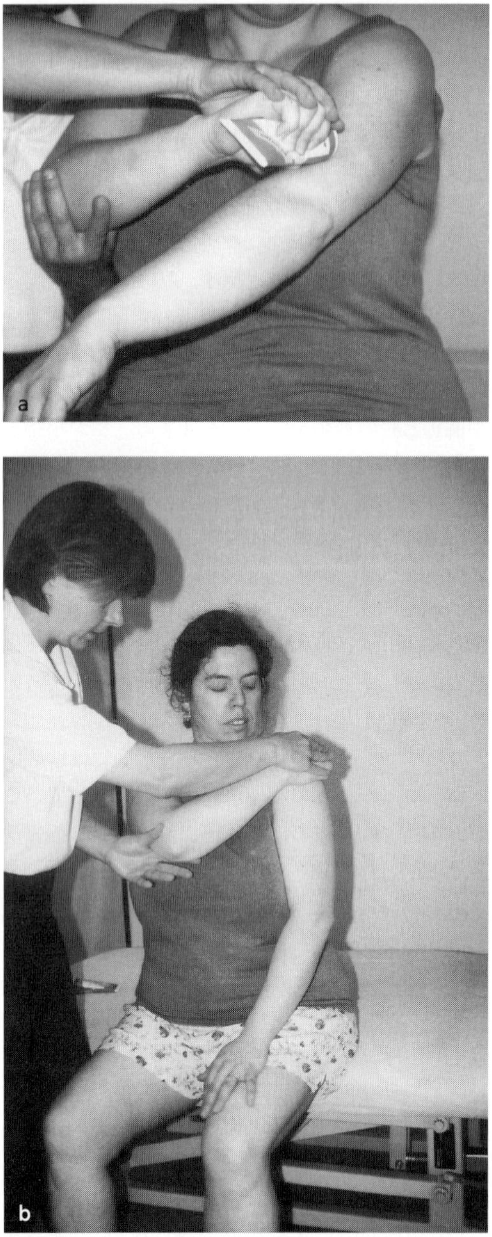

図2.118 **a** マリタはクリームを左上肢に出し、**b** 塗り拡げる。

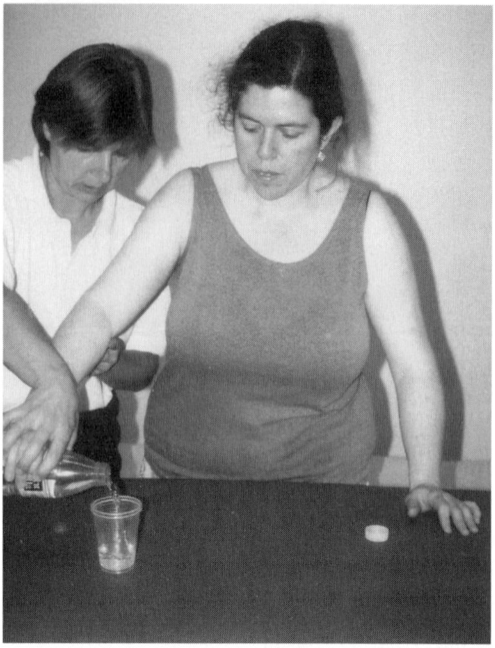

図2.119 マリタは水を注ぐ際、肘関節の選択的伸展においてわずかな介助を必要とする。

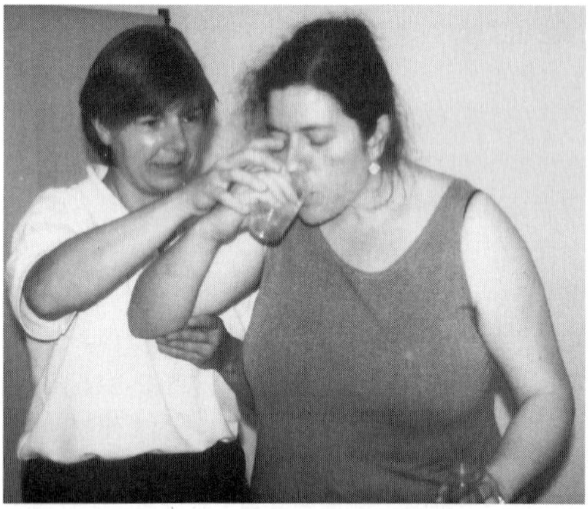

図2.120 マリタはコップを傾けるためにわずかな介助を必要とする。

右手で空中に保持するコップに左手で水を再度注ぐ。コップは水が注がれるにつれ重さを増し、そのため姿勢トーンと把持の適応が要求される。最後にコップはまた置かれる。

マリタが水を注ぐことに失敗しても、彼女がそれを拭きとらなければならないので問題はない。そのために横に置かれたタオルをマリタは右手で掴む。注意深く虫様筋握りでコップを掴むことに対し、しわく

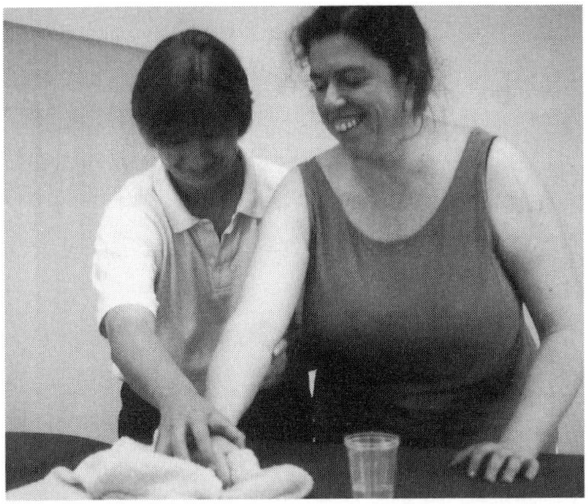

図2.121 タオルを把持するためには完全な手指の屈曲が必要とされる。

ちゃになった比較的大きなタオルを掴むためには完全な手指屈曲が必要とされる。屈曲は選択的である必要があり、肘の屈曲や肩を持ち上げることを導いてはならない（図2.121）。

マリタに労力を要求するこの運動の後、私は前腕と手の屈筋トーンを個別の抑制を促すモーバライゼーションと組み合わせた運動を通して正常化させる。

動作推移の実行のための運動

下記の、意味のある、または無意味で慣れない運動と動作が日用品を使って行われる。

- タオルが空のコップの上に置かれる。
- ペットボトルが倒される。
- コップがペットボトルの上に覆いかぶされる。
- ペットボトルはタオルの上に置かれる。

意味のある、または「無意味な」運動を行うことには利点と欠点がある。

意味のある運動の利点

- 患者は何をすべきか知っている、または少なくとも予期するので、治療計画と治療遂行を自ら発動する。
- 言葉による指示が必要とされないので、運動は完全に随意的ではなく、半自律的に起こる。言葉による指示で発動される随意運動よりも、姿勢トーンに有効に作用する場合が多い。

意味のある運動の欠点

- 患者は何をすべきか知っている、または少なくとも予期するので、治療計画と治療遂行を自ら、異常な運動パターンで発動する。
- 動作は異常で代償的な運動パターンで素早く行われる。なぜなら患者にとって運動の質ではなく、目的を達成することに重点が置かれているからである。

マリタの場合には、何を行うか彼女が知っていることは有利に働いた。彼女は運動を発動するが、私の介助ポジションを待つ。ペットボトルからコップに水を注ぐことが重要なのではなく、時間がかかり彼女一人で100%うまくできなくても、運動推移をできるだけ良質に行うことが重要ということが彼女は理解できていた。

マリタは日常生活においてストレス状況下においても（6車線の道路を横切ること、大きなデパートでのバーゲンなど）正常な歩行を遂行できなくてはならない。それは家事や彼女の小さな娘の育児、片手で行う趣味（陶芸、マクラメ手芸）といった状況においても同様である。つまり連合反応が起こり得る多くの状況を意味する。治療の重要な目的の一つは、左上肢が活発に動いている間、右上肢が抑制されたままでいることである。

右上肢の抑制と左上肢の活性化

マリタは直立座位で、右手を洋梨の形をした風船の上に置く。風船の幅の狭い箇所がどこにあるかに応じて異なる神経筋組織活動が必要とされる。患者にとってどのように容易に感じられるかは多様化している。最初は狭い箇所が背側に向き、風船はこの方向へ傾き、内転・内旋活動が運動をコントロールする。その後難しくなり、狭い箇所が腹側を向き、風船もそちらに傾き、コントロールするために外転・外旋活動が必要とされる。その間マリタは会話をし、室内を見回し、左手でバランスボールを転がさなければならない（図2.122）。

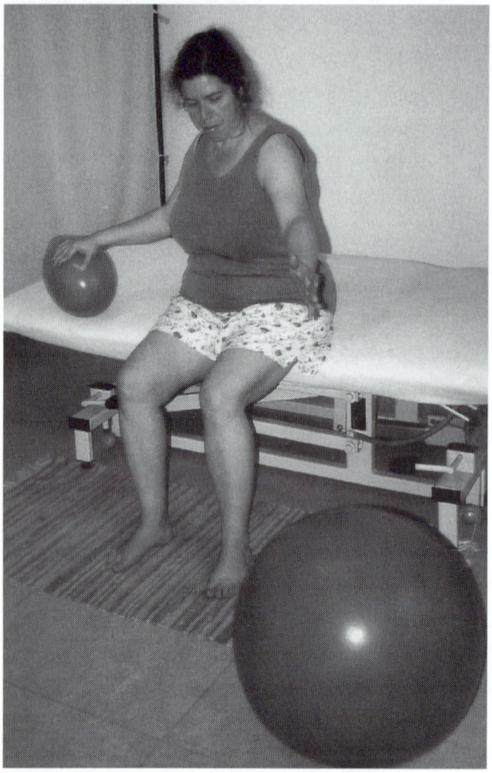

図2.122 右手が風船をコントロールする間、左手はボールを待っている。

麻痺側の上肢を連合反応が発症することなく落ち着かせるための取り組みの他の例：肩甲帯、肩甲上腕関節、肘は伸展、外転、外旋位で、手は台の上に手指を伸展させた背屈に置かれる。そしてマリタは頭部を異なる方向に回転しなければならない（その際、セラピストが見ている物を当てるゲームを行う）。そして彼女は片手で大きな数字または言葉を空中に書き、私はそれを読み解かなくてはならない。または彼女は私と風船を投げ合う。これらすべての非麻痺側の上肢で行う活動については、高く設置した台の前で立位にて行うこともできる。手と上肢は前述のポジションにある。まずはこれらの活動はゆっくりと行われ次第にスムーズに行われる。連合反応が生じると、患者はそれを感じるかどうか聞かれる。もし感じられなければ、次の活動の際、麻痺側の上肢により注意を向けなくてはならない。もし上肢が自ら連合反応を起こすのを感じられたら、これを避けるよう試みなければならない。つまり放散、オーバーフローの活発な抑制である。セラピストは常に、手指、手、上肢のトーンを時折運動を通して正常化させなければならないか、活動を推し進める前にポジションを変更する必要があるかどうか、観察し決定しなければならない。

続いて上肢の粗大運動が行われなければならない。マリタにとって、巧緻運動の後ではとてもリラックスして取り組める。私は彼女を立位で介助し、両上肢の肘を、抵抗なく彼女自身ができる範囲での高さまで外旋・外転させる。その際、マリタは両上肢が同じように簡単に（残念ながら簡単ではない）、同じ高さまで（残念ながら同じではない）で動くかどうかを感じるために眼を閉じる。それでもなお、彼女は上肢をわずらわしい付属品のようなものではなく、はっきりと上肢として感じることができる。

マリタと彼女の娘パウラにおける、正常な相反神経支配の発達と協調運動の改善に関する並列的な観察

ボバース概念は、神経発達学的治療（NDT）とも言われる。根本的な考え方として、脳損傷成人患者が、以前の能力を回復させるために成長中の小児の動的発達段階に戻って経験させることを意味する。かつて、これは次のように解釈された。床の上に敷かれたマットの上で、成人が回転して側臥位を経て腹臥位になり、両前腕で支え、最後に両手で支えることを練習しなければならない。その後四つ這いに移行し、前方へ這い、患者は横座りか膝立ち位で直立する。その後片膝立ち位、立位へと移行する。考えとしては正しいが、解釈については議論が生じる。

発達段階の神経生理学的背景に基づいた解釈は次のとおりである。新生児は正常な姿勢トーンを有し、腹臥位では屈曲が、背臥位では伸展が支配している。しかし相反神経支配の能力はまだ発達する必要性があり、屈曲と伸展のトータルパターンが優勢である。

脳の成熟、または興奮性シナプス結合、抑制性シナプス結合の増加において次第に個々の身体部位

が相互に刺激されコントロールされる。身体部位の分離は、運動で見られるように、体幹の安定と四肢の運動において可能である。最初はまだ全ての四肢で同時に起こるが、いくらか時間が経つと分離できる。下肢は静止し、上肢は動く、またはその逆も可能である。さらに後には片方の上肢または下肢が静止する間、もう片方の上肢または下肢を動かすことが可能になる。3ヵ月から4ヵ月で上肢の個々の関節が選択的に動かされる。つまり近位が安定され、遠位が動かされる。この発達は頭側から尾側へ進み、上肢は下肢より明らかに早く発達する。6ヵ月から7ヵ月で屈曲と伸展が互いに組み合わされることが多くなり、横に転がり腹這いとなり、また戻る際の回旋が目視できるようになる。

これらの神経生理学的段階は、成人においては不慣れで、彼らの身体にとって困難になってしまった床の上でのポジションではなく、適切な開始姿勢における運動推移において取り組まれなければならない。

マリタと彼女の娘のパウラにおいて、私は相反神経支配の発達を並列して観察できる機会を得た。ただし健常者であるパウラの上肢の発達は、母親が追いつくことができないほど速い。マリタは下肢の発達においては優位を保っている。彼女の立位バランス、特に片脚立位、そして歩行における効率的な狭い歩幅はパウラにとってまだ到達できない事柄である。

治療においては依然として神経発達学的推移に留意する。さらにその患者の日常に応じた活動を選択するように努める。マリタとは、場合によってはマットの上で横座りや長座で取り組み（パウラと遊ぶ際）、片膝立ち位や膝立ち位を通して再び立ち上がることを練習する。アデラ（p.100参照）やサルヴァドル（p.156参照）のような患者においては、相反神経支配の異なる視点から取り組むために別の開始姿勢や姿勢セットを選択する。彼らは日常において床の上へ低く動くということが少ないので、私は直立座位と立位のためのアイデアを考えなくてはならない。

● ヌリア

ヌリアは76歳の非常に精力的な彫刻家である。2001年のクリスマスの前に大動脈瘤のために手術を受けた。手術中に左側の中大脳動脈にて塞栓症が発症し、そのため右片麻痺患者となった。体幹と下肢の姿勢トーンはほぼ正常に戻り、両半身間ではほんのわずかな非対称性を認めるだけとなった。歩行も特に目立たず日常生活においても問題はない。彼女は再びマニュアル車を運転し、小型のモーターボートも操縦する。彼女のバランスと歩行の回復と、右上肢と手の回復の間には極端な違いが存在する。手指、手、上肢は低緊張で、肩甲帯にのみわずかに内転筋と内旋筋の過緊張が見られる。このため、そして前鋸筋の低緊張のため肩甲骨は十分に安定していない。

特に私が心配しているのは、低緊張で全く活動を示さない手であり、ヌリアが片脚立位を長時間とっている時、つまり中枢神経系にとって比較的労力を要す課題であっても連合反応さえ示さない。表在感覚は著しく減少し、深部感覚は存在しない。そのような手は脳へのフィードフォワードとして「全く何もできない、役に立たない」と情報を与えている。そのため、肩甲帯を安定させる理由が中枢神経系にも生じない。何のためにというのか。そのような手は目的を持たず、手をどこかに導く上肢も必要とされないのである。

神経生理学的視点

この状態が長く続けば続くほど、中枢神経系はこの非使用状態を学ぶ時間を得て、一側のみの上肢と生きて行くことに可塑的に適応させてしまう。手と上肢の感覚と運動に関わるニューロンも、たとえ損傷に直接関係していなくてもこの非使用のために委縮してしまう。「もし使わなければ失うことになる」と言える。外側皮質脊髄路の研究によると、これが第2野、体性感覚野から始まっていることが判明した。まず手や手指周辺の刺激閾値を越える刺激を通し細胞が興奮すると、この興奮が運動皮質へ伝えられ、それが手と手指の運動を発動させるのである（図2.123）。

> *他の身体部位よりも手について明らかに言えることは、我々は感じるものを動かし、そして動かしている物を感じているということである。*

低緊張で感覚鈍麻の手とその上肢を身体図式に融合させるために、手の個々のエリアにおける集中的な刺激が必要とされる。ここでは多くの可能性の中のひとつを取り上げる。他の場合と同様、まず安定化が図られる。

1. そのために小指外転筋が刺激される。ボールペン(芯を抜いたもの)もしくは箸を上下に比較的強く撫でつけながら「塗りつぶす」ようにする。続いてセラピストにより促通される手は、尺骨側の角をざらざらした面の上で前後に動かされる(のこぎりを動かすように)。再び置かれると、今度は小指外転筋への抗力を形成する長母指外転筋腱の上の皮膚を刺激する。セラピストは次に中手骨部の骨間筋を近位から遠位へ軽擦する。その際、端にある「水かき」の部分のトーンが増加していないか注意する。その場合は、弱い圧力とともに小さな円を描くような動きで緊張を和らげる。この処置は手を開く際にも役立つ。なぜなら小指外転筋は全ての手指の外転、特に母指の外転を形成するための参照点であるからだ。次に手の虫様筋握りが刺激される。その際、母指球は小指球と同じやり方で、それぞれの対立筋を活性化させるために治療される。
2. 中手指節関節を形成する線に印を付けることはこの関節の屈曲に非常に良い感覚をもたらす。把持の際、指先は物体に触れることがよくあるので、指先は触覚に対して準備しておく必要がある。そのためにボールペンか箸で触れられる。私は特定の順序を考慮するよう推奨する。示指の指先に最も多くの表在受容器が存在するので、示指が最も敏感である。もし知覚麻痺や知覚鈍麻の問題が存在すればその場所から開始する。なぜなら患者が触覚を感じ認識する箇所として示指の可能性が一番高いからである。さらに母指、中指、小指、薬指の順番で行う。過敏症の問題が存

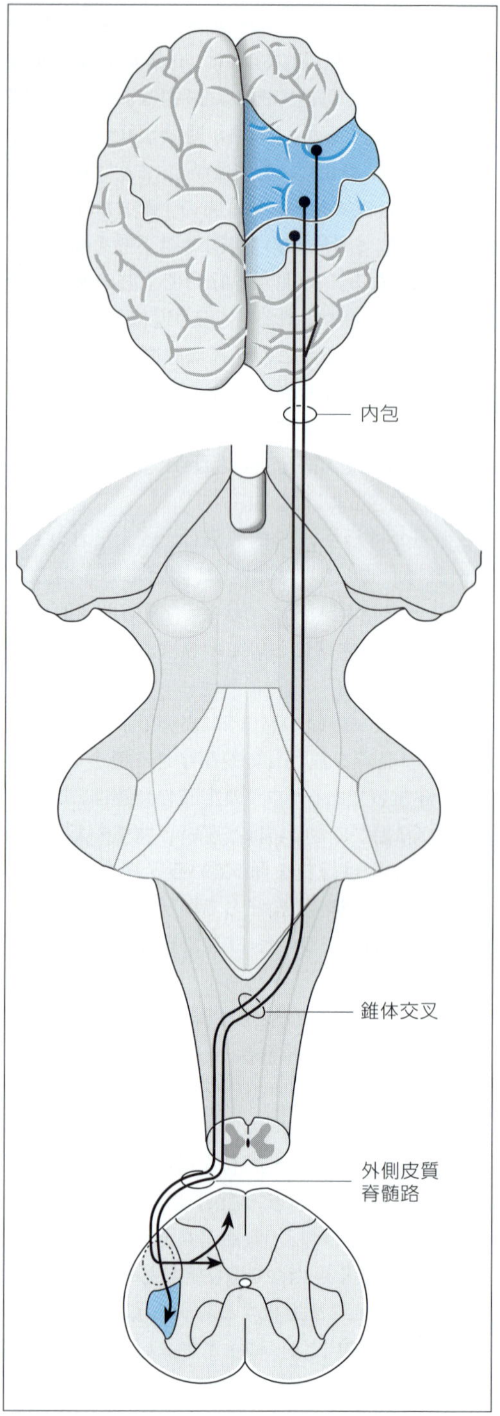

図2.123 運動活動は中心後回から発動される。つまり感覚ニューロンは中心前回の運動ニューロンを発火させる。

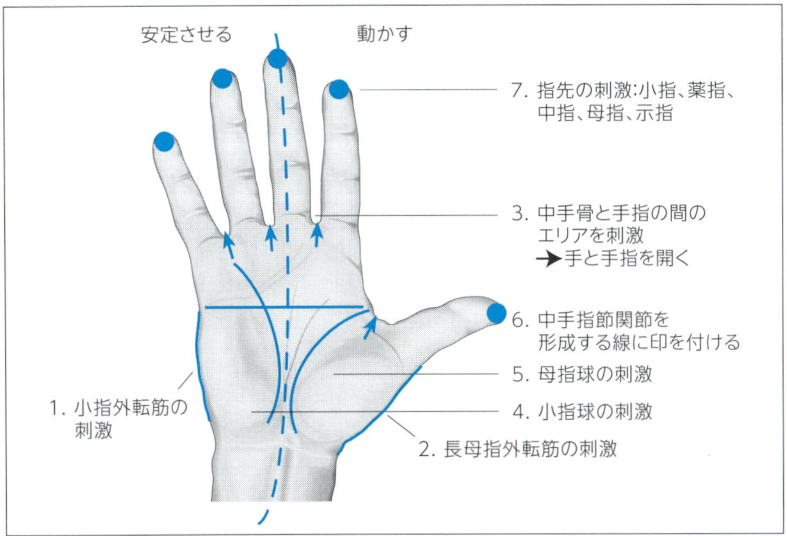

図2.124
手掌と手指の刺激エリア

在する際には順番は逆になる。薬指は最も「鈍感」なので、示指よりも触覚の多くに「耐える」ことができる。常に同じことが言えるが、これは経験に基づいた推奨であり決まったルールではない（図2.124）。

比較：正常運動

完全に活動性がない手を動作のために動かすには、集中的な刺激に加え、運動パターンの他の要素の正確なアライメントが必要とされる。例として、我々の前のテーブルの上に0.5ℓの水が入った瓶が置いてあり、その水は飲まれなければならない。この垂直の物体に対し、我々は前腕を回外と回内の中間位で伸ばしていく。肘屈曲を誘導する母指はその際わずかに外転にトーンを増加させている。肘は次第に伸展が増加する運動パターンに変化し、肘頭は空間上で下を向き肩甲上腕関節は外旋に約80°挙上している。肩甲帯を下へ動かし胸郭上で安定させることによって、重力に対抗して上肢の重さが前上方へ動かされることができる。上肢が瓶の近くに手を持ってくると、ぶつからないよう瓶の太さより少し大きく手が開かれる。手指は近位指節間関節と遠位指節間関節で少し伸展し、中手指節関節でおよそ90°屈曲し、10°から15°の背屈で瓶に置かれる。その際、屈筋と把持をコントロールする伸展筋のトーンは、瓶を掴み、持ち上げ、押しつぶさない程度に必要なだけ増加される。瓶が口に持ち運ばれるとき、上腕骨は少し沈み、挙上は60°程度になり、肩甲上腕関節における上腕骨の外旋を遠心性収縮にて減少させるため、外旋筋のトーンは高まる。肘は再び屈曲され、いくらか回内し、瓶の先が口に達すると水が流れ出てくるよう瓶を傾けるために手関節は少し橈側に外転する。母指は対立を強めるとともに前腕の回内を誘導する。

神経生理学的視点

眼は事前に、瓶がガラスまたはプラスチックからできているか、水がどのくらい入っているのか、一杯、半分、または空なのかという情報を皮質に伝達する。そして皮質と小脳は記憶の中に経験を探す。「私はこれまでそのような瓶を持ち上げたことがあっただろうか。もしそうであればどのくらいのトーンが必要なのか」（図2.119参照）。この見積は、瓶を掴み押さえつけずそして同時に落とさないために必要な事前情報となる。固有受容器は把持し持ち上げる際に、実際の重さと性質を伝達する（フィードバック）。この情報は小脳にトーンを減少、または増加させるよう伝える。水を注ぐと瓶が軽くなる。固有受容器はこれを脊髄小脳に伝え、皮質脊髄路を通して上昇するインパルスを修正しトーンを適応させる。

肩甲帯が持ち上げられ、わずかに腹側に動くと、肩甲上腕関節における内旋の近位要素、肘と前腕の屈曲と回内が起こり、それは手関節における掌屈、そして手指では屈曲への準備が進められる。

結論：視野の範囲が正中線から両側に90°、そして100°の挙上までに行われる運動では、必要な外旋を可能にするために全ての近位要素が肩甲帯下部と胸郭に安定される必要がある。背中の後で身体接触が通常発生する運動は、肩甲上腕関節の必要な内旋をサポートするために、肩甲帯は持ち上げられ肩甲骨が胸郭から離れて背側に閉じられる。

ヌリアが様々な物体を掴んで動かす前に、まず感覚鈍麻で低緊張の手が前述のとおりに改めて刺激される。刺激を与えた後活発な運動を行う。それは異なる形、大きさ、重さと性質を持つ日常生活における物体を掴み動かすことである。

ヌリアの治療の目標は、もちろんできるだけ早期に右手を彼女の仕事で使えるようにすることである。その際、器用さの他に力も必要とされる。彼女は大きなコンクリートブロックを使い、それをハンマーとノミで望む形に作り上げなければならない。彼女は左利きなので、ハンマーを左手で持ち右手でノミを持たなければならない。

比較：正常運動

重い物体を持ち上げなければならないときは、前運動野皮質は大脳基底核と共同して体幹及び肩甲帯の高い姿勢トーンを準備する。手は物体に尺側で近づき、小指と薬指が中指にサポートされながら最初に把持し主な荷重を受ける。尺側は高いトーンを有してしっかりとした把持に備える。運動パターンは手関節の尺側への外転とともに掌屈で続行する。力の指標として数と直径を比較すると、橈側より尺骨の手関節屈筋の方が多く太いことが分かる。手関節の屈曲と尺側回転は前腕を回外させ肘を屈曲させる。上腕二頭筋はその主機能を稼働させる。さらに近位では肩甲骨の安定化活動が必要とされる。全ての重さを重力に対して持ち上げることができるくらいトーンは高く、そして同時に選択的運動ができる程度には十分低い状態にある。例として、空港でスーツケースをベルトコンベアーから持ち上げるケースが挙げられる。

細く小さな物体を持ち上げる場合には、増加といった特別なトーンの準備は必要とされない。手は母指と示指、場合によっては中指によってサポートされながら物体に近づき、手関節はわずかに背屈し、前腕は回内している。屈曲と伸展要素は組み合わされ、トーンは選択的操作できる程度には十分低く、同時に重力に対して自らの重さと軽い物体の重さを持ち上げる程度には高い。例として、サインをするためにペンを取ることが挙げられる。

ヌリアにとって麻痺側の手を日常で使うことを容易にするために、彼女と「麻痺側上肢集中訓練プログラム（CI療法）」の規則について話し合う。彼女は私が作成した表（表2.6）を受け取り、毎日記入しなければならない。これは彼女がどのように集中訓練を取り入れるかを思い出させ、同時に彼女がどのようにこの課題を行うか彼女と私がコントロールするのにも役立つ。

この方眼表によって、患者は手の強制使用を評価するために自ら自宅で記入することができる。

表2.6 喚起させるため、そして自己と他者からのコントロールのための表（例）

曜日と評価	月曜日	火曜日	水曜日	木曜日	金曜日	土曜日	日曜日
朝：							
●好調							
●中程度		×	×	×	×		
●不調	×						
昼・午後：							
●好調			×	×	×		
●中程度	×	×					
●不調							
夕方：					etc.		
●好調				×			
●中程度	×	×	×				
●不調							

2.5 症例：サルヴァドルとカルメン・C

●サルヴァドル

サルヴァドルの主問題：腹筋下部と股関節屈筋、特に大腿直筋と過敏性

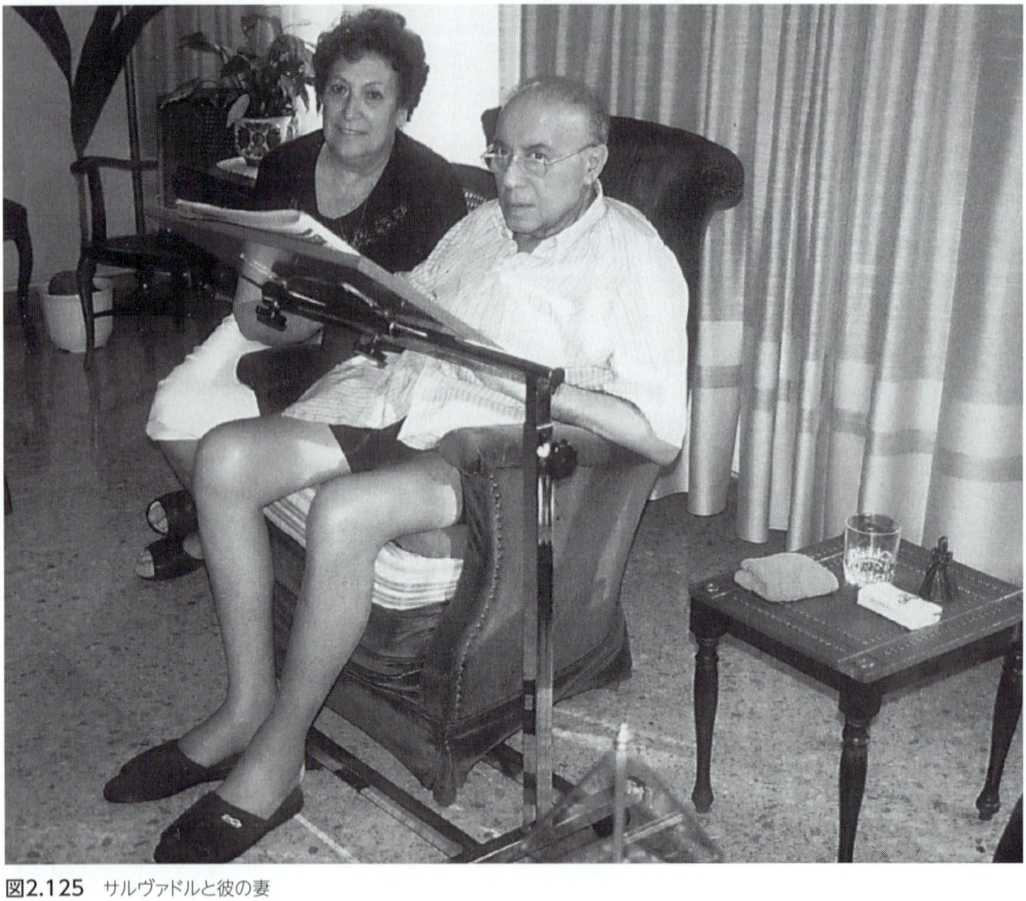

図2.125 サルヴァドルと彼の妻

サルヴァドルは69歳の男性で、左脳半球の中大脳動脈閉塞を発症した。その結果片麻痺と軽度の混在した失語症を呈す。

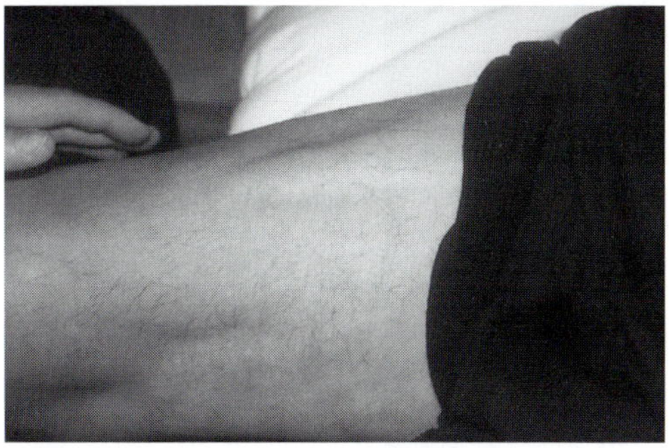

図2.126　緊張した大腿直筋の起伏

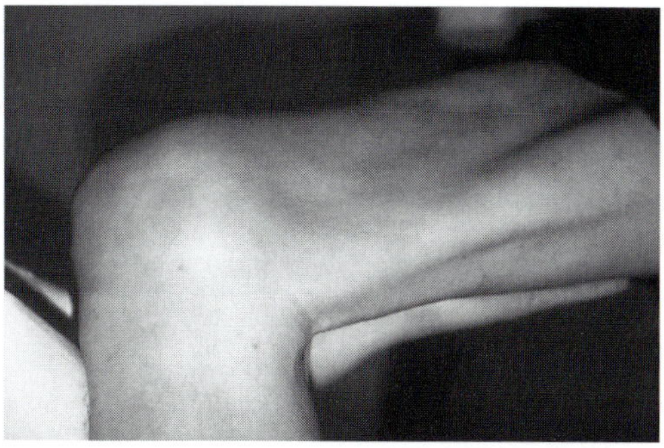

図2.127　内転筋とハムストリングスの起伏

サルヴァドルの感覚運動性評価

彼に生じる腹筋下部と股関節屈筋の過敏症は、屈筋引っ込み反射（flexor withdrawal）という定義にまとめられる。この定義は他の屈筋、内転筋、ハムストリングス、前脛骨筋、長母趾伸筋にも該当する。

神経病理心理学的視点

> 屈筋のトータルパターンにおいて生じる足部関節の背屈との関連において、長母趾伸筋は屈筋とみなすことができる。

サルヴァドルの二つの関節にまたがる大腿直筋の右側が、膝伸展における求心性活動では、ほとんど緊張せず、本来副次的機能である股関節の屈曲を主機能にしてしまっていることが分かる。図2.126と図2.127は極度に緊張した大腿直筋、内転筋、ハムストリングス右側を示している。

右半身全体を支配している屈曲は、サルヴァドルが車椅子から治療台へ移乗する際にも、左半身のみで必要な伸展を得ようとさせる。これは過剰な代償を導き、それがまた右半身の屈曲を強化する。わずかな介助による移乗は図2.128で示されるように行われる。

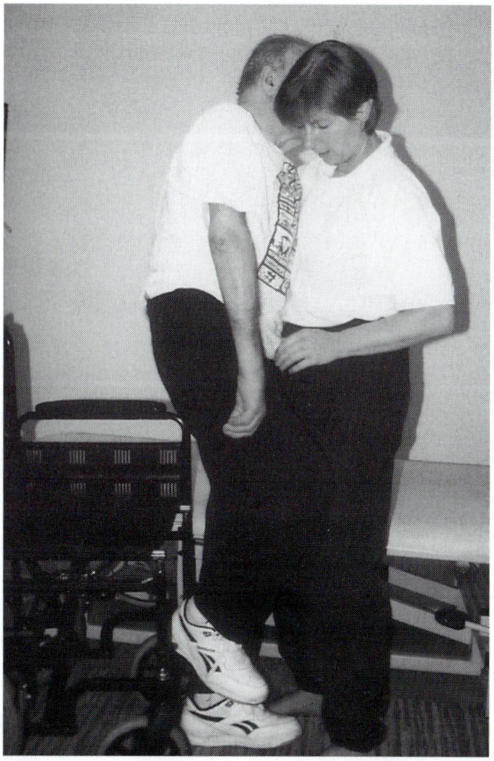

図2.128　わずかな介助による移乗の間、屈曲パターンが生じる。

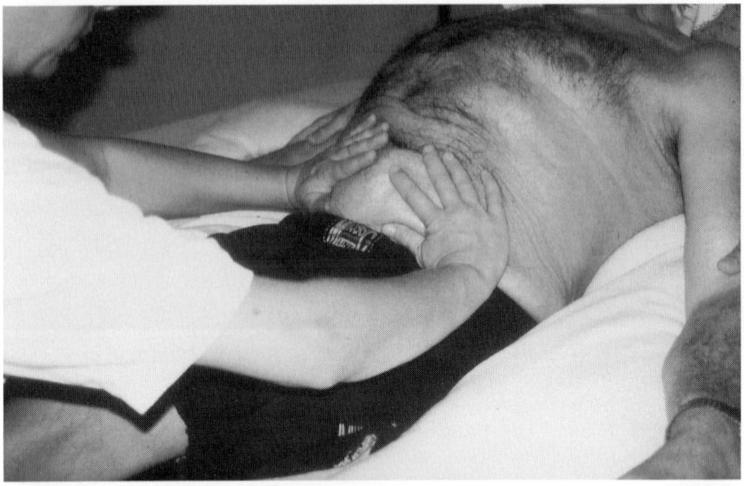

図2.129
骨盤を左右に小さく動かす間、
腹筋組織も遠心性収縮
しなければならない。

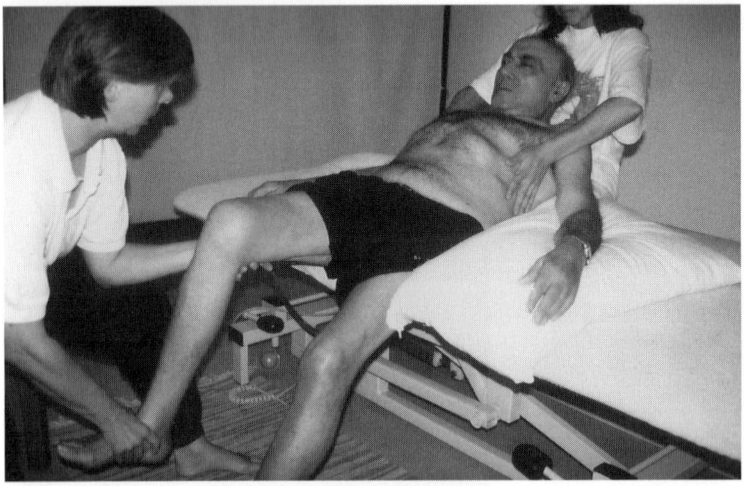

図2.130
股関節の選択的屈曲の促通。

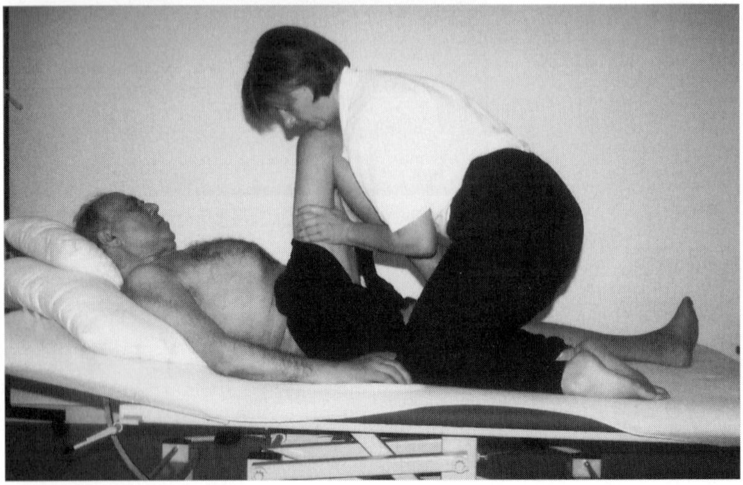

図2.131
わずかに牽引しながら
滑らすように動かすことは
トーンを調節する。

サルヴァドルの治療

腹筋下部と股関節屈筋の過緊張と過敏性の抑制

サルヴァドルの過敏性と腹筋下部の過緊張を抑制するため、二人目のセラピストが彼を直立座位から背臥位へ促通する（「M」から「6」へ）。各上肢の下に置かれたクッションが、大きく快適な支持基底面とともに解放を容易にする。私はサルヴァドルの前の簡易椅子に座り、小さな骨盤の側方運動へ運動性を与えながら、腹筋下部の遠心性収縮を導く（図2.129）。

二人目のセラピストが彼のセントラルキーポイントに両側から圧力を加え、サルヴァドルがそこに安定した参照点を感じる間、私は足部と膝関節から股関節を内転・内旋の方向に選択的屈曲するよう促通する（図2.130）。

! 患者の屈曲反射を伴う異常屈曲パターンは、骨盤を屈曲・後退させる。そのため膝は上方・外側へ動かされ、外転・外旋と誤ってみなされることも多い。しかしこれは神経筋活動と認められるものではない。

私が運動を操作する間、サルヴァドルは能動的に一緒に行わなくてはならない。特に重要なのは、彼が足部をゆっくりと床の上に戻す運動である。活発に収縮できる筋組織のみ、また活発に伸張できる。遠心性収縮を実行するためにも、事前に求心性収縮が行われなくてはならない。そのため曲げて伸ばすという往復のルートが必要となる。

背臥位においては、セントラルキーポイントがわずかに前方・尾側に位置するように、頭部は少し高く置かれる。これは脊柱起立筋の緊張を解き、セントラルキーポイントと骨盤の間の正常なアライメントを形成する。サルヴァドルの両上肢は体側に置かれる。私はそこで右下肢を股関節で、痛みが生じない範囲でできるだけ大きく曲げる。

! 大腿直筋と内転筋におけるこの種の高いトーンにおいては、強い屈曲と内転が起こると関節痛が発症するかもしれないと考慮する必要がある。原因は腱が挟み込まれるためと考えられる。それは高い関節内の圧力と、高いトーンのために腹側と側方への滑るような動きが欠如することから発生する。そのため、私はこの方向へ下肢を動かす場合はゆっくりと注意深く行い、また一般的に痛覚の最初のサインを示す患者の表情に気を付けなければならない。

屈曲位において、抑制モーバライゼーションを用いて内転筋とハムストリングスのトーンを減少させる

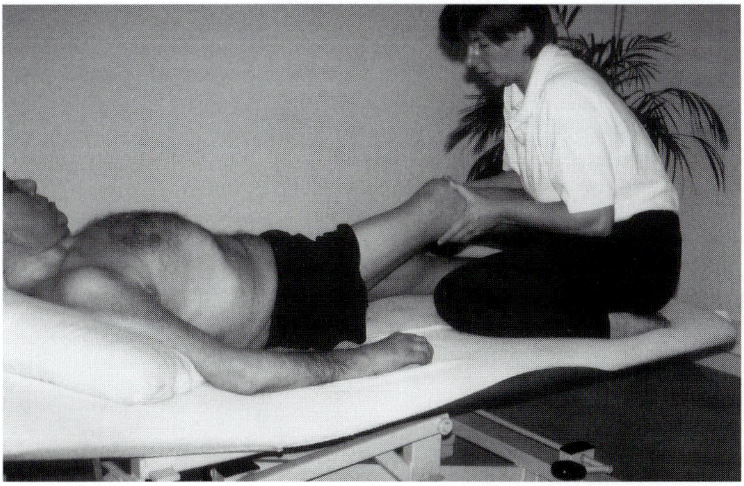

図2.132
膝蓋骨にわずかに
圧力を加えると
大腿四頭筋を刺激する。

よう試みる。さらにわずかに牽引しながら、大腿骨頭を背側･尾側へ滑るように動かし、トーンを調節させる(図2.131)。

続いてサルヴァドルは彼の下肢を長く壁に向かって一直線に伸ばし、私が母指で膝蓋骨にわずかな圧力を与え頭側に押す。これは大腿四頭筋への刺激となる(図2.132)。

その後、サルヴァドルは彼の下肢を立て、骨盤を後傾させわずかに持ち上げる。両側の大殿筋の主動作筋としての求心性活動が、相反神経支配を通して屈筋組織のトーン減少に作用しなければならない。

座位における体重荷重の準備

二人目のセラピストに支えられて、体重荷重のために足部が座位で準備される。加えて、前脛骨筋、長母趾伸筋、骨間筋のトーン減少と脱感作が必要である。なぜならこれらは股関節膝屈筋とともに下肢の屈曲時のトータルパターンで過活動であるからだ(図2.133)。

立ち上がりの準備と立ち上がり

この運動を実行するために、やはり2人のセラピストが有効である。私はサルヴァドルの前にある簡易椅子に座り、彼の両上肢を私の肩に置くよう介助し、彼の右上肢を肩甲骨から安定させる。その間、私は右手で患者の右鼠径部に圧力を少し与え、骨盤の前傾を通して股関節が曲がるよう促通する。もう一人のセラピストは仙骨の背側に、仙骨周辺の脊柱起立筋を収縮させ、骨盤を前傾させるよう圧刺激を与える(図2.134)。

立ち上がる際に私が右膝関節の伸筋を介助する

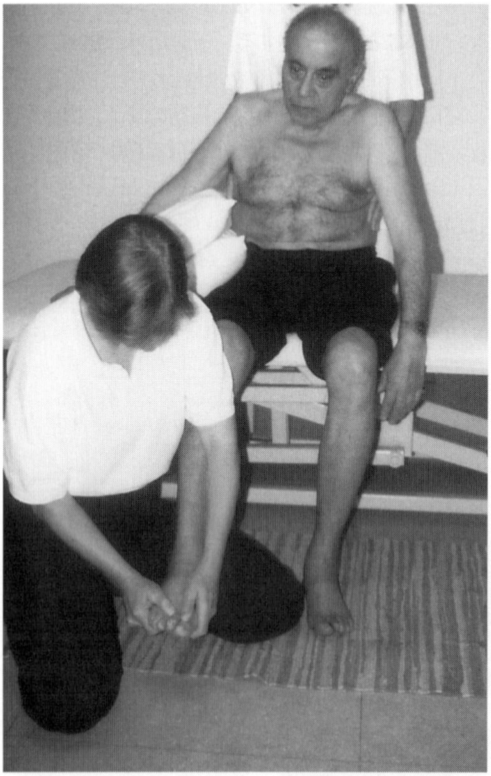

図2.133　骨間筋の脱感作とトーン減少

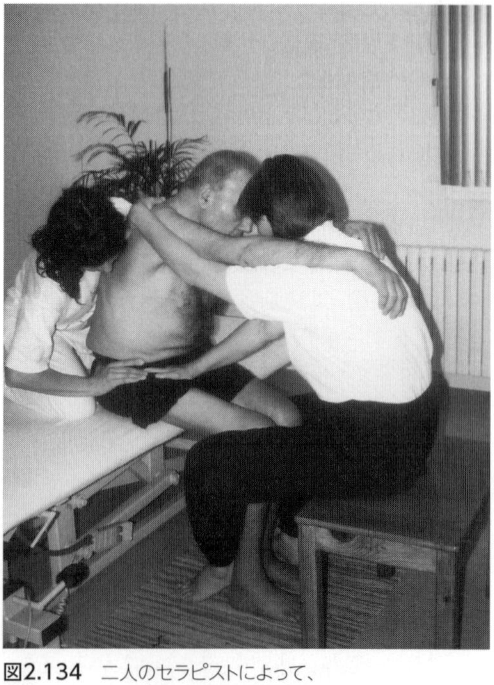

図2.134　二人のセラピストによって、立ち上がりに必要な骨盤の前傾運動が準備される。

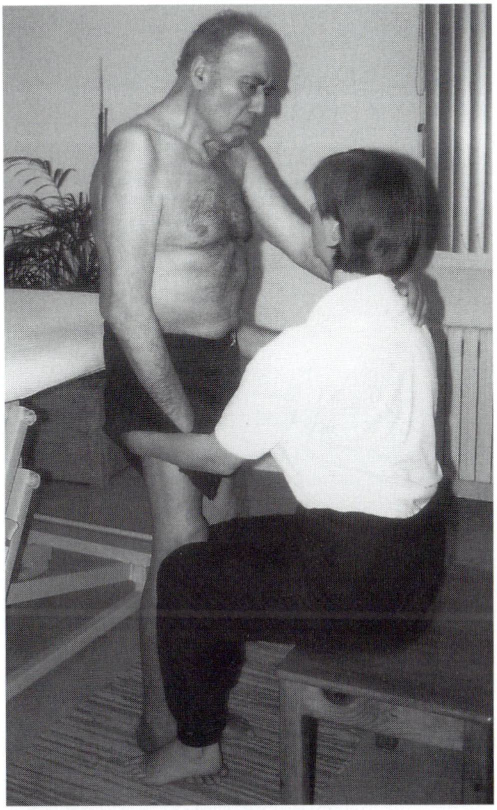

図2.135　高い治療台が仙骨を前方へ刺激し、セラピストは大殿筋背側を促通する。

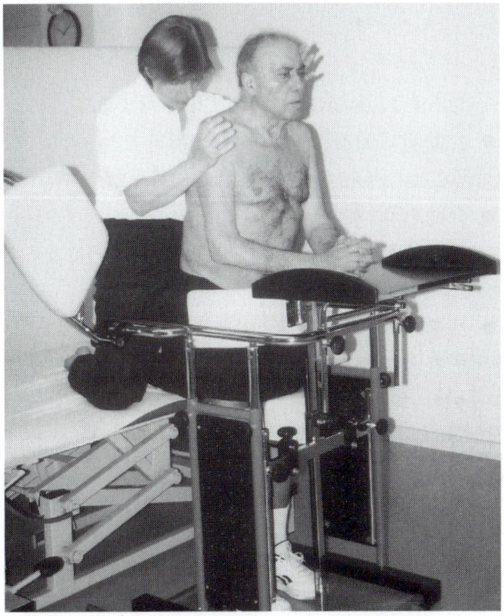

図2.136　立位訓練器具は技術的介助の一つである。

にもかかわらず、サルヴァドルはいまだに背側へ押し付けている。彼に完全な股関節伸展の感覚を教えるために、彼の後ろにある治療台が高く設置され、仙骨下部に角が当たるようにして前方への刺激を与えるようにする。私は左手で大殿筋が伸展、外旋するよう促通し、右手で膝関節の伸展を促通、そして両足部でサルヴァドルの足関節を安定させる。上肢がその全ての重さを負ってぶら下がらないよう右手をズボンのポケットに入れ、左手を私の右肩の上に置く。そうすることによって、彼が自身を前方へ引いているかを感じ取ることができる。重力と、立位での屈曲のトーンに抗する過剰な努力は、緊張した頚筋に見ることができる。数分後にはトーンはいくらか正常となり、我々にとっての労力も少なくなる（図2.135）。

立位訓練器具での立位

サルヴァドルのような患者には立位訓練器具が技術的介助として役立つ。治療の終盤に、彼がその立位訓練器具で立つよう介助する（図2.136）。立位において、下記の治療目的への取り組みが実行される。

- 個別のモーバライゼーションを通してハムストリングスのトーン減少
- 正中位での取り組み
- 表情の刺激
- 呼吸の改善
- 肩甲帯と上肢のモーバライゼーション・手の刺激

立位訓練器具は、サルヴァドルと同様、私の体力の消耗を防ぐことにも役立つ。さらに、私は膝・股関節伸展、頚筋組織、表情筋、呼吸練習、手と全上肢の運動の促通のために両手を自由に使える。

! しかし治療代用品としての立位訓練器具について、はっきりと反対意見も述べておく。患者が準備することなく介助者によって器具に挟まれ、治療処置や活動のないままそこに留まることは決して行われてはならないことである。患者が刺激を受けずに器具の機械にいることは、伸展ではなく、望ましくない屈筋のトーンを構築させてしまうことになる。

●カルメン・C：屈筋引っ込み反射の症状を呈す患者

カルメンが36歳のときに動静脈シャントを理由として右脳半球で脳内出血が生じた。彼女は左利きである。彼女の完全な片麻痺は左半身に現れ、それは利き手を含むことになった。自然治癒力によって体幹、肩甲帯、上肢の活動は回復した。体幹のバランス反応はほぼ正常に近い。下肢においても一定のコントロールは生じる。治療においては、下肢のために全てのパターンで運動による筋力強化トレーニングにより、屈筋と伸筋に対する抵抗が与えられ、抑制コントロールは取り組まれなかった。おそらくこれも強度の屈筋引っ込み反射が形成された理由であると思われる。

彼女が私のところへ治療を受けにやって来たとき、彼女は不全対麻痺患者のように歩いていた。両側にトレンデレンブルク徴候が認められ、両膝関節を立脚相に戻し、下肢を一歩ずつ前へ苦労しながら曲げる。彼女は一歩にその都度完全集中しなければならない。治療によく付き添う彼女の夫がバランスを介助し、または壁、家具を支えとして使う。彼女は自宅から一人で出歩くことはなく、小児科医としての仕事は行えるが、それも苦労と多くの代償とともに行っている。彼女は疾患前に定期的にエアロビクスに参加していたが、体幹はあまり可動的ではない。骨盤は最小限、直立の方向となる背側へ動く。

表在感覚は著しく減少し、深部感覚は存在しない。図2.137の絵はカルメン自身が書いたものである。彼女は左足部をどのように感じるかを表し、治療でどのような変化が生じるかを示した。私は疾患が生じてから28ヵ月後に、ボバース概念に基づく治療を開始したことにも言及しておく。我々の成した改善が自然治癒力によるものではないということは明らかである。

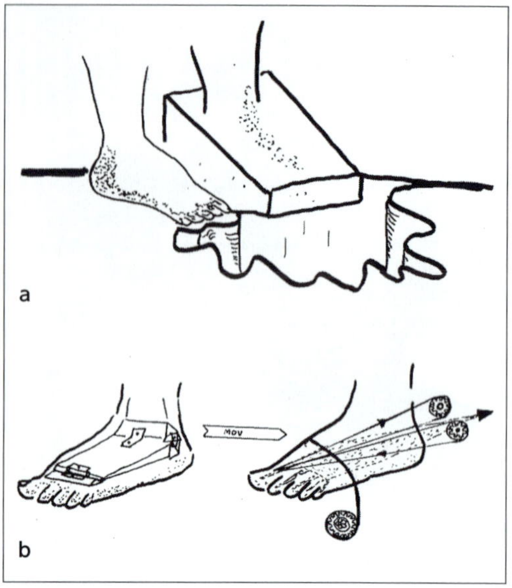

図2.137　**a** カルメンは、彼女の左足部を石材と感じ、それは立脚相において穴に落ちると絵で表現する。彼女の健全な理性だけが、彼女は左下肢を有し、負荷をかけることができると判断し、1歩を右下肢とともに思い切って動かす。右足底と左足背に書かれた点は彼女がどこを感じるか示している。**b** カルメンが理学療法を始めて4週間後、彼女は足部として次第に感じることができるようになった。距骨関節上部と中足趾節関節は蝶番として感じられる。運動の際には、彼女がコントロールして足部を動かすのではなく、彼女の影響が及ばないモーターによって動かされると感じている。点(感覚)はいくらか尾側に達し、足裏と踵部にも存在する。

目標、治療目標、対策

活動と参加レベルにおける**目標**は迅速にリスト化された。彼女は何を達成したいかはっきりと認識している。

- 仕事の後の自由時間においてもエネルギーを残せるよう、容易に、また確実に歩行すること。
- 介助者に頼ることなく一人で歩行できるようになること。例えば一人で買い物に行くこと。
- 介助を得てでもいいので、彼女の夫のバイクレースに付き添うため荒地を歩行できるようになること。
- バイクの後の席に座って走ること(少しでこぼこした車道を走ると、足台の上に置かれた足部にはクローヌスが生じる)。

これら目標から心身機能と身体構造レベルにおける**治療目標**と**対策**が決定される。

- 足部の背屈を行う過剰努力を行う筋組織(前脛骨筋、長母趾伸筋)、そして底屈を行う筋組織(下腿三頭筋、長母趾屈筋、短趾屈筋、内在的な足部筋組織)の抑制

- 伸展、特に回内へのコントロールされた選択的足部運動の活性化
- クローヌスの緩和
- 股関節屈筋と一緒に骨盤の後傾を妨げる広背筋トーンの減少
- ハムストリングス、内転筋、股関節屈筋、特に大腿直筋と大腿筋膜張筋の抑制
- 選択的骨盤運動、選択的股関節伸展・膝伸展、そして選択的底屈の促通

我々は伸展の姿勢セットで多く取り組む。背臥位において股関節に与えられる圧覚刺激が屈筋トーンの減少に非常に貢献していることが分かる（図2.138）。自身の重さが、立位、片脚立位、ステップ位においても同様に股関節へのはっきりとした圧力となる。私の手が関節を包み込むことによって組織や筋全体が圧迫される。

圧受容器が屈筋のトーン減少を引き起こし、伸筋の緊張準備を高める。これは次の活動に利用される。両下肢は伸ばされ、足部は背屈位で私の大腿部にもたれかかる。私は前方へ傾き、足裏にいくらか圧力を与えカルメンに右踵部を私に向かって押すよう指示する。彼女が実際行うと、私は右大腿四頭筋の緊張を認め、骨盤が尾側に動くことを通して股関節が外転し、下肢が伸ばされるのを認める。その後、私は左の内側広筋周辺を刺激し、カルメンに左踵部を私に向かって押すよう指示する。私の大腿部による圧覚刺激、内側広筋の皮膚エリアを左右に軽擦したこと、そして声による応援によってカルメンは左下肢を下に押し、右下肢で見られたような同様の活動が観察される。時折、彼女は底屈位で下肢を下に押し、私は踵ではなく指先を感じることもある。その場合、私はカルメンの足趾を大きく開き、踵にさらに圧力を加え、私を押すのは「指先ではなく踵!」だと声に出して教える（図2.139）。

活発で選択的な足部の運動に準備するために、p.81以下にて説明した足部の個別のモーバライゼーションが行われる。座位で両踵部が床に接地している状況で、私は回内筋を刺激する。その際、イノシシの毛でできた櫛を使う。この刺激は刺激閾値を越えるのに十分強く、回内筋の反応を呼び起こし、カルメンはそれを随意的にサポートしなければならない。さらに小さな筋電位フィードバック装置を補助手段として接続する。表面電極は腓骨筋の筋腹に置かれる。随意的に回内させようと試すときに、我々は装置の小さな振幅を記録する。これはセラピストによる触診によって補完され、収縮、特にゆるめる際に腱の緊張が変化することを感じ取ることができる。

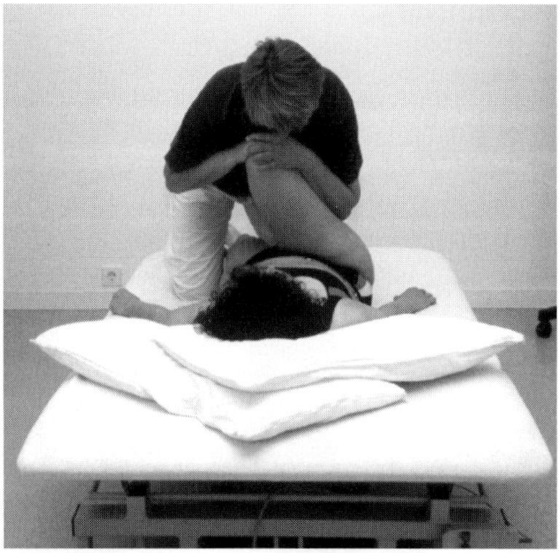

図2.138　背臥位において股関節に圧覚刺激を与えると屈筋トーンを減少させる。

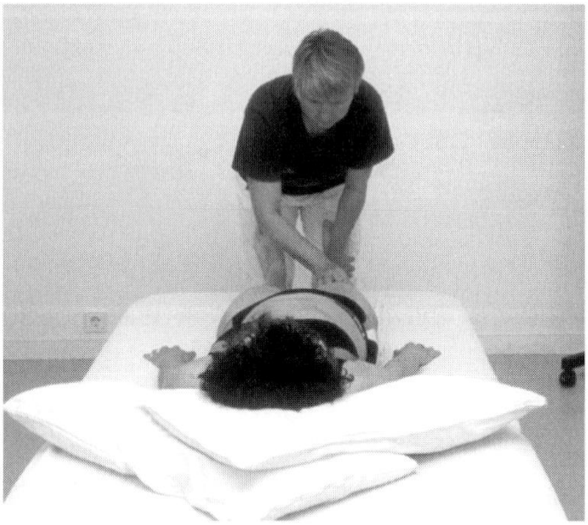

図2.139　踵と膝を通して股関節に圧力を与える。

医師であるカルメンはミラーセラピーについて書か

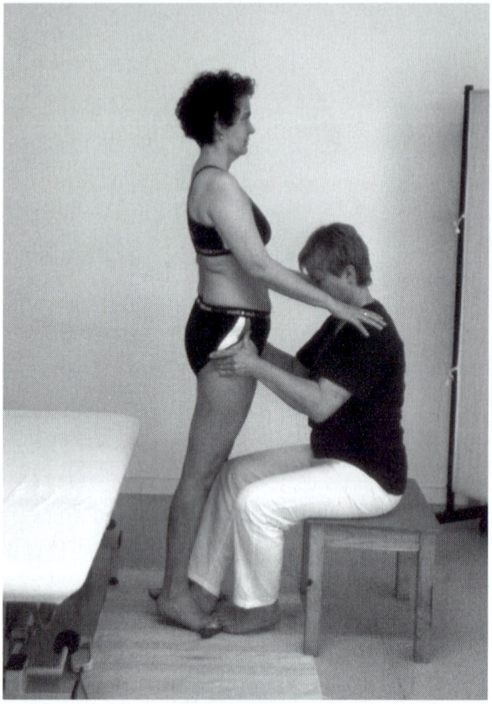

図2.140 立位で足部へ負荷を与える。

れた記事について話し、是非それを試してみたいと希望した。そのため、私は平らな鏡（およそ60×80 cm）を両足部の間に立てる。カルメンは鏡を見て、非麻痺側の右足部とその鏡像を見る。そして彼女は両足部を随意的に持ち上げ、鏡像の左足部が右足部のように軽く、そして大きく背屈へ動くのを見る。彼女の深部感覚はまだ正常ではないので、彼女の本当の左足部が動いているかどうか、私のフィードバックに彼女の注意を向けさせる。実際左足部は動いている。そして鏡を使わなかったときよりも、より良く動いているように見える。何度も試した後、鏡を取り、再度運動を行うと、左足部は鏡があったときと同様の反応を見せることを確認する。カルメンにとっては良い起爆剤となった。

ボバース概念は、全ての可能な技術を試す自由を与えてくれる。

> *「そして私たちはオープンなのです。」*
> *（ベルタ・ボバース）*

もちろんカルメンはボツリヌストキシンについても読み、彼女にとって効果的かどうか私に尋ねる。私は彼女と一緒に私のリストで効果がある場合、ない場合について検討し、最終的にカルメンの場合、ボトックスを試みることは正当であるという結果に至る。彼女には筋組織活動が存在しているが、過活動のためにいくつかの共同筋、そして特に拮抗筋を運動パターンで利用することができない。我々が特に低緊張の活動に集中的に取り組む間、弱めたいと考える筋をリストアップする（前述の「構造レベルにおける対策」参照）。神経科医は我々の提案を全般的に採用し、少し修正し、そして注射する。数日後、カルメンは足部に変化を感じる。より可動的で柔らかく、クローヌスも弱くなり、過剰反応も緩和された。セラピストも同様に観察でき、治療の進歩が続く。

下肢全体を支配する屈曲トーンを相反神経支配によって抑制するために、私はカルメンがつま先立ちになるよう介助する。

比較：正常運動

図1.8で見られるように、日常において高い所にある物を掴もうとすると、我々はつま先立ちになる。物がさらに高い位置にあると、荷重側の下肢もつま先立ちとなり、伸展の運動パターンが構築される。その際、長母趾屈筋は筋組織内の相反神経支配を受けなければならない。その近位部では足関節の底屈位を助け、遠位部は足趾が曲がらないように緩められなければならない。片脚つま先立ちで、荷重点は第1中足骨頭の上でのみに範囲が狭くなる。母趾が屈曲へ少し緊張することによって、ぐらつく際に前方へ支える。バランス問題が存在しない場合、つま先立ちにおいて上肢で軽く壁を支えると、全ての足趾は完全に緩められる。

つま先立ちへの運動は、距骨関節上部の外側への安定性を特に要求する。そして主機能が回内への動的運動ではなく、後脛骨筋とともに足関節を安定させることにある腓骨筋も高水準で活発に働く。

カルメンは高く位置した治療台の前に立つ。彼女の両手は介助者の肩の上に自然に置かれる。バランスで問題が生じないよう、そこで軽く支えることも可能である。私はカルメンの左足部の横で床の上に座り、左手は足部関節を、右手は踵骨を包み込み、両母指はくるぶし外側の下に置く。私はカルメンにつま先立ちをするよう指示する。その際、私はまず足部関節を底屈へ、そして特に外反・回内に導き安定させなければならない。前脛骨筋と後脛骨筋は簡単に遠心性に緩まず、回内筋は低緊張だが、何度か試みると活発になる。長母趾屈筋は相反神経支配下ではなく、足趾を力強く曲げてしまう。この運動を何度も繰り返す。踵を床の上に下ろす際にも、激しく回外へ引っ張る麻痺側の足部を、外反・回内させるよう修正する。数回の治療にわたって何度も繰り返した後、私がカルメンの前の簡易椅子に座り、両手で彼女の腰でバランスを介助し、両足部で彼女の足部を修正できる程度にまで正しい運動パターンが確かなものになった(図2.141)。

カルメンが荷重領域を明確に感じ、より良く荷重させることができるよう、私は中国で使われる箸のような尖った物で刺激する(図2.142)。

足趾の屈曲に対抗して作用するよう、私は厚すぎない伸縮性のある包帯を足趾の下に置き、カルメンがつま先で立つと中足趾節関節が過伸展になるようにする。こうして得られた足趾屈筋の伸張は、私が包帯を丸めた靴下に取り換え(図11.1参照)、最終的に私の足趾をカルメンの足趾の下に置くことを試みる程度にまで足趾を緩めさせる。

つま先立ちでの取り組みは、立脚相後期と遊脚相初期、つまり足趾を通って回転し、離地までが容易に速く行われることを導く。それを通して足部全体が第1中足趾節関節を通って外反・回内に回転し、大腿骨は外転の方向に移動し、下肢全体が遊脚相の正しいアライメントに位置する。

遊脚相の運動に準備するため、カルメンは高い治療台の横にステップ位で立ち、左足部が後ろで立脚相終期、遊脚相初期の状態で紙の上に置かれる。紙には大きな矢印が書かれている。彼女が第1中足骨頭を感じられるよう、事前にセラピストが刺激しておく。

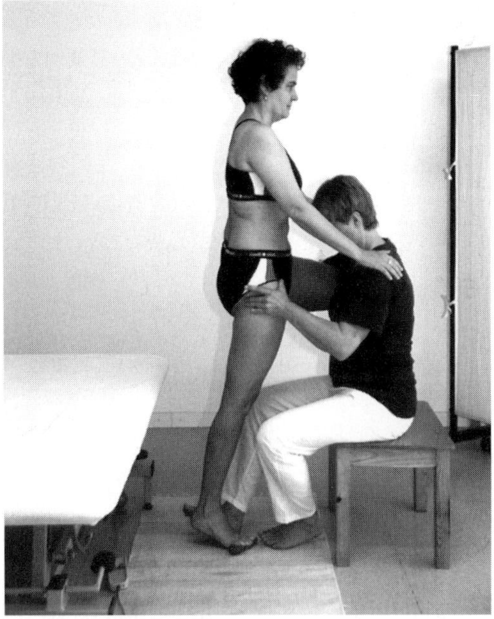

図2.141　踵に体重を下ろす。

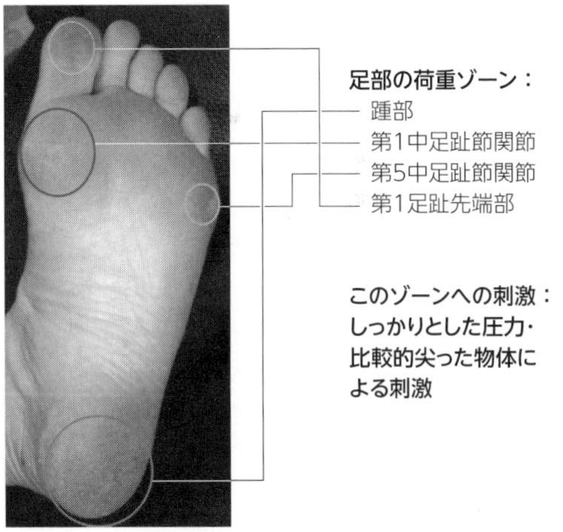

図2.142　足部の荷重ゾーン：踵部、第1中足趾節関節、第5中足趾節関節、第1足趾先端部。このゾーンへの刺激はしっかりとした圧力、比較的尖った物体によるもの。

そして参加レベルにおける目標は達成された。カルメンは速く遠くまで、少ない労力で歩けるようになった。彼女は思い切って街中に一人で行き、歩行しながら同時に周り(ショーウィンドウ)を見ることができる。彼女は公共交通機関を利用でき、バイクの後ろに座り、途中で夫や友人の助けを借りて荒地も歩けるようになった。もちろんその際トーンは増加する。彼女はいくつかトレーニングを行い、できるだけトーンの増加を減少させるよう試みる。今でも1週間に一度、2時間理学療法を受けに行く。というのも昨年の夏、この頻度の治療が必要であることが分かったからである。セラピストと患者の休暇のため治療が2ヵ月間中断された。結果はカルメンにも明らかに感じられ、周りの人たちにも目に見えるものであった。歩行が悪化し、体幹と上肢はこわばり不器用になった(カルメンは麻痺側の手が利き手であることに留意)。約6回の集中治療の後、以前の状態が回復した。今年からは休暇計画も改善された。

2.6　症例：Lとカルメン・L

●L

Lの主問題：神経心理学的障害のために起こる過剰な代償

Lは64歳の男性でぶどう園を経営している。つまり人生を通して身体重労働に携わってきた。彼のぶどう園は組合に属し、そこへぶどうを輸送する。他のぶどう園経営者と一緒にそこでワインを醸造し、瓶に注ぎラベルを貼り出荷する。つまり、Lは時間・空間を計画的に使う仕事の経験を有している。

1996年5月に最初の一過性脳虚血発作（TIA）を発症したが、彼はそれを深刻に捉えなかった。同年の11月に右脳半球の頭頂葉で発作が繰り返し、左側片麻痺を残した。

プッシャー症候群

Lの診断について述べる前に、プッシャー症候群について説明したい。

片麻痺において発症する様々な症状のひとつにプッシャー症候群がある。これは非麻痺側から麻痺側に傾斜する（押し出す）という主症状から名づけられた。最初に、Pat Daviesによってその著書「Steps to follow」（1984年）の中で論じられた。この症候群についての個々の症状の知識、そしてDaviesによって示された治療戦略に従うことは著しい進歩をもたらした。それまでは、治療の進展が見られず、この症状を呈す多くの患者が車椅子を使い、介助が困難だと判断され、全ての関係者（セラピスト、介護者、医師、家族、患者）に混乱が生じていた。現在では、神経学的リハビリテーションに従事する多くのセラピストはこのテーマに敏感になっている。結果として、多くの違いが存在するにもかかわらず、大き過ぎる比率の患者がプッシャー症候群患者として分類されている。私は次のように区別し、二つのグループを表2.7で示す。

非麻痺側上の、キーポイントである股関節で感じられる定置の空間的目印（例えば治療台、高い背もたれのある椅子の縁、平行棒のバー）がなければ立位は不可能である。

それでも試し、非麻痺側へ体重が移動されなければならないとき、非麻痺側の足部が内反・回外へ早すぎる立ち直り反応を呈す。早すぎるとは、セントラルキーポイントと重心（S2）がまだ足部の中心縁上に位置しているとき、ということを意味する。

! この反応は、通常セントラルキーポイントとS2が足部の中心から足部外側の縁に向かって動かされるときに生じるものである。

体重をさらに非麻痺側へ移動させると、小さな横へのステップ、または小さく飛び跳ねるステップを生じさせる。場合によっては患者が次のように言うこともある。「私を倒さないでください！」「助けて下さい、セラピストが私を倒そうとします！」

この瞬間、立位に利用できる（体重を請け負う）下肢は存在しない。非麻痺側の下肢は、体重を多かれ少なかれ後方へ、そして麻痺側に押し出し、麻痺側の下肢は体重を全く負わないほど低緊張か、もしくは骨盤の後退、股間筋の内転を伴う屈曲、膝の屈曲、足部の内反・回外、足趾の屈曲というトータルパターンという形の連合反応をすでに呈す。そのため最初は常に、鼠径部の高さの追加としての空間的目印を必要とする。

表2.7の両グループとも、その特別な問題に取り組む個別の治療を必要とする。その治療は両タイプともに非常に類似している。日常生活の全ての活動で神経心理学的問題を有す患者においては（例えば洗濯や物干し、特に着脱衣、食事、問題解決時）、理学療法に神経心理学的治療が含まれているということが、その違いとなる。

表2.7　感覚運動の問題の対比

Lのような空間認識問題を抱えるグループ1の症状	M(p.116)のような空間認識問題を呈さないグループ2の症状
右片麻痺より左片麻痺で生じることが多い	左右同様の頻度で生じる
背臥位での観察	
頭部は非麻痺側へ回転し傾いている	
非麻痺側の体幹側部はトーンが増加し、場合によってはわずかに短縮している	非麻痺側の体幹側部は過緊張で短縮している
非麻痺側の上肢は伸ばされ、台を押し付ける	麻痺側の体幹側部は低緊張で、場合によっては伸展している
非麻痺側の下肢は伸ばされ、台を押し付ける	
麻痺側の骨盤は後ろに引かれる	麻痺側の骨盤は低く位置する
麻痺側の下肢は「外転」、外旋している	麻痺側の下肢は低緊張で外旋に倒れる
ベッドの片側へ落ちる危険があるかと質問されると、患者は「はい、非麻痺側へ」と答える	同様の質問に対し、「はい、麻痺側へ」と答える
座位での観察	
頭部は非麻痺側へ回転し、視線は焦点を合わせず遠くに向けられる	
非麻痺側の体幹側部は過緊張で短縮している	非麻痺側の体幹側部はトーンを増加させ短縮している
麻痺側の体幹側部は低緊張で伸張している	麻痺側の体幹側部は低緊張で伸張している
非麻痺側の上肢は台を後方へ、そして麻痺側へ押し付ける	非麻痺側の上肢は台でしっかりと支え、さらなる体重荷重を受け付けない
非麻痺側の下肢が大腿とともに、また踵部を持ち上げている足部の場合は非麻痺側の足部も一緒に後ろへ、そして麻痺側へ押し付けている	非麻痺側の下肢、または足部は椅子または床を押し付け、非麻痺側へのさらなる体重荷重を受け付けない
片方へ転倒する危険があるかと質問されると、患者は「はい、非麻痺側へ」と答える	同様の質問に対し、場合によっては「はい、麻痺側へ」と答える
立ち上がりでの観察	
患者は、立ち上がりの運動を後方・麻痺側への伸筋優位のプッシング(頭部から始まる伸展へのトータルパターン)で発動する	患者は上半身の前屈から発動するが、これも不十分で、セントラルキーポイントは新しい支持基底面の中央にたどり着かない
非麻痺側の体幹側部は明らかに過緊張で短縮している	非麻痺側の体幹側部は明らかに過緊張で短縮している
非麻痺側の下肢は膝を伸ばして、後方・麻痺側へ強く押し付ける	非麻痺側の下肢は膝を伸ばして、後方・麻痺側へ押し付ける
立ち上がりでの観察	
この不安定な状況において患者は不安感を示さず、場合によっては非麻痺側にいる人と話すこともある	患者の表情は不安に満ち、この不安定な状況を認識しているが変えることはできない

Lの評価

感覚運動の問題

左半身の感覚は維持されている。大殿筋、中殿筋、中間広筋、内側広筋、外側広筋、三角筋、上腕三頭筋、手伸筋の姿勢トーンがわずかに減少している。例えば脱いだTシャツを麻痺側の手で椅子の上に置くという課題で、彼はわずかな介助のみでT

シャツを掴み、望む方向に動かすことができる。その上、投げる運動も始動させる。

次のような形で生じる軽い連合反応も大きな問題ではない。足趾屈曲、足部の回外・内反、膝屈曲、股関節屈曲・内転、骨盤の後退、肩甲帯の後退、肩関節の内転と内旋、肘と前腕の屈曲と回内、手関節の屈曲と尺側外転、手指のわずかな屈曲と内転がその連合反応に含まれる。

神経心理学的問題

Lは彼の身体正中位と垂直位に確固とした感覚が持てない。私が彼に正中位に座るよう、または立つよう（介助あり）頼むと、彼は客観的な垂直線と正中線から約10°傾いてしまう。彼を垂直線中央へ動かそうとすると、彼は私が彼を倒すと感じ、それに対抗して動いてしまう。

彼は空間左側全体に注意を向けない。例えば、話し相手が左側に立っていると、頭部をそちらに向けない、何か物が欠けていても、テーブルの左半分は探そうとしない、Tシャツを脱ぐ際も左上肢を袖に入れたままにする。

図地知覚が阻害されている。彼にとって、テーブルの上でグラスが瓶の前に置かれているのか、瓶がグラスの前に置かれているのか判断することは難しい。非麻痺側の手でグラスを掴もうとすると、その前に置かれている瓶を倒してしまう。箱の中に色々なものが乱雑に入っていると、彼は下にある物と上にある物を区別することを困難に感じる。しかし、この区別は目的の物を取り出す場合には重要である。

そして空間認識障害も呈している。物体を特定の空間関係において相互に整理しなければならないとき、何を前に、後ろに、その右側に、左側に、そして上に、または下にするのかを決めるのに非常に長い時間を必要とする。

短期記憶も著しく減少している。前夜にテレビで何を見たか、朝食に何を食べたか、朝食と治療時間の間に何をしたかを思い出すことを困難に感じる。影響を受けるかもしれない集中力に関しては、Lの場合維持されている。気をそらせる刺激が生じても（同室にいる他の患者の声）、彼の課題に集中することができる。問題解決への持久力も良好である。ただし、問題として認識していることを前提とする（例として麻痺側の袖を脱衣すること）。

Tシャツの着脱における問題

片手でTシャツを脱ぐためには、非麻痺側の上肢を持ち上げ、その手で頭部の後ろから生地を掴み、下から上へ、そして頭部を通って前へ引っ張らなければならない。そして非麻痺側の上肢をTシャツの袖から出すために上と後ろへ動かし、最後にその手で麻痺側の袖を手の方向へ引っ張り完全にTシャツを脱ぐ。

このような片手による脱衣はLにとって未経験なことなので、順番についての指示を必要とする。私は非麻痺側を促通しながら、同時に短く簡潔な言葉で指示を与える。彼の手からTシャツが滑り落ちると、彼がこれまで行った運動を繰り返すのではなく、何も起こっておらず、治療が続行されるのに問題はないかのような印象を持つことを観察できる。私は再度彼の手をTシャツに導き、脱衣を終了させるよう言葉で指示する。特に、脱衣の最終段階、麻痺側の袖において困難が発生する。彼は袖を手の方向である下へ引くのではなく、肩の方向である上へ引いてしまう。私は生地を掴む彼の手を遠位に導く。Lは一緒に動く。しかし彼に一人で行わせると、1、2度運動を行い、袖を肩の方向である近位へ動かす。

運動を実行するにあたって、どれだけ多くの異なる空間方向があるのかということが明らかになる。もちろんこの順番は多様化することができ、全く同じように実行する必要はない。どの可能なバリエーションにおいても、患者が順番について、そして特に方向について明白に理解していなければならないということは共通している。

脱衣より困難なのは着衣である。ここでも多くのバリエーションが可能であるが、仔細な違いがあるだけである。まず、Lは異なる衣類を認識しなければならない。最初、TシャツとズボンがV一緒に畳まれて椅子の上に置かれている。そのような状態ではLは衣類を認識しない。長時間考えた後、彼は赤いTシャツとグレーのズボンを着ていたことを思い出す。このようにしてこれらの衣類を整理する。次に彼はTシャツを治療台の上に正しく置かなければならない。大きい穴と中程度の穴があり、二つの短い筒、そしてその先には小さな穴が開いている生地がTシャツである。前面と背面は模様、襟、タグなどで認識できるが、彼はそれがどちらに属するのか知っておかなければならない。模様や大きな襟ぐりは前面へ、タグは背面だが、多くの場合、内側に縫われているので前面を示すよう置かれなければならない。しかし台には、前面が下で背面が上に置かれる。この準備がすでに大変困難なのである。

着衣のためには、彼は麻痺側の上肢を正しく、下の大きな穴から入れ、横の、上方にある小さな筒に通し、最後の小さな穴から再び出さなければならない。麻痺側でも同様に行う必要がある。

彼は非麻痺側の上肢を持ち上げ、頭部をまず下の大きな穴に入れ、上にある中程度の穴から出す。最後にTシャツを引っ張り、快適に着られるよう調節する。

長ズボンを穿く際の問題

二つの長い筒とその先の小さな穴、そして大きな穴と切れ込みで、Lはズボンだと認識できる。ボタンまたはチャックによる切れ込みによって、どこが前面か判明する。座位で、彼はまず麻痺側の下肢を大きな穴に入れ、筒の中を下へ押し込み、下の小さな穴を通って外に出す。Tシャツを着るときは、正中位で座り続けられたが、今度は体重を片側からもう片側へ移動させなければならない。これだけでも非常な労力を要する。

さらなる困難は、ズボンを穿く際に必要とされる体重移動で、ここで彼は簡単に倒れる可能性がある。彼は体重を横に移動させず、後方に移動させなければならず、もう片方の下肢を筒に導くためには莫大な労力が必要である。彼は手と上肢をこわばらせ、肘を曲げ肩を後ろに引く。そして片方の足部のみで立つために、前方へ移動しなければならない。もう片方の足部は、長く伸ばした下肢の先にあり、体重を緊張させながら戻す間に同様にこわばっている。彼は前方、そして横へ移動し、片足で立ち(バランスを維持するのが非常に困難である)、できるだけ速くズボンを殿部に通して引っ張り、再び座るようにする。最後にボタン、またはチャックを閉めるが、それは座位では簡単ではない。彼はズボンを正しく引っ張ることができず、Tシャツの裾をズボンの中に入れなければならないが、裾は外へ広がり、腹部が邪魔をする。

靴下を履く際の問題

一定の観点からは、靴下は最も簡単に履くことのできる衣類だと言える。なぜなら、一つの穴しか存在せず、左右は関係ないからである。Lにとっては、足部を入れるためにこの穴を広げることが難しい。彼は大きく前屈しなければならないが、その際、上肢はとても短く見え、麻痺側の下肢を椅子の下へ引く。そしてLが望むようにはもう片方の下肢はサポートしない。この下肢は後ろへ押し付けられ、彼は靴下を足部から履くために十分に前屈することができない。

靴を履く際の問題

彼は片方の靴をなんとかして履きたいと希望し、私は「どちらの靴がどちらの足に属している?」と尋ねる。彼にとっては両方ほとんど同じに見える。分かりやすい手掛かりはあるのだろうか。

非麻痺側の下肢を持ち上げるために、彼は事前に体重を麻痺側へ移動させなければならない。これは全く危険ではないとは言えない。そのため、彼は非麻痺側の手を簡易椅子の上で支える。しかし、彼は上肢を通しての十分なコントロールを有していないので、支えるだけではなく後ろへ、そして麻痺側へ押し付ける。少なくともそのようにして彼は下肢を持ち上げ、足部を靴の中に入れることができる。その際、彼は転倒してしまうので、私が受け止めなくてはならない。次に彼は麻痺側の足部を靴に入れなければならない。しかし、彼はそのように動かすことはできず、下肢全体を屈曲に、そして外側へ引く。さらに彼は膝を伸ばすことができない。最終的に、彼は左の靴を履くために私の介助を必要とする。靴紐を結ぶことはできない。左手指は必要とされる巧緻性をまだ回復させていない。片手で紐を結ぶことを習得することは簡単な空間操作能力を前提とし、Lはそれを有していない。彼の靴はマジックテープ式でなければならず、それによって靴を履くというプロセスの最後まで彼は参加することができる。

Lの治療

Lの治療の**目標**は、感覚運動の障害の改善を通して神経心理学的障害を緩和させ、その逆も行うことである。

神経心理学的障害の改善：

- 図地知覚
- 時間的・空間的オリエンテーション
- 空間操作
- 構成認知
- 認識と記憶

感覚運動での障害の改善：

- 右側の過剰な伸展における代償の過緊張を抑制
- 左側の過剰な屈曲における過緊張を抑制
- 正常な立ち直り反応と平衡反応の促通
- 正常な立位バランスの促通
- 両手で行う作業の促通

治療プロセスにおいて一方の面（神経心理学的障害）と他方の面（感覚運動の障害）がその都度中心となる。重要なのは、Lが両方の面について同時に高い要求に応えられないということに留意することである。これは、彼にとって難しい感覚運動の課題を実施する場合は、同時に彼の神経心理学的障害に関しての問題解決においてより多く介助しなければならない、またはその逆を意味する。通常患者は短いズボンを治療時に着ている。しかしLの場合、着脱は治療の絶対必要な課題とみなされる。そのため彼はTシャツと長いジョギングパンツを着て、その下に短いトレーニングパンツを着る。

神経心理学的視点

高次脳機能、認知機能、認識能力とも言われる神経心理学的機能は、我々の最も若い脳の層である皮質の、特別で典型的、人間的な機能である。この機能についてはまだ多くのことが判明していない。そのため「もし、我々が理解できるほど脳が単純であれば、我々は単純すぎてやはり脳を理解できないだろう。」という文章は極めて正しい。しかし我々は、皮質が進化において、脳の古い部分の経験とともに機能的事象の解剖学的輸送構造を形成したことを知っている。これは、以前の機能の経験とともに基礎の上に発展したことを意味する。この知識は、空間知または無視のリハビリテーションにおいて考慮する必要がある。

子どもは室内でどのように方向を認識することを学ぶのだろう。どのように空間全体を学ぶのだろう。父母の上肢に抱かれ、オムツ替え、入浴、食事、遊びの際に全ての空間方向へ動かされ、向きを変え、匍匐前進し、座り、遊び、転倒し、這い、立つことによって自らも全ての空間方向に動く。

ここでも身体の運動経験を通して解剖学的形態と機能が影響を与える。どこが上・下、前・後、右・左、内・外なのだろうか。脳の成熟に応じて次第に経験が積まれ、空間方向の抽象化、例えば絵を描き積み木で組み立てるといった神経心理学的機能も形成される。

身体像・身体図式障害：

子どもは、自分を触り、感じ、探り、そして個々の身体部位を掴み、またそれらを父母が触れ感じながら、子どもと一緒に名称を言うことで彼らは自らの身体について学ぶ。テディーベアや人形を洗い着脱させることは、子どもに自己または他者についての知識について、模写を通して伝達させる。

図地知覚：

何かを正しいと認識するために、何かを取り出すということが有効である。図2.143に見られるような一緒に収納可能な積み木で遊ぶことは、その簡素性にもかかわらず、様々な観点から考究できるためこの発展には必要である。

残念ながら今では時代遅れとなってしまった厚紙、または紙からできた着替え人形は、昔の子どもが身体像や図地についての認識を同時にトレーニングすることに役立った。平らな人形の体（背景）が異なる衣類によって覆われる（前景）。

これらの神経心理学的能力は二つの異なる理由から制限され、または失われることがある。

- 形態の解剖学的変化。例えば右頭頂葉エリアの損傷を原因とする。
- 機能の変化。例えば運動能力と空間方向、身体部位、変化するポジションと相互の関係、前景と背景についての知識を継続的に更新し確認することを極度に制限する重度の低緊張を呈す片側不全麻痺を原因とする。

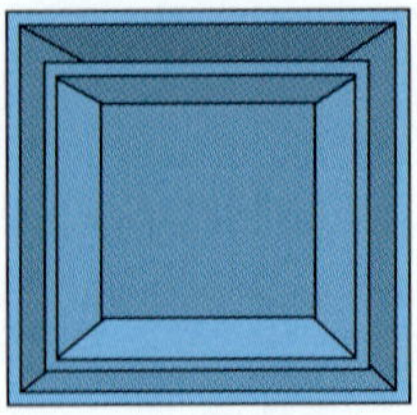

図2.143 内側に積み重ねた二つの積み木を、上から見分けることは難しい。

! そのため、神経心理学的障害のリハビリテーションはいつも複線的に行われなければならない。患者は理学・作業療法、または機能的治療介護において神経心理学的機能を取り入れた具象的な運動経験を積まなければならず、また専門教育を受けた神経心理科医の下、認知・抽象的なレベルにおける神経心理学的トレーニングも行わなければならない。

車椅子からの立ち上がり、靴下と靴を脱ぐ動作

Lは車椅子に座り、治療台の横にいる彼の妻が車椅子を押す。私はLの前の簡易椅子に座り、骨盤を半分ずつ交互に動かして前の角に座るよう介助する。そして彼の足部は床に接地し、立ち上がりのアライメントとなる。横にある治療台との正しい距離は、後の立位において重要である。

Lの頭部は私の頭部に触れ、彼の上肢は私の介助によって私の肩の上に置かれる。私は両手を彼の両肩甲骨の上に置く。そこから、肩甲帯と体幹を横へ、そして前後へ動かし、前進運動への抵抗が弱くなったと感じられるまで続ける。

私はLの左足部を私の足部で安定させ、彼の左膝も膝で安定させ、セントラルキーポイントが両足部の中心上に来るまで彼を前に動かす。そして私はセントラルキーポイントの外側を掴み、立ち上がりの運動を導く。可能であれば言葉による指示はせず、あったとしても小さな声で「一緒に動きましょう」と誘導するに留める。

! 大きな声や「いばった」命令は絶対避けなければならない。患者が後方への激しい伸筋優位のプッシングで反応してしまうことを導きかねない。

彼の妻が車椅子の代わりに簡易椅子を置くことができる程度に、Lは骨盤のみを少し持ち上げ、その椅子の上に座る。

私は靴を脱ぐために彼が前傾するのを介助する。そして右手でセントラルキーポイントを支え、私の右骨盤で彼の左股関節に安定性を与え、彼が左に移動して右足を持ち上げ、靴を脱げるようにする。私は前傾しフリーとなっている左手で靴下を足部から脱がす。

Lは体重を右側に移し、肋骨が台の角に当たる場所を手掛かりとして、右上肢を台の上に置く。そうして彼の左下肢を持ち上げるよう介助し、私の右大腿部をその下に押しこむ。そして私は左足部から靴と靴下を脱がす。私は左下肢を少し持ち上げたまま、床の上に正座し、Lの右足部を私の右大腿部に載せ、敏感にさせる、またはモーバライゼーションする。Lの協力とともに、彼の右足部を床の上に戻すと、彼はまた正中位に座ることができる。彼は、主観的な正中位を大きく左側に感じるので、私は客観的な正中位を見つけ維持するよう彼をサポートする。そして彼は右足部を動かさなければならないが、その際、私は手指で少し助ける。そこでは選択的背屈と底屈が交互に、また可能であれば不規則に回内・回外も行われなければならない。それを通して足部が床を押し付けることが大きく緩和される。

! 選択的で細かい運動は低い姿勢トーンを要求し、それは抑制コントロールを高めることによって達成することができる。

右足部は床を押し付けることなく接地する。今度は左足部を同様に扱うことができる。Lの足部は立位を容易にするために、こうして準備が整えられる。

立 位

Lの姿勢全般は屈曲傾向にある。原因の一部は年齢と不全麻痺にある。しかし大部分は長年にわたって農業によって屈曲が生じたためで、これは彼の家族からだけではなく、以前の写真からも認めることができる。そのため、Lにとって伸展運動や上肢の挙上は難しい。

座位における骨盤周辺の低緊張が骨盤を前傾させる際に問題となるため、着脱に立位の姿勢セットが選ばれる。この選択の他の視点として、私の経験からすると、認知機能は水平面よりも垂直の方が、また座位よりは立位（特別な労力なしで維持できるのであれば）の方がより簡単だという事実がある。

前述のように、私はLが前傾し、簡易椅子から殿部を持ち上げるのを介助する。直立する際に、私は骨盤、特に左股関節から介助しながら、同時に右骨盤を台の角へ誘導する。Lは「骨盤を台に！」という指示を受け、私は「骨盤」という単語の際、手指で触覚刺激をそこに与え、「台」という単語とともに台をトントンと叩く。Lは私をそこまで追うが、彼の右下肢は体重を請け負わず、その代わりにロックされた膝関節を後ろへ、そして左に押し付ける。この押し付けが、左半身全体に、前述のパターンにおける連合反応を生じさせる（第2章、2.6参照）。私は右手をLの左骨盤に置き、彼が右側で台との接触を保てるようにする。私は左手で右膝を促通し、Lにそこが完全に押し付けられているのを感じるように、そしていくらか緩める、または柔らかくするよう要請する。それがうまくいくと、私は左側の後退と下肢の屈曲への動きが緩和されるのを感じることができる。私は自分の足部でLの左足部を平行立位のアライメント位へ安定させる。私は右手で左膝関節の伸筋を刺激し、その筋は屈曲を緩和させる際にさらに緊張を高め、膝を引き続き伸展に維持することができるよう導く。そこでLは立ち、両下肢で体重を負うことができる。

立位における長いズボンの脱衣・活動レベル

私は2台目となる治療台をLの前に置き、彼が前方への方向感覚を持てるようにする。私は彼の左側に立つか、簡易椅子に座り、右膝の過伸展の緩和、左膝の選択的伸展の構築をコントロールする。そうして体重は明らかに右足部にかかる。さらに右・前方へ過剰に修正するよう「装う」ことによって、Lは骨盤の右側と両股関節の前にはっきりと感じられるオリエンテーションのポイントとしてそこにもたれることができる。

そこでLは前述のプロセスの後、Tシャツを脱がなければならない。私は彼を必要なだけ、そして最小限のみ介助する。Lが次の運動段階を自ら発動させなければ、私は彼の右手の主導を引き継ぐ。運動進行において、間違ったやり方によって問題が引き起こされる前に、それを修正するよう試みる。

この治療部分における重点は、脱衣の進行をできるだけスムーズに行うことにある。問題状況が生じ、それを解決するのに時間がかかり困難であると、スムーズなリズムは阻害されトーンは増加し、立位を困難に、もしくは不可能にしてしまう。

この時点では、着脱は立位で取り組むということに役立てられている。左側の空間、身体像、身体図式の無視、また空間認識障害を通して問題が生じると、私は多くの介助位置を与える。

ズボンを下ろすために、Lは前方にある台から骨盤を少し離さなければならない。ズボンを下ろすためにLが中央に位置する前に、まず前方にある台から前後の中心への運動、また右にある台から左右の中心への運動は何度も繰り返されなければならない。その際、私は彼を自由に動かしながら「気づかれないように」助け、例えば生地が抵抗の原因となっていればそれを取り除く。ここでも進行をスムーズに、そしてできるだけ邪魔をしないことが重要である。ズボンが最終的に床の上に置かれたら、Lは下肢をそれぞれ持ち上げる。私は彼の膝を安定させるために、骨盤に両手を当てて体重を左下肢の上に移動するのを介助する。そしてLは、右足部をズボンから出すよう言葉による指示を受け、彼はそれに従う。そこで生じる左側への体重移動は、膝と股関節の伸展構築へのよい刺激となる。Lは再び右骨盤で台にもたれ、下肢を押し出すことなく、そこに負荷をかけなければならない。台をオリエンテーションのための認識ポイントとして利用するので、彼にとってそれは困難ではない。私は片手で左下肢をわずかに持ち上げ、もう片方の手でズボンを取り除く。立位で取り組む間、下肢のトーン変化を筋組織の起伏で観察することができる。

識別・形態、物質、大きさ、性質、色などの取り扱いの習得

Lは治療台の上にある箱を開けて、その中にある木製の物を右側に、プラスチック製の物を左側に置かなければならない。プラスチック製の物は必要とされないので、彼はそれを箱の中に残したまま左側に押しやる。木製の物は丸く、異なる長さと厚さを有し、そして長方形の物もある。まずLは厚い棒を大きさ順に並べなければならず、それは彼にとって比較的速く進行する。その後、薄い棒を同様に大きさ順に並べ、最後に再び箱の中に入れる。箱は左側に離れて置かれている。そのため、Lはいつも左側へ大きく動かなくてはならない。したがって、彼は棒を片付ける前に、箱を右の治療台の上へ移動させなくてはならない。

この課題はいくらか時間を要し、Lは次第に立位を難しく感じる。私の介助も多くなってしまうので、彼が再び座ることを二人で決める。

そのためには前にある台をいくらか後ろへ動かし、上半身の前傾を邪魔しないようにする。Lは私の介助でゆっくりと、コントロールしながら座る。

! 座る動作は伸展を緩めることを意味する。Lは右側で伸展のトータルパターンを構築する傾向がある。そのため、座るという下への運動は、上への運動と同様、重要な治療構成要素なのである。

そこでは、立位の前よりも座位がより直立して対称的になっていることが確認される。そのため、この姿勢で治療にもう少しの時間取り組むことができる。前方の台は少し低く設定され、Lはそこに両上肢を置く。そこには木製の長方形が置かれている。それらは平らに置く、または長い面か狭い面を縦に立て、上下に互いに積み重ね、赤い点の上に青い点を合わせて置くことができる。Lはこの操作をできるだけ正常に、つまり両手で行う。私は彼の左上肢、または左手をサポートする。私は、Lが運動を始動させるのを認め、スムーズな進行ができる程度に最小限サポートする。そして積み木を使って橋を組み立てる。3個の積み木を使って、Lは比較的速く橋を作る（図2.144）。2個の積み木が追加されると、それらから橋を作るのが極めて難しくなる。積み木を狭い面を下にして立てるのではなく、彼はテーブルの上に平らに置く。最終的に彼は図2.145 a,bに示される解決法を見つけた。

LはTシャツ、長いズボン、靴下、靴を身につけるのに集中力とエネルギーを必要とするため、そのためには長い時間が用意される。再び、私は彼が立ち、台の上に準備されたTシャツを着るのを助ける。プロセスは前述のものと同様である。長いズボンも同様に立位で着る。2台の治療台はLに安定した立位におけるオリエンテーションとサポートを提供する。私がLの右下肢への体重移動を介助する間、彼女の妻が左下肢をズボンの中に入れるのを助ける。そして左への体重移動を私が介助し、特に左膝を安定させ、彼の妻がわずかに持ち上げられた右下肢へズボンを穿かせる。私が彼の左手をサポートしながら、Lは両手でズボンを引き上げる。Lはゆっくりと再びコントロールしながら座る。靴下と靴を履く際には、私はさらに多く介助する。

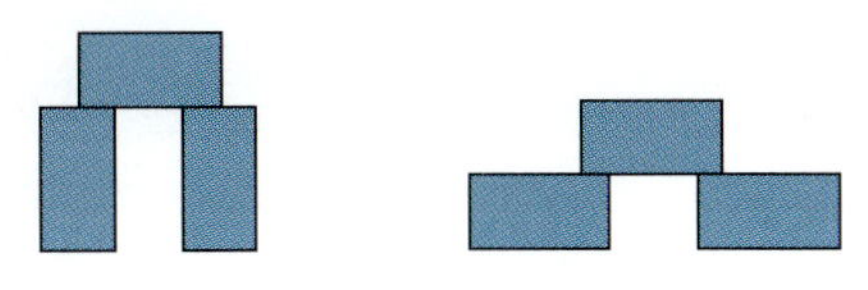

図2.144 Lは3個の積み木から比較的速く橋を作る。

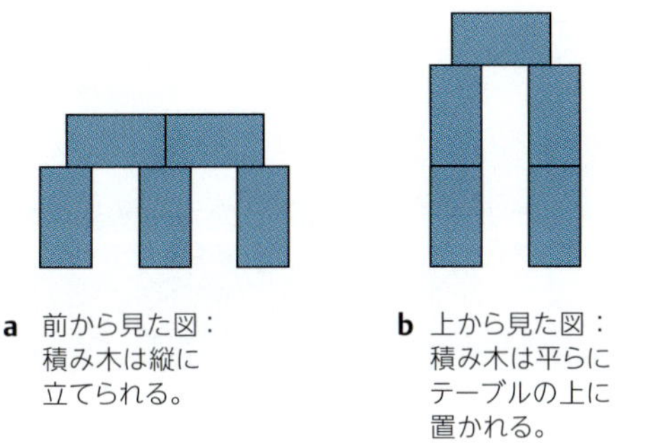
a 前から見た図：
積み木は縦に
立てられる。
b 上から見た図：
積み木は平らに
テーブルの上に
置かれる。

図2.145 a,b
5個の積み木から橋が作られなければならない。
セラピストはバリエーション **a** が頭に浮かぶが、Lは積み木をテーブルの上に平たく置き、**b** という解決法を見つける。

神経心理学的障害を呈す患者における補完的な治療手段としての音楽

Lは、以前よくダンスをしたと教えてくれた。パソドブレが彼の得意とするダンスだが、私は踊ることはできない。適している音楽をかけ、彼は私にステップとリズムを教えてくれる。右への体重移動は、治療台の支えがなくてもうまくいく。左下肢は屈曲を緩め、伸展して体重を負うことができ、それはその前の活動より良好である。

まとめ

症状：

- 覚醒状態の低下
- 注意力、集中力、記憶の低下
- 代償のため、非麻痺側のトーンは高い
- 麻痺側のトーンは低いが、次第に上肢と下肢に屈曲の連合反応が生じる

治療目標

- 身体正中位を見つける：対称性
- 代償する非麻痺側（過剰な伸展）のトーン減少
- 連合反応を呈す麻痺側のトーン減少（過剰な屈曲）
- 麻痺側（選択的伸展）におけるトーン構築

助言：私の経験から、代償し、伸展する非麻痺側の下肢は、解放、過剰な伸展の緩和という点で集中的に治療されなければならないと考える。それによって、屈曲への連合反応を呈す麻痺側の下肢を緩和させ、立ち上がり、座る動作、立位を通して伸展の増加を導くようにする。立位のためのバンテージについては妨げになると考えている。というのも、セラピストは大腿四頭筋の起伏を見ることができず、またこれらの筋組織を刺激することができないからである。バンテージを装着して歩行することは、患者に正常ではない遊脚相を要求する。つまり、完全に伸ばした下肢を前へ動かさなければならないため、下肢に分回し運動をするよう強制しなくてはならないことを意味する。

戦略：

- 活動レベルに取り組まなければならないことが明白である。身体部位や空間方向に関連した、多く、細かい課題は混乱させる。明白で熟知した課題がやる気を起こし活発化させる。
- 心身機能と身体構造レベルにおいて、立位で、非麻痺側の骨盤を治療台もしくはテーブルに当て、非常に素早く、長時間の事前治療なしで取り組まれなければならない。身体正中位は非麻痺側の足部の中心上へ位置しなければならない（大きく非麻痺側の上という方が、あまり大きく偏らないというよりは良い。図2.149参照）。

●カルメン・L

カルメン・Lは年齢を聞かれると「80歳と少し」と答える女性である。彼女は数年前から心臓ペースメーカーを装着し、糖尿病のためインシュリン注射を受けているが、再び自立するために十分体調も良く元気だと感じている。ただし、これは左上肢が何もできないことを除いてという条件付きであり、彼女は左上肢を少しでも動かしたいと望む。こうして活動レベルの目標は素早く決まる。

多くの高齢者に見られるように、虚血性発作後の彼女の姿勢トーンはとても低く、感覚は著しく減少している。覚醒している理性、多くの理学療法介入への積極的な協力にもかかわらず、大きな集中力阻害が存在する。カルメンはずっと話し続けるので、彼女に礼儀正しく、沈黙し考えることを、または活動を感じそちらに注意を向けるよう促さなくてはならない。彼女が最初に治療にやって来たとき、彼女は一人で座ることができなかった。背臥位においても右体幹は短縮し、左体幹は明らかに低緊張で伸びている(図2.146)。腹筋はほとんど収縮への準備さえ示さなかった。伸縮性のある腹部ベルトは彼女に有効で、彼女は自発的にもっと安定性を感じたいと希望した。そのため、彼女が垂直位、つまりソファや車椅子に座る際、そして治療においては立位や歩行時にもそれを身につけることにした(図2.147)。頚椎をモーバライゼーションし、特に代償する右側の僧帽筋と肩甲挙筋は、頭部を正中位に位置させるために緩められなければならない(図7.4参照)。座位において右上肢は下敷きとなる物の上に置かれる(図2.148)か、右上肢の右側への体重移動によって立ち直り反応を起こし、低緊張の左側を短縮させるよう導く。

しかし、治療全体における最良の結果はまたもや立位において達せられた。集中的に両足部をモーバライゼーションした後、足部を引き続き刺激するために、カルメンがプラスチック製の芝の上に立つのを介助し、彼女の後ろに高い治療台、右側にもう1台の治療台を設置する。直立位の姿勢を取り、保持することを私が促通する間、彼女の付添人がカルメンの右上で物を取り、物を渡すことを担当する(図2.149)。その際、彼女が上方へ伸びると、彼女の

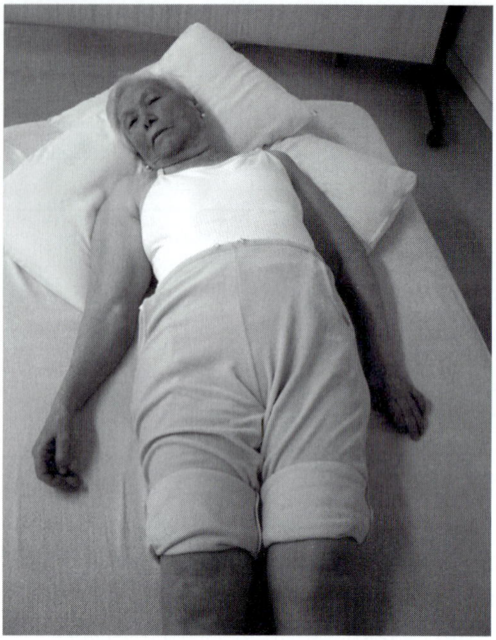

図2.146　背臥位においても右体幹は強く短縮し、左体幹は明らかに低緊張で伸張している。

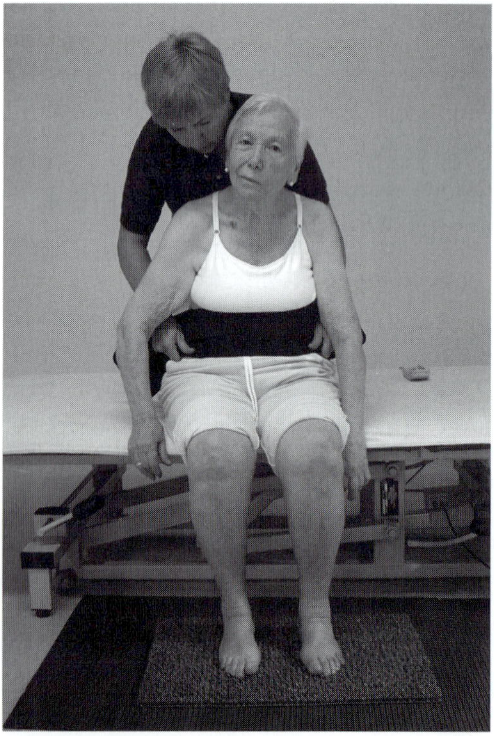

図2.147　伸縮性のある腹部ベルト

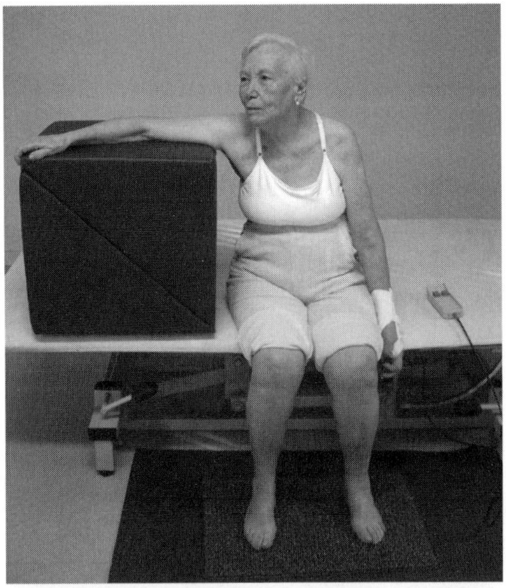

図2.148　座位で立方体クッションの上に右上肢を置くことを通して、右への体重移動が促進され、立ち直り反応が発生し低緊張の左側の短縮が導かれる。

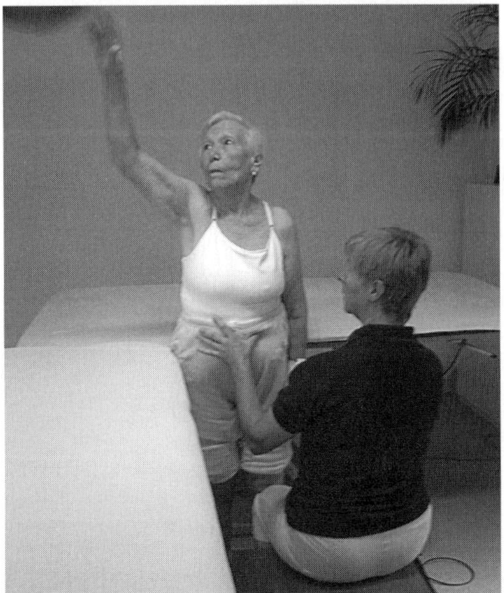

図2.149　カルメンは右上方からの物体を受け取る。

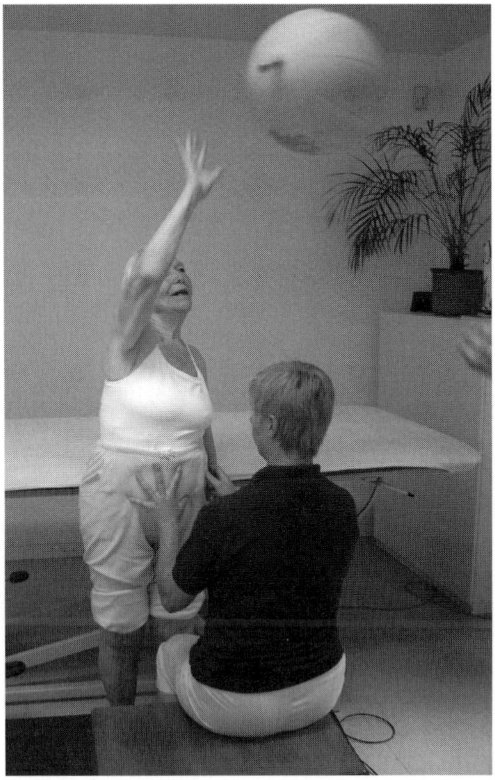

図2.150　カルメンは左下肢に負荷をかける。

低緊張の左下肢が伸展トーンを構築し、右へ傾き過ぎず、前にも出過ぎないことが確認できる。カルメンの注意力と活動、そして体重を左側の空間にも向けることができるようになる程度、左側の姿勢トーンが増加し、安定して保たれるまで何度も繰り返すことが必要である（図2.150）。これは、彼女が、左後方に倒れることなく、自由に座り、座位で頭部と上肢を動かせることを導く。

彼女の左足部は伸縮性のある足部バンテージで保護され、そうして真っ直ぐ前進することができる。その間、私は彼女を会話に引き込み、彼女が話すことによって体幹トーンをさらに構築させ、歩行や転倒について考え過ぎることから遠ざけるようにする。私は促通を右側から開始する。右の立脚相において、私は左手で彼女のセントラルキーポイントを私の方へ、そして彼女の右下肢上へ引き寄せる。私の右手はカルメンの腹筋下部に下から上へ圧力を与える。それは骨盤を直立させることをサポートする。この直立は、右側の立脚相において股関節を伸展させ、左側の遊脚相において大腿骨が屈曲するための安定した参照点として役に立つ（図2.151）。同時に私は声に出してリズムを与える（カルメンはしゃべり続けているが、礼儀正し過ぎないよう、しかし効き目があるように）。この4拍子のリズムに合わせて前進する。最後に、カルメンに立ち止まり、自身を成長させるよう長く伸びることを適切な声の調子で指示する。こうしてカルメンの姿勢トーンは構築され、「一人で」立つことができる。つまり彼女の付添人が、彼女の後ろに車椅子をセットするまで、私によるほんの少しのバランス介助で立つということである。彼女がそこに座るために振り向いてはならず、彼女が獲得したほぼ対称的な体幹伸展をゆっくりと解放して車椅子に座ることが重要である。

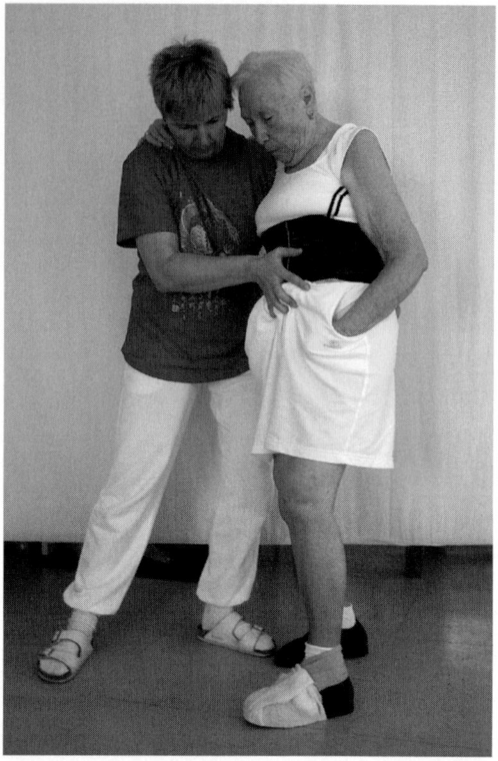

図2.151　歩行の促通

3. 頭部外傷患者における典型的な問題と治療（後期）

これから述べる患者において、外傷の時期はずっと以前に遡る。症例は後期におけるリハビリテーション段階のものである。

頭部外傷は、自動車・バイク・自転車事故やスケートボート、インラインスケートなどによる転倒による頭部への打撃によって引き起こされることが多い。頭部が固い土台へ激しく打ちつけられると、衝撃部位に直撃損傷を、その反対側の部位に反衝損傷を引き起こす。遠心効果が生じると、さらに脳幹部に汎発性の損傷が生じる。この症状をより理解するために、花束を想像することができる。束を脳幹、外の花を皮質、内側の葉を中脳と考える。そこで花束が振られると、花は壁にぶつかり（直撃損傷と反衝損傷）、束のいくつかの茎は折れる（脳幹損傷）。

挫傷、つまり直接的な細胞損傷と、虚血症による非直接的な細胞損傷と血腫による圧損傷に作用する出血が生じる。これらはさらに腫張の原因となり、これは圧力の増加と圧損傷をさらに引き起こす。これらの大量の損傷によって、中枢神経系は一旦最小限の機能にスイッチを切り替える。つまり、生命のために絶対必要な機能のみを維持させる、もしくはそれさえ機能させることができないこともある。集中治療が必要とされ、吸入され、人工的に栄養を与えられ、そしてカテーテルが挿入される。

患者の置かれた状況を説明するために、異なる専門用語が用いられる。意識不明か昏睡状態、意識混濁、一部意識不明、または半昏睡、失外套状態か覚醒昏睡などが用いられる。

確実なことは、頭部外傷後の急性期においては、受容器、つまり患者の上行性経路はオープンであるということである。つまり、刺激は受け入れられ伝達されるが、整然と処理されず、コントロールされて反応することはできない。皮質下中枢は勢いよく調整されないまま反応する。処理がどの程度皮質レベルに達し、刺激が記憶され、反応についての決定がなされるのか、ということについては現時点では推察するしかない。この推察は、昏睡から覚醒し、当時を思い出した患者の報告に基づく。

例：ギレルモは病院の神経外科部長で、低酸素血症のために脳損傷を受傷した。彼は再び集中治療室で目覚め、彼の看護・医師チームによって治療された。彼は様々な出来事を思い出す。

「最初は全て真っ暗で、感覚が欠如していた。突然、まるで光が灯されたかの様な、何かが起こった。それは私の周りの光ではなく、私の意識の光であった。しかしながら、私は何かを見ることはできなかった。全ては色と動きだった。自分の考えを整理できる状況ではなかった。私が自己について認識し、その自己が私だと分かっていても、全ておかしな感覚だった。

そうしていくらか時間を経て、次第に考え始めるようになった。私が考えを言葉に表すことに驚いた。そしてすぐに、自分が使える言語で考えることを試し始めた。ドイツ語と英語は完璧に思い出し、あまり上手に話せなかったフランス語はやはり思い出せなかった。この結果は私の士気を高めた。私は自らの知的機能とコミュニケーション能力を維持できていた。誰かが私の名前を呼び、その誰かが自らの名前を言っているのを聞いたときに、私の気分は向上した。私は人間として自己を感じた。さらに、この最初の聴覚刺激が、私が聞くことができ、言葉を理解することができることを示した。視力を失ったことが明らかであったにもかかわらず、それについては意識しなかった、または意識しようとしなかったのかもしれない。その間にも、人々が私のベッドに近づき、コメントするのが聞こえた。私は彼らを見ることができず、コメントの多くは理解することができなかった。しかしひとつだけ完全に理解できたコメントがあった。それは、おそらく植物人間、良くても言葉を話せない全身麻痺者になるだろう、ということだった。私は恐怖と驚愕に陥ったままだったが、心の奥では自分もすでにそう考え、最初の可能なチャンスが訪れたら自ら命を絶とうと思った。」

ギレルモは、彼の感じたことと考えをA4の紙で46ページ以上書き連ねた。彼の妻、子ども、そして同僚の医師たちも、彼に起こり、認識された出来事が事実であると証明した。

この状態において、患者は色々な反応の可能性を持つ。彼らは姿勢トーン、血圧、脈拍、呼吸数、汗分泌、体温などを変化させる(多くは増加させる)。

患者の感覚運動性症状も低緊張、過緊張を伴いながら多くが四肢に分布し、古典的には四肢痙性と言われる。

この患者の治療は彼らに差し迫った問題に応じて系統立てられる。表3.1は問題に特化した治療目標を示す。

この患者の神経心理学的症状は、記憶、認識(関連性に応じて認め、分類すること)、集中、振る舞い、動機、空間・時間認識、実行(行動計画と実施)に障害を呈すものである。

特別な心理学的・神経心理学的治療が必要とされ、同時に理学療法士と作業療法士、そして介護者と家族の密接な協力も必要である。理学療法においても、もちろんこれらの問題に取り組まれなければならない。いくつかの例は、Lとカルメン・Lの症例にて述べた(第2章)。

頭部外傷患者の動作における典型的な特殊性と取り組むのは常に容易とは限らない。それらのいくつかの問題について説明する。

他者と、必要とされる距離を保ちながら一定の親密さによって形作られる個人的関係を築くことは、中枢神経系の興奮と抑制機能である。抑制コントロールが欠如すると、距離感喪失や無神経さ、不快さ、ときには攻撃性を呈すこともある。頭部外傷後の比較的若い患者との取り組みにおいては、言い寄り、非道徳的な提案、侮辱、告白、脅迫、私を殴ろうとし、つばを吐こうとするといった多様な態度に反応しなければならない。その都度、私個人に対してこの

表3.1 問題に特化した治療目標-方向認識としての姿勢コントロールメカニズム

問　題	治療目標
異常感覚	**感覚の正常化**
足底、手掌、顔面、口、背部の過敏症	陽性支持反応、把握反射、舌突伸、伸筋優位のプッシングの脱感作
感覚純麻	受容性改善のための個別の刺激
異常な姿勢トーン	**姿勢トーンの正常化**
低緊張	トーンの構築のための刺激
過緊張	トーンを減少させるための抑制
構語障害	顔面口腔周辺の個別の抑制・促通
異常な相反神経支配	**相反神経支配の正常化**
失調性運動障害	相反神経支配の全観点からの改善
異常な運動パターンの協調	**空間・時間協調の正常化**

ような態度を取るのではなく、抑制の欠如の結果としての反応なのだと思い出すよう努める。深呼吸し、落ち着いて「10まで数える」ことが、これらの振る舞いに対する私の反応を調節させる。この場合は、何が受け入れられ、何が受け入れられないかという境界線をはっきり決めておくことが非常に重要である。両者によって厳格に守られなければならない契約の締結は、非常に役に立つ。

例：ヌリアは頭部外傷の後、覚醒昏睡となった。治療中は背臥位を嫌がる。しかし、安静時と就寝時の姿勢としてこの取り組みは必要である。彼女は伸筋優位のプッシングの発動と激しく泣くことによって彼女の不満を表す。私は一つ提案をしたいから、少しだけ静かにするよう頼む。その提案とは、彼女がきっちり5分間だけ背臥位で取り組み、その後は彼女が好きな姿勢に変えるというものだった。彼女は次第に静かになり、最後には納得したというサインとしてとても落ち着いた。集中して取り組み、時折あと何分かということを彼女に伝え、正確に5分経ったところで姿勢を変えた。二人とも約束を守り、これは他の約束への信頼も築く。

例：Kは19歳の青年で、数ヵ月の間、病院またはリハビリテーションセンターのどちらかで治療を受ける。そのため彼は情愛のこもった身体接触を欲している。理学療法では若いセラピストとの必然的な身体接触が生じる。治療が終わった後、彼は車椅子でセラピストに近づき、彼女の膝を掴む。彼女は彼の手を離し、彼を毅然と見て、真剣ではっきりとしたトーンで彼がそのように触れることは許されないと言う。彼は、治療中は触れてもよく、今はなぜいけないのかと尋ねる。彼女は、治療中は必要になることもあるが、治療以外では寛容されないことだとはっきり説明する。こうしてKは女性のセラピストと取り組む際に守らなければならない境界線を学ぶ。

例：21歳の青年であるPは、セラピストを信じられないような表現で怒鳴る。このセラピストはしばらくそのままにして、罵倒は聞き流し、彼に対し変わらず丁寧に接し、彼が落ち着くよう望む。しかしそうならず、彼が続けて侮辱するような言葉を使うと、彼女は彼に、もう治療を続けることはできない、彼女の耳を「聞き逃す」ために閉じることはできず、彼が彼女を個人的に攻撃しているとはっきり言う。彼女は、彼が彼女に治療されたくないのかと尋ねる。彼は、彼女のことが気に入っており続けて治療を受けたいと答える。彼女は、彼が罵倒をやめる、しかも今すぐ完全に、という条件下においてのみ治療を続行できると伝え、彼はそれを約束する。数分後、彼はまた罵倒し始める。彼女は、彼が約束を破ったので、特に伝えることはなくすぐに治療は終了されると言う。そして、明日から誰が彼と治療に取り組むか分からないと言う。彼は、彼女はもう来ないのかと尋ね、彼女は約束と彼がそれを破ったことを思い出させる。彼は将来絶対繰り返さないと誠心誠意約束すると誓い、そこで彼女は受け入れ翌日最後の試みとしてやってくる。そこでは、まず合意事項を彼に再度伝える。そして、彼女の真剣な治療と、彼の集中した共同作業が、彼から汚い表現や罵倒が発せられることなく進行する。彼女は、彼が約束を破ればすぐに治療をやめると真剣に言う。彼らは集中して取り組み、最後に彼は成し遂げたことを自ら誇りに思い、彼女も彼に感謝し、次回からも同様に取り組むよう約束する。

取り決め、契約、協定などの例はまだ多く存在する。重要なことは、セラピストが患者に対して理解力のある、落ち着いた態度をとり、そして境界線を明確に示すことである。約束が合意され、患者がそれを守り、その条件下で良く取り組むと、今度はセラピストの側から合意した境界線を越えようとすることも見られる。しかしこれも契約違反である。患者にとって、なぜ自分だけが規則を守らなければならないのか、納得することはできなくなってしまう。

神経心理学的損傷についての基本とボバース概念における治療の糸口

この「見えない」(Pat Davies)問題をより良く理解するために、ピアジェによる認識段階の観察がとても役に立った。表3.2に個々の段階の典型的な問題と治療戦略をリストアップした。

表3.2 ピアジェによる認識段階。問題と治療戦略。

認識段階	問　題	治療戦略
特異モダリティ段階、単一様式		
刺激のインプット ●触覚 ●運動覚 ●前庭覚 ●視覚 ●聴覚 ●嗅覚 ●味覚	刺激のインプットが減少： 低緊張、または過緊張 (収縮、運動、接触の不在=刺激の不在)	感覚と姿勢トーンの正常化 (ボバースによる理学療法・ 作業療法においては根本的な治療目標)
インターモーダル段階、 多様な相互作用		
刺激の最初の処理： ●抑制、フィルタリング ●皮質下中枢へ(無意識的) ●皮質中枢へ(意識的) ●他の刺激との結合(比較)	阻害されたフィルター機能： ●消去現象 ●過敏症(抑制コントロールの欠如) ●過剰行動(距離感喪失、攻撃性) ●手と目の協調性欠如	落ち着いた、 刺激を制御する治療状況の形成、 段階的な刺激の供給
系列段階、認識		
記憶への融合：保存、呼び出し	時間的・空間的協調の阻害、失認	感覚運動の質を改善するために、 行動、行動計画、完結した動作の実行 (開始-中期-終了)を組み込む。 目標物も取り入れる (カルメン・Sの症例を参照)。
時間： 時間的協調、タイミング	失行： ●観念運動失行 ●観念失行	
空間： 空間的協調、空間操作	空間方向認識障害 空間操作障害	

3.1　症例：カルメン・S

カルメンの主問題：四肢過緊張、特に左半身に顕著、神経心理学的障害

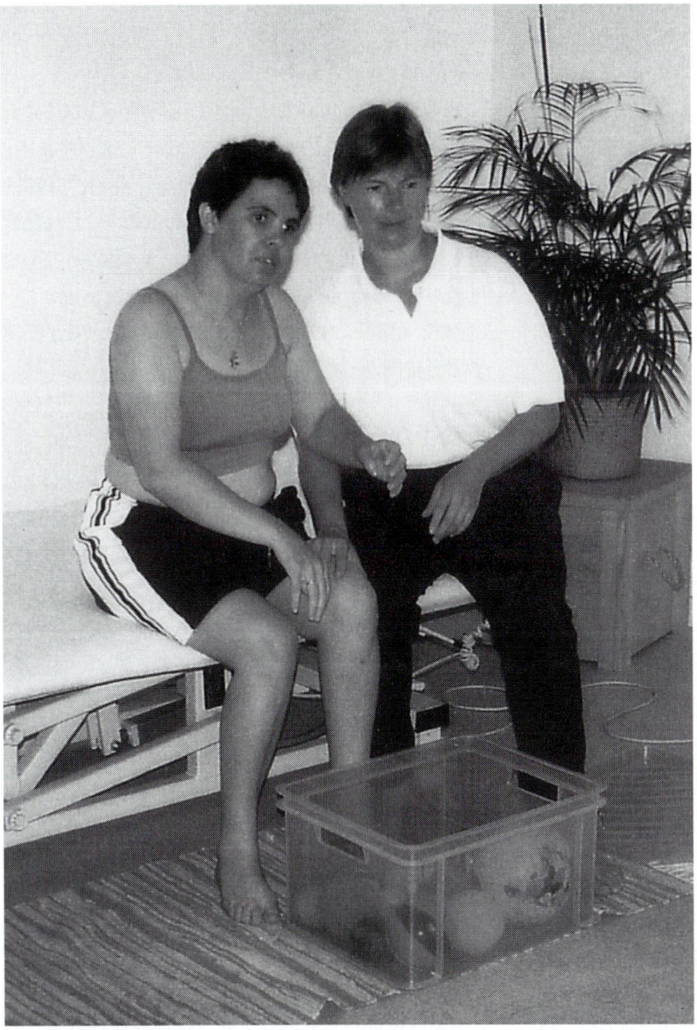

図3.1
カルメン・Sとセラピスト

カルメンは彼女の夫、または妹と車椅子で治療に訪れる。治療が効果的に進行するよう、私はカルメンと特定の状況について「契約」を結ぶ。そうして、例えば治療中に彼女の左足部に疼痛が生じた場合に、彼女と私が守らなければならない行動様式が決められる。この合意がなければ、治療目標を達成するのは非常に困難である。

●カルメンの評価

カルメンは、特に左半身に顕著な四肢過緊張を呈している。僧帽筋、左上肢全体の屈筋群、ハムストリングスは、中等度にトーンを増加している。トーンが大きく増加し、すでに短縮が存在するのは下腿三頭筋、またはアキレス腱である。右半身は、反応への準備態勢を高めている。下腿三頭筋はわずかに姿勢トーンを高めている。右側の過剰な活動も、神経心理学的障害に還元されてしまう。彼女は感覚を十分に維持しているが、左半身の注意力障害と消去現象(両下肢に同様の刺激を与えても、左下肢からは動的反応が達成されない)を呈す。さらに、記憶、空間方向認識、実行と認識に問題がある。

●カルメンの治療

構造レベルにおける私の治療目標は次のとおりである。

- 姿勢トーンの正常化。つまり、特に左半身の過緊張の減少。
- 左足部の陽性支持反応の脱感作。
- 右側のみ、左側のみ、そして両側による体幹、肩甲帯、上肢、手の活動の促通。
- 立位の取り組み、立位におけるバランスの取り組み。
- 歩行の促通。
- 神経心理学的障害へポジティブな影響を及ぼす。

治療例

治療室と治療場所の再認識

私の診療所の治療室は比較的大きく、84㎡である。同時に3人から4人の同僚が働いている。これは、最大12人がその場所にいることを意味する(セラピスト、患者、家族)。希望と必要性に応じて、可動の仕切り壁(スクリーン)で部屋を仕切るが、視覚的に仕切ることはできても、聴覚的に仕切ることはできない。そのため騒音レベルについての話し合い(音楽を流すことが可能か不可能か、大きな声で話すことが可能か、それとも配慮して声のトーンを下げるか)が必要となる。カルメンとの治療においては、私は治療台から視覚的な障害ができるだけ少ない場所を選び、患者を壁、または庭に向けるようにする。それでもまだ気が散るようであれば、ロールスクリーンを下げる。そうして、治療で使う目的物によって刺激を起こすことができる。聴覚刺激に関しては、同僚、患者、家族は静けさが求められることを知っているので協力してくれる。彼女の夫または妹は治療に同席し、視界に入らないよう横に座り、助けが必要とされるときにサポートする。

治療は治療室のドアから始まり、カルメンは「彼女の」治療台がどこにあるか、そしてそこまでのルートを見つけられるかどうか尋ねられる。毎日、可動式の仕切り壁の位置が少しずつ変わるので、これは簡単ではない。この質問の意図は、カルメンが周りを見渡し(目球の可動性)、室内を把握し思い出すこと(記憶、認識)にある。そして彼女はゆっくりと車椅子で台に向かって押される。

車椅子から治療台へ:記憶機能

彼女は車椅子を「立ち上がるために準備」しなければならない。これが何を意味するかということを考えるよう、彼女の記憶に訴えかける。車椅子にブレーキをかけ(図3.2)、フットプレートを外して横に押し、セラピストが取れるようにして、前へ滑り足部が床に接地しやすいようにする。必要があれば私も介助する。

立ち上がる際に、カルメンは両手、特に右手を私の上肢へ持ち上げようとする。私はこれを修正する。立ち上がる際には、彼女は前傾しなければならない。この場に家族が同席することによって、論理的に修正され、間違ったやり方による立ち上がりは認められないことを彼らも学ぶことが重要である。

カルメンは立ち上がるが、バランス能力を全く有さないので、私は彼女を支える。カルメンの左下肢はわずかに屈曲に持ち上げられ、踵部は床に接地しない。まず、彼女は左下肢が無理であれば、少なくとも右下肢でより良く立つことを試さなければならない。最終的に彼女が治療台に座れるよう、私は右足部のわずかな回転を誘導する。同様に前傾と台に座ることを介助する。

不必要な衣服の脱衣

長いズボンとTシャツを脱ぎ、ショートパンツとスポーツ用下着で治療をする。カルメンはこれを了承する。彼女はすぐにズボンを脱ごうとする。私は彼女がまだスニーカーを履いていることに注意を向け、何をまず脱がなければならないか彼女に尋ねる（時間的協調、系列段階における実行、表3.2参照）。彼女がまず靴を脱ぐことが必要だと気付くよう誘導する。私は治療台を非常に低く設置し、彼女が容易に前傾できるようにする。そこで私は、左足部に体重をかけ、両手を右の靴に動かし紐をほどくよう介助する（手-足部-目の協調）（図3.3）。仕事の大部分は、可動的な右手が行う。そして靴は脱がされなければならないが、手で取ることができない。私は彼女に、右の靴の踵を左の靴の先で擦るようにして、靴を脱ぐようヒントを与える（足部-足部-目の協調）。カルメンはこれを理解し、そのように実行する。そして靴は横に置かれなければならない。左手で靴を掴み、右へ渡すことによって横へ置くことができるよう介助する（手-手-目の協調）。左の靴も似たようなやり方で脱がされる。

次に靴下の番である。最初に靴下を脱ぐか、ズボンを脱ぐほうがいいのか考える。ズボンを脱ぐためには立ち上がらなければならない。靴下での立位は滑る危険があることを意味する。しかし、床には滑り止め加工が施してある。そのため、彼女が最初に何がしたいか彼女は自由に決めることができる。彼女は、どちらでもいいので、私が要求する方から始めると言う。私が要求することはあなたが決めることだ、と伝え、彼女に時間を与える。そしてカルメンはまず靴下を脱ぐことを決定し、私は靴を脱ぐのと似たようなやり方で彼女をサポートする。

次にズボンの番である。そのためにカルメンは立ち上がらなくてはならない。私は彼女の左足部をわずかに後ろに置き、足関節を安定させ、前傾と立ち上がりを介助する。彼女は右手でズボンを少し引き下げることができ、私は左側をサポートする。ズボンを下ろしたら、まず可動的な右下肢をズボンから出し、次に左下肢を出す。彼女はズボンを簡単に畳んで、左手で横にいる彼女の夫に渡す。彼女が横への運動で達することができる距離まで彼女の夫の手

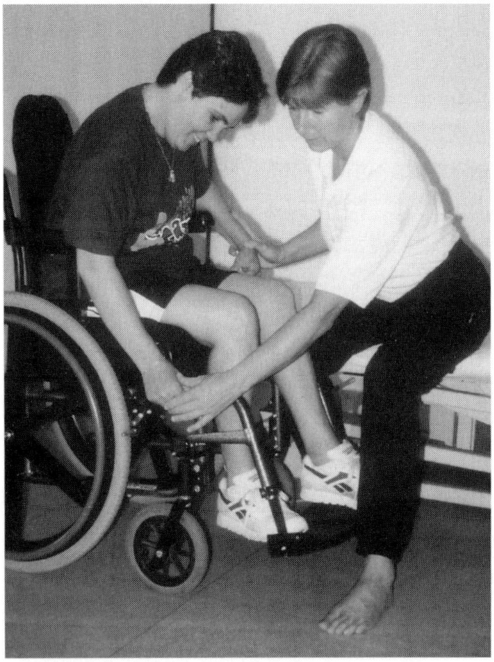

図3.2　カルメンはサポートを得て車椅子を起立動作のために準備する。

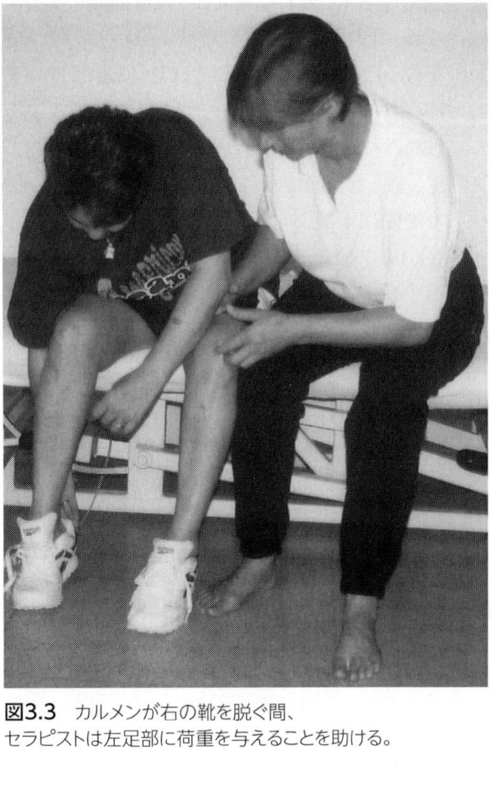

図3.3　カルメンが右の靴を脱ぐ間、セラピストは左足部に荷重を与えることを助ける。

も伸ばされる。私は体重移動を介助し、それは立ち直り反応、上肢の挙上、外転、外旋の促通を意味する。

次にTシャツを脱ぐ。カルメンは前面から頭部を通って後ろへ引きたがる。私は一度彼女のやりたいようにさせ、それが間違った戦略でそれでは脱げないことを認識させる。別の治療のときに、再びこの間違った戦略を選ぶと、私はその運動を止め、彼女にそれがかつて成功しなかったやり方であると思い出させる。カルメンはそれを思い出さなければならないが、同時に成功を約束するやり方も思い出さなければならない。私は、彼女のより動く右手を再度促通し、Tシャツを後ろから掴み、頭部を通って前へ引っ張って右手を抜き、最後に左上肢の袖を下に引いて脱がせる(系列段階における空間操作、表3.2)。Tシャツも彼女の夫に左手で手渡さなければならない。カルメンはこれで治療の準備ができた。

! 状況を把握し、必要な動作(治療に取り組むために衣服を脱ぐ)を計画すること、異なる動作進行を結果とともに考えることは時間を必要とする。「典型的」な理学療法においてこの時間を取ることがおろそかにされているように見える。ここではセラピストが何を優先するか決定しなければならない。感覚運動の問題において、カルメンの症状はそこまで重くはない。彼女を動作不能にする神経心理学的問題の方が重い。そのため、私はこの把握、計画、吟味、思い出すことの治療ステップに関する取り組みの方により重点を置く。また、私は神経心理学的動作と運動は切り離せないものだと確信している。私は、典型的な神経心理学においても、机で概念的に取り組むよりも、具体的に想定された動きのある状況で、より運動と組み合わせて治療することができないのか考慮されなければならないと考える。

鍵となる問題：左足部

大きな問題はカルメンの左足部である。アキレス腱は短縮し、下腿三頭筋のトーンは増加し、踵は床に接地せず、カルメンは両足部で立つことができない。

足部は過敏で、脱感作されなくてはならない。そのため私は足部に触れ、動かさなくてはならないが、カルメンはそれに耐えることができない。彼女は大声で抗議の叫びを発する。私は彼女を落ち着かせるよう話しかけ、一緒に問題を解決するためにトライしなければならないのだと伝える。そして、彼女にとってどれだけ不快か分かるが、両足部で立って最終的に歩行できるために足部を掴んで動かさなければならないのだと説明する。私が、背臥位の方がよりリラックスでき、足部の治療もより許容できるかと尋ねると、彼女は分からないと答える。私は誘導するように彼女が試してみたいか尋ね、彼女は、はいと答える。

! 重要な治療局面においては、常に患者の了承を得るように努めている。患者が一度了承したら、再び「いいえ」とは言いにくい。その際、私は質問を、私が必要だと考えることについて「はい」という答えを導くような質問を考える。我々が「いいえ」よりも「はい」と答えるのを好むことはレトリックでも知られている。同意することは、反対するよりも簡単でエネルギーの消費も少なくて済む。失語症患者に対してと同じく、例えば「座位で取り組みたいですか、それとも臥位がいいですか」といったAかBか、という質問はしない。そのような質問は誘導の形にして「私は臥位で取り組む方があなたにとって簡単だと思いますが、あなたはそう思いませんか」と尋ねる。患者は了承を言語、または非言語で表さなくてはならない。私は偶然に任せるのではなく、知られているレトリックのトリックを使って、治療に必要だと思う方へ導く。

> *もし患者が了承せず、納得させようと少し議論した後にも変わらなければ、それは受け入れ尊重されなければならない。信頼は共同作業の基本であり、合意を守ることがこの信頼の基本である。*

背臥位で足部の治療を成功させるために、カルメンの体幹、肩甲帯、骨盤帯、四肢は最良の姿勢トーンでなければならない。そのため、座位においてセントラルキーポイントから体幹の立ち直り反応と骨盤の選択的運動を促通する。体幹の対称的な姿勢が実現すると、カルメンは背臥位への立ち直り反応の促通を通して、準備されたクッションの上に横になる。彼女が快適に横になっていることが確認されなければならないので、私は誘導するように尋ね、「はい」という答えを得る。

そこで、足部は脱感作と下腿三頭筋のトーン減少（インターモーダル段階、フィルター機能・抑制コントロール、表3.2）という目的で、個別に治療される。私はどちらの足部から開始するか考える。右足部から始めることは、問題のない足部であるため、治療がより許容されるという利点がある。しかし、カルメンの寛容性と抑制コントロールが、問題のある左足部の番になる前に使い果たされる欠点もある。私は右足部から始めることを決めるが、前述通りのことを経験する。カルメンの協力は、その後に左足部の大きな問題に挑む前に使い果たされる。そのため、この治療セッションにおいて左足部は考慮されず、それは体幹、肩甲帯、上肢、手に重点を置いた取り組み、そしてその後の着衣、移乗、治療の終了において彼女の協力を引き出すためである。

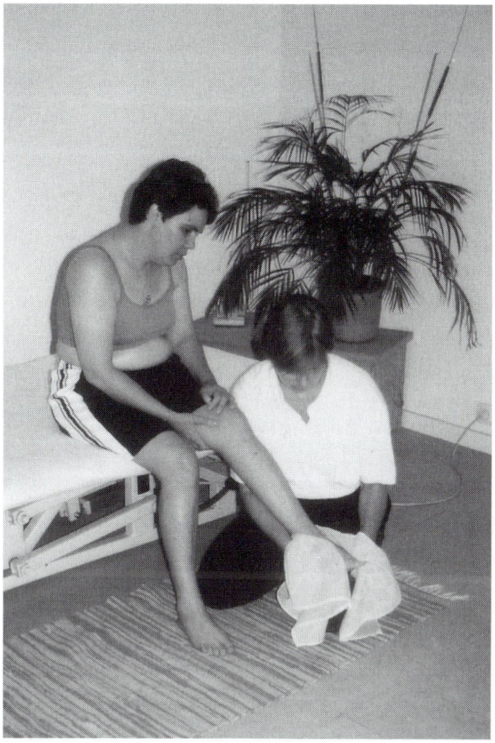

図3.4　タオルを使って足部に触れると、カルメンにとって耐えやすくなる。

! ベルタ・ボバースによる言葉を私はいつも思い出す。それは感覚・運動の問題への介入においても、行動・行動計画・行動実行への介入においても重要である。「良いセラピストは、患者ができることしか彼らに要求しない」、彼女がそのように言うのを上級コースの間に聞いた。当時は、どうやってそれを知ることができるのか私は自問したが、私が経験を積むことを通して、年月と患者が教えてくれた。理学療法プログラムを完全に実行するためだけに、カルメンに彼女のできること以上を要求するのは、彼女の信頼、協力態勢、やる気を失うことを導きかねない。それらは共同作業の基本である。

次の治療セッションで、私は左足部の治療から始める。私はカルメンの左足部の横で正座となり、足部の方へ向く。カルメンの膝は私の大腿部の上でわずかに屈曲している。私は両手で彼女の足部を注意深く、平たくしっかりと掴む。触れることによって、カルメンは悲鳴を上げる。私はタオルを取りそれを使って足部を掴み、カルメンに私が何をしているのか説明しながら、接触が耐えられやすくなると保証する（図3.4）。私はゆっくりと両手を動かしながら、これでずっと良くなったかと誘導するように質問する。彼女の答えは「はい」である。タオルで足背と足底に触れた後、タオルを足部で動かし、コメントすることなくタオルを外す。そして、両手で足部に直接触れる。今度はこれも許容される。

さらに脱感作するためには、わずかな圧力が必要である。カルメンはすぐに大きく泣き出しそうな声で、耐えられない痛みが生じたと言う。この表現で脱抑制症状に気付くことができる。ここでの圧力は、決して耐えられない疼痛を生じさせるものではな

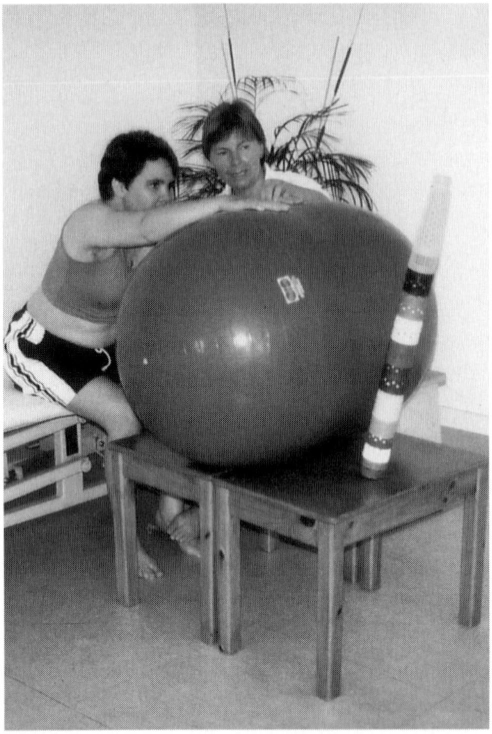

図3.5 カルメンは楕円形のボールを押し、この運動はプラスチックのタワーによって制限される。この体重移動を通して左足部に荷重がかかる。タワーは一定の距離に立ち、おそらく3回目か4回目の運動の繰り返しでやっと倒すことができる。カルメンの妹はタワーを今度は少し遠くに置く。そしてこれを倒すために、また3回から4回の繰り返しが必要となる。

いと私は確実に言える。私はこれをカルメンに伝え、最悪の場合でも不快感を生じさせたかもしれないが、痛み、さらに耐えられない痛みというのは生じていないはずだと説明する。私は尺度を導入する。

- ほんの少し不快である。
- かなり不快である。
- 非常に不快である。
- 痛い。

私は自分が何をしているかを把握しているので、どのような感覚を起こすかも承知している。伸張痛の段階として、それが圧覚なのか、むずむずするのか、伸張痛(不快ではあるが本当の疼痛ではない、p.53参照)なのか、それとも実際に痛みを誘発させているか把握している。私はカルメンに、私がしていることと彼女の体から感じていることと比較するために、彼女からの正確な情報を必要とすることを説明する。そして、彼女が感じていることを私がかなり正確に把握していること、それによって、彼女がそこまで強くない感覚に強い言葉を使うことを判断できると伝える。他の多くの患者と同様、カルメンもそれを理解し、用意された言葉を次第に適切に用いるようになる。

これは頭部外傷患者において、頻繁に必要とされる動作トレーニングまたは動作の適応トレーニングである。こうして新たに構造と境界線が示され、それが守られることが求められる。

こうしてカルメンにとって容易である背臥位で、足部が脱感作されモーバライゼーションされる。同時に動作トレーニングと協調トレーニングがセラピストとともに実行される。数日後にはポジティブな変化が認められる。カルメンはどのポジションや状況でも、叫び、泣き出しそうな大きな声で抗議することはない。彼女はまだ神経質で性急だが、彼女がどのように感じているか正確に伝える抑制コントロールを有す。

左足部への荷重

足部のモーバライゼーションは座位や立位においても行われなければならない。さらに、短縮した左体幹を解放し、肩甲帯をモーバライゼーションし、手と上肢を活発にしなくてはならない。そのために簡易椅子が患者の前に置かれ、ピーナッツ(楕円形のバランスボール)がその上に置かれる。カルメンはそのボールを両手で遠くに押さなければならない。私は台の上で彼女の隣に座り、前傾姿勢のため次第に体重を負い、前方に位置し踵がぎりぎり床に触れている彼女の足部を、私の足部で安定させる。左手で私はカルメンの左手をピーナッツの上に導き、手関節を安定させる。右手でセントラルキーポイント、肩甲骨、肩関節を交替に修正し、または短縮している体幹と肩甲帯筋組織側部(広背筋、前鋸筋、肩甲下筋)に運動性を与える。カルメンが目標に達することを可視化させるため、円錐の形をしたプラスチック製のタワーがピーナッツの向こう側に置かれる。このタワーに触れると、それは転倒する。カルメンは自らそこに達したか、または達していないのでもう一度試すか確認しなければならない(図3.5)。

手-手-目の協調

手-手-目の協調(インターモーダル段階、表3.2)にさらに取り組むために、閉じられた、透明の箱に異なる大きさ、色、性質、材料、重さのボールが入れられ、カルメンの前の簡易椅子の上に置かれる。まず、彼女は箱を開けなくてはならない。私はカルメンが運動を始動させるのを感じたら、彼女の左上肢または左手を介助する。左手で箱のふたを治療台の左側に置かなくてはならない。次に、箱の中の全てのボールを取り出し、台の左側に置く。カルメンは自然に右手で最初のボールを掴む。そしてボールを置くために、左手に渡す。私はボールの色を尋ねるが、カルメンは分からないので、私は彼女に色を教える。カルメンは次に同じ色のボールを箱の中で探し出さなければならない(図3.6)。

ボールはさらに次のように使うことができる。

- 色が決定される。カルメンはボールを取り出し、色を言い、同じ色のボールを探す(上記参照)。
- 性質について述べなくてはならない。セラピストは、そのボールが柔らかいか硬いか尋ねる(図3.7)。そしてカルメンは自分で説明しなければならない。
- 大きさについて述べなくてはならない。セラピストは、ボールが小さいか大きいか、先ほどのより大きいか小さいか尋ね、これより小さい、または大きいボールを探すよう提案する。
- 材料について述べなくてはならない。どれが発泡スチロール、ゴム、木からできているのか。答えを探すために多くのボールを掴み両手で触る。
- 重さが決定される。どのボールが重くてどのボールが軽いか。どのボールが重く、または軽く見えるか。

ボールを置く場所も多様化できる。右側、左側、床の上(彼女は前傾しなくてはならない)、台の上にある簡易椅子に置かれた盆の上(上肢は挙上し、体幹外側は伸張しなければならない)などである。

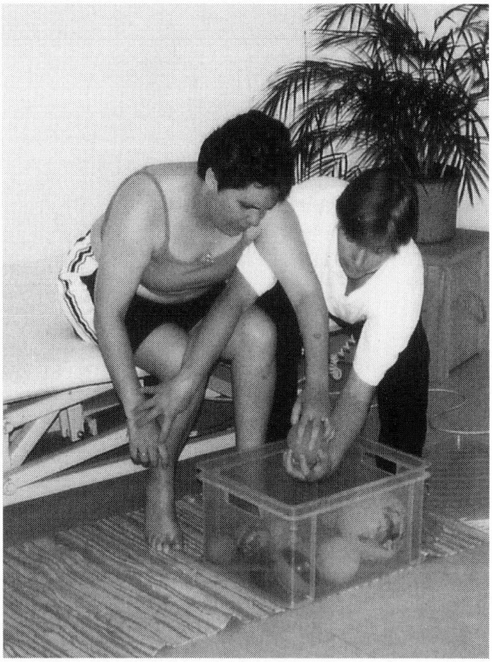

図3.6　カルメンは左手でセラピストが指定した色のボールを掴む。

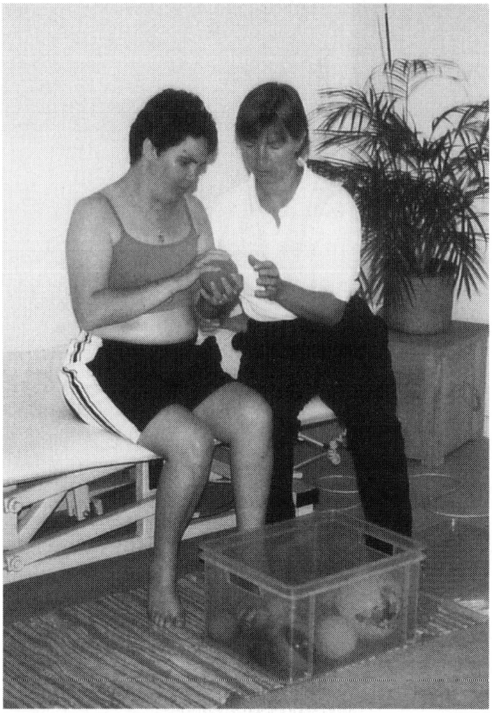

図3.7　カルメンはボールの性質について説明しなくてはならない。

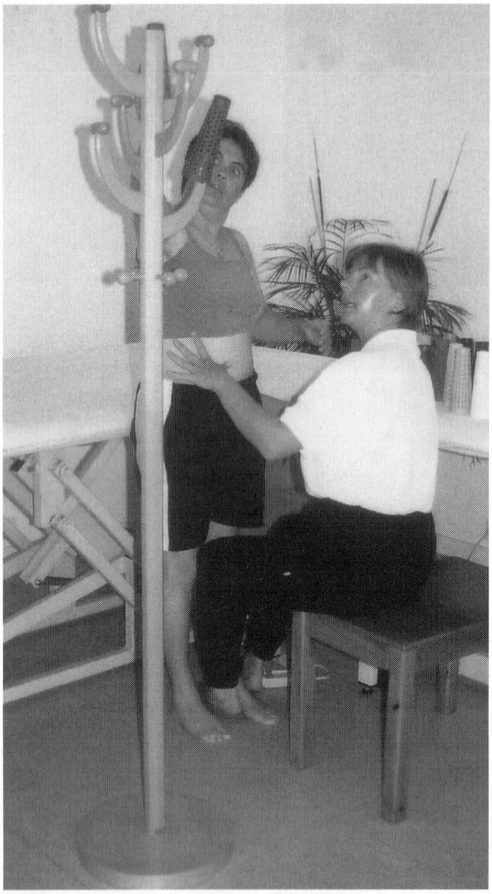

図3.8　ハンガーラックは「木」として捉えられる。
カルメンは彼女の立位能力を改善し、
プラスチックのカップとの遊びに集中しなければならない。

そして彼女はボールを妹に投げなくてはならない。小さいボールをまず右手で、次に左手で投げる。大きいボールは両手で投げ、私も介助する。カルメンは、ボールをコントロールできずに投げるので、妹のサリを運動させていることに気づく。これはカルメンにとって気持ちの良いことではない。サリはカルメンを落ち着かせ、自分にも運動になるからいいことだと伝える。カルメンはそれで落ち着く。私は、サリがもう少し走るよう、少し外側に向けて投げるよう冗談めかす。カルメンはそれを試し、ボールを目で追い、室内で探さなければならない。これは全員にとって楽しい状況である。笑うことがリラックスさせてくれる。

立位への準備

治療の次の段階では、再び足部に取り組む。介助者がカルメンの後ろの台の上に座り、彼女の背中を支える。私は足部をモーバライゼーションする。その際、私は触り動かすたびに、予想される感覚を彼女に伝える。カルメンはそれを受け入れる。彼女が、刺激に耐えられなくなったら「ストップ」と言わなければならないと彼女と合意しておく。随時休憩が挟まれ、カルメンがその休憩の終わりに続行するかどうか決定できる。最初、彼女は「ストップ」とは言うが、「続けて」とは言わない。私は続けてもいいかどうか尋ねなくてはならない。彼女はそれを肯定する。自分から「続けて」と言うように何度か依頼した後に、うまくそれが機能するようになった。

右足部も準備したら、私はカルメンが立ち上がるのを介助する。治療台は高く設置され、彼女の仙骨の高さで支えるようにする。私は彼女の前の簡易椅子に座り、彼女の体重を完全に右下肢に移動させ、左下肢がゆったりとぶら下がるようにする。次に筋組織(内転筋、大腿直筋、大腿筋膜張筋、ハムストリングス)を尾側にモーバライゼーションし、足部に圧力を与えることなく踵を床に接地させるよう試みる。

このモーバライゼーションからカルメンの気をそらすため、彼女の妹が次の動作を行う。

- 様々な色の円錐形のプラスチックのカップが「木」(ハンガーラック)の枝に取りつけられる(図3.8)。
- 彼女は色を言わなければならない。
- 彼女は指示に従ってカップを新たに枝に掛けなければならない。高く、低く、右側、左側など。こうして空間方向認識が改善されなければならない。
- 彼女は枝全てにカップがあるか、つまり課題が終了されるのがいつか決めなくてはならない。
- 指示(色や場所)に従ってコップは再び外され、互いに重ねられなければならない。

全ての指示の間、両手は手-手-目の協調で動かされなくてはならない。つまり片手でカップがある場所から取られ、それをもう片方の手に渡し、その手で木の枝に掛ける。木から片付ける時はこのプロセスは逆になる。

カルメンは頻繁にフィードバックを必要とする。これはたいていポジティブなものである。何か間違ったことをすると、それをまずは自分でコントロールするよう要請される。彼女が間違いに気付かなければ、落ち着いた中立的な声で指摘し、彼女は改善策を取らなくてはならない。それができなければ、私はサポートする。重要なのは、彼女が時折間違いをすることを気付き、それを修正することができるという成功体験を得ることである。

この課題は感覚運動の観点からは、体重移動、体幹の立ち直り反応、平衡反応、上肢・手の運動を要求する。私は足部の安定化をサポートし、左への体重移動を制限する。

立位において、股関節の高さの治療台が支えとなり、さらに前に置かれた2台目の治療台が鼠径部の方向付けとして役立つ。その状況でいくつかの乾燥した食料品を扱う。カルメンは透明の瓶の中の食料品を認識して、特定の瓶のふたを開け、内容物を手に取り、形を感じなくてはならない。そしてそのうちいくつかを台の上に出さなければならない。最終的に三つの異なる食料品が台の上に置かれる。大きくつるつるとした白い豆、カラフルなパスタ、ベージュの不規則な形をしたひよこ豆である。カルメンはまず大きく白い豆をその中から分け瓶に戻し、次にひよこ豆とカラフルなパスタを分ける。他の瓶が混乱させないよう、またそこには属さないということをはっきりさせるため、それらは台の隅、彼女の視界の外に置かれる(図3.9)。カルメンはこの課題で間違いをする。大きな白い豆をひよこ豆のところに置いてしまう。忍耐強い修正と介助が必要となる。

失認、失行、集中力、記憶、空間認識と空間操作の改善への取り組みにおいて、垂直のポジションで実在の物体(可能な限り患者の日常生活から選ぶ)を使って、運動と運動修正の組み合わせで実行することが推奨される。水平面の姿勢、例えば背臥位においては、集中力と焦点を合わせることがおろそかになりがちである。カルメンは背臥位になると表情を非常に変化させる。彼女にとって、セラピストとアイコンタクトを取ること、または物体に焦点を合わせることが困難になる。彼女の集中力を評価できる視線は、何もない場所へすぐに逸れてしまう。

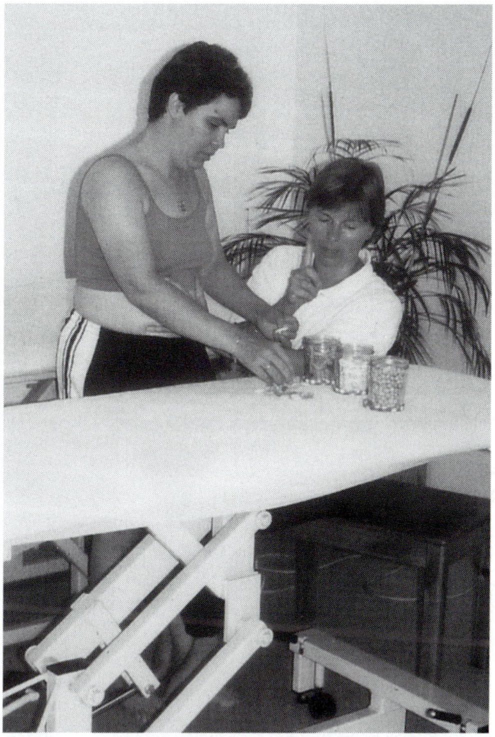

図3.9 カルメンは乾燥した食料品の異なる形態を認識し、瓶の中へ分類しなければならない。

必要な素材は自ら組み合わせることもでき、神経心理学的問題を抱える患者の治療のために特別に調達することもできる。図3.10 a-dはこれら素材の例を示す。

! 理学療法士による患者の神経心理学的問題に関する所見は、(理想的には)神経心理学医と協議されなければならない。理学療法に組み合わせる活動は、神経心理学的治療と同調しなければならない。そうすることによって、同意義で一致する治療が可能となる。

過剰な要求の回避

感覚運動の課題と神経心理学的要求を組み合わせるには、これらがうまく調節されるよう留意する。

- 身体的要求がより高ければ、神経心理学的要求

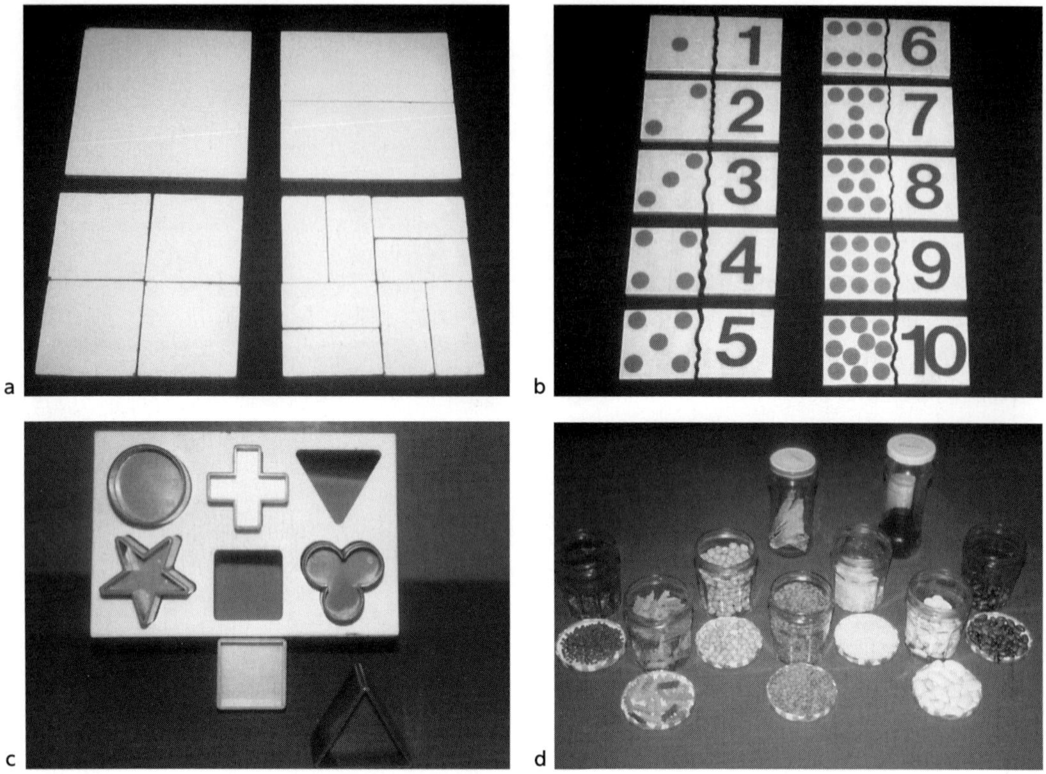

図3.10 a-d　**a** ピースを組み合わせるとそれぞれ正方形になる。**b** 形と数が認識されなくてはならない。**c** 適合した形態にパーツが合わせられなければならない。**d** 瓶の中に乾燥した異なる形態の食料品が入っている。それらを認識し、分類し、整理しなければならない。

は中等度または軽度の難易度に調節されなければならない。

- 神経生理学的要求が高ければ、身体的要求は減少されなければならない。

カルメンの場合、治療経過の始めは過剰に要求しないよう注意しなくてはならなかった。片方の分野の要求、または両分野の要求を同時に高めることは、熟考されなくてはならない。要求の組み合わせに対する彼女の荷重能力は、週を追うごとに改善が明らかになっていった。やる気が全ての労力の原動力となる。改善の可能性のない、ネガティブなフィードバックとその失敗体験はやる気を失わせる。それは大脳辺縁系を通してトーンの異常性に現れる。そのため可能な限り常にポジティブなフィードバックが与えられる。間違いについてのネガティブなフィードバックは、「今回はあまりうまくいかなかったけれど、もう一度試してみれば今度はより良く・正しくできますよ」と、改善への希望とセットにされる。

カルメンは継続的に週3回、1時間の理学療法を受けた。その間、彼女の足部は4ヵ月ごとにボツリヌストキシンを計4回注入された。しかしながら、踵は床に十分接地できなかった。アキレス腱を刻む簡単な手術によって、望む成果をもたらした。今日では、カルメンは住居の部屋から部屋へ一人で歩き、それを通して彼女の神経心理学的問題もより良くトレーニングできるようになった。彼女の妹の導きに従い家事を手伝い、彼女の子どもの世話をしている。

3.2　治療における補装具の投入

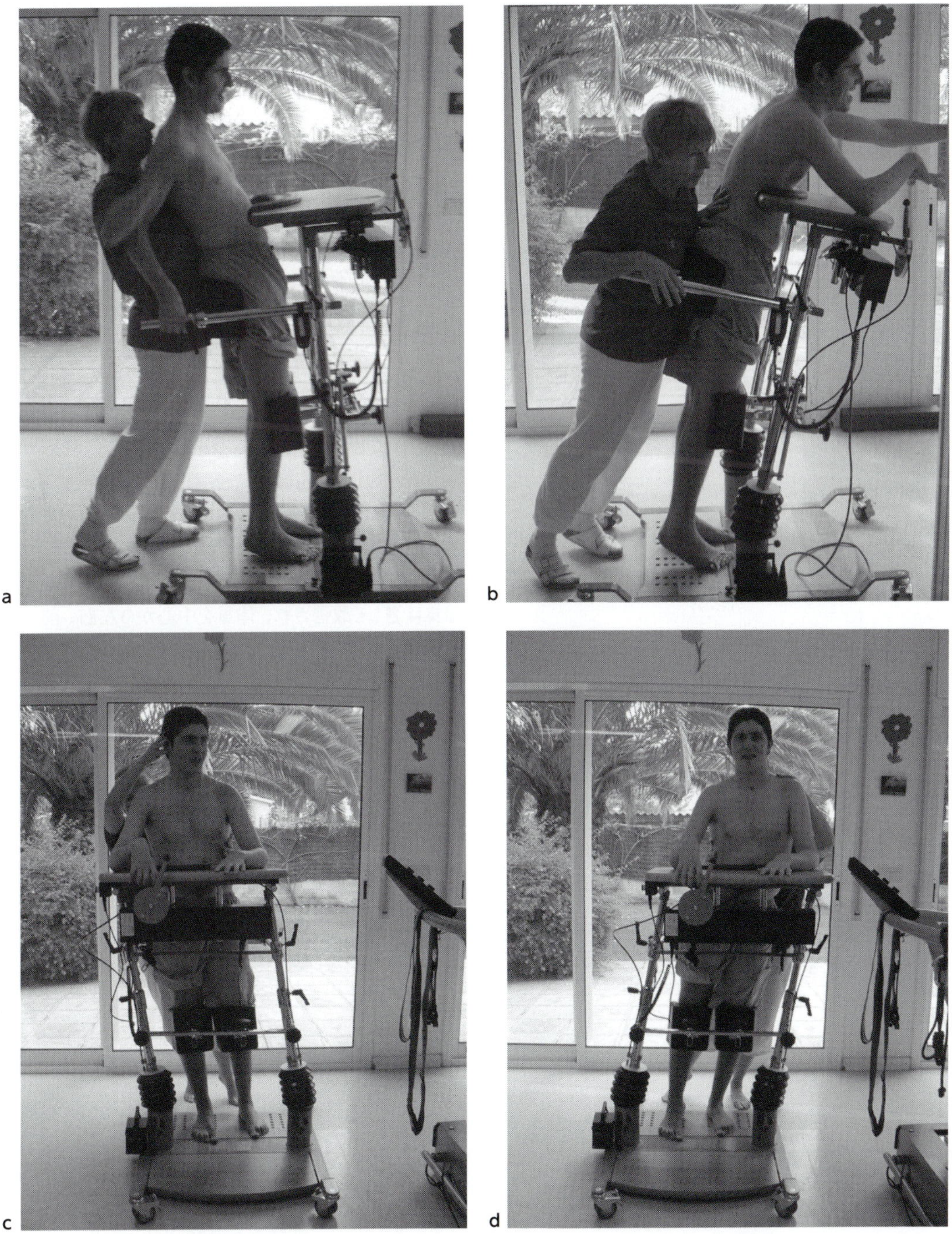

図3.11 a-d　立位訓練器具は大きな助けとなり得る。

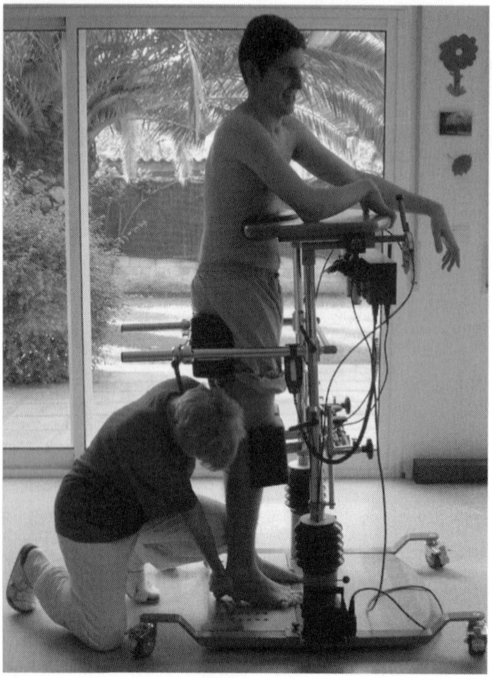

図3.12 バランス・トレーナー

認知障害を抱える患者が治療時間の多くを立位で過ごすことは非常に有効である。この姿勢セットにおいて、特に足部の姿勢トーンは正常化される。認知能力は上昇し、機能的な課題によって神経心理学的能力も促進される。四肢痙性または四肢失調患者の治療において、患者の身長が高く体重も重ければ、多くのセラピストにとっても彼らの身体的限界に達する可能性もある。もう一人のセラピスト、または介助者がいたとしても、立位における介助は非常に力を必要とする。その際には立位訓練器具は大きな助けとなる。図3.11 a-dと図3.12の写真は20歳のエリックが頭部外傷後、バランス・トレーナーでバランストレーニングに取り組む様子を示す。バランス・トレーナーは新しい可動式立位器具で、患者が膝・股関節伸展において器具による介助を受けながらも、自由に自身の正中位周辺を動くことを可能にする。セラピストはアライメントの改善が必要とされる場所、または筋組織や結合組織を個別にモーバライゼーションし、上肢・手の運動を促通するために両手を使うことができる。第11章において、エリックが成功した活動について述べる。彼の身体中心の感覚は著しく改善され、体重を中心から左右、前後へ移動させるときの心配も大きく減少し、それは特に歩行を改善させた。

4. 失調患者における典型的問題と治療

失調(ドイツ語：Ataxie)という言葉はギリシャ語のTaxisを起源とし、Taxisは「骨折・ヘルニアの整復」という意味や「外部からの刺激によって生じた組織体の運動としての反応」という意味を持つ。ドイツ語の「taxieren」という単語は「大きさ、拡がり、重さ、または価値に関して評価する」という意味である。

Ataxieはそれに従って「整っていない」、「評価、査定できない」という意味を持つ。この訳は、小脳損傷と失調患者の主問題に合致するものである。完全な失調というものはどちらかというと珍しく、部分的運動失調、つまり、相反神経支配と共同して姿勢トーンを調整することにおいて、阻害された不十分な分類・評価・判断が認められる。

生理学的・病態生理学的根拠

神経生理学的視点

失調に対する治療において、カレル・ボバースによる正常な姿勢コントロールメカニズムに関する考えを方向付けとして引き合いに出すことができる。正常な姿勢トーン、正常な相反神経支配を通して選択的運動要素の空間的・時間的協調による運動パターンに関する知識が必要とされる。一般的に小脳は次の機能を持つと考えられる。

- 脊髄小脳路、前庭小脳路、橋小脳路、大脳小脳路を通して小脳に伝えられる固有受容器と外受容器の情報受信
- 他の領野から、皮質脊髄路、赤核脊髄路、網様体脊髄路、前庭脊髄路を通って脊髄へ伝えられる姿勢トーンに影響を与える情報の制御
- 小脳のみがその解剖学的位置から最初に広範囲の情報を得ることのできる現況に、姿勢トーンを適応させるために、大脳基底核、皮質、網様体、前庭系へ影響力を行使
- 姿勢トーン、相反神経支配、運動パターンの個々の要素のタイミング(時間的協調)の修正
- 相応する姿勢トーンとタイミングを含む運動パターンの保存

受け取る情報を処理することは小脳の異なる部位で起こっている。小脳を区分することは解剖学的・機能的条件に従って可能である(表4.1)。

小脳は、大脳小脳路を通して大脳と小脳皮質を密接に結び付けている。特にこの回路を通して視覚印象が小脳に伝達される。通常、小脳はバランスの維持または再獲得を司るとみなされる。これは正しい。迅速に伝達する線維を通して、これらの機能に必要な情報を得る器官なのである。情報は次の場所から

表4.1 小脳の区分

解剖学的	小脳部位	機能的	働き
古小脳	片葉小節葉	前庭小脳	前庭系の情報、つまり空間における小脳の位置は、前庭小脳路を通って片葉小節葉へ伝達される。
旧小脳	中間部、口蓋垂・小脳虫部下部	脊髄小脳	全ての固有受容器の情報(筋紡錘、ゴルジ腱器官、関節受容器、皮膚と皮下組織の受容器)は脊髄小脳路を通って口蓋垂、虫部へ伝達される。
新小脳	小脳半球	橋小脳	橋エリアからの情報、つまり大脳皮質から下行する経路、網様体、脳神経核、特にオリーブ核から橋小脳路を通って小脳両半球に伝達される。

伝えられる。

- 内耳の迷路器官から前庭小脳路を通って、室内における頭部の位置、垂直性・水平性、前方・後方または上方・下方への加速度を伝える。
- 足底の圧受容器、足部筋組織の筋紡錘とゴルジ腱器官から脊髄小脳路を通して足部上の圧力環境、足趾、中足関節、距骨関節の上部と下部、膝と股関節の関節位置、そして支持基底面への関係を伝える。
- 眼から大脳小脳路へ、空間における自己身体の環境、垂直性・水平性、他の傾斜角度と空間深度を伝える。

まとめると、小脳の役割は、他の中枢（皮質、大脳基底核、オリーブ核、網様体、前庭核）から派生し、末梢への経路にある情報を、末梢からの情報と比較することにある。下行する情報は、先行する刺激に対する反応であり、その処理には一定の時間がかかることから、小脳が再び認識する現在の状況からは異なる。これが中枢神経系の主な課題である、下行する運動情報をそのときの最新の状況へ修正、適応、調節することを根拠づける。

「このようにしてこれらの放電（進行している運動）のパターンは詳細にわたって、錐体路線維の平行輸送を通して小脳（中間部）に伝えられる。処理は小脳皮質で行われ、結果として生じるアウトプットは運動皮質へ戻され、小脳から連続した「コメント」が運動指令毎に10-20ミリセカンド以内で生じる。この「コメント」は、小脳から常に発せられる修正の性格を有し、それは大脳皮質からの修正された運動指令に吸収されると考えられる。」（Eccles 1984年：171）

そのしくみは、小脳障害と失調または部分的運動失調を呈す患者において明らかに観察することができる。彼らは逸脱する運動を皮質によって修正しようと試み、それは遥かにずっと遅く、そして高いトーンと一緒に現れる。そのようにして、バランスを維持、または再獲得することは達成されない。なぜなら、皮質が姿勢トーンに適応して細やかに調節する前に、その患者は転倒してしまうからである（理学療法士が患者を支えない場合）（図4.1）。

正常運動と正常バランス反応に関する小脳の機能を考究してみる。そのためには、正常な姿勢トーン、運動パターンのための運動要素の正常な時間的・空間的協調への正常な相反神経支配が必要とされ、その目的はバランスの維持、または再獲得のために次のことを発生させることにある。

- 先行性平衡反応、平衡反応
- 先行性立ち直り反応、立ち直り反応
- 先行性支持活動・支持反応
- 保護ステップ

失調患者の姿勢トーンは低い。第1章の図1.1.aを観察すると、失調患者のトーンは左側、おそらく境界線に位置するか、もしかすると低緊張への境界線をわずかに超えているかもしれない。彼らは十分に姿勢トーンを重力に抗して構築し、運動単位を刺激できるが、選択的ではない。トーンの構築が正常な「サーボメカニズム」、つまり筋紡錘の錘内筋線維がγ運動ニューロンによって活発にされ、筋長の変化を起こさせるのではないと予測できる。正常であれば、そうしてα運動ニューロンが活性化され、それが最初の収縮を導く。大脳中枢からの活性化したα運動ニューロンは、すでに活性化された筋にぶつかり、緩やかな一定の収縮が生じる。中枢神経系のこの部分の損傷も、抑制コントロールの減少を招き、そのためトータルパターンにおけるトーンの増加、そしてバランスを保つために必要なトータルパターンを選択的運動に分離させることも不可能となる。

姿勢トーンが傑出して異常な症状というわけではないので、異常な相反神経支配がより目立つ。相反神経支配とは、運動の空間的・時間的調節のために、主動作筋と拮抗筋による相互的なコントロールで、それぞれの共同筋のコントロールにより補完されるものである。垂直のポジションでは、明確な配分が存在しないことを意味する。参加する筋群は主動作筋、拮抗筋という明確な役割を持つわけではなく、全ての筋群は同程度のトーンを示さなければならず、それは神経心理学的には高次の機能を意味する。

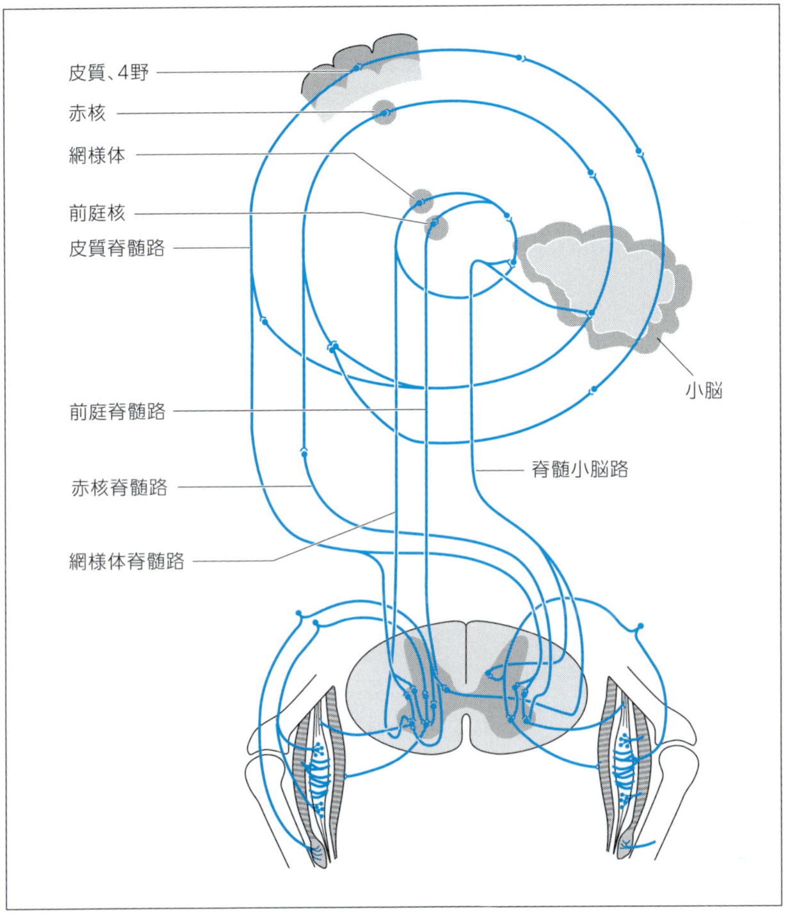

図4.1
機能システム：中枢神経系の異なるエリアの機能的関連性。注意：全ての下行路は平行して小脳にアウトプットしている（Kahle 1992年）。

神経生理学的視点

> 姿勢や運動を可能にするには、運動パターンへの選択的筋活動の調和したチームワークを導く、中枢神経系内の興奮と抑制の調節が必要である。

比較：正常運動

相互的なチームワークには異なる形式が可能であることを思い出そう。

- 停止・安定-運動
- 運動-運動

運動制御システムが解決できる主問題は、主動作筋、または運動を始動させる筋が正しい強度と適切なタイミングで収縮させるだけではなく、同様に活動を導くのに必要な拮抗筋、固定筋、姿勢筋組織の活動パターンを、時間的に編成することである（Rothwell 1994年）。Rothwellは固定筋について述べたが、私の考えでは、「安定した参照点」という表現の方が合致する。というのも、固定と安定性は区別されなければならないからである。固定とは運動が許容されないことを意味する。安定性は、最小限の運動の余地が存在していることを意味する。ヒトの正常運動において固定は生じない。

神経生理学的視点

失調の問題について、なぜそれらの症状が抑制コントロールの減少を根底とするかという解釈は不可解であるように思われる。私はそれを説明するよう試みる。小脳皮質のニューロン機能を観察すると、下記の機能を持つ細胞タイプを見つけられる。

- ゴルジ細胞-抑制
- プルキンエ細胞-抑制
- 籠細胞-抑制
- 顆粒細胞-興奮

登上線維は強い興奮をプルキンエ細胞へ伝え、一つのインパルスで何度も同様に発火する。苔状線維では異なる。これも興奮を多くの顆粒細胞に伝え、平行線維を通して籠線維を興奮させる。これはプルキンエ細胞へ抑制インパルスを及ぼし、これは深く位置している小脳各細胞へ抑制情報を伝達する。平行線維を通して、顆粒細胞から出された興奮がゴルジ細胞にも伝わり、同様に苔状細胞を通して興奮される。ゴルジ細胞は顆粒細胞に抑制の影響を及ぼす。こうして循環が閉じられ、主機能は抑制となる。「実際、顆粒細胞を例外として皮質の全てのニューロンは抑制的である。脳のその他の場所で、そのような抑制が勝っている所は知られていない。」(Eccles 1984年：163)。

! 抑制コントロールは、失調患者の主問題である。

これは、他の脳損傷で見られるような痙性や強直といった姿勢トーンの増加で現れるのではなく、個々の筋群の激しい活動という形態で現れる。失調患者は相応した介助とともに選択的運動を行うことはできるが、しかしこれも過剰となる。主動作筋と拮抗筋を同時に段階的に活動させることが欠如している。問題は、主動作筋の興奮が強く、抑制細胞の過剰な興奮によって拮抗筋の抑制も強過ぎることである。その結果が失調である。

臨床検査

失調患者のための多くの臨床検査が存在する。根本的には全て同じことを判定する。それは拮抗筋の過剰な抑制(つまり抑制細胞の過剰な興奮)である。

安静時振戦を観察し評価することは、小脳損傷が著しい患者の場合に当てはまる。姿勢は最小の振幅の運動を意味する(p.2参照)。これがまさに失調患者の最大の難点であり、それは大きな運動振幅の抑制と最小の運動を形成することである。

座位において足部を床の上に簡単に置くことはできず、足関節を底屈させながら床を押し付ける。そして、踵と、それを通して下肢全体を沈めるよう修正するが、それによってトーンが再び増加する。下肢の振戦も存在する。

両手を簡単に大腿の上に置くこともできず、大腿を押し付け、修正しながらリリースし、再び押し付ける。上肢の振戦も目視できる。

頭部と体幹は垂直に保たれなければならない。これは、平衡反応、つまり高次の相反神経支配への要求を意味する。なぜなら主動作筋と拮抗筋における、同じトーンの高さでの段階的な収縮が要求されるからである。過剰な筋組織の活動と抑制に影響を受けた過剰な興奮においては、これは達成されない。揺れと安静時振戦が結果として生じ、バランスを維持することができない。

自由な座位で上肢を前方で保持する検査とロンベルク立位検査：両検査ともバランスを試し、垂直位における安定性を検査する。安静時振戦を呈していれば、この検査は不必要である。患者は振戦を遮断するために戦略を練ると考えられる。彼らは姿勢トーンを増加させ、上肢または下肢、または両方で固定させる(第一章、「治療原則」、p.29参照)。

リバウンド現象：次のように検査される。肘をしっかりと曲げ、検者は抵抗を与え、主動作筋を強く働かせ、拮抗筋をそれに応じて強く抑制させる。そして検者は突然抵抗を解消する。健常者であれば、肘はほんのわずか少しだけさらに屈曲に動き、拮抗筋である上腕三頭筋が興奮しさらなる屈曲運動を止める。小脳損傷患者においては異なる。抵抗の解消とともに、肘は大きく激しく屈曲に動き、それは手が最後に肩に触れるまで続く。拮抗筋は強く抑制されていたので、屈曲運動を止めるのに必要な迅速な興奮が発生しない。

交互変換運動：これを検査するために、患者は座位において両大腿を手掌と手背で交互に素早く触れなくてはならない。これは回内と回外の素早い交換への要求であり、回内筋と回外筋の興奮と抑制の素早い交換を意味する。要求される速度の条件下で、比較的高い主動作筋の興奮が生じるため、相応する拮抗筋は激しく抑制され、抑制から興奮へ十分早く切り替えられないことが生じる（Cave：抑制は、抑制細胞の過剰な興奮である）。

踵膝試験と**指鼻試験**または**指指試験**：これらの背臥位で行われる検査は相反神経支配への要求を意味する。失調患者は、この課題が難しいと分かっているので、健常者よりゆっくりと始める。最初から皮質で行動し修正しようとするので、より時間がかかる。運動は不安定で多くの小さなカーブを生じ、一方健常者であれば目的に向かって直線的に動かす。膝蓋骨、鼻先、指先という目的に達する直前に、患者も健常者も正確さが必要とされることが分かり、トーンを増加させる。健常者には、トーンの増加はほとんど影響を及ぼさず、観察されるのは運動がほんの少しだけゆっくりとなることだけである。失調患者はそれに対して企図振戦を呈し、修正の修正、そしてその修正をする試みであり、それはつまり過剰であると言える。

> *小脳障害という診断が確定したら、これら全てのテストは陽性である。しかし逆の推論は許容されない。これら全てのテストが陽性だからといって、必然的に小脳障害と判断してはならない。失調性運動は他の理由によって生じることもある。*

これらの理由に以下のものがある。

- 末梢神経を通しての情報伝達の障害。例えば多発性神経炎、そして特に多発性神経根炎がある。
- 脊髄における情報伝達の障害。例えば後索の腫瘍、脊髄癆、多発性硬化症の脱髄病巣がある。

この場合、小脳は情報をゆっくりと、または不十分に受け取るか、それか全く受け取らない。そのため、その都度の現況を確定できず、修正することもできない。修正もこの場合最終的には目を通して行われ、それは大脳優位の皮質コントロールを意味し、非常にゆっくりとしたものになる（上記参照）。この後の症例では小脳損傷のために失調を呈す患者について述べる。

病態生理学の総括

失調、失調性運動、測定障害、安静時振戦、企図振戦、拮抗運動反復不全、陽性リバウンド現象などは、病態生理学的に、過剰な興奮と抑制コントロールの欠如、そして阻害された相反神経支配を通して生じる。これは、理学療法における主目標が、これらを要求し改善することにあることを意味する。

根本的な治療原則

失調患者が何をより簡単に実行でき、何を困難に感じるのか、私は様々な措置の神経生理学的条件に注目したい。そうすれば、なぜある措置は実行されなければならず、他の措置は無意味であるかということが理解できる。

失調患者は日常運動を遂行するために、彼らの代償戦略を見つけるということが前提とされる。正常なバランス反応に取り組むためにも、これらは抑制されなければならない。

！ 代償は失調患者にとって「痙性」のようなものである。

よくみられる代償動作は次のとおりである。

- 頭部は腹側に動き、頚椎上部は前弯する。このポジションでは錨のように固定される。これは運動を過度に減少させ、迷路器官はより少ない情報しか得られない。このようにして、前庭脊髄系はあまり刺激されず、不活性で、体幹の選択的伸展もより困難となり、それは代償の必要性を増やす。当然の帰結として、セラピストは頚椎をモーバライゼーションしなければならない。
- 肩甲帯は座位において腹側・頭側に引かれ、上肢は内転・内旋し、肘は伸ばされ、両手は横で支える。立位と歩行時には肩は高く持ち上げられ内旋し、肘は曲げられ横へ押し出されるか、または体幹に押さえつけられる。結果として、運動を通してトーンを正常化するために、肩甲帯のモーバライゼーションと選択的上肢運動が促通される。治療の提案はp.129以下参照。
- 下肢周辺：股関節で屈曲が高まり、足部は床で完全に立つことができず、膝関節を曲げて足部は背屈するか、または底屈で床を押し付け膝が伸展する。股関節は高い内転筋トーンを有し、必要な関節の内転位を導くのではなく、大腿骨頭を寛骨臼へ押し付けること（そして骨盤両側の後退）を導く。

失調患者は脳性障害患者と同様の代償的（トータル）パターンを使うことが認識できる。つまり選択的伸展の構築を困難にし、それがさらに過剰な伸展の構築を導く屈曲へのトータルパターンである。

! 脳性麻痺患者の治療において、セラピストが常に連合反応を過剰な要求のサインとして注意しなければならないように、失調患者の治療においては、代償として生じる固定に注意しなければならない。

低緊張のため、支持基底面はどちらかというと小さく、硬く安定したものを選ばなくてはならない。伸展の選択的構築を容易にするために、組み合わされた姿勢セットが選ばれる。神経生理学的高水準の相反神経支配である安定性を要求するために、垂直の開始姿勢がとられ、治療台、または簡易椅子の上の直立座位と、高い治療台の前での立位が適している。場合によっては患者の前、または横への安定性を保証するために2台目の治療台が置かれる。

一般的注意事項：

- 抑制の意味を持つ言葉を選ぶ。どちらかというと静かで単調な声と話し方が好まれる。大きな声で突然話しかけることは、姿勢トーンを強く増加させることがある。
- 患者はセラピストの両手に「もたれかかり」、固定させる傾向がある。そのため「狭くした」両手で触れるべきである。両手は、不必要な大きな支持基底面を形成してはならない。
- 手を交換する際には、患者が自己の身体の相応した部位をコントロールしているか、セラピストは確信しておかなければならない。突然両手を離すとバランスの消失につながる可能性がある。
- すべての運動において、メインの重心である骨盤とセントラルキーポイント間の良好な相反神経支配が必要であり、失調患者において、これはほぼ常に、著しく阻害されている。これは、全ての治療シーケンスの実行において注意されなければならないことを意味する。
- 常に、肩甲帯の代償的な過緊張が減少するよう影響を及ぼさなければならない。

4.1　症例：アントニア、ミゲル・アンゲル、アルフォンソ

●アントニア

アントニアの問題：脳底動脈閉塞症後の運動失調

アントニアは45歳の女性で、脳底動脈閉塞症を受傷し、そのため生じた小脳障害によって運動失調を呈す。

アントニアの評価

図4.2は、アントニアが座位で、両上肢を代償させ支えることでポジションを維持していることを示す。図4.3において、上肢による代償が取り除かれると、存在する問題を認識できる。骨盤は後方に倒れ、体幹は「ゆったりした座位」の姿勢セットの完全な屈曲パターンで、体幹の立ち直り反応においてセントラルキーポイントが回旋運動を誘導しなければならないことが実現できない。

様々な脳神経（舌咽神経、舌下神経、顔面神経）の損傷のため、構語障害と左の眼瞼下垂が生じている。そのためアントニアの視覚立ち直り反応は損なわれている。

アントニアの治療

私の**治療目標**は次のとおりである。

- 垂直での取り組み。高次の神経心理学的水準における体幹筋組織全体の相反神経支配。
- 遠位の可動性（頭部、上肢）における近位の安定性（骨盤、セントラルキーポイント）。

そのためには、頭部と体幹による平衡反応と立ち直り反応が改善されなくてはならない。日常においては機能的な操作の改善を意味する。アントニアが一人でより簡単に、洗面台で個人衛生に取り組み、着脱を行い、食事をし、読書、物を書く、絵を書く、組み立てるようにする。次にいくつかの**治療例**を紹介する。

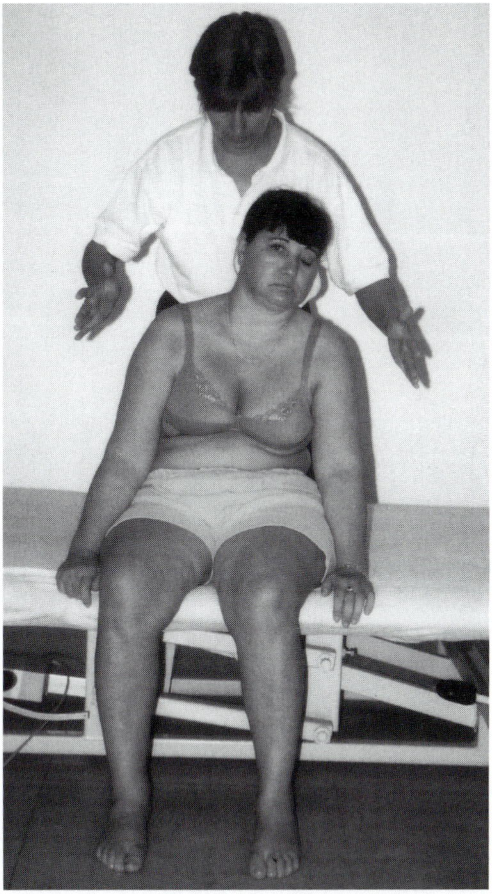

図4.2　アントニアは直立座位をするために両上肢で代償している。

安定した支持基底面における直立座位で体幹の立ち直り反応を促通する

まずアントニアは直立座位をとる。私はセントラルキーポイントから体幹の立ち直り反応を促通する。ここではアントニアの適切な共同運動にだけ重点を

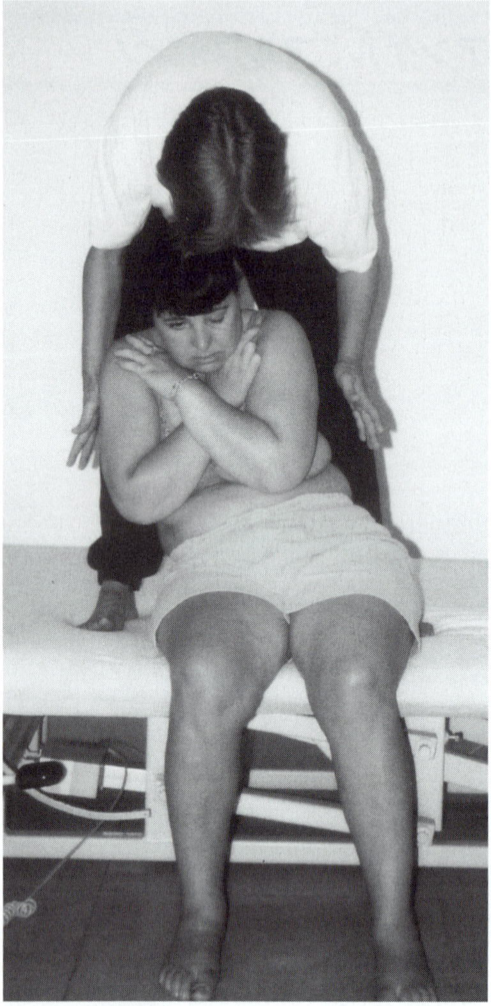

図4.3 上肢が代償しなければ、問題が明らかになる。

置くのではなく、横へ、または中心に戻る際、または背側・腹側へ、そして中心へ戻る際の様々なポイントで静止することに重点を置く。彼女が足部を床に押し付け始めたら（下肢の振戦の原因となる）、「下肢をリラックスして」、「沈ませて」、「押し付けない」といった指示が役に立つ。もし横への運動の際、上肢が（正常ではあるが、早すぎる）支持反応に使われるのであれば、両手をそれぞれ反対の肩に置くことを推奨する。

この運動に上肢を組み込むことも可能である。例えば、手に何かを把持させようとする設定、または実際の課題として組み込むのである。私はアントニアの後ろに立ち、膝で彼女のセントラルキーポイントを動かし、必要であれば私の片手で頭部か肩甲帯を、もう片方の手で上肢の運動を修正する。この上肢・手の運動は全ての静止するポイントで実行される。目的は遠位を動かすために体幹を安定させることにある（図4.4）。

! 患者は上肢をセラピストの手で固定させようとする傾向がある。そのため患者の手背を掴み、手関節の運動も取り入れる。肘はわずかに伸展の最終位置でロックされ、リリースの指示とともに突然離される。これは、段階的に伸展することと、最終位置近くになったらリリースされることが繰り返されることを意味する。

次に下肢を組んだ座位にて取り組む。この姿勢での体幹の運動は、まずポジションを維持し、次に頭部と上肢を動かすことである。

この一連の治療を行うために、私はもう一人の教育されたスタッフを必要とする。スタッフはセントラルキーポイントを安定させ、バランスの維持、または再獲得の際に代償なしで、正常な平衡反応と立ち直り反応を導くのを助ける。私は患者のすぐそばに位置する。アントニアは運動の余地を多く与えられるが、我々は、過剰な運動が発生した場合にはそれを制限するために介助する。

身体中心において直立座位で下肢を組み、後に片側への体重移動をする際には次の活動が行われる。

私はアントニアの両手を交互に前方・上方へ動かす。まずは上肢がゆっくりと集中して空中を自由に動かされる。その間、彼女と私の手が片手ずつ、そして両手同時に、また反対の手同士が触れなければならない。そこへ注意力を逸らす物が投入される。例えばスタッフがアントニアに風船を投げ、アントニアはそれを両手で交互に、ときには頭部で触れなければならない。風船は次第に速く投げられる。その後、大きくて軽いボールが投げられ、彼女は片手ずつ、そして両手で捕まえ投げ返さなければならない

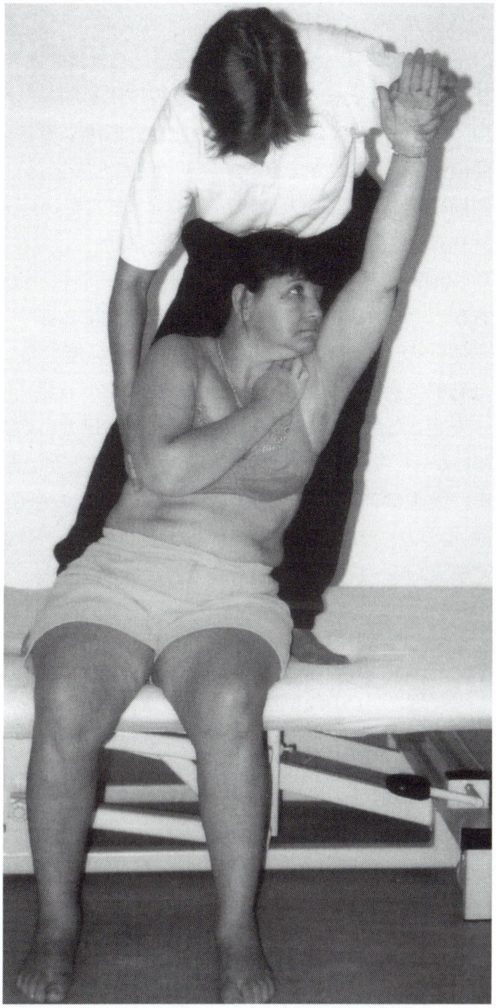

図4.4 安定した体幹に対し遠位部が動かされる。

（図4.5）。そして小さなバランスボールのような良く弾むボールを彼女に向かって転がし、彼女はそれを片手で転がし返す、または一度両手で捕まえ、今度は転がし返さなければならない。

！ 患者は股関節の屈曲トーンの増加を通して安定性を得ようとするので、足部が空中に浮くか、または床に足趾先端のみで触れる傾向がある。結果として骨盤がわずかに後傾し、体幹全体が後方へ移動する。これは重力に対してより簡単な別のポジションとなる。そのため、後方への転倒を防ぐために、腹側の筋組織全体が主動作筋として働かなければならない。直立座位のポジションへの修正が必要となる。

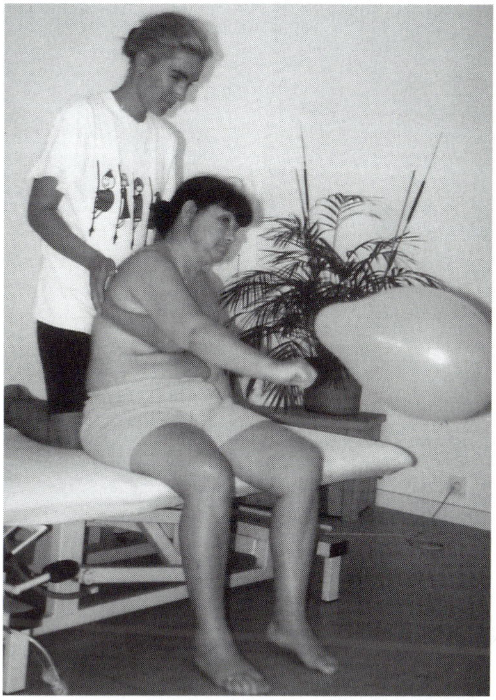

図4.5 アントニアは次第に速く投げられる風船を片手で触れなければならない。

神経生理学的視点

相反神経支配は、安定から、主動作筋の屈筋と拮抗筋の伸筋の釣り合いのとれたトーンで停止に変化する。これは低次の神経生理学的相反神経支配に相応する。

直立座位において、さらに足部と下肢の活動に取り組むことができる。アントニアは踵を接地させ爪先を立てて前に大きく出し、また戻すことを交互に繰り返す。私は片足を動かし、もう片方を安定させることを介助する。そして私は患者の前の床の上に正座するか座り、足部を持ち上げ、片手でもう片方の下肢を安定させるよう介助する。これは交互に行

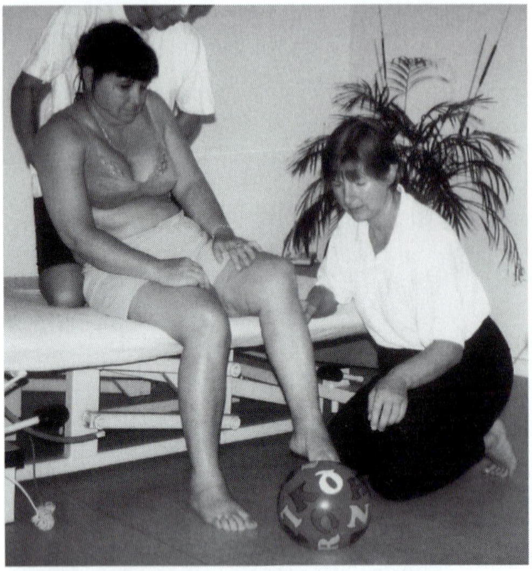

図4.6 アントニアはボールを蹴る間、もう片方の足部を安定させる。

い、最初はゆっくりと、そして少し速く、特にリズミカルに行う。私は彼女にボールを転がし、彼女は片方の足部で交互に蹴り戻さなければならない(図4.6)。

! **セラピストとの距離がボールを蹴り戻すための強さ、つまり構築されるトーンを決定する。患者からあまり離れすぎないことを勧める。それは段階的にトーンを構築することを促進し、そして患者がバランスを失ってしまった場合、すぐに患者を安定させることができるようにするためである。**

次の活動は、アントニアにはまだ実行できないが、後の進展段階においては有効である。

体幹の安定性、つまり平衡反応と立ち直り反応をより自然に、素早く要求するために、風船や大きくて軽いボールの活動と組み合わせることができる。介助者が風船を押し付け、患者がどちらの手で押し返さなければならないか指示する。次に介助者はボールを転がし、どちらの足部で蹴り返すべきか指示する。さらに、介助者はボールを投げ、患者は両手でそれを捕まえる。次に介助者は、片手(そしてどちらの手で)、または両手で投げ返さなければならないか、それとも蹴り返さなければならないか指定する。

運動はさらに多様化させることができ、例えばボールを床の上で転がすよう要求することは、大きな前傾を必要とする。風船とボールの代わりにタオル、投げ輪、重いボールなどを使い、形態、重さ、硬度を変えることができる。最初はこれらの物体を個別に使い、後に交互に使うことによって素早いトーンの調節を生じさせることができる。

これら全ての活動の目的は、重要なキーポイントであるセントラルキーポイントと骨盤の安定化である。

体幹の立ち直り反応を促通する他の可能性は、可動的支持基底面を使うことである。

安定した台の上で、座位の安定性が満足のいくものになったら、支持基底面を可動的にすることができる。例えば何度も畳まれたヨガマットの上での座位や、2つのバランスボールを合体させた「ピーナッツ」、バランスボール、バランスボードなどが挙げられる。

これらの器具の上に座り、その上で注意深く跳ねることによって、段階的に膝を伸展させることにうまく取り組むことができる。その際、力の方向が後方ではなく、前方・上方へ向くよう注意しなければならない。

! **その間、もしセラピストが患者と支持基底面を安定させる必要があれば、セラピストが状況を過大評価したことを意味し、安定した支持基底面を選ばなければならない。**

安定した支持基底面において、垂直位で活動することが困難である場合は、一連の治療の中で、まず背臥位で準備することも必要となる。

神経生理学的背景

神経生理学的視点から、背臥位は次の欠点と利点を持つ。

欠点：大きな支持基底面は、ただでさえ低い姿勢トーンをさらに減少させる。重力に対抗して運動することは、この低いトーンを基礎として行われなくてはならない。利点：骨盤とセントラルキーポイントという主な身体重心は台の上に横たわり、垂直位で苦労して活発に安定させる必要がない。こうして互いに安定した参照点を形成し、それに対して動くことができる。両方、上肢と下肢への安定点を形成する。これは、抑制コントロール全体が、四肢の過剰な運動の修正に使われることを意味する。

座位から背臥位に動くために立ち直り反応が利用される。その際、特に骨盤とセントラルキーポイントの適切な共同運動に注意する。セントラルキーポイントから運動を促通しコントロールするために、胸郭の横を掴むことが介助を容易にする(ラケルの症例、p.67参照)。

片麻痺患者や四肢の総合的症状を呈す患者は、背臥位の正常な姿勢トーンのために、まず肩と頭部のセントラルキーポイントに対する小さな運動や骨盤の小さな調節運動に取り組まなければならない。

セントラルキーポイントに対する骨盤の選択的運動は、下肢を立て、足部を股関節幅で膝の下に置いた状態で行われなければならない。そして骨盤を持ち上げそこで留まる。次に、持ち上げたまま左右に動かし回転させる、つまり右側を沈め、次に左側を沈めそして持ち上げる。セラピストは安定させることを介助する。

過剰な運動の場合、骨盤だけ選択的に持ち上げるのではなく、セントラルキーポイントを含めた背中全体を持ち上げることが発生する。この場合、患者はセントラルキーポイントを安定した参照点として感じられるよう、胸骨の上にセラピストの手を必要とする。

! **患者は膝を互いに押し付けて固定する傾向があるので、セラピストはこれを離して安定させるのを助けなければならない。頭部、肩甲帯、上肢はわずかに代償する。これらが横になっているか、それとも骨盤運動のための安定性をトーンの増加によって得ようとして、下の台を押し付けているかどうかコントロールしなければならない。**

次に片方の下肢を寝かせ、もう片方はセラピストによって足部を掴まれ屈曲に促通され、また外転、内転、外旋、内旋と組み合わせながら支持基底面の方向に戻される。今度はもう片方が横にされ安定される間、同様のことが繰り返される。

! **患者は伸展の最終位置で膝をブロックする傾向がある。これをコントロールするよう要求すると突然コラプスする。これはこのポジションにおいて、最終位置が近づくと次第にリリースするよう繰り返し取り組むことが必要であることを意味する。**

背臥位とそのため安定したセントラルキーポイントは、調和した上肢運動を実行させるために利用することが可能である。セラピストは台の頭側の端に立ち、患者の手背を把持する。こうして上肢の運動を促通する。

- 左右同時に部屋の天井に向かって上方へ、そして患者の顔面に向かって下へ促通する。
- 相反的に、片方の上肢を上へ伸ばし、もう片方を下へリリースする(図4.7)。または片方の上肢を外側へ動かす間、もう片方は上方へ動かす。多くのコンビネーションが可能である。

セラピストは患者の両手にボール紙の筒を渡す。これには輪がかかっており、それはいくらか大きいので端から端へ滑らすことができる。課題は、この輪を端から端へ動かすことである。そのために患者は片方の上肢を上へ伸ばし、もう片方は下で緩めなければならない。患者が輪を見ることができ、いつ運動を始めるか知ることは、トーンを順応させることを助ける。課題をいくらか困難にし、素早い反応を要求するために、両端を閉じた筒の中に小さな石を入れることができる。患者は石を端から端へ、筒の中の音を聞きながら動かす。運動の速度とトーンの高さに応じて、石は速く、筒の端に大きな音で、または小さな音で当たる。課題は、石をゆっくりと静かに動かすことである(図4.8)。

筒を開けることも可能で、端を指で押さえて閉じる。もし石が速く転がると外に落ちてしまうので、筒はゆっくりと動かされなければならない。

目標物運動にさらに取り組むため、次にスポンジ素材でできた筒を使う。セラピストは、患者がその筒で触れなければならない目標物を伝える。この活動は、根本的には座位で述べられたものと同様である。そこでは手によって目標物が示された。背臥位

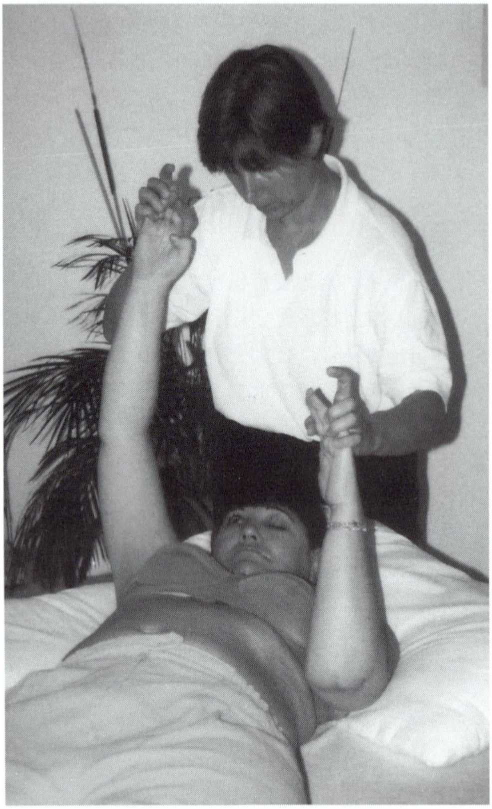

図4.7 背臥位において、相反的な上肢運動が実施される。

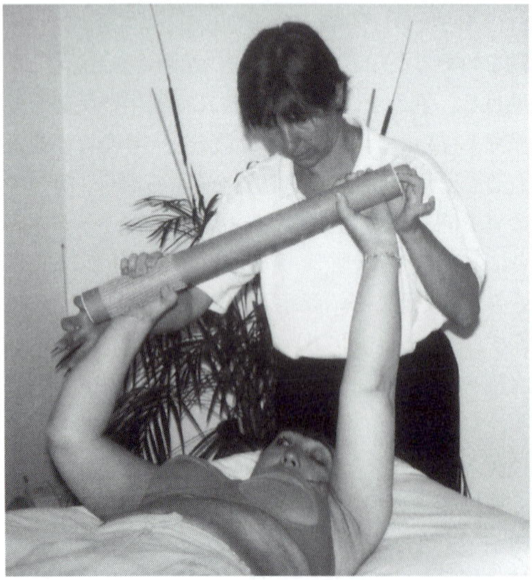

図4.8 筒の中の石が端から端へ動かされなければならない。

での容易な状況が、本来の運動を困難にすることに使われる。つまり、目標物を延長された上肢(筒の形態)で触れることは、正常な上肢の長さで触れることよりも困難ということである。

! すでに述べた、肘が最終位置で固定されやすいという傾向をふまえて、目標物は高過ぎてはならず、高さは多様化されなければならない。

ボール紙の筒は家庭において廃棄物となるものである。そして異なる直径のものが存在するため、これを利用することができる。患者は二つの異なる筒をそれぞれ手に持ち、片方をもう片方に押し込まなければならない。その際、筒を水平、垂直、そして可能な全ての角度に維持しなければならない。

神経生理学的視点

両上肢を同時に相反的に動かし、互いに安定させる活動に対して、最後の活動においては両上肢を互いに独立させ、自由に空間で動かさなければならない。

背臥位で取り組むことは開始姿勢を離れ、座位へ移行することも含まれる。その際、正常運動の進行が、介助位置、つまり両手の遠位、または支える上肢の手関節の遠位と反対に位置する肩の近位(p.78)と組み合わされる。リハビリテーションにおけるもっとも重要な目標は、垂直位における良い、または少なくとも十分な安定性である。これは背臥位では準備することは限界があり、やはり座位、より良いのは立位で取り組まれなければならない。

立位における立ち直り反応の促通

座位から立位への起立動作は、いつもと同様、立位におけるバランスへの取り組みの第一歩である。治療台は伸展の構築が容易になるよう、比較的高く設定される。足部のモーバライゼーションは準備として役立つ。目的は、特に代償を原因として足底屈筋群で増加した姿勢トーンの正常化にある(症例「ラケル」、p.82参照)。

神経生理学的視点

足部のモーバライゼーションの神経生理学的目的は、体幹と足部の平衡反応を担う前庭系の刺激にある。

失調患者の抱える問題は、片麻痺や連合反応を呈す患者の問題とは異なる。立ち上がりの進行は、多くの患者で見られるような次の問題を含む。それは足部を立てる段階で始まる。足関節上部の選択的背屈と同時に膝関節の屈曲が必要であるが、そのようにして成し遂げられない。つまり足部は骨的な支持や筋の回旋によってなんとか偶然に立っている。骨盤の選択的な前傾も生じず、患者は体幹を曲げて前屈することが多い。もし患者が幸運な体型の持ち主であれば、骨盤が後傾位であっても上半身が長く、セントラルキーポイントが支持基底面の足部の中心の上へ位置することができる。

殿部を椅子からリリースするために必要な膝の進展は、ゆっくりと段階的に起こるのではなく、伸展トーンは突然、そして過剰に構築され、立ち上がりはどちらかと言うと「飛び跳ねる」ように生じ、それはコントロールされた運動ではない。骨盤の後傾運動も生じず、それに対してセントラルキーポイントがその軸を後方へ動かすことはブレーキをかけられず大きく行われる。セントラルキーポイントは腹筋上部とともに腹側・頭側へ安定されず、そのため骨盤の後傾運動への安定した参照点も形成されない。

両肩甲帯は伸展トータルパターンとともに後退に引かれる。

多くの患者は運動が過剰で無制限となっていることを感じ、自律的に修正しようと試みる。実行される運動についての固有受容器情報は、上記の速い線維を通して脊髄小脳に達する。小脳の中の様々な箇所で行われる処理は阻害されており、運動の修正のため、トーンに順応するための命令を適時に末梢に伝えるためには長い時間を必要とする。修正への刺激は過剰で、患者はフラストレーションを感じる状況に置かれる。つまり、患者は自らを動かそうとし、相応の命令を下すが、これが過剰な運動となり、患者はそれを感じて修正したいと望む。しかし修正も過剰となるため、それを感じ再び修正したいが、その修正もまた過剰になってしまう。運動がより繊細で小さくなればなるほど、それは振戦に似たものになり、企図振戦と言われる定義で表される。

アントニアの立ち上がりと座る運動の促通

私は、アントニアの足部を立ち上がりのための正しいアライメントとなるよう調節する。そのために私は治療台に座り、アントニアは私の大腿に座り、上肢は体側に自然に垂れる（図4.9）。私は両手でセントラルキーポイントを横から掴む。そして私は前傾し、アントニアに運動を始動させるよう、ともに動かす。私は骨盤を台から持ち上げ、それを通してアントニアも体重を足部へ移すよう刺激を受ける。私は立ち上がる間、アントニアの身体との密接な接触を維持するよう注意する。そうすることによって、私はより多く感じることができ、また多くの安定性を与えることができる。私の両手はポジションを変え、片手はセントラルキーポイントの上方運動を止めることができるよう、アントニアの左上肢の下を通って胸骨前方へ置く。もう片方の手は、骨盤の後傾運動を促通するため腹筋下部に置かれる。

! 多くの患者は肩甲帯と頭部を固定させる傾向を持つ。セラピストは、触覚または言葉によって、頭部を少し動かし、肩を自然に下に垂らすよう要求しなければならない。そして多くの患者が、足部を大きく開いて立つことに大きな安心感を持ち、なぜセラピストがそのような不安定なポジションに足部を置かせるのか、場合によっては不安にさせるのか理解できないという経験を持つ。そのため、より広い支持基底面において安心を感じるという患者の考えは正しいが、治療においては境界線で取り組まなければならないことを説明する。また、セラピストは安全措置についても言及しなければならない（治療台、固定された椅子の背もたれ、壁、歩行バーなど）。

これまで私はアントニアを最大限安定させていたが、次に彼女の体幹への接触と私の手による圧力を

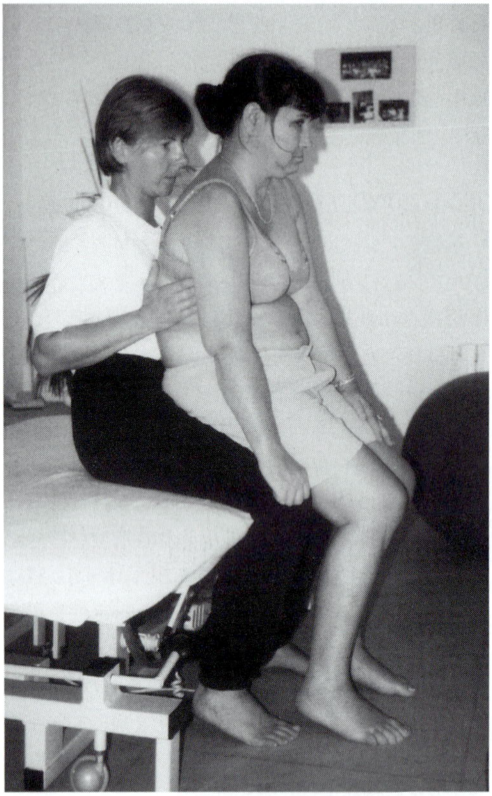

図4.9 このポジションからセラピストは起立動作を促通する。

減少させる。彼女は垂直位での姿勢を、次第に自ら安定させなければならない。同様の介助は、ステップ位で体重を前の下肢、そして後ろの下肢に負荷させる立位においても行われる(図4.10)。これらがどの程度うまくいくかに応じて私の介助をさらに減少させるが、「患者のすぐそばにいる」ことは続ける。

! このポジションでは、膝をブロックする傾向が患者に見られる。自らの膝でセラピストは患者の膝窩部を刺激し、言葉でそれをリリースするよう要求する。これは非常に急に生じ、修正を導くが、それもまた過剰に生じてブロックへと戻る。患者が膝を明らかに屈曲位で維持するのであれば、セラピストは、膝をゼロポジション、または1°から2°の屈曲へ導くよう、注意深い伸展を言葉で要求する。膝の安定化は何度も何度も試した後にやっとうまくいくことが多い。

立位の姿勢セットにおける別の取り組みへのポジションは、高い治療台の前で、場合によってはそこに二人目のセラピストが座り、必要な場合はセントラルキーポイントを安定させる。私はアントニアの前の簡易椅子に座り、骨盤またはセントラルキーポイントを促通する。アントニアが垂直位をより良く安定させると、この安定性を機能的活動に利用するために、より多くの運動が実行できる。頭部は全ての方向を向かなくてはならず、上肢は「交差した姿勢」から体側に自然に垂れ、再び肩の上に交差して置かれなくてはならない。両手は異なる目標物に触れなくてはならず、私が事前に用意して置いていた物、または介助者の両手に触れる。

立位における全てのキーポイントのアライメントを達成し維持することは、アントニアにとって容易ではない。彼女の膝は何度も過伸展にブロックする。私は彼女がこのブロックを解消するのを介助するため、私の左手でセントラルキーポイントをわずかに腹側・尾側に促通し、右手で骨盤を後傾させる。これは、左膝を過伸展からリリースするのに役立つ。アントニアはこの促通を感じ、膝を1°から2°の屈曲位で安定させなければならない(図4.11)。

そして、直立座位で行われた活動が、今度は立位で再度繰り返される。また立位での上半身の着脱も行われなくてはならない。場合によっては、治療の始めに脱衣を座位で行い、着衣は治療最後に立位で行う。

! もし安定性が悪化するようなことがあれば、もう一度座ることを勧める。セラピストは患者の後ろで、患者と一緒に台の上に座る。これは患者がほとんどの体重を下肢の上に維持するため、姿勢トーンが大きく減少することもなく、セラピストが体重を過大に負荷する必要もないという利点を持つ。トーンの状況は再び立ち上がることを許容し、垂直位で以前のように安定性に取り組むことが可能となる。

立位において、引き続き体重を左右に移動させることが行われなくてはならない。ここでもアントニアによる運動の実施が目的のひとつであるが、運動

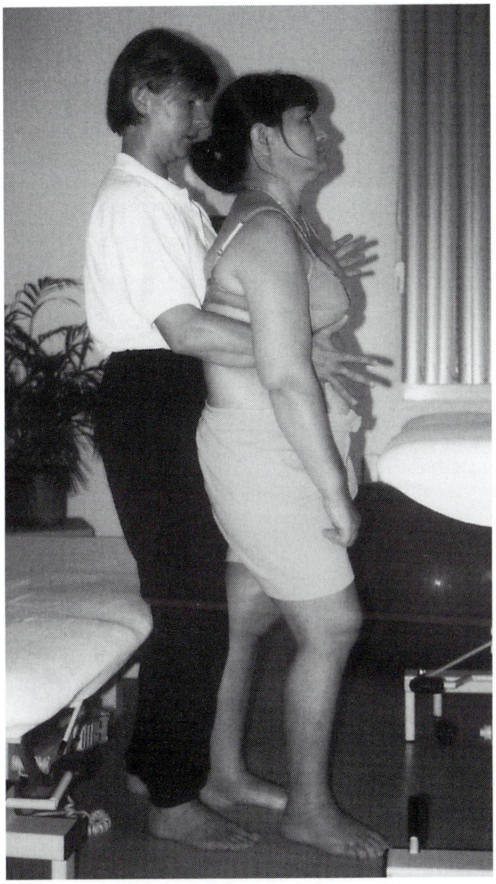

図4.10 ステップ位でセラピストの介助が減らされる。

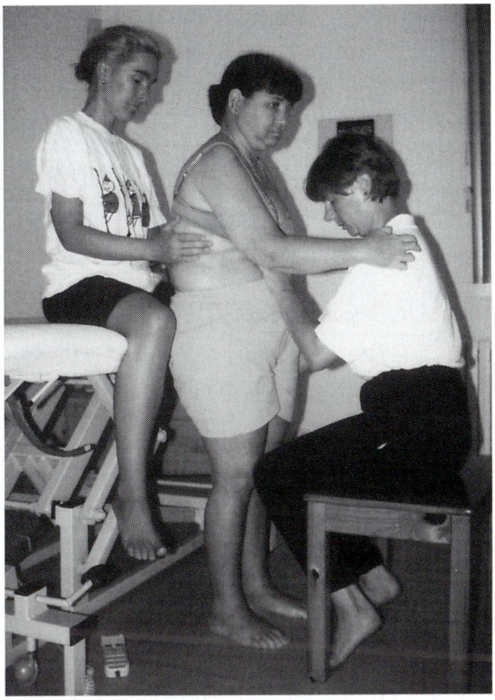

図4.11 アントニアは膝を1°から2°の屈曲位で安定させなければならない。

ルート上で考え得るポイントで静止することも目的である。一方の下肢に全ての体重がかかると、側方への運動は停止しなければならない。負荷側の下肢の膝はゼロポジション、または1°から2°の屈曲位で安定され、もう一方の膝はリリースされ、自然に屈曲位に「落ちなければ」ならない。

! 側方への運動を始めると多くの患者は静止することができない。彼らは目標を大きく超えてしまうことが多い。そのためセラピストは両側に安定性を確保しなければならない（治療台、固定した椅子の背もたれ、壁、歩行バーなど）。

さらに、多くの介助とともに治療台にもたれながら、立位でズボンを穿き、靴下、靴を履くことを治療で利用することができる。

立位で一定の安定性が確立されれば、ステップ位をとることもできる。私はコントロールできる下肢を後ろに位置させることを推奨する。そして立位と同様の活動を行うことができる。

その際、患者がバランスを失うのであれば、すぐに患者を掴むのではなく、患者にまず「転倒する」こと、そしてどの方向へ「転倒する」のかを感じさせ、立ち直り反応が生じるか様子を見ることを推奨する。このやり方は事前に患者に説明しておかなければならない。患者はそれによって安心感を得て、セラピストが集中してその運動を見守り、バランスを得ることがうまくいかなかった場合には、転倒する前に安全を確保してくれることを知ることになる。

神経生理学的視点

中枢神経系は、必要な場合にのみ立ち直り反応を発動させる。早過ぎるタイミングで支えたり、支持反応を早く活用してしまうと、立ち直り反応は発生しない。

立位での安定性が満足いくものであれば、可動的な支持基底面を選択することもできる。そこではヨガマットをそのまま、または二重や何重にも畳んで使う、それかトランポリン(ミニトランポリン)を使うこともできる。

ゆっくりと歩くことと歩行の促通

第2章において、ゆっくり歩くことと歩行は区別された。失調患者は、どちらかというと、歩行やゆっくり歩くよりも走ることの方が容易にできる。歩行はバランスを失い再獲得することだと考えると、速く歩く際はバランスがとれた状態ではないので、失調患者が熟達しやすい状況となる。「バランスとは安らぎである。」(McMillan 1984年)これは失調患者にこそ重要な意味を持つ。そのため、失調患者においては、ゆっくりと歩くことに取る組むことを勧める。つまり、1歩ずつ順番に、体重を前の下肢に移動させ、次の1歩でまた前の下肢に体重を移動させる。何度も言及したように、運動失調における最大の問題は運動や可動性ではなく静止することや安定性であるため、静止段階が挿入されなければならない。ステップ-静止-前の下肢への体重移動-静止-ステップ-静止-前の下肢への体重移動-静止-ステップ-静止と続く。

セラピストが患者の後ろに接触する前述のポジションで、ゆっくりと歩くことが実施される。セラピストは、患者の足部と支持基底面がどこに存在するか、感じ予想することしかできないので、集中しなければならない。セラピストの身長や体重の釣り合いや経験に応じて、必要であれば介助者を呼ぶことも検討しなければならない。この介助者は指示を与えるのではなく、転倒の場合に備えてその場にいなければならない。

重度または中等度の失調患者が補装具なしで歩行を達成することは、非常に難しいか達成できないかどちらかと言える。自立への重要なステップは、補装具を使っての歩行となる。そのためにロレーター(歩行補助車)を使うことができる。私が適していると考えるロレーターには二種類ある。初期には前輪二つと後方に二つのストッパーがついているもの、その後四輪でそのうち二つが手動ブレーキで停止できるものが向いている。

この補装具の使用も練習されなくてはならない。

! 患者はロレーターを大きく前方へ押し出し、強く屈曲してしまう傾向がある。前方の下肢への体重移動は不十分となり、もう片方の下肢がリリースされ前方へ動かされても、骨盤は大きく後ろに留まる。体重を前方へ動かすために患者はロレーターを引っ張り、その前輪は持ち上げられる。それをとおして、殿部と後頭部からの転倒につながる可能性がある。

これは、セラピストが患者とそのロレーターと、補装具なしで歩行する場合と同じように、そして上記のようにならないよう歩かなければならないことを意味する。特にステップのリズムとロレーターを前に押すことを、例えばロレーター、右ステップ、ロレーター、左ステップという風に定めなければならない。その際、片方の下肢の遊脚期を言語で指示するのではなく、特に前の足部を通って骨盤を移動させること、つまり立脚期を触覚で促通し、場合によっては言葉でサポートすることを勧める。例えば、ロレーター、右ステップ、骨盤を前へ、ロレーター、左ステップ、骨盤を前へ、ロレーター、右ステップ、骨盤を前へ、ロレーター、左ステップ、骨盤を前へ、と促通する。

まとめ

失調患者は、小脳における抑制コントロールの減弱または消失に苦しみ、皮質、脳幹神経節、その他の中枢から末梢に伝えられる修正情報の消失を呈す。そのため、大きな問題は相反神経支配の繊細な調節であり、そのため運動パターンの空間的・時間的協調にも問題が生じる。治療の重点は、遠位の運動をコントロールしながら過剰になりすぎないよう実現させるために、近位を安定させることに置かれる。

ボバース概念に沿った治療を補完するものとして、ジェームズ・マクミラン氏によるハロウィック法の水中での治療は非常に有効だと考えられる。

● ミゲル・アンゲルとアルフォンソ

ミゲル・アンゲルは31歳で、7年前に自動車事故によって頭部外傷を受傷した。主症状として脳性運動失調が残った。彼はおおむね自立しているが、特に屋外での歩行の際に付添人を必要とする。治療の目標は、立位、特に歩行時におけるバランスをさらに改善し、そこでも自立することにある。

アルフォンソの職業は石工である。およそ2年前に中脳周囲血腫が見つかった。

ミゲル・アンゲルの評価

前述の検査は全て陽性である。彼の相反神経支配は明らかに阻害されており、他の身体部位を動かすために安定した参照点を形成する状況にはない。彼の空間的、特に時間的協調運動は異常であり、そのため操作能力も著しく制限されている。言語能力は典型的な失調性構語障害を呈している。治療当初、彼の話す内容を理解するのは私にとって非常に困難だった。彼は激しく代償し、多くの介助を要求するため、参加レベルにおいてほとんど制限されていない。彼の代償戦略は導入部で述べた通りである。特に骨盤の右側への後退と右脛骨の外旋が目立つ(図4.12)。

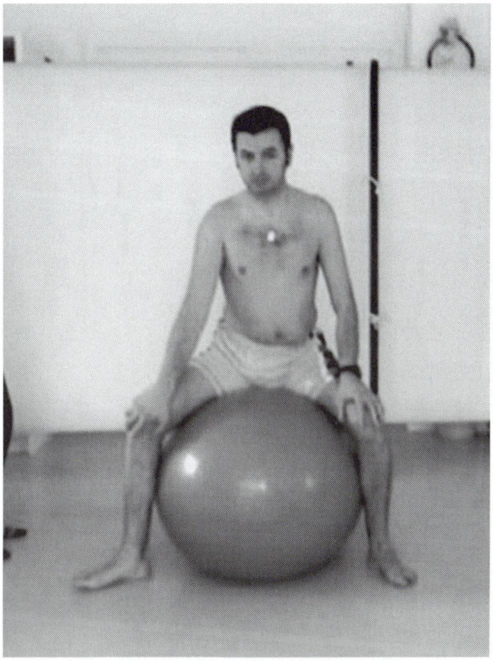

図4.12　ミゲル・アンゲルの代償戦略：ひどく大きな支持基底面、右側が短縮し、右下腿は外旋し、両上肢は膝の上で支えている。

彼が初めて私のところに来たとき、彼は短距離にも車椅子を必要としていた。力強い手によってサポートされて、やっと数メーターのみ歩くことができた。これは例えば母親の肩甲帯に大きな負荷となった。小脳が可塑的に再編成されても、彼にとって特に難しい課題には多くの時間が必要なことを考慮して、彼には長期にわたる治療期間を設けた。ミゲル・アンゲルにとって大きな利点は彼のやる気と家族による多大なサポートである。難点は、1週間に1時間のみ治療に時間を割けることである。

アルフォンソの評価

アルフォンソ(図4.13 a-b)においても、全ての失調検査は陽性である。彼の診断内容はミゲル・アンゲルのものと非常に似通っている。さらに彼は眼球運動に大きな問題を抱え、複視を呈していた。これは彼のバランスにも影響を与えた。そのため、治療日ごとに片方の眼が覆われ、開いている眼が全ての運動を追うことができるようにした。今日では複視はほとんど見られず、これは交互に眼を覆った結果のみではなく、アルフォンソが彼の体幹・身体中心へより大きな安定性を治療全体で達成したからである。

● 両者による治療例

治療の基本原則はアントニアの治療のものと同様である。全ての介入は次の目標を持つ。

- 代償を通して増加した姿勢トーンの緩和
- 相反神経支配の改善
- 巧緻運動の改善
  - ＊ 体幹：巧緻な平衡反応の実施
  - ＊ 上肢、手、手指：正確な上肢・手の運動の実施
  - ＊ 下肢：狙いを定めたステップの実施
  - ＊ 顔面口腔領域：明瞭で正確な発音の実施

バランスを担う小脳と前庭神経核は、三つの重要な感覚器官から情報を得る。

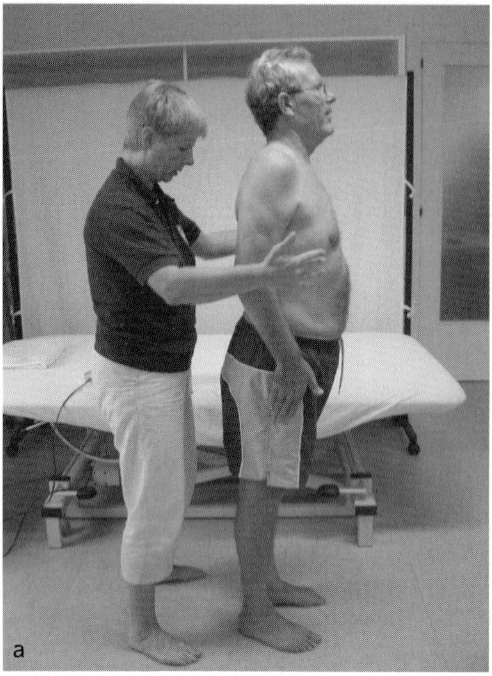

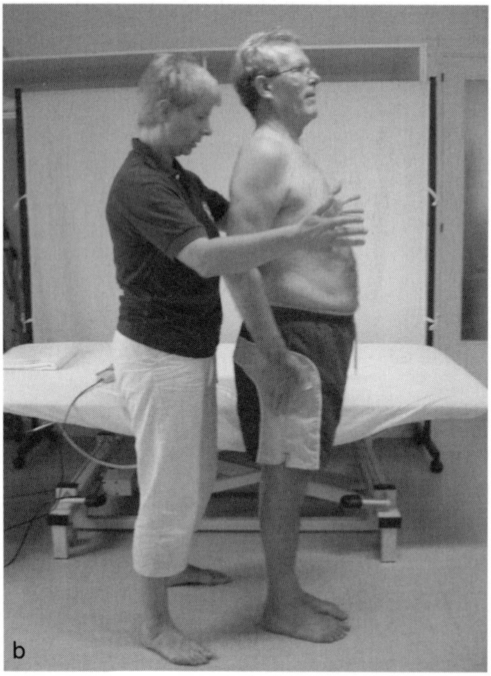

図4.13 a,b　**a** アルフォンソは、極度に肩甲帯を後退させる代償戦略で立位をとる。**b** 立位で支持基底面がより小さくなると、彼の安定性がより要求され、そのため代償は減少する。

- 迷路器官
- 眼
- 支持基底面として機能する身体部位の外受容器・固有受容器：殿部と足部

頭部と眼の相反神経支配、そして目的を定めた眼球運動は、次の背臥位、または直立座位における活動にて行われる。

- アルフォンソは頭部を垂直維持させ、セラピストの示指が大きく左、右、上、下へと動くのを眼で追わなければならない。
- 彼はセラピストとアイコンタクトを維持しなければならない。そして頭部をゆっくりと左右、腹側・頭側に動かさなければならない。セラピストは頭部をほんのわずか促通する(図4.14 a-f)。
- 大きな箱に異なる図(円、長方形、星形、渦巻き線)が描かれている。彼は左右の示指で交互に線をなぞらなければならない。頭部はその間、静止して維持される。

代償を通して硬くなった頚椎がモーバライゼーションされ、頭部の運動によって迷路器官も刺激され、ミゲル・アンゲルとアルフォンソは頭部の立ち直り反応を実行できるようになる。

まず背臥位で、ゆっくりとした運動、細分化したトーンの構築・減少を練習する。アルフォンソの両足部はセラピストの腸骨稜に位置する。これは彼に彼女の体重をわずかにかけることによって、彼はそれを感じ、注意深く自らの方へ、次に離すように動かさなくてはならない。

座位においても両足部がモーバライゼーションされる。姿勢トーンは代償を通して非直接的に、しかし神経性損傷によっては直接変化されていないため、その正常化は多くの時間を必要としない。むしろ、足部は刺激を与える敷物、例えば人工的なプラスチックの芝や毛羽立った泥除けマットの上に置かれる(図2.147と図2.148参照)。

迷路器官と前庭脊髄系への刺激は、異なる可動の支持基底面によって与えることができる。例えば横に対してまだ多くの安定性を提供する「ピーナッツ」を使うことが挙げられる。この後ろに治療台を

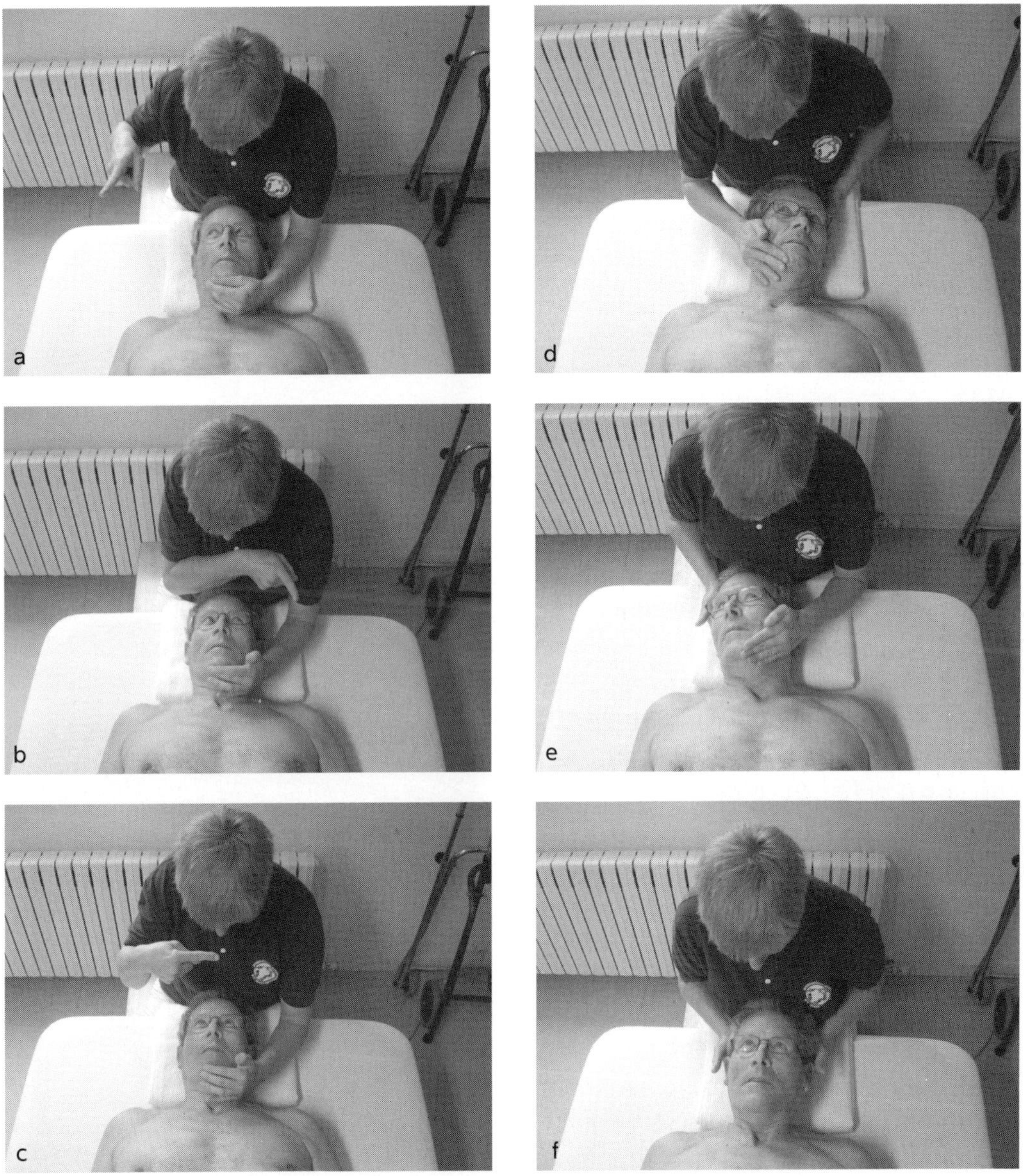

図4.14 a-f　アルフォンソは頭部と眼の相反神経支配を練習する。頭部は安定させたまま、眼を **a** 右へ、**b** 左へ、**c** 上へ動かす。眼は安定させたまま、頭部を **d** 左へ（眼は右へ）、**e** 右へ（眼は左へ）、**f** 腹側、尾側へ（眼は上へ）動かす。

置くことによって、後方への可動性を制限させることができる。ピーナッツの性質は、飛び跳ねることを通して迷路器官に対して垂直加速を許容する。他には、バランスボール、柔らかいマット、トランポリン、バランスボードなどが考えられる。またエアロステップ（図4.16 a）やブランコ（図4.16 b）も非常に有効である。

このようにして重要な三つの入力経路を通して情報が小脳と前庭神経核へ送られる。

可動的支持基底面上で取り組むことは、現況に姿勢トーンを適応させる必要性を小脳に要求する課題となる。その間、患者は支えられず、姿勢トーン

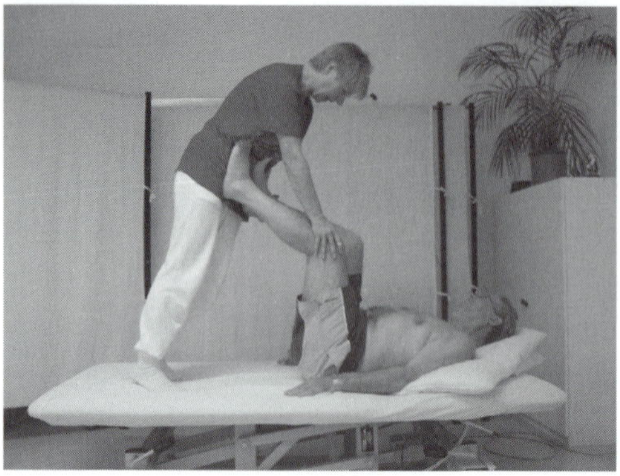

図4.15 アルフォンソは両下肢の相反神経支配をトレーニングする。これは座位から立位への立ち上がりにおける、両下肢のより良い体重分布を導くものでもある。

の修正を自ら行わなくてはならない。周りの壁、1台または2台の高い治療台、人物が彼に安全な環境を提供し、彼はバランスをその中で探すことができる。この環境は、彼が両手によってもたれかかり支えることを妨げないためにも、小さ過ぎてはならない。セラピストは、患者が平衡反応または立ち直り反応でバランスを維持、または再獲得することを刺激し、患者が自己の身体で固定しないよう注意する。

自由歩行

自由歩行も同様にトレーニングされる。二人が手を結び、ミゲル・アンゲル、またはアルフォンソの周りに円を形成する(図4.17)。両者は、何かにつかまることなく空間を前方へ移動しなければならない。バランスを失う場合は、自ら立ち直り反応、または保護ステップを通して再びバランスを得なければならない。もしうまくいかなければ、周りにいる介助者の上肢につかまり、中心を再び見つけ前進する。このようにして、転倒しないという安定感を得ながら、一人で歩行することができる。

数歩転倒せずに歩くことができれば、「Stop and Go」が試される。セラピストが「ストップ」と言うまで数歩歩き、静止して安定させる。セラピストはミゲル・アンゲル、アルフォンソのステップに合わせて要求し、彼らが右足部、時には左足部を前に出して静止するように調節する(図4.18)。

さらに、ミゲル・アンゲルは壁の左側に飾ってある

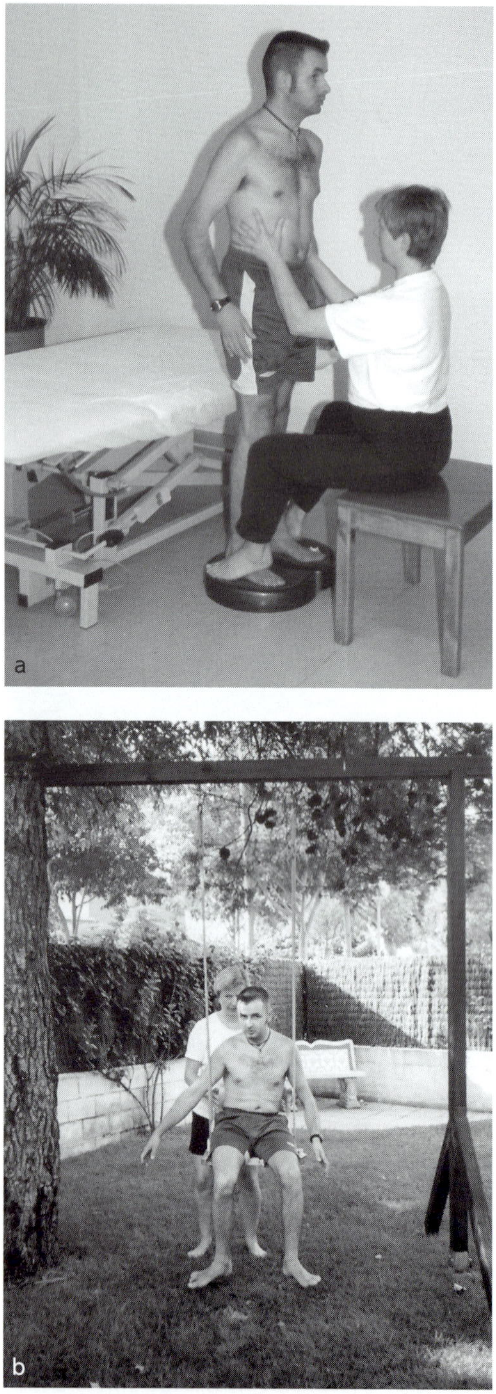

図4.16 a-b **a** エアロステップの突起が足底を刺激し、二箇所に離れた空気室がバランスを要求する。
b ブランコも迷路器官と体幹の立ち直り反応を刺激する。

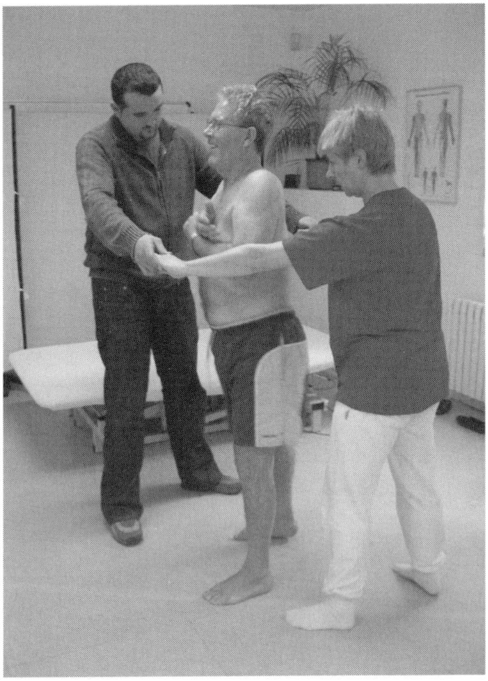

図4.17　自由歩行

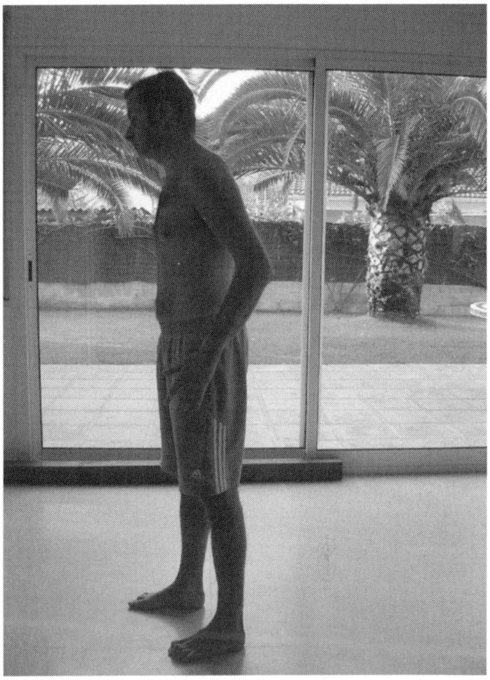

図4.18　静止

絵を見ながら歩き、次に右側を見るよう指示される。そして歩行中に何かを話し、右手か左手で何かを指し示す。

家での歩行が確実であれば、外の芝生や草原に出て、急な斜面を登って降りる。「Stop and Go」、会話、周りを見渡す、何かを指し示すといったことが、外でも練習される。もし安全性が確保されれば、早歩き、走る、疾走するということも推奨される。

ミゲル・アンヘルはすでに長期にわたって我々の治療を受けている。アルフォンソはまだ日は浅いが週に3日、各1時間の治療に訪れる。両者とも回復状況は良好だが、ミゲル・アンヘルがほんのわずかだがより改善しているので、それはアルフォンソにとってよい例となり、治療を継続するやる気を起こさせている。

介助者からの独立性をより達成するために、我々は様々な補装具を考える。四輪キャスターで二つのハンドブレーキを備えた歩行補助器も試されなければならない。もしミゲル・アンヘルとアルフォンソがこれを使って屋内・外で歩くことができれば、介助者の手を借りなくてもよいことを意味する。それはミゲル・アンヘルとアルフォンソ、そして彼らの家族、最終的にはセラピストにとっても非常に満足のいく結果となる。しかし、この補装具が体幹の屈曲と上肢の代償を強化してしまうことが観察されるのであれば、治療の後退を避けるためにも人による介助を提供する方が好ましい。

まとめ：バランスを改善させるためには、垂直位、つまり直立座位と立位での取り組みは必須である。治療台、肋木、壁、セラピストにつかまることは禁止される。セラピストは患者の前で高く安定した簡易椅子に座り、足部を大きく開き、自身の支持基底面を大きくして安定させる。両手は、大きな運動を制限し、必要な場合に患者を支えることができるよう、全身の重心である骨盤仙骨のS2をいつでも掴むことができるよう準備する。立位で取り組む場合には、患者の後ろには高い治療台が置かれる（図4.11を参照）。

その際、

a）支持基底面は継続的に減少されなければならない。

b）バランスを要求する重心移動は次第に大きくなる（体重と振幅）

a）の例

座位：

- まずは、大腿部が支持基底面の上に完全に接地するようにし、患者は次第に前方へ座り、大腿部がより少なく面し、最終的には坐骨結節のみで座るまで移動する。
- 最初、下肢は腰幅程度に離れ、次第に大腿部が触れるまで閉じられる。
- 下肢をもう一方の下肢に組み、片方の足部のみ床に接地するようにする。

立位：

- 足部は腰幅に平行に立っているが、次第に狭くして最終的に両足部を合わせる。
- 足部はステップ位で腰幅程度に離れ、次第に狭くして直線状になるようにする（一列）。
- 同様の立位が、2mの長さで8cm×8cmの高さと幅の木材の上でとられる。視覚で認識される高い場所に立つという事実は、中枢神経系に必要な安定性を構築させることを助ける。
- 片方の足部が持ち上げられ、柔らかく潰すことのできる物の上に置かれ（段ボール素材の卵用ケースなど）、足部がまだ参照点を感じるが、負荷を受けず、最終的には空中に位置する。

b）の例としては、座位・立位の様々なバリエーションで実施可能である。

- 眼を左、右、上、下へ動かす。
- 眼と頭部を同方向へ動かす。
- 示指は異なる方向、物体を指し示し、次第に身体中心線から大きく離れている物を示す（眼と頭部を強制的に一緒に動かさなければならない）。
- 風船を前後に押す。
- スポンジでできたボールがまずは身体中心へ投げられ、その後上下左右に投げられる。
- 軽いボールの代わりに重いボールを使う。
- 片手または両手にテニスラケットを持ち、この延長された梃子を使って風船または小さなスポンジのボールを打つ。

バランスにより高い要求を求めるのであれば、可動的支持基底面が助けとなる。再度ここでまとめておく。

座位：

- バランスボード
- 突起物のあるバランスクッション
- 振動マシーン
- ピーナッツ
- バランスボール

立位：

- スポンジのクッション、二回か三回畳んだマット
- バランスボード
- 突起物のある楕円形の空気クッション
- エアロステップ、二つの空気室と突起物のある空気クッション
- 振動マシーン、半球、振動による小さな運動が小さな重心移動を導き、緊張性の筋組織、つまり安定筋を活発化させる。
- スケートボード
- トランポリン

バランスへの非常に高度な要求の必要性がある場合には、いくつもの可動的支持基底面を組み合わせることができる。例えばバランスボードの上にスポンジ状のクッション、またはエアロステップを置くことができる。

5. 脊髄の不完全損傷患者の典型的な問題と治療

脊髄を不完全損傷した後、一定期間（数時間、数日）脊髄ショックが存在する。これはニューロンと軸索の損傷、また不可避の浮腫のために生じると考えられる。この期間、感覚刺激の刺激閾値は異常なまでに高められる。患者は触覚、圧覚、温覚、痛覚、運動など何も感じない。そこには弛緩した麻痺が存在し、該当部位はどのような動的反応も示さない。

一定期間（数時間、数日）後、浮腫は軽減し、継続して損傷されなかったニューロンは活動を再開し、圧力によって妨げられたのみで実質的に損傷されていない軸索は、情報を再び伝達する。患者は再び感じ、動的反応も発生する。まず、特に受容器の密度が高いエリアにおいて刺激閾値を越え、動的反応を示すが最初は制御されず過剰である。このパターンは患者がどの姿勢セットにいるかということに左右される。

特に敏感なエリア、動的な反応は次のとおりである。

- 足底：足趾は曲がり、足部は底屈・内反し、膝は過剰に伸張、または屈曲し、股関節は内転し、伸張または屈曲する。
- 大腿の内側：股関節は内転し、屈曲または伸張する。
- 鼠径部と下腹部：腰から始まり下肢はトータルパターンで屈曲する。

治療の成果として、脱感作、つまり異常な刺激閾値の調節が生じなければならない。

- 患者は大きな支持基底面の上で組み合わされた姿勢セットを取る。
- 視覚刺激と聴覚刺激は最小限に抑えられる。
- 患者の正常な皮質が集中的に使われる。患者は与えられた刺激が、
  - ＊ そのとおりに認識され解釈されるか自ら示唆しなければならない（軽い接触を疼痛として、わずかな圧力を火傷として、水一滴を電気ショックとして感じないこと）。
  - ＊ 運動とともに反応してはならない。

刺激閾値の調節が成功すれば、トーンは適切に上昇し、制御可能となる。鎮痙剤は多くの場合必要ではなく、それどころか禁忌とされる。不完全損傷の治療における目標は動的反応の刺激であり、その抑制ではないからである。

ここで述べられる患者全員、損傷の時期は5ヵ月前から3年前にさかのぼる。治療例はリハビリテーション後期段階のものである。

紹介する症例において、脊髄の完全・不完全損傷の**原因**は次のとおりである。

- P：高い場所からの転落。損傷はTh11/12部位である。
- シルヴィア：自動車事故。損傷はC3/C4部位である。
- ペドロ：自動車事故。損傷はC5/C6部位である。
- R：高い場所からの転落。損傷はTh12/L1部位である。

損傷はRとPにおいて不全対麻痺、シルヴィアとペドロでは不完全四肢麻痺を発症させた。

損傷の後、または脊髄疾患による麻痺の発生において、二つの質問が特に重要である。

- 損傷部位はどこか。この回答から、期待できる体幹安定性、場合によっては歩行能力か車椅子依存性、また上肢の部分的または完全な使用能力が左右される。

- 損傷は完全型か不完全型か。この回答から、治療で選ばれる方向性が決まる。完全に失われた機能の代償か、不完全な損傷を通して引き起こされた機能障害の治療と可塑性再編成の刺激と制御か、検討される。

脳と同様に、脊髄も損傷の後脊髄ショックの状態となる。このショックが続いている間は、最終的な診断を下すことはできない。なぜなら症状が正確に把握できないからである。このショックと浮腫が緩和されて初めて、上記の質問に対する評価が下される。患者とその家族に、予測される障害等級を早期に通達することは論外である。シルヴィアとR、Pの場合、完全型障害であると早すぎる時期に予測されたため、ひどい恐怖と不安を引き起こした。彼ら全員が言うには、重度の障害を持つという事実に向き合うべきだが、長く困難なリハビリテーションの道を受け入れるためにも、改善の可能性へのわずかな望みを必要とするということだった。

図5.1と図5.2は筋組織の神経支配、すなわち刺激伝達、または情報がいわゆる脊髄独自の経路の分節から分節へ伝達される様子を表す。それは可塑性再編成を進行させる個別の治療による、適切な要求を必要とする。

損傷を受けた分節内の予想される感覚運動性症状は、大脳損傷における場合と似通っている。

- 極度の低緊張は連合反応(脊髄自動運動)の発生によって、軽度、中等度、または強度の過緊張(脊髄性痙性)へ発達する可能性がある。
- 知覚消失、感覚鈍麻は抑制コントロールの欠如によって過敏感症へ発展する可能性がある。
- 括約筋不全麻痺は、制御可能な括約筋障害へ変わる可能性がある。

症状は脊髄の可塑性再編成が進展すると変化する。

治療では、部分的に損傷を受けた、または損傷していない分節で刺激される筋組織の代償、次第に強くなる過敏感症、連合反応(脊髄自動運動)の発生をとおして、軽度、または中等度の過緊張の発展が生じることに対し取り組む。連合反応が十分抑制されなければ、重度の過緊張(痙性)が存在する。

例：Pは37歳の男性である。トラックから荷降ろしをする際に転落し、胸椎の11番と12番を骨折した。骨折部位が脊髄を切り、結果として対麻痺が生じた。まず完全横断麻痺と診断された。彼は症状の緩和も不可能だと告げられ、治療全体はそれを元に調節された。

車椅子、または歩行バンテージを使いこなすには、良く鍛えられた体幹、肩甲帯、力強い上肢と手が必要となる。病院での治療は、当初トーンを増加させる治療(筋力トレーニング)が施行された。その努力は、体幹下部、骨盤帯、下肢のトーンの極度な増加を引き起こした。トーンの増加は、不可避で影響を与えることのできない脊髄自動運動と診断され鎮痙剤で治療された。Pは市場に出回っているあらゆる手段を個別に、また組み合わせて次々と試してみた。それらは、彼のひどくなる痙性には役立たず、次第にそれは彼を妨げ、疼痛を生じさせ、就寝も困難にした。鞘内へのリオレサール注射も成果がなかった。彼は薬物に酔ったように感じ、ぼんやりとし眠たくなった。彼が不明瞭に話すことに彼の妻、そして彼自身も気づいた。日々の衛生、着衣、移動、食事、息子と遊ぶこと全てが困難になった。

仮説：この治療は憎悪する過緊張と過敏性(陽性支持反応と両側の屈筋反射)をコントロールするための抑制的な介入が、全く含まれていなかったというものである。筋力トレーニングは大量の連合反応を導き、それは抑制されず放置される。そうして蓄積されたトーンが中等度または重度の過緊張へつながる。鎮痙剤は姿勢トーン全体を上半身、上肢にいたるまで減少させる。彼は弱くなったように感じるが、それでもなお、異常な消耗を意味し彼の連合反応を強める日課をこなさなくてはならない。鎮痙剤の投与を増やすことはこの悪循環を強化させた。

Pは鎮痙剤を中止した。治療において、私はボバース概念の抑制・脱感作の可能性を利用した。足部の過敏症は、夜中にベッドカバーで擦られることによって連合反応を発症させる。治療においては制御した触覚・圧覚刺激によって治療し、また足部をベッドカバーのコントロール不可能な刺激から守るために綿の靴下をはかせる。彼は就寝中、枕を一つし

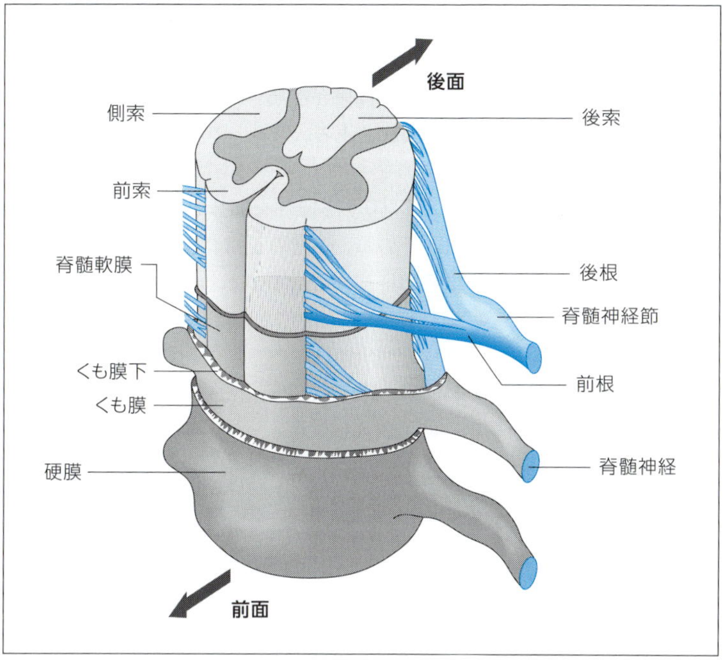

図5.1
筋の神経支配はいくつもの脊髄分節から生じているので、いくつかの分節が損傷しても筋組織は局部的に刺激されることが可能である。

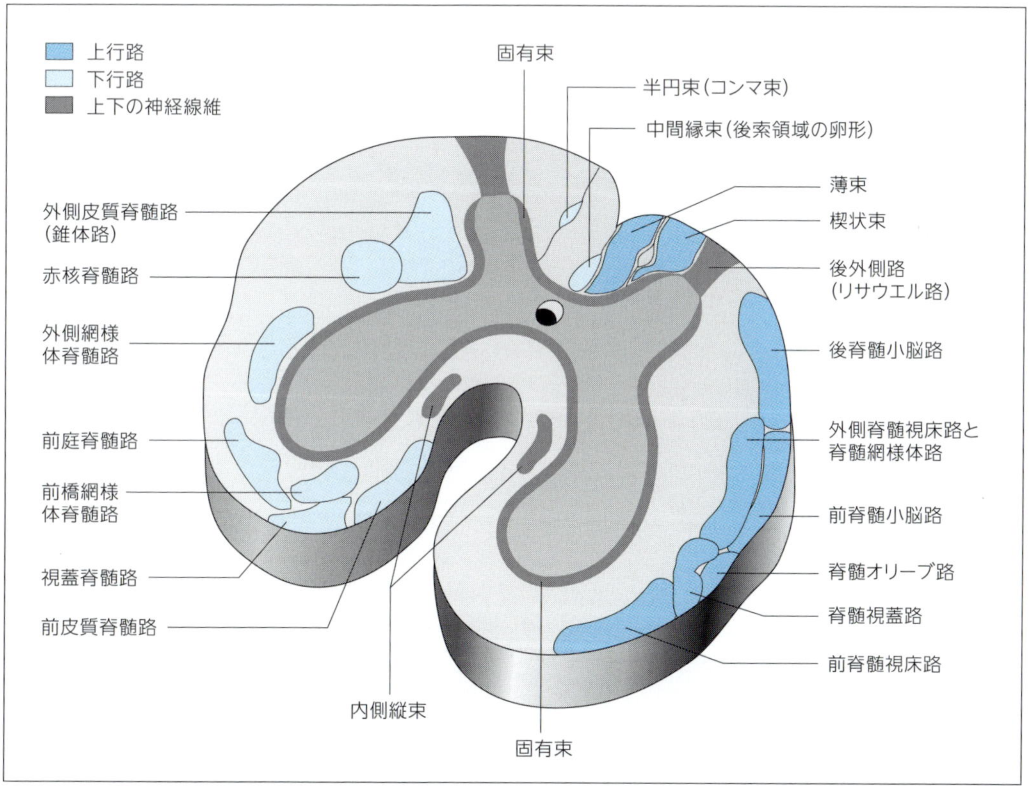

図5.2 損傷が不完全であれば、適応した刺激と可塑性再編成に応じて、固有束を通って上行・下行インパルスが伝達される。

か使わないため、背臥位の完全な伸張の姿勢セットとなり、下肢の屈曲痙縮を発生させる。アドバイスに従って、彼はp.37の図1.20 a,bで示される組み合わせた姿勢セットのように、二つのクッションを使用することにし、これはうまく機能した。これで完全に鎮痙剤を中止し、彼は覚醒して力強く感じるようになった。夜中に履いていた靴下も、しばらくすると必要としなくなった。

彼の麻痺は引き続き完全麻痺である。左の大腿四頭筋の最小限の収縮を除いて他の活動を刺激することはできなかった。トーンと感覚は変化させることができ、Pは車椅子でより良いQOLを実現することができた。

脊髄損傷患者の**診断記録**と**治療**は、大脳損傷患者のための治療が基本的には有効である。感覚、姿勢トーン、代償が評価される。一般的な治療目標は次のとおりである。

- 個別のモーバライゼーションと、感受性を高めたり下げたりする操作を通して感覚を正常化させる。その際、感覚の正常化が進むにつれ、通常は姿勢トーンも正常化されることに留意する。
- 姿勢トーンを正常化させるため抑制・促通治療テクニックを用いる。
- バンテージ、杖、車椅子といった補装具と周辺の介助措置の推奨。

5.1 症例：シルヴィア、ペドロ、R

●シルヴィア

主問題：C3/C4での四肢麻痺

シルヴィアは自動車事故後、C3/C4で椎体捻転を受傷した。彼女は自動車の助席でシートベルトを締めて座り、とても疲れて眠っていた。そのため座席の下に滑り、シートベルトが彼女の首周りに位置していた。運転手も同様に疲れており、自動車は車道から逸れた。シートベルトはシルヴィアの頚椎体を押し、ねじった。結果としてC3/C4部位の脊髄の不完全捻転損傷を呈した。

早期にシルヴィアはまず左足部、そして左下肢全体と左上肢を感じ動かすことができた。右下肢も「何かしら生じる」状態となった。しかし彼女は当初、完全四肢麻痺患者と同じように扱われた。

シルヴィアの評価

シルヴィアが私の診療所を訪れたとき、次の症状を呈していた。

感覚：全体的に維持され、多くの箇所ではわずかに減少している。治療後は以前より改善した。

車椅子での姿勢：シルヴィアは車椅子に座る。体幹安定性は不十分で、頚椎は過剰に前弯し、両肩は高く引き上げられ後退し、肋骨は突出している。骨盤は前傾位で、シルヴィアはやせているにもかかわらず、上腹部(肋骨弓から臍まで)は低緊張で突き出ているように見える。下腹部(臍から恥骨結合まで)は固く緊張し、両大腿は内転している。

移乗：フットプレートから足部を下ろす際、激しいクローヌスが両側に生じる。治療台への移乗の際は、シルヴィアは協力できる。彼女はいくらか体重を下肢に荷重させ、両上腕を後ろの私の上肢(私は両手をセントラルキーポイントに置いている)へ押し付けることによって前方高くへ持ち上げる。治療台の上へ座るときは、彼女は体重にブレーキをかけることがほとんどできず、台の上へ「落ちる」。私は膝を安定させ、重心であるセントラルキーポイントを保持することでコントロールする。

治療台の上での座位における体幹安定性：体幹安定性がどれだけ欠如しているかが明らかになる。彼女は、上肢も支持反応のために使えないので、頭部でバランスを保とうと試みる。上肢は肘関節で曲げられ、回外し、手と手指、特に右側は曲げられている。

評価記録を続行するため、また両足部の治療を開始するため、シルヴィアは背中の後ろに支持基底面を必要とする。もし介助者が居合わせなければ、もう一台治療台を引き寄せ、セントラルキーポイントの高さにクッションを置き、シルヴィアはそこにもたれる。

足部可動性：下腿三頭筋の筋紡錘を脱感作し、トーンを正常にするという目的で両側の足部をモーバライゼーションする。続いて、シルヴィアに私の助けとともに選択的底屈、そして足趾伸張と一緒に背屈をするよう指示する。左の方が運動も大きく質も良い。しかし、右足部も筋組織全体が刺激され、足部への一定の制御が存在することを示す。

シルヴィアの治療

体幹のモーバライゼーション

上記のように準備を施された足部は床の上に立つ。二つ目の治療台は再び片づけられ、私は患者の後ろに膝立ちする。私はセントラルキーポイントの外側を把持し、注意深く全ての方向に動かす。セントラルキーポイントと骨盤が、互いにいかなるつながりも有さないことがよく感じ取れる。セントラルキーポイントが動いても、骨盤は全く動かない。

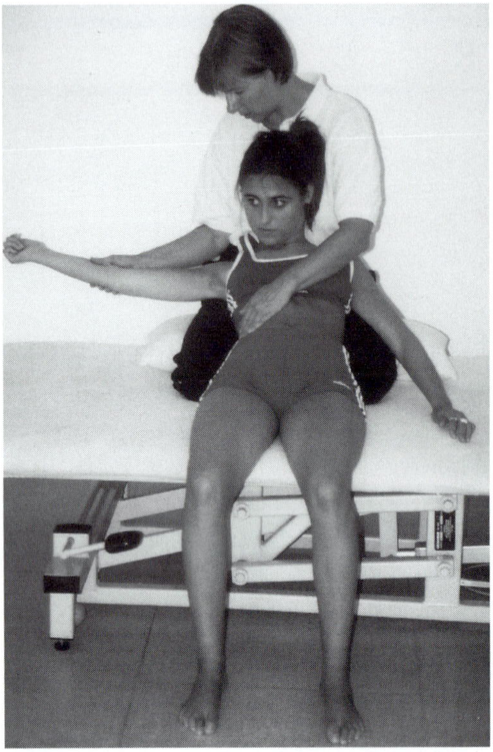

図5.3　セラピストはシルヴィアの疼痛を和らげるために、下の肋骨を安定させる。

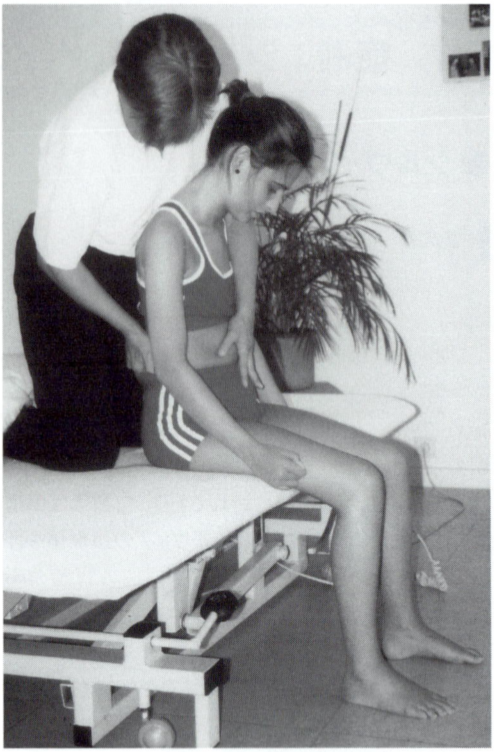

図5.4　シルヴィアは骨盤を選択的に前傾させる。

次に私は正座となり、セントラルキーポイントを腹側、尾側に動かし、骨盤を促通しながら後ろへ動かす。骨盤が前傾から後傾にわずかに動く瞬間、右膝が伸びる。ここでも過緊張により、伸張へ過敏に反応するという大腿直筋の典型的な問題が生じる。しかしシルヴィアは、セラピストの身体が与える支持基底面をうまく使い、右下腿を次第に床へ沈めさせることができる。足部は奇妙なアライメントにあるといえるが、体重を全く荷重しないので甘受することができる。

腹筋組織を活性化させ、背筋を抑制するために行われるこの「背臥位」から前方への運動において、シルヴィアは右胸郭壁の痛みを訴える。下の肋骨が過剰に動きやすく、見たところ外腹斜筋によって安定されないため外側・頭側に突出しているのが感じられる。この疼痛は、シルヴィアが運動を一緒に行うことを妨げる。

下の肋骨が過剰に動きやすい別の原因は、大胸筋の過緊張である。上肢が外転すると、遠心性伸張することができないため、近位の起始部を引く。そのため私は「6」から「5」、そして「4」へ動かす前に、下の肋骨を左手で安定させる(図5.3)。

続いて私はシルヴィアの上肢を私の大腿の横に置く。私の手指で腹筋上部を刺激し、「1/2M」から「M」への運動を誘導するため私は前傾する。そうすると疼痛は生じず、シルヴィアは一緒に動き、彼女の腹部は平たく固くなり、骨盤は後傾し、脊柱起立筋と大腿直筋は遠心性に緩む。この解放はトーンの正常化に作用する。脊柱起立筋の仙骨部と腰部も選択的に活動させることができ、そうして直立座位のために骨盤は前傾する(図5.4)。

体幹をモーバライゼーションさせる他の運動は、ラケルの症例(第2章、2.1)で述べられたように実行される。

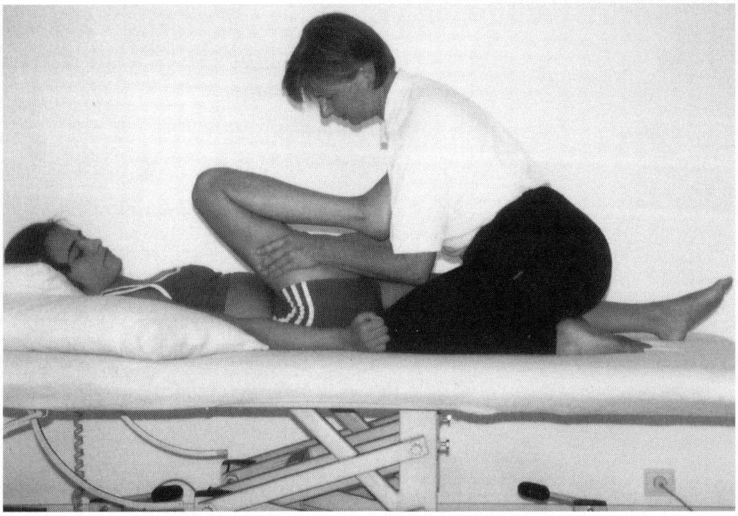

図5.5
右股関節の屈曲は、
左股関節よりも少ない。

股関節部分の個別の緊張緩和

シルヴィアは右股関節が強く圧縮され、大腿骨が寛骨臼へ「吸い込まれる」感覚を常に持つ。この時点で、大腿直筋、大腿筋膜張筋、ハムストリングス、広背筋の高いトーンを確認できる。これらを抑制し、立位での股関節の外転と外旋を伴う活発な伸張を促通するために、私は彼女と次の運動を行う。

私は台の上に2個のクッションを準備し、そこへシルヴィアが背臥位となるのを慎重に介助する。しかし、彼女の肋骨下部は高く位置し、骨盤は前傾している。私が頭部を少し持ち上げると、肋骨は下へ沈む。上半身のトーンはまだ正常ではないが、しかし他の身体部位へ大きな問題を拡げることもない。私にとっては、体幹下部、骨盤、股関節における、未だに著しく逸脱している姿勢トーンの正常化が最重要である。

私は台の上でシルヴィアの下肢の間で正座をして、シルヴィアの下肢を交互に折り曲げる(図5.5)。その際、右股関節が左よりも屈曲しにくいことを認める。私は右下肢を台の上に戻し、左下肢を内転させるが問題は生じない。私は右下肢を曲げ、左下肢を台の上に戻す。右下肢を内転に動かすと関節痛が生じ、それはすぐにこの下肢における連合反応を発生させる。股関節では異常に高い圧迫が支配し、それが挟みつけて関節痛をもたらす。

圧迫を減少させるため、治療台の左側に立ち、下腿を私の腹部に当てながら、両下肢を完全な屈曲で左側へ動かす。私は右手で下の肋骨を安定させ、左手は仙骨を尾側から掴む。そして私の体重を左足部から右足部に移動させ、シルヴィアの下肢と骨盤も一緒に動かす。私は左手で脊柱起立筋下部を尾側にモーバライゼーションし、シルヴィアは、その箇所の不快な緊張が緩和されると感じるとポジティブに伝える(図5.6)。

次に両下肢を身体中心に動かし、左下肢を台の上に伸ばし、右下肢をさらに曲げる。私は過緊張のハムストリングスと大腿筋膜張筋を集中的にモーバライゼーションし、下肢を屈曲位で内転させる。以前発生した関節痛はもう存在しない。

肩甲帯周辺の姿勢トーンの正常化

頭部の代償は頚筋組織全体、つまり頚部伸張筋と同様、僧帽筋と肩甲挙筋を過緊張へ導く。股関節の主問題に取り組む前に、肩甲帯・上肢エリアの姿勢トーンも正常化されなければならない。

私は頭部の端に座り、シルヴィアの頭部を彼女と一緒に左側へ動かし、そして中央へ戻し、その後右側へ動かしまた戻す。左側への運動の際、私は右

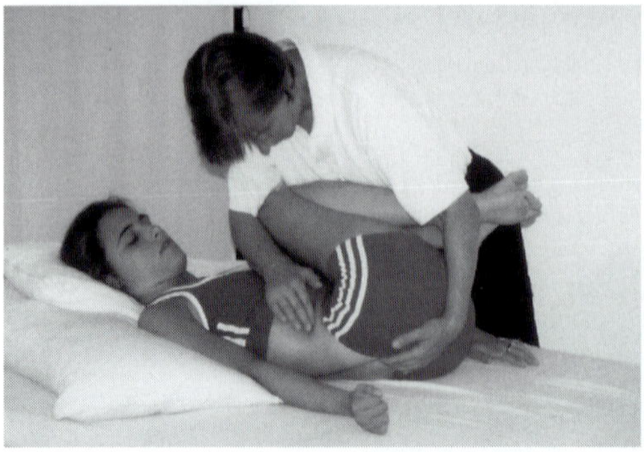

図5.6　セラピストは肋骨下部を安定させ、もう片方の手で脊柱起立筋下部をモーバライゼーションする。
シルヴィアは不快な緊張の緩和を感じる。

肩甲帯を尾側へモーバライゼーションする。そのとき、筋組織は伸張させられる(図5.7)。その間、私は上腕を外旋させ、肘を次第に伸張させる。

！ 大胸筋と小胸筋は幅広く平たい筋である。トーンが高い場合は肋骨の間に入り込む。モーバライゼーションは痛みを伴うこともあるので、患者の表情を観察しながら注意深くゆっくりと行われなければならない。筋組織の個別のモーバライゼーションにおいて皮膚を過剰に酷使させないために、油分を多く含んだハンドクリームを事前に両手につけることを勧める。

シルヴィアは伸張痛を感じ、強さは4だと言うが、屈筋群を少し近づけさせるとこの痛みは消失する。彼女は治療の進行を許容し、伸張痛に耐える準備ができている。私は彼女に深呼吸するよう勧める。これはリラックスすることにつながり、伸張痛から「解放」することにもなり、また大胸筋をさらに伸張させることにも役立つ。その際、大胸筋は上腕を内転・内旋させるだけではなく、肋骨を腹側に引く。大きく息を吐くと通常肋骨は沈み、大胸筋は伸張する。

シルヴィアの場合はそのように簡単ではない。この姿勢セットでどちらかというと低緊張の腹筋は、高いトーンを有す大胸筋に対して肋骨を沈めるだけの十分な緊張を構築することができない。この活動を効果的にするために、さらに二つの手が必要とされる。シルヴィアのいとこであるエスペランサは時折彼女に付添い、いつも治療を興味深く見学しているが、ここで彼女の助けを借りる。私が上肢の屈筋群を引き続きコントロールしながら伸張させる間、彼女はシルヴィアが息を吐くときに平たくした両手で肋骨を下へ、内側へ導くよう教えられる(図5.8)。左上肢は少しの時間が経つと外転させることができる。その際、治療台の横で支持基底面を拡大する簡易椅子の上に上肢を置くことも場合によっては可能である。

私が同様に右上肢をモーバライゼーションする間、肋骨も引き続き安定される。

選択的上肢運動の促通

上記のモーバライゼーションの後には、上肢の姿勢トーンは正常であることが感じられるようになった。そこで、シルヴィアは彼女の右上肢を活発に動かさなくてはならない。通常そこまで多くの機能的上肢活動が行われないこの姿勢で、正常な運動進行に応じた活動を見つけることは容易ではない。私は小さなペットボトルで遊ぶことを決める。

清潔なペットボトルに、1/3程度新鮮で冷たい水が入っている。キャップに小さな穴が開けられ、ペットボトルが押しつぶされるとそこから水が流れ出す。私はシルヴィアが右手でペットボトルを持つのを介助する。そして彼女は次の運動を行わなければならない。

- 伸張した肘を約90°屈曲させ(屈筋の主動作筋としての求心性活動)、戻す(屈筋の主動作筋としての遠心性活動)。
- 伸張した肘から最大限屈曲させ(90°からは肘伸筋の主動作筋としての遠心性活動)、戻す(90°までは肘伸筋の主動作筋としての求心性活動、90°の屈曲から完全な伸張は屈筋の主動作筋としての遠心性活動)。
- ペットボトルを90°の屈曲位から頭部へ向かって動かす(内旋筋の主動作筋としての遠心性活動)。そこで水滴が流れるまでペットボトルを少し押しつぶし(手と手指屈筋の主動作筋としての求心性活動)、90°の屈曲位まで戻す(内旋筋の主動作筋としての求心性活動)。

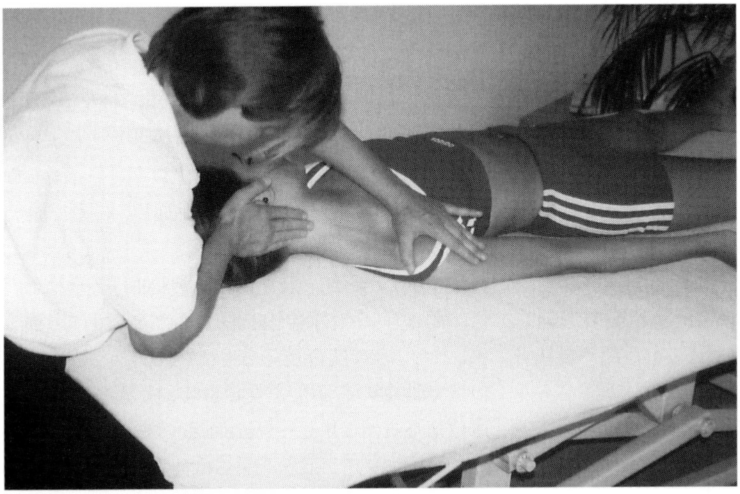

図5.7
肩甲帯は尾側へ
モーバライゼーションされる。

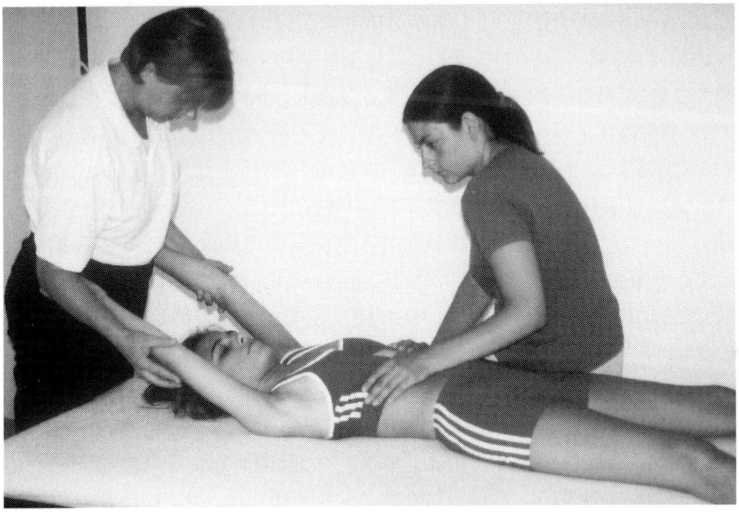

図5.8
セラピストは制御しながら
屈筋群を伸張させ、
シルヴィアのいとこが肋骨を
呼息の際に下方・内側へ導く。

- ペットボトルを90°の屈曲位から足部の方向へ動かし(外旋筋の主動作筋としての遠心性活動)、90°の屈曲位まで戻す(外旋筋の主動作筋としての求心性活動)。

その間、私は肩関節に参照点を与え、活動が選択的に実行されるかどうか、それとも手と手指が閉じられそうになっているか、または胸筋の過剰なトーン増加が存在するのを感じられるかどうか観察する。

同じ姿勢で他の活動も考えられる。

- 上肢は90°の屈曲まで動かされ、そこから回転軸を腹側に動かしながら肘を伸張させる。肘は上肢の重心点を成すことから、これは上腕三頭筋の主動作筋としての求心性活動となる。この運動において、私はシルヴィアの手と前腕をわずかに外側・腹側に動かさなければならない。そしてまた戻される(上腕三頭筋の主動作筋としての遠心性活動)。

これらの上腕三頭筋を回外させながら伸張させる活動は、肩関節、特に三角筋の刺激への運動開始に役立つ。

そして次第により多くの選択的運動を平行させる。

- 肘を90°まで屈曲、回転軸を腹側に動かしながら伸張させる。このやり方で持ち上げながら、上肢は外側への外転を通して頭部へ動かされなければならない(三角筋の主動作筋としての求心性活動)。
- 上肢は頭部から上前方、天井の方向へ動かされ、ペットボトルは顔面の前を動く(大胸筋と広背筋の主動作筋としての求心性活動)。
- 両上肢は挙上を促通される。特に右上肢の運動において、過緊張の胸部・肩甲帯筋組織の過緊張が体幹上部を不安定にさせることが認められる。私が選択的肘伸張を促通し、右上肢をさらに挙上へ導く間、再びエスペランサは肋骨弓を手で安定させるよう依頼される。
- シルヴィアは次にペットボトルから水を飲まなくてはならない。そのために彼女は肘伸張を緩め(上腕三頭筋の主動作筋としての遠心性活動)、同時に肩関節をさらに外転に動かさなくてはならない(胸筋の主動作筋としての遠心性活動)。ペットボトルの先端を口に運ぶことができるよう、前腕はゆっくりと回内されなければならない(回外筋の主動作筋としての遠心性活動)。
- 口から再び頭部の近くを通って、治療台の方向へ下げられる(大胸筋と広背筋の主動作筋としての遠心性活動)。
- そして再び前上方、天井の方向へ動かされ、そこから屈筋群の伸張を速く、大きくなり過ぎないようにしながら、外転させて横へ動かし、肘伸張が緩められる(肘屈筋の主動作筋としての求心性活動)。
- そして肘関節の90°の屈曲位は緩められ、肘を伸張させる(肘屈筋の主動作筋としての遠心性活動)。

立ち上がりの促通

立ち上がりのために、シルヴィアの右下肢は台から下垂される。この運動移行段階を、私は大腿直筋のモーバライゼーションに使う。目的は、大腿直筋が骨盤をすぐに前方に引くのを防ぐことである。股関節を90°の屈曲位にして左下肢を簡易椅子の上に置く。私は低い簡易椅子の上に座り、大腿直筋の近位部を遠位にモーバライゼーションする。その際、シルヴィアは下腿を屈曲に動かす。私は自らの右下肢で介助する。

腹筋組織全体が主動作筋として求心性に緊張し、股関節屈筋が遠心性に緩むよう、シルヴィアは上記の姿勢から頭部と肩を軽く持ち上げなければならない。私は左手で骨盤を後方へ促通し、右手で腹筋組織の収縮を刺激する(図5.9)。

シルヴィアは右下肢を再び大きく曲げ、それを内転に動かす。治療の後、股関節部分はあまり痛まず、どのような連合反応も生じていない。私は自分の体で彼女の右下肢を安定させ、大腿筋膜張筋を遠位にモーバライゼーションする。その際、股関節に牽引を加える。これはさらにトーンを正常化させる。数分後、両下肢を曲げると同程度屈曲し、両側とも痛みが発生することなく内転できる。

そして私はシルヴィアの股関節を伸張させ、選択的骨盤運動を実施し、ラケルの症例で説明したように行う(p.74)。その後、台の上に下肢は伸ばされ、腰椎が明らかに深く位置し、骨盤も以前より後方に位置することが観察できる。

背臥位から立位への運動は、ラケルの症例で紹介したように促通する(p.78)。そして台を高く設定し、骨盤の選択的運動をこの姿勢セットで実行する。つまり、完全な立位への直立のための後傾運動と、治療台へもたれて座るためにリリースするための前傾運動を意味する。

私はシルヴィアの前の簡易椅子に座る。彼女の左下肢が内旋に引っ張られ、右下肢は骨盤の後退によって外旋位に位置している問題が存在する。私は膝で彼女の膝を安定させ、どちらがより正常のアライメントから逸脱しているかを明らかにする。私は両手で、座る際における骨盤の前傾運動、または立ち上がる際の後傾運動を同様に促通する(図5.10)。

股関節屈筋と内転筋と一緒に、腹筋下部は機能的チェーンとして働く。これらは骨盤を尾側へ引き、左股関節を内旋・内転させる。それに対抗して作用させるために、シルヴィアの下肢は大きく外転させられる。私は右手で左の下腹部を右頭側へ動かす。左手で、内転筋の近位部を把持し、シルヴィアが左下肢を外旋の方向へ回転させるのを助ける(図

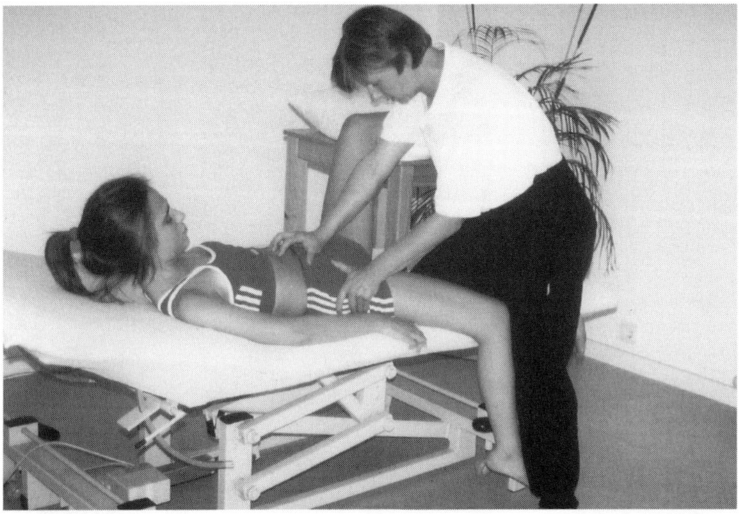

図5.9
セラピストは
腹筋の収縮を刺激し、
骨盤を後方へ促通する。

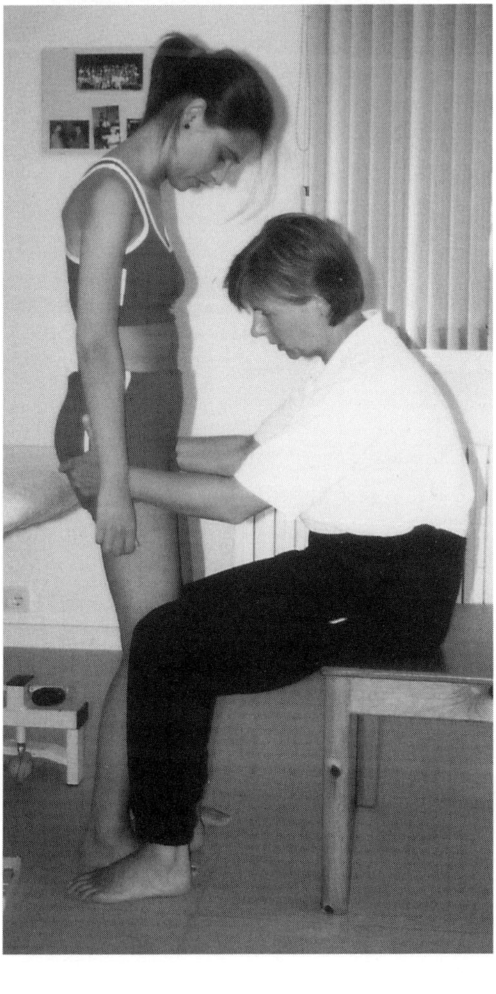

5.11)。その際の方向を定めるポイントは膝蓋骨で、内側方向ではなく前方を向かなくてはならない。

立位と歩行の促通

シルヴィアにとって両下肢の相反神経支配はいまだに大きな問題である。そのため立位を改善し、歩行のための準備となる保護ステップは重要な姿勢セットである。まず左下肢をわずかに前へ出し、屈曲トーンを強く抑制し、伸張トーンをさらに構築しなければならない。私は左膝関節の安定を助け、完全な股関節伸張を達成し維持するために骨盤を後傾させる。そして後ろの右下肢は膝で緩められなければならない。私の左足部でシルヴィアの右第1中足趾節関節に参照点を与え、「ここで留まり、膝と足部を解放させてください」と言う。図5.12で観察できるように、足部はまだ強く床を押し付け、膝が前方で緩むのを妨げている。

シルヴィアは短い距離は歩行できるようになったが、長距離、特に調子の良くない日には車椅子を必要とする。事故から3年と9ヵ月経ってもまだ改善が見られる。これは彼女に、引き続き取り組むことへのやる気を起こさせる。

図5.10 後方への選択的骨盤運動の促通

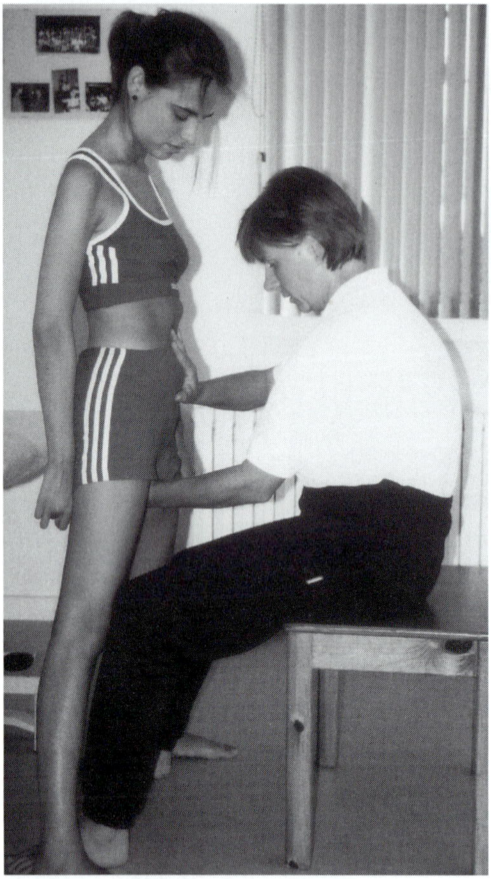

図5.11 セラピストは内転筋の近位部を把持し、シルヴィアが下肢を外旋させるのを介助する。

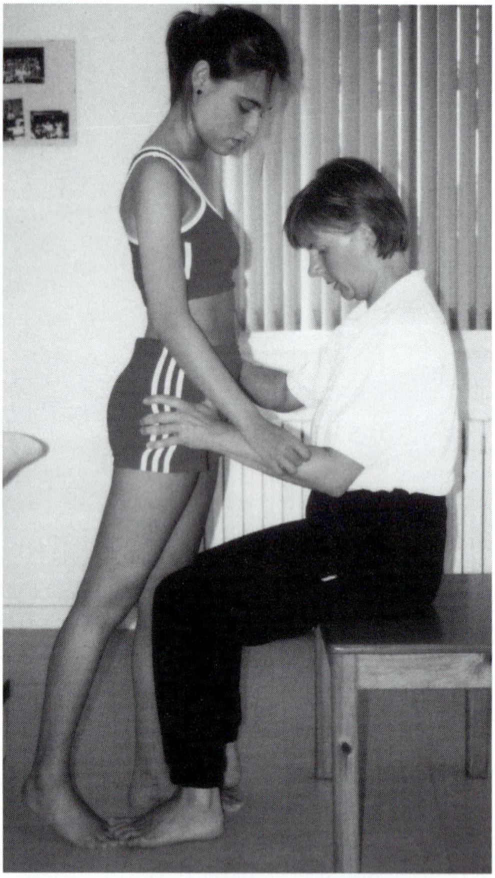

図5.12 シルヴィアは強く床を押し付け、膝を前方へリリースさせることができない。

● ペドロ

ペドロの症例では、身体独自の支持基底面である殿部と「外部のサポート」によって行った様々な経験をお伝えしたい。

ペドロの体質は、事故以前にすでに存在していた体幹と骨盤の姿勢トーンについて予想させる。彼は腰部に強い伸張(過活発で短縮した脊柱起立筋)と骨盤の前傾を呈す。彼の腹筋は障害のずっと以前から活発ではなくなっていた。肥満、そして腹筋を伸張に維持する分厚い腹部は彼の他の部位に影響を与える。

治療初期に、広背筋両側の筋力トレーニングに重点的に取り組むことによって、彼の腰椎の前弯は強化された。椅子での座位で、下腿に荷重をかけて伸張させるよう取り組まれた大腿四頭筋のトレーニングは、強く活性化された大腿直筋の引き込みにより骨盤の激しい前傾を引き起こした。ペドロはどの観点においても「完全横断」患者のように治療され、治療の目標も彼専用には設定されなかった。もちろん彼は車椅子においてもできるだけ自立しなければならない。筋組織の刺激活動と、場合によって杖を使った歩行能力への問いは全く存在しなかった。厳しい筋力トレーニングによって強化されてしまった下肢の連合反応は、強過ぎる鎮痙剤の投与によって対処され、それは彼が常に疲れ集中力を弱め、不明瞭に話すことをもたらした。

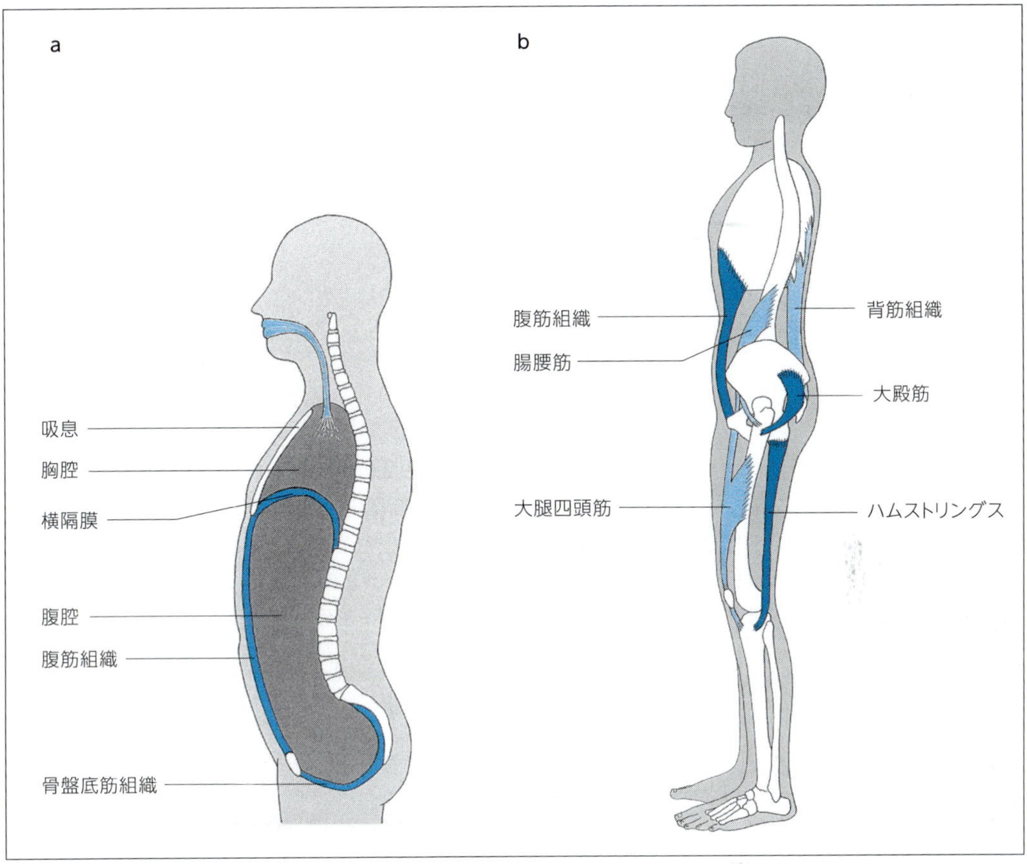

図5.13 a-b 直立姿勢の共働作用。**a** 気腔:骨盤底筋が気腔を下方に閉じる。**b** 背筋と腹筋組織の深部層と外側の体幹筋組織は、頭側への圧力を構築し、それは収縮する横隔膜と閉じられた口腔・鼻腔によって上から押し返されなければならない。

私の治療におけるペドロに対する**主目標**は、体幹の選択的伸張への正常な姿勢パターンの活性化である。

正常姿勢

体幹の選択的伸張は、両大殿筋と骨盤底筋の収縮から始まる。さらに多裂筋を含む脊柱の腰仙部深くの伸張筋も活性化される。脊柱を背側に曲げず、頭側に伸張させるため、腹斜筋、腹横筋、腹直筋、そして外側の腰方形筋といった腹筋全体の活動を必要とする。そして、脊柱を直立させ拡げるために必要となる腹腔エリアの圧力を構築するために、横隔膜が同様に収縮、つまり尾側に向かって緊張することが有効である。膀胱括約筋と肛門括約筋を閉め、口腔と鼻腔を閉じることは、圧力が頭側または尾側に漏れず、胸郭への必要な対抗力を調達する(図5.13 a-b)。

選択的伸張のこの姿勢パターンの活性化は、骨盤の寛骨臼に対する大腿骨頭の特定のアライメントに左右されるように見える。ペドロの典型的な座位姿勢は、下肢が比較的大きく開かれ、体幹を起こすことを試すと腰部の脊柱起立筋のみを活性化させ、セントラルキーポイントは大きく前へ押され、肩甲帯は後退し、頭部は背側へ傾く。ペドロの多裂筋はここでは脊柱の深部にある伸筋すべての代わりを務める役割を果たしているが、それを私が刺激しようとし

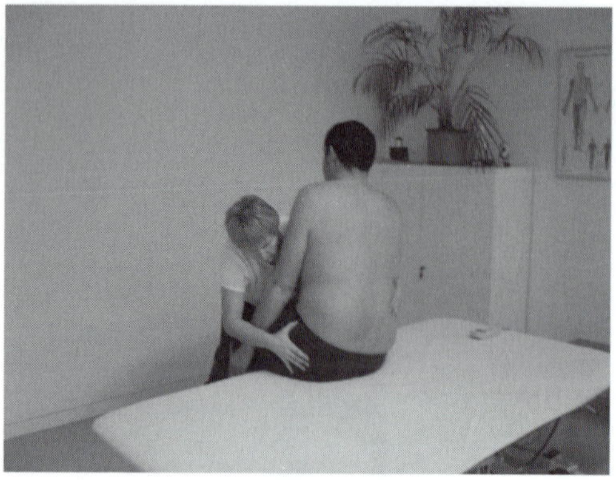

図5.14 大殿筋は坐骨結節の下に「押しこまれる」。

ても(p.112、図2.75参照)何も達成できない。骨盤と殿筋組織に対する大腿のアライメントを変化させて初めて、上記の姿勢パターンは選択的体幹伸張を活性化させる。興味深いのは、その際、腹筋も対称的に活性化し、刺激の数分後もまだ活発に維持されていることである。腹筋を緊張させるその他の試みにおいては(第2章で述べたように、セントラルキーポイントを骨盤と組み合わせて動かすこと)、結果は半分程度にも満足できるものではなかった。特にペドロの「悪化した」右側を活性化させることは困難だった。そのため次のステップを慎重に、順番に行うことが推奨される。

まずペドロの足部は第2章2.1で説明したように刺激される。そして私はより荷重をかけやすい方に座る。ペドロの場合は左側となる。私は右手でセントラルキーポイントを左側、つまり私の方へ動かし、右体幹が活発になり骨盤を上方へ引き上げる立ち直り反応を促通する。私は左手でペドロの右大腿骨を膝関節の近くで掴んで持ち上げ、私の左下肢で安定させている左膝に対して右膝を押す。そしてセントラルキーポイントをゆっくりと中央に戻し、右骨盤も台の上に沈む。その際、右大殿筋を坐骨結節の下に「押しこむ」ようにする。この操作は筋が低緊張であればあるほど重要となる(図5.14)。

比較：正常姿勢-異常姿勢

もし両大殿筋が正常なトーンを示していれば、それらは自然なクッションを形成する。少なくとも座面(椅子)が一定の固さを有していれば、自己の体重が圧覚刺激を成し、それは伸筋を活発に維持させる。殿筋組織のトーンが減少していると、上半身の体重は筋群を中央、そして特に外側に押し付ける。痩せた低緊張患者であれば、硬い座面の上での直立座位を行うとすぐにそれを感じとることができ、また横へ動くと痛みと結び付く不快な音がすることでも感じることができる。筋のアライメントは変化し、うまく緊張することができない。脊髄の不完全損傷患者が、殿部への圧力を分布させる目的の床ずれ予防クッションに何時間も座ることを考えれば、この殿筋組織が緊張への準備が全くできない状態にあることを容易に理解できる。

体重が筋に及ぼす圧迫は、筋活動が時と場所が適切であれば、選択的伸張の姿勢パターンを刺激する。

下肢を屈曲、内転に維持する。安定した大腿骨に対する骨盤の運動を通して、股関節はさらに内転・内旋し、過活発で短縮した大腿筋膜張筋は遠心に緩み伸張する。そこで私はペドロの右足部を、内転を中断することなくゆっくりと床の上に戻す。両膝を安定させながら私は立ち上がり、ペドロの右側に座り、左下肢に行ったことと同様のことを行う。この一連の運動の終わりに、外転筋が大腿を固く外転に引くことなく、私はペドロの両足部を腰幅に開かせることができ、それは大腿筋膜張筋の姿勢トーンが軽減したことを意味する。もちろん何年にもわたって存在する構造的短縮をそのように難なく解消することはできない。私が下肢を解放すると、少しの緊張があっても外へ引かれ、「間違った」アライメントに位置する。そこで私は「外部サポート」としてネオプレンという合成ゴムの素材からできた腎臓位置のベルト(バイクの付属品取扱店で購入)を使う。これを両下肢に巻きつけ、マジックテープで留め、私が望むポジションで両下肢を維持する。このベルトは、前庭脊髄系を刺激するために、踵を交互に床を固く踏みつける程度の十分な余裕を持たせる。そして私は

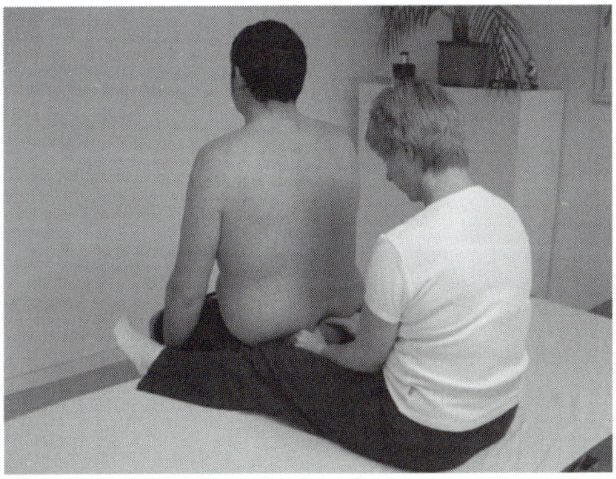

図5.15 第一の刺激:
私の両下肢の内転を通して両股関節の外側から圧迫する。
第二の刺激:私の手指による両大殿筋上部の圧迫。
第三の刺激:腰部伸筋、多裂筋を母指で圧迫する。

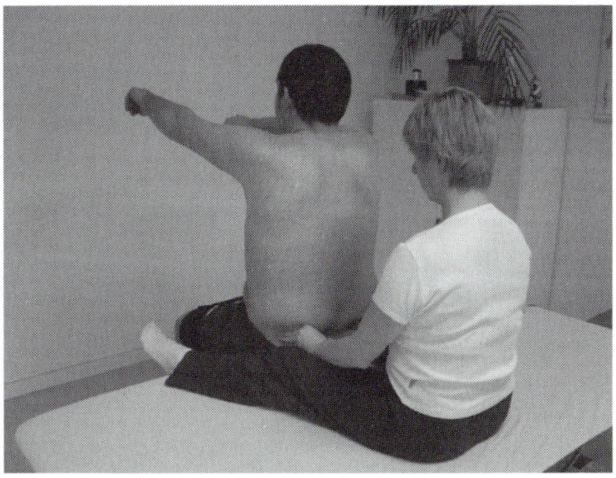

図5.16 身体独自の重さをぶら下げることによって、選択的体幹伸張の姿勢パターンに「荷重を与える」。

ペドロの後ろで治療台の上に長座位となる。私は両大腿でペドロの殿筋下部を強く押し付け、一定の圧迫を与える。私は両手で股関節上部の伸筋組織に圧力を与える。その際、一定の伸張をすでに観察できる。私は母指で仙骨上の背筋を押し、この圧力を維持しながら頭側へ動かす(図5.15)。ペドロはそれを感じるよう要求される。殿筋組織、脊柱起立筋、腹筋組織前部と側部が対称的に緊張することが明らかに見て取れる。さらに私はペドロの頭部を頚部伸張に導き少し牽引する。その際、自分が伸びるように、と要求する。そして脊柱の選択的伸張をさらに活性化させる。

この姿勢背景を元に、私はペドロに上肢をゆっくりと前傾させるよう動かすことを頼み、彼が体幹筋組織全体の次第に増加するトーンとともに上肢の重さとバランスをとれるかどうか、以前のように頚椎と腰椎の過剰な伸張でバランスをとらないか観察する(図5.16)。

もちろんこれらの姿勢は立位においても、立位バランスを改善するために利用されなければならない。

立位への動きが、腹筋と背筋をさらに活動させるために使われる。私はペドロの前の簡易椅子に座る。彼の両上肢は私の肩に置かれる。そして私の大腿で彼の大腿をアライメントで維持する。ベルトは外され、手の届く範囲に置かれる。私は後ろに下がり、彼は前傾姿勢となり、上半身は空間に対して対角線上にある。上肢を片方ずつ持ち上げることによって、腹筋が再び活性化される。続いて彼は骨盤をゆっくりと持ち上げなければならない。私は踵部が床をどのように押し、脛骨が前方へ押されるかを観察する。私の足部で、ペドロの足部の外側をコントロールをする。彼は台に完全に体重を預けることなく何度も座ることを繰り返し、すぐにまた持ち上げなければならない。大腿四頭筋、特に広筋を緊張させる目的で何度かこの運動を反復した後、ペドロは完全に立ち上がり、立位で直立しなければならない。この最後の反復の前に、私はベルトを腹部周りに装着する。前方下部を通って後ろでマジックテープをしっかりと留める。

筋生理学

動的で伸張によく働く筋組織に対して、静的に働く筋組織は近づくことでより収縮する。外部のサポートは、腹筋から働きを奪ってしまうのではなく、ペドロで明らかに見て感じられたようにその働きを活性化させる。

●症例：R

主問題：Th12/L1における不全対麻痺

Rは39歳で、3年前に窓からの転落によって椎体骨折を受傷し、Th12/L1に脊髄損傷を呈し、それは最初完全損傷と診断された。

骨折した椎体を安定させるためプレートが取り付けられ、それはTh10からL2まで達した。さらなる手術への不安と、このプレートが全く負担とならなかったため、Rは手術で除去することを拒否した。

Rの評価

Rが初めて私の診療所へやって来たとき、次の症状を呈していた。

治療台の上での座位における姿勢と触診：頚椎前弯がはっきりと現れ、高いトーンを有す脊柱起立筋の頚部の起伏を認識することができる。肩甲帯は右側が左側よりも大きく引き上げられ、僧帽筋と肩甲挙筋は圧痛と運動痛を呈している。胸椎は下部がひどく後弯し、腰椎は過剰に前弯し、脊柱起立筋の腰部は著しく起伏している。この筋組織は硬く緊張し、可動せず圧痛を伴う。このエリアでは過敏症が生じ、接触は背中全体の伸張を引き起こす。Rは痩せているが膨らんだ腹部が目立ち、それは低緊張の腹筋組織を示唆する。

仙骨上の輪郭は平らで膨張している。これは、脊柱起立筋の仙骨部における筋トーンが存在しているサインではない。組織は押し込むことができ、わずかにずらすことが可能でぶよぶよとしている。

同様に殿筋組織のぶよぶよとした輪郭も目視確認でき、あきらかに低緊張を感じることができる。

さらに大腿直筋の強度の過緊張も触知でき、伸張の際に過敏症の発生を示唆する。前脛骨筋、長母趾伸筋、下腿三頭筋もこれらの症状と組み合わさって伸張に過敏に反応する。

車椅子での座位：Rは彼女にとって柔らか過ぎる上に、幅の広く深い車椅子に座っていた。彼女は操作するために、高過ぎるアームレストに両上肢を持ち上げなくてはならなかった。全身におけるこの無理な上肢の位置によって、肩甲帯を高く持ち上げ、僧帽筋、肩甲挙筋、菱形筋は高いトーンを示していた。

車椅子での座位においても、手術によって固定されたTh10からL2の範囲では強度の後弯が存在し、頚椎に生じている過剰な前弯と残りの腰椎の過剰な前弯で釣り合いをとっている。

歩行：Rは住居の中を2本のロフストランドクラッチで歩く。彼女は大殿筋活動による活発な股関節伸張を全く生じさせないので、過剰な腰椎の前弯は、脊柱起立筋による股関節伸張の代償を原因としていることが明らかである。彼女は大腿四頭筋とハムストリングスを活発に収縮させることができず、安定性も担うことができないので、両膝関節をブロックしてしまう。

神経生理学的視点

通常、脊髄レベルで抑制と興奮は釣り合いがとれている。α運動ニューロンとγ運動ニューロンは、錘外筋線維または錘内筋線維の興奮によってトーン構築を担う。レンショウ細胞と抑制性介在ニューロンは、この興奮を抑制コントロール下に維持する。脊髄の不完全損傷において、このバランスが阻害される。小脳損傷と同様、抑制コントロールの制限が、過敏症と過緊張によって明らかになる。極度に緊張している筋紡錘とともに活発になっているガンマシステム、そのため容易に発生する足底屈筋のクローヌスを呈す。より大きな筋、例えば腹直筋や大腿直筋においては、いわゆる屈筋引っ込み反射(p.157および次のページ)の形で筋紡錘の過剰な反応を目視し触診できる。

私はRを前から観察し、Rが下肢を交互に伸張・屈曲させ、彼女が体幹安定性に対して一定のコントロールを有していることを認識する。立ち直り反応は十分ではなく、上肢の支持反応をすぐに起こすことによって代償している。

Rは下肢運動への一定のコントロールも有している。彼女は座位、背臥位、立位において伸張のトータルパターンを発動させることができるが、しかしほとんど後ろへ倒れそうになる。彼女は足部を再び床に接地させるため、伸ばした膝を介助によってのみ曲げることができる。

座位ではさらなる下肢の屈曲は不可能である。立位でロフストランドクラッチを用いても、屈曲の開始はほとんど不可能で、そのため歩行時に下肢を前へ振りだすことも非常に困難となる。彼女は低い段を超えることもできない。

感覚：彼女は感覚について背部全体が過敏であると述べる。彼女は私の手の接触と軽い圧力を感じ、その体温を説明することができる。彼女は、右大腿外側の大きな楕円形のエリアが、常に不快でひりひりとしていると言う。これは損傷の約4週間後に始まり、およそ3年経った今でも続いている。彼女は括約筋のコントロールに関しては制限を全く感じないと言い、これはこのエリアの正常な感覚が存在するということを意味する。

Rの治療

私の最初の**治療目標**は次のとおりである。

- 接触と圧力に対する背部の過敏感領域の脱感作
- 伸張に過敏感な筋(大腿直筋、前脛骨筋、長母趾伸筋、下腿三頭筋)の脱感作
- 圧覚痛を引き起こす脊柱起立筋の頚部と腰部の脱感作
- 代償のために過緊張となっている筋トーン減少(僧帽筋、肩甲挙筋、脊柱起立筋の頚部と腰部)
- 最終的に正常な選択的活動を実行できるように、脊髄損傷のために過緊張となっている筋トーン正常化(大腿直筋、内転筋、ハムストリングス、下腿三頭筋、前脛骨筋、長母趾伸筋)
- 脊髄損傷のため低緊張となった、または過緊張の拮抗筋によって抑制されている筋組織のトーン構築(大殿筋、中殿筋、内側広筋、中間広筋、外側広筋)

脊柱起立筋のトーン減少、腹筋組織のトーン構築

私は腹筋組織のトーン構築と同時に脊柱起立筋のトーン減少に着手する。そのためRは治療台に座り、足部を床に接地させる。私は彼女の後ろで膝立ちし、右手でRの胸骨の上からセントラルキーポイントを軽く尾側・背側に導く。Rは支持基底面としてセラピストの腹部を最初はうまく使うことができない。この状況は彼女にとって不慣れなものであり、何をすべきかよく理解できていない。私はRを誘導しながら左右に軽く動き(Mから3へ、そしてMから9へなど)、彼女に一緒について来るよう指示する。そして私はMから1/2Mを通って3へ、そして4からMを通って8から9へ、そして戻るよう運動を拡大する。運動は次第に大きくなり、Rはそれを背中で感じ、セラピストに合わせるということを学ぶ。

私はゆっくりと正座をする。Rは一緒に動こうとするが、腰椎の過剰な前弯を十分に緩めることができない。なぜなら、脊柱起立筋はうまく遠心性に伸張することができず、両側の大腿直筋が骨盤の腹側の上前腸骨棘を前方に維持するからである。この深刻な問題に取り組むために、私は下腿の上にクッションを置き、正座が高くなるようにする。さらに、私はRの肩甲帯を私の外転させた大腿の上にもたれさせるようにする。こうして彼女の脊柱はさらに下へ沈むことができる。私は手指で背筋組織を外側へモーバライゼーションし、これはRがトーンの増加とともに過敏に反応することを防ぐために、必ず運動と一緒に行わなくてはならない。

そして私は両手で、彼女の上肢の下を通って骨盤を掴む。私は手指を背側に、母指を両上前腸骨棘の腹側に置く。脊柱起立筋が少し伸張し抑制されたので、6からMの運動において、腹筋を主動作筋として求心性に活動させなければならない。

私はさらに前屈し、Rに一緒に運動について来るよう、そしてゆっくりと体を起こすよう指示する。脊柱起立筋と広背筋で未だに存在する緊張準備状態は、患者が私に対して伸張することによって後ろへ押し付け、自らを前方へ持ち上げることを導く。私はまさにこの代償を予想していたので、この望ましくない運動を、「ストップ、そのやり方ではありません」と言ってブレーキをかけるが、両下肢が伸張と内転のトータルパターンで伸びることを防ぐことはできない。

数分の間、もう一人のセラピストが必要となる。このセラピストは注意深く左下肢の遠位である足部、そしてさらに近位である大腿を掴み、膝をゆっく

りと、しかし確実に曲げ、足部を再び床に接地させる。彼女の運動はゆっくりと行われなければならない。彼女はいつ、そしてどのくらい下肢が緩むのか感じなければならない。片方の下肢が再び床に接地すると、もう片方の下肢の膝屈曲は容易になる。そして、このセラピストは治療台の前の簡易椅子に座り、自身の足部を軽く、注意深くRの足部に乗せ、彼女の両手をp.69の図2.7のように大腿の腹側の近位部に置く。彼女の両手は慎重に筋組織を掴み、わずかに遠位に向かってモーバライゼーションする。彼女の前腕は大腿から膝関節に添えられる。

Rは頭部を前方に曲げ、自己の臍を見るようにして、私と一緒に前方へ動くよう要請される。

私はその際、彼女のセントラルキーポイントを大きく腹側・尾側に動かし包み込むようにする。

このサポート位置によって脊柱起立筋の抑制と腹筋組織の促通はうまくいき、骨盤の後傾を発動させる。介助者は両膝にはっきりとした圧力を尾側、足部に向かって与えて安定させ、この骨盤運動を通して緊張している大腿直筋が遠位部を短縮するのではなく、遠心性に伸張させるようにする。この運動は、運動方向を左前方、右前方と多様化させ、介助を緩和できるようになるまで反復させることが必要である。

同僚のセラピストは大腿直筋の両方の腱を両手で外側へ動かし、さらに伸張させようとするが、最初の試みではすぐに緊張の反応が生じる。しばらくしてやっと緩み、両下肢が筋の弛緩段階において再び開始位置となる。

次に治療は同僚のセラピスト不在で続行される。Rは治療台でゆったりした座位となり、私は、彼女のより問題が少なく見える左足部の横で正座し、運動性を与えるモーバライゼーションをする。

神経生理学的視点

治療での刺激は受容器で受け取られ、末梢神経を通して脊髄へ送られる。小脳障害の場合、これは正常に受け入れられ統合・伝達されるのに対し、脊髄損傷の場合は、正常に処理されず、非常に早い段階で反応される。

! 足部の扱いとモーバライゼーションは特にゆっくりと慎重に行われなければならない。なぜならその過敏感は、すぐにトータルパターンへのトーン増加（連合反応）へつながるからである。場合によっては薄いタオルを使って治療しなければならない（図3.4参照）。

背屈への運動はすぐにクローヌスを発生させ、これは下腿を踵と一緒に持ち上げることによってのみ抑制することができる。ゆっくりと踵を下げ、同時に下腿三頭筋を外側へ抑制するようモーバライゼーションさせることによって、足関節で足部と足趾屈筋を伸張させる背屈がクローヌスを発生させることなく可能となる。中足骨部を相互に動かすことや、底側骨間筋の軽擦もまた同様に慎重に、ゆっくりと、柔らかいタッチで行われなければならない。

! Rのケースでは、どの順序で行われなければならないかということはそこまで重要ではなく、どのように行うのかが重要となる。

座位における骨盤の選択的運動

足部がこのように準備された後、ゆったりした座位（1/2M）から直立座位（M）への選択的骨盤運動が促通される。そのために私は治療台の上でRの後ろに座る。Rは下を向き、脊柱起立筋の頚部を解放し、両上肢を自然にぶら下げる。私は両手を彼女の骨盤に置き、両側を圧迫する。そして私の母指に軽く力を入れて、下から頭側へ向かって動かす。そうして、この脊柱起立筋の尾側の低緊張部位に収縮のための刺激を与える。同時にRは、臍の下の腹部を前方へ動かすよう言葉で指示を与えられる。運動の実行は正確に観察されなければならない。本当に選択的で、望む筋組織部位が収縮しているか、それとも運動は大きく頭側から始動されているのか。この可能性も存在する。なぜなら、その部位の高いトーンのために収縮への大きな準備が整っているからである。

私は次に患者の前の簡易椅子に座り、足部が立ち上がりに適したアライメントにあるかコントロールする。Rの頭部は軽く私の頭部に触れ、彼女の上肢は私の肩に置かれ、両方とも選択的骨盤運動を容易にするための参照点を形成する。

私は両手でRの股関節に触れ、母指を腹側の鼠径部、手指を転子の外側に置く。そして、その前と同様の運動が行われなくてはならない。直立座位からゆったりした座位へ脊柱起立筋を解放させ、それに続いて骨盤を前傾させ、そこから再び直立座位へ導くようにする。

このポジションは、次に横への体重移動でも保持されなければならない。私は骨盤を非対称的に掴む。左手は坐骨結節の下で、骨盤を持ち上げるのを助ける。右手はそのポジションを維持させながら、右股関節に圧迫を与える間、伸張筋の収縮を刺激する。まず、私は右手で股関節への圧力を通して外側への回旋運動を刺激し、左手でRの右骨盤を軽く持ち上げる。

セントラルキーポイントへの身体独自の支持基底面を成す骨盤運動は、体幹の立ち直り反応を発生させる。左側は伸張し、右側は短縮する。はじめは、この伸張と短縮は不十分なまま進行する。Rはバランスを失うと感じ、左上肢で支える。私は、それは左上肢による正常な支持反応ではあるが、この瞬間では体幹の立ち直り反応の欠如を代償するものであるので望ましくないものだと説明する。支持反応を通して、体幹の立ち直り反応のためのさらなる刺激が存在しない。そのため彼女は自らを支えないよう指示される。彼女にとってこの正常な反応を抑圧することは困難であるが、体幹を伸張させ、または短縮させることができるようになり、正常な立ち直り反応も改善される。

そして私は骨盤を3から9へ、そして戻す運動のみを行うのではなく、9から1/2Mを通って3へ、そしてMを通って9へと動かす。Rが随意的に活発に動かすのではなく反応するよう導くために、私はこの運動を規則正しく行うのではなく運動方向で遊ぶように動かす。そうすることによって、一緒に動くためにRは骨盤運動を感じることに集中する。そして私は気付かれないようにそっと頭部の接触を解消し、参照点を少なくする。運動は中断されることなく促通される。そしてRは上肢も私の肩から離し、骨盤を続けて選択的に動かすために、参照点なしでセントラルキーポイントを安定させなければならない。これは明らかに簡単ではなく運動は大きくなり、脊柱起立筋のリリースはM、3、9から1/2Mへの動きではうまく機能しなくなり、反復が必要とされる。

立ち上がりの促通

続いて立位となる。準備された足部は適したアライメントで立つ。治療台は高く設定され、Rの立ち上がりを容易にする。彼女は大きく前方へ傾き、上肢を再び私の肩に置く。私は両股関節を掴み、内側へ揺らすような運動(これは股関節の圧迫と外旋に作用する)によって両殿部を刺激し、股関節伸張を介助する。私の膝でRの膝関節の伸張の大部分をサポートする。

この時点において、Rが完全に直立することは重要ではない。というのも、彼女は股関節伸張能力の欠如のため、まだ肩甲帯を大きく後退させ、体幹と頭部の伸張と一緒に行うからである。彼女は少し持ち上げ、停止し、再び座らなければならない。

比較：正常運動

正常運動においても、例えばスキーをした翌日、大腿直筋遠位部の集中的な働きが、内側広筋、中間広筋、外側広筋と協力して、大腿直筋の近位部をより良く解放に導くことを感じることができる。股関節はより簡単に伸張し、伸張を維持しやすくし、体幹全体は直立する。

Rは彼女の上肢を胸の前でクロスさせ(右手を左肩に置き、左手を右肩に置く)、彼女の足部を見るよう指示される。これは肩甲帯の代償運動を抑制するだけではなく、頭部の代償運動をも抑制する。

私は上記のように介助し、何度も体を持ち上げ、座りなおした後に、Rは完全に直立しなければならない。骨盤が後方への運動を始めなければならないその瞬間、私は両殿部の背側と下腹部筋組織の腹側の収縮を尾側から頭側に向かって刺激する。

立位の促通

立位では、私は引き続き股関節を外旋させ、膝を伸張させるよう介助しなければならない。左右への小さな運動を行い、Rは交互に片方の下肢により荷重をかける。Rは全運動の間は下を見なければならず、頭部または肩甲帯の伸張運動を行ってはならない。

! アライメント全体をコントロールすることが重要である。股関節は膝関節の真上に位置し、これは足関節の腹側縁の真上に位置する。両膝蓋骨は前方を向かなくてはならず、内転筋とハムストリングスによる代償が許容されてはならない。

足部へのこの荷重は、腓腹筋の筋紡錘の過敏症を正常化するものである。そのため、同様の活動を起立台の立位においても行うことが有意義である。起立台の有効な寸法は図11.6を参照のこと。

また、立位の異なるポジションを平面で試すことも有意義である。例えば右足部、または左足部を軽く外に向ける、または軽くステップ位を取ることもできる。わずかな非対称性の目的は、内転筋とハムストリングスの代償の可能性を減少させることにある。

これらの筋組織のトーンをさらに減少させるために、私はRが向きを変えるのを助け、顔が治療台の方向を向くようにする。治療台は上前腸骨棘の高さに設定される。私はRが上半身を前へ倒すのを介助する。上肢は内旋位で台の上に置かれる。この腹臥位立位で、筋組織を個別にモーバライゼーションしながら（肩後引筋、脊柱起立筋、広背筋）小さな外側への運動でトーン減少に取り組む（図2.34, p.87も参照）。

私は床に座るか低い簡易椅子に座り、Rの小さな膝運動を助ける。その際、内転筋とハムストリングスの近位部と遠位部、そして下腿三頭筋も同様に、個別の筋組織のモーバライゼーションを行う。

これは感覚も変化させる。最初、Rは運動を感じないが、姿勢トーンの正常化とともに次第に運動を認識するようになる。ミラーリングではわずかな逸脱しか認められなかった。

左足部を後ろに位置させることができるよう、Rの体重は右足部にかけられる。踵を床に沈め、膝を伸張させるとき、Rはまだ助けを必要とする。Rには「踵を床に下ろして、下肢を長くしてください（「長く」を伸ばしながら発音する）」と言う。これは大腿四頭筋の主動作筋としての求心性活動を刺激し、ハムストリングスを拮抗筋としての遠心性伸張に刺激する。

右下肢もそれに応じたやり方で扱われる。Rは軽くなったように感じ、「空中」や「持ち上げられて」いるのではなく、より両下肢の上に立っていると感じると言う。彼女の肩は明らかに力が抜け低く位置している。

ゆっくり歩くことの促通

自動的な歩行はまだ不可能である。そのため、ゆっくりと歩くことが促通されなければならない。私はRのすぐ後ろに立ち、彼女の骨盤を後傾させ、セントラルキーポイントをわずかに尾側に動かす。両キーポイントは私の相応するキーポイントと接触している。もう一人のセラピストがまた数分間必要とされ、低いキャスター付きの簡易椅子に座る。そのセラピストは足部と膝の正確な促通を担当し、私は重心の前方運動と股関節伸張を担当する。

三人で同時に、右側で体重を負うために右へ動かなくてはならない。

同僚はRの左膝を緩めるのを助ける。同僚の右足部はわずかにRの左足部の足趾上に置かれ、そこに中足趾節関節の過伸張のための回転軸を与える。そしてセラピストはRの足部へ低く前屈し、その足部をもう片方の足部に沿って床の上を滑らせ前方に動かす。

Rは右足部で立つことに集中し、左下肢を前へ動かすよう試してはならない。もし試すと、彼女は前屈し、全てのアライメントを崩してしまうかもしれない。彼女はまず運動を感じなければならない。

私も自分の左足部を前へ出し、Rを一緒に動かし、私の体重を私の左足部の上へ、左前方へ動かし、Rも彼女の左足部の上で立つ。

同僚は同じ促通を右下肢で行う。そうしてRは空間で数歩歩いたことになる。彼女が膝をゆったりと下ろし、足部を立脚の足関節の前に動かした後、彼女に大きな一歩で前へ動かすよう指示することが可能になる。これは選択的膝伸張を示唆するものである。

Rは、まだリハビリテーションの長い道の途中にいるが、彼女はそれを理解し、歩んでいこうとしている。代償を通してトーンを構築することを避けるため、できるだけ一人でロフストランドクラッチを使って歩行しない方が良いという推奨を、彼女は快く聞き入れることができない。しかし彼女は次の説明を理解した後には、その必要性を認めた。

相反神経支配の一つの見地として、肩甲帯と骨盤帯の間がある。通常、図1.1bで見られるように骨盤帯は安定性を担い、肩甲帯は可動性を担う。骨盤帯が必要な安定性を果たすことができなければ、肩甲帯がトーンを構築することによって代償する。それを通して最小限の安定性が保証され、この種の共同作業を変化させるという中枢神経系への要請が存在しなくなる。骨盤帯は低緊張で、肩甲帯は過緊張のままとなり、それは全てのネガティブな結果、例えば痛みを抱える肩という形で自己に跳ね返る。骨盤帯におけるトーン構築はほとんど不可能である。まず肩甲帯の過緊張が解消されなくてはならず、新しく安定性を構築するために、中枢神経系を刺激する、一定の不安定性が発生させられなければならない。セラピストはこの安定性の構築を骨盤帯に定め、正常な相反神経支配を再構築することができる。

同様の原則が片麻痺患者にも有効である。非麻痺側が代償のために過緊張となり、麻痺側が低緊張のままとなる。患者が治療時間以外にロフストランドクラッチを使用して歩行すると、肩甲帯のトーンを再び増加させ、骨盤の低緊張は維持される。そのため、例えばRの住居の場合、車椅子で移動するのが非常に困難な風呂へのルートなど、本当に必要最小限のみ使用するに留めることを推奨する。

6　多発性硬化症患者への ボバース概念に基づいた 治療の糸口

この章では、本書の紙面が限られているので、病像と治療の詳細な説明は省略する。そのため、多発性硬化症患者（MS）の治療についての根本的な考えを述べたい。この考えには、個々の疾病の段階、または障害の等級に合わせた治療目標を確定することが含まれる。そしてその目標に従い、またいつそれが変更されなければならないのか、つまり新たに定義し適切にそれを追求するということを認識することが重要である。

多発性硬化症患者は、人生を通じて理学療法的治療を必要とする。その際、治療は異なる条件下で行われる。例えば診断を下す段階や急性発作の発症時に急性疾患病院において、リハビリテーションセンターにおいて何週間にもわたって、または診療所や多発性硬化症グループ向けセンターにおいて何年も治療を受ける。患者の疾病の進行経過をともに経験し、精神的に乗り越えることは容易ではない。患者が発作から回復し、セラピストが症状を緩和することができても、またすぐに元に戻ることもあり得る。患者と同様セラピストも再び新たに「奮起」して、現実的な治療目標を見つけ、それに取り組むのを開始しなければならない。このともに悩むことは、一方は患者の気分の状態に感情移入する能力を必要とし、他方、落胆せずに力を集め、やる気を起こすために一線を画す能力も必要とする。私はほんの数人だが多発性硬化症患者を何年にもわたって治療し、彼らから人間的に莫大に学ぶことがあり、この場で心から謝意を表したい。

病理学と総合的症状

多発性硬化症または急性散在性脳脊髄炎は、おそらく症状のバリエーションが最も多い神経医学疾患である。そこには視力障害、複視、疲労、感覚鈍麻、敏感症といった感覚障害や感覚異常、低緊張麻痺、脳性と脊髄性の過緊張による麻痺、平衡障害、運動失調、構語障害、神経心理学的障害、膀胱・直腸障害、性機能障害が含まれる。

世界中で集中的に研究されているにもかかわらず、原因はいまだに最終的に解明されておらず、原因療法は不可能である。

Colville、Ketelaer、Paty（MS-Management, Vol.1 No.1, 3/94）は、MS患者における四つの段階について述べている。

1. 初期段階では診断が下される。これはどのように確実に診断がなされ、明白に患者に伝えられるかが、疾患の治療とマネージメントにとって重要であることを意味する。

例：34歳の女性Mは、彼女の診断について4年間も曖昧にされてきた。彼女は最終的に伝えられた診断内容よりも、この不確かな期間の方がずっとひどかったと感じる。

さらにサポートによって治療は影響を受ける。例えば専門家によるサポート、家族によるサポート、そして診断に関する進行形の情報を受け取ることによっても影響を受ける。

2. 早期段階では、患者が様々な等級の症状を呈し、それは回復することもあり得る。
3. 後期段階では、回復できない症状が確立され、それは障害へつながる。

表6.1　陰性症状及び陽性症状

陰性症状（減少した興奮）	陽性症状（減少した抑制）
遠位部である指先から始まることの多い低緊張。	足底から始まることの多い過敏性。 陽性支持反応で確認できる。
疲労。これは運動単位を動員させることが困難になり始めた兆候の可能性がある。	視床のフィルター機能と操作機能の欠如が始まる兆候としての感覚異常。
運動単位の動員が欠如する、明らかな兆候としての麻痺。	下腿三頭筋から始まることの多い過緊張。 足部クローヌスが次第に多く発生することで目視確認できる。
	抑制コントロールの欠如の兆候として、 選択的運動が次第に困難になる。トータルパターンの発生。

4. 進行段階では、重い障害と介護の必要性が存在する。
  そして二つの進行形態が観察できる。
- 進行性：多くはゆっくりと、時折早く進行する
- 慢性：全く異なる再発頻度

MSの進行において、神経医学的損傷の作用は脱髄病巣によって、同時に発生し次第に多くなる抑制症状（陰性症状）と興奮症状（陽性症状）が観察される（表6.1）。

6.1　障害等級に関連した治療目標の設定

治療目標は全身状態、つまりその患者の主な症状に応じて決められる。それは等級に応じて異なる。

1.と2. /初期・早期段階/ Kurtzke尺度/EDSS 0.5-5.5

この等級における目標は以下のとおりである。
- 姿勢トーンの正常化
- 代償戦略を抑制し、症状の減少に伴って現れる正常運動の発達を妨げないようにする。避けなければならないのは、椅子から立ち上がるときに上肢を使うことである。その場合、下肢への負担は少なくなり、肩甲帯と上肢は姿勢トーンを高め、骨盤帯の不安定性が維持されてしまう。また歩行時に、家具や壁で支えることも避けなくてはならない。それをとおして支持基底面は拡大し、平衡反応と立ち直り反応が刺激されなくなってしまう。

例：私は受講中、すでに年金受給者となっていた家族を持つ36歳のBという患者と知り合った。彼は車椅子を使い、歩行補装具は保有していなかった。自宅では家具に沿って歩き、壁で支えると話していた。その後の日々の治療で、彼の障害は第一印象より明らかに緩和されているように見えた。彼は、2年前に非常に悲観的な方法で診断を告げられ、理学療法士も本当に彼の症状の改善のために取り組んではくれなかったことが明らかになった。彼の進行する疾患が、当時車椅子を使うことがもっともだと思わせた。

我々は彼の上肢による代償を緩和させるよう治療した。これは受講生と、非常に重要であるが彼自身にとっても、姿勢トーン、そして両下肢と足部の起伏全体がどのように変化したか感じ目視することができた。こうしてまた個別に取り組むことができ、そのために選択的な神経筋活動が取り入れられた。Bは補装具なしでこのコースから離れ、ある（不確かな）時間を経て彼の歩行能力を再び獲得し、そして彼の疾患に対して別の見方をするようになった。彼は簡単に中断するのではなく、障害を緩和させるために健康で現実的な楽観主義とともに取り組むようになった。

- 体幹の選択的伸張の正常な姿勢パターンへの促通
- 正常な選択的運動と運動パターンの促通
- 正常な立位バランスへの取り組み
- 正常歩行への取り組み
- 患者の個々の問題に特別に作成される自主活動への取り組み
- セルフサポートグループと多発性硬化症患者のネットワーク（MSネットワーク）についての情報
- 問題のヒアリングと専門家によるサポートを探す際の手助け

3. 後期段階（Kurtzke尺度/EDSS 6.0-7.0）

この段階では思考転換が行われなくてはならない。疾患の進行は、症状の回復がもはや不可能であることを示す。残っている症状は障害も残ることを意味し、代償戦略が必要となる。

個別の治療の目標と介入は次のとおりである。

- 患者が自ら発展させた、またセラピストから提案される代償戦略がトレーニングされ精緻なものにされる。
- 補装具を個別に探し、試して調節する。そこには片・両足部へ歩行補助として使用するタロ・バンテージや、1本または2本の杖、1本または2本のロフストランドクラッチ、歩行補助車、車椅子、電動車椅子などが含まれる。さらに、シャワー室における簡易椅子、浴槽リフト、トイレ座面を高く設置する、バスルームに手すりや小さな補助具を設置する、家事を行う上での補助具、職業従事を容易にするための補助具、例えば物を書く際の補装具なども考慮される。

例：Rは43歳の外科医で、彼の手指の感覚障害と軽度の運動失調によって彼の職業を諦めなければならないことをとてもつらい事と感じていた。この障害は彼の日常生活においてはほとんど妨げとならなかったが、彼の手術における精密な仕事においては困難で危険なものとなった。彼はまだ歩行能力を有していたが、すぐに疲労した。車椅子はまだ彼にとって考慮するものではないと彼は主張した。他の患者のMは、精神科医に「友達としての車椅子」と説明する。目的地から壁に沿ってまたはロフストランドクラッチを使用して歩行できる程度、元気な状態で到着するために、彼女は長距離には車椅子を使う。美術館で、彼女はホールからホールには車椅子で移動し、ホールの中では歩き、絵画を立位で観賞する。ショップやレストランへも車椅子で移動し、その中ではショッピング・カートで歩く、または付添人の腕で支えながらテーブルに着く。Rも最終的には同様の経験を積み、長距離や疲れる距離には車椅子を使用し、目的地に到着したら歩行用補装具で歩いた。

代償と補装具の投入は、常に同じ筋群のステレオタイプの使用を意味し、それは過緊張を発展させる。高い筋トーンは短縮の危険性、関節の可動性の減少、異常アライメントにおける運動を内包する。例えば杖で歩行する場合が例として挙げられる。これは広背筋、肩関節の内旋筋の主動作筋としての求心性活動を意味し、これは操作活動において、拮抗筋としての遠心性に緩めながら挙上と外旋を許容しなければならない。トーンが高過ぎると、上肢は不十分な外旋で持ち上げられ、それは棘上筋の腱、場合によっては他の構造においても挟み込みを生じさせる。そのため、セラピストは次のさらなる目標を達成するために、予測しながら治療しなければならない。

- 正常な関節可動性の維持または再獲得
- 個別の抑制モーバライゼーションによって、過活動の筋群のトーンを減少させる
- 正常なアライメントでの選択的運動の促通
- できるだけ最善な立位バランスの維持
- 自主活動の適応（下記の症例を参照）
- 臥位、移乗、補装具の使い方、排尿補助の技術、個人衛生のサポート、着脱衣のサポートなどを家族または介助者にトレーニングすること

例：Mは理学療法を受け、20mgのリオレサールを投与され、何年にもわたって下肢の過緊張を上手にコントロールしていた。しかし、学業のために座ることが多くなり、それまで立位で行っていた、洗濯、干す、洗濯物を畳むという活動をする時間がほとん

どなくなってしまった。そのため下肢の屈曲トーンは増加し、彼女は移乗とロフストランドクラッチを使用した歩行に、より困難を感じるようになった。彼女の神経科医はリオレサールの投与を30mgに増やしたが、これはトーンの減少を招かず、逆に増やすことになった。

私の仮説としては、Mは投与の増加によって、ぼんやりとした状態で多くの活動を行わなければならず、疲れ、重力に対して、また体幹と肩甲帯の低緊張に対して戦い、その結果下肢のトーン増加を引き起こしてしまったと考えられる。

そのため家具職人に彼女のために高い斜面机を作ってもらった。本と記事を読むために彼女は立位で過ごすことが多くなった。長時間の伸張と下肢への圧力は彼女の屈曲トーンを緩和し、彼女はリオレサールの投与を以前の20mgに減少させ、4週間後には再び以前のバランスを取り戻した。

4. 進行段階 (Kurtzke尺度/EDSS ＞7.0)

強度の障害と不動性と言い表せられるこの段階では、再度理学療法目標が変更されなければならない。

- 患者が座るまたは横になることが多くなるため、褥瘡予防が保証されなくてはならない。そこには、座面クッションやマットの選択、家族による体位や体位変更、ベッドから車椅子への移乗、車椅子から椅子または歩行訓練器具への移乗についてのトレーニングが含まれる。
- 気道疾患の予防または治療は、補助器なし、または使って呼吸の練習をし、体位・体位変更、分泌物放出の場合には調べることを通して行う。また介護者によるこれら全ての技術習得も必要である。
- 体幹、四肢の補助的、場合によっては受動的運動を通して、筋組織・関節包の拘縮に対して予防し、介護者によるこれら技術習得が必要である。
- 立位訓練器具を使って「受動的」な立位能力の維持。

まとめ

MS患者との治療において、セラピストは自身の能力全てのインデックスを引き出さなければならない。そのためには呼吸治療、場合によっては感覚異常のための電気治療措置(この導入のためには、セラピストは医師に提案することも考えなければならない)も含まれる。さらに低温治療に関する知識も必要とされる。足部と下肢の感覚異常や過緊張は、多くの患者において氷風呂を用いることによって減少される。セラピストは医師との協議の上、現在治療している患者に適しているか検討しなければならない。

ボバース概念に基づく治療提案を選択することに関して、セラピストは他の章で述べられている活動が多発性硬化症患者に用いることができるか決定しなければならない。

互換性のある治療に次のようなものがある。

- 乗馬療法：これは、乗馬に熱中することで、選択的骨盤運動とバランスを改善し、下肢の内転筋の過緊張を抑制する。
- 水泳療法(James MacMillanに従ったハロウィック法)：患者は障害が存在しても家族とプールへ行き、水泳することを学ぶ。
- 緊張緩和療法：ヨガや、自律訓練法、フェルデンクライス・メソッドの様々なトレーニングは自主活動を補完する。
- 神経心理学的問題の困難度に応じて患者は個別の治療を必要とする。
- 鍼療法や指圧療法も感覚異常に役立つ。

7 パーキンソン病患者へのボバース概念に基づいた治療の糸口

この章は第2版で新たに書き足された。それは、ボバース概念の基本原則によって、どのように典型的なパーキンソン病患者、またはパーキンソン症候群やパーキンソンに類似した疾病を治療するかということを示すためである。これは古典的なトレーニングについて考え、また患者を神経生理学的根拠に基づいて治療することを提案するものである。

神経科医は三つの異なる病像に分類する。

- 典型的なパーキンソン病患者の三つの主要症状
  - ＊ 運動機能減少症、寡動(動作緩慢、動作減少、動作不能)
  - ＊ 固縮(主動作筋と拮抗筋のトーン増加)
  - ＊ 振戦(ふるえ、身震い、そのため「振戦麻痺」という名称がある)
- パーキンソン症候群、または二次性パーキンソン症候群の徴候
- パーキンソン症候群の系統変性
  - ＊ 進行性核上性麻痺
  - ＊ 線条体黒質変性症
  - ＊ シャイドレーガー症候群
  - ＊ オリーブ橋小脳萎縮症

様々な病像の原因

様々な病像の原因として二つの可能性が存在する。

- 特発性。つまり原因がよく分からない。パーキンソン病は、家系で頻発していても遺伝性疾患とはみなされない。
- 脳炎、皮質下動脈硬化性脳症、長年にわたる向精神薬と神経遮断薬、興奮薬(Mangan, Co2)、エクスタシー、ドリーム(ボクシング)といった薬物の摂取、大脳基底核の石灰化、梗塞(虚血、出血)、低酸素血症、炎症、前頭葉腫瘍。

神経生理学的視点

黒質は五つの大脳基底核のうちの一つである。

- 尾状核と被殻は、皮質、視床、大脳辺縁系からの信号を受信するエリアである。
- 淡蒼球外節と視床下核は大脳基底核内で信号の受信と送信を行う。
- 黒質と淡蒼球内節は視床へ、そして補足的に運動皮質への送信を行う。

黒質はドーパミン生成と放出によって、大脳基底核へのインパルスの情報伝達を担い、標準的な自動的姿勢トーンに影響を与え、それは精緻で随意的な運動の実行にも特に重要となる(図7.1)。

「皮質下の基底核エリアの機能は多様で、運動を直接操作することにもつながる。こうして、プログラム選択の感覚運動的視点と、運動記憶の召集に関わる」(Illert 1999年)。

さらに、大脳基底核の主機能を次のようにまとめることができる。

- 運動の準備、実行、終了、運動シーケンス。
- 運動の「ハンドブレーキ」：特定の部位の抑制、つまり安定した参照点を形成し、この抑制を解放する、つまり他の運動を許容する。
- 望まない運動の抑制。
- 運動の時間シーケンスのサポート。

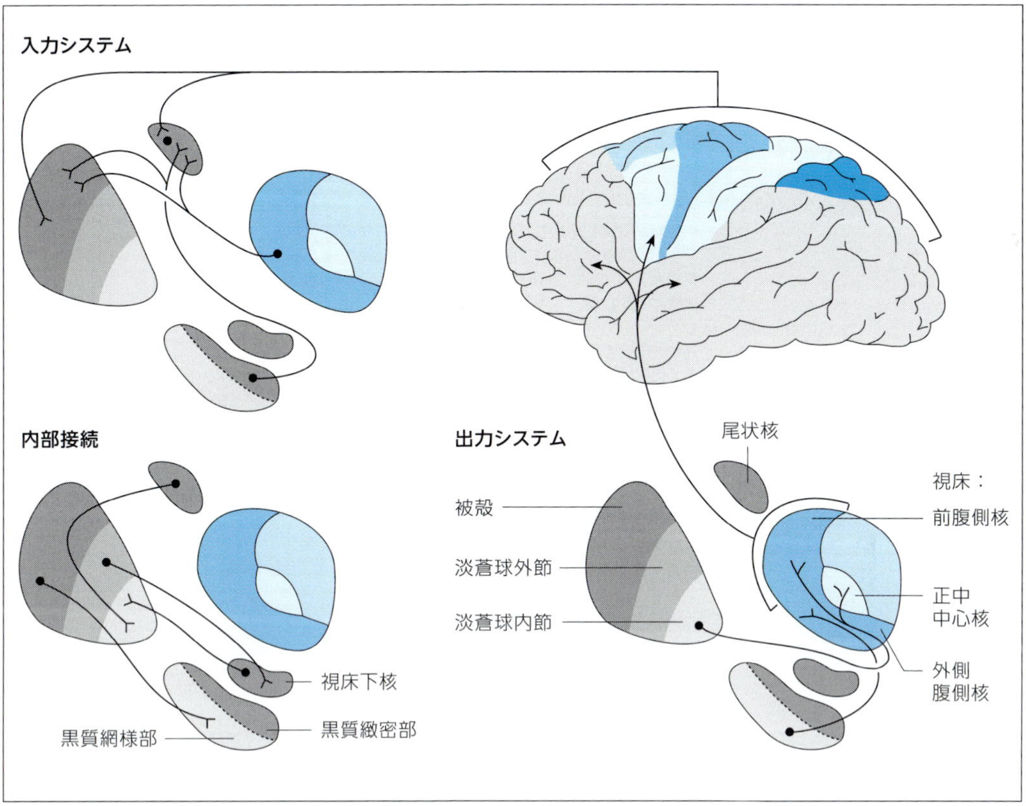

図7.1 運動のプログラミングへの大脳基底核の関与

● 感情要素が運動に影響を与え得る可能なルート。

そのため障害も理解しやすくなる。ハンチントン病、ジストニア、斜頚、トゥレット症候群といった過剰な運動につながることもあれば、パーキンソンや他の類似した症候群のように運動抑制につながることもある。

黒質のドーパミン生成が加齢とともに減少することは正常である。50%までの生成減少は無症状である。つまり、運動機能減少症、固縮、振戦の最初の兆候が現れたら、黒質の機能が明らかに阻害されていることを意味する。

多発性硬化症とは異なり、パーキンソン病は疾病の原因が判明していることから、原因療法が可能である。基本的に二種類の薬物が利用できる。

● ドーパミン
● ドーパミンアゴニスト
● COMT阻害薬
● 抗コリン薬
● MAO-B阻害薬
● アマンタジン

この疾病にドーパミンが効果的であるという発見は、ロバート・デ・ニーロ主演の「レナードの朝」という映画で印象的に紹介されている。それは、通称LT-Testにおいて「夢のような薬」として作用し、全く動かない身体がL-ドーパの投与を受けて30分後には可動的になったというものである。現在では、多くの場合10年経過するとドーパミンに慣れ、その効果が次第に薄れていくことが判明している。そのため、パーキンソン病を呈す若い世代の最初の数年間に、いわゆるドーパミンアゴニストを投与して治療し、身体のドーパミンがすぐに減少、使用されないように作用させる。身体は数年のうちにそれにさえ慣れてし

表7.1 パーキンソン病における症状

症　状	内　容
感覚障害	全身における「無感覚」な感覚。 約40%の患者は感覚異常や蟻走感を呈す。
運動症状	
振戦	約69%の患者において、診断する際に典型的な安静時振戦 （指先で紙を丸めるような動作や紙幣を数える動作）を呈し、 疾患が進行するにつれ約75%においては、睡眠中や運動実行中には緩和され、 安静姿勢時において強まる。
運動緩慢	運動を開始するのが困難で、運動はゆっくりとしたものになる。 全ての日常生活活動（ADL）においてネガティブな機能性が見て取れ、 それらが作用するものとして無表情、構語障害、嚥下障害、巧緻運動障害、小書症がある。
固縮	全ての運動方向に対して強い抵抗を呈す。可動性低下につながり、筋痛、関節痛が生じる。 屈筋が強い影響を受ける。
姿勢と姿勢反応の変化	まばたき、バランス反応、（特に後方への）保護ステップ、 歩行といった自動的反応の数、頻度、振幅を減少させる。 前方突進と後方突進は姿勢トーンをさらに増加させ、転倒傾向が高まる。
神経心理学的症状	
●精神緩慢 ●混乱 ●空間識障害	思考緩慢、空間的・時間的な論理的関連性を認識し 説明することがすることが困難になる。
精神学的症状	抗うつ状態、内心不安、睡眠障害、精神病、幻覚。
皮膚症状	脂漏性皮膚炎（フケと顔面皮膚の炎症、また汗分泌障害を呈す）。
自律神経系症状	便秘、膀胱障害、起立性低血圧、性欲異常。

まうが、それによってドーパミン投与のためのさらなる時間を獲得することができる。

投薬は患者に運動の自由という時間、いわゆる「セラピューティック・ウィンドウ（therapeutic window）」を与える。

多岐にわたるこの疾病の**症状**は、表7.1にまとめた。

理学療法の治療目標は、患者が該当する等級に応じて、また運動の自由と「therapeutic window」外での段階に応じて異なる。

等級 1

患者は半身において症状を呈すことが多く、診断され投薬される。「therapeutic window」は大きい。患者は仕事に従事でき可動性を維持し、改善させるためスポーツを嗜むこともできる。スポーツ活動は、ドーパミンを使い過ぎることのないよう、控えめでなければならない。患者を驚かせないよう、疾病の進行について熟知させることも重要である。理学療法治療においてアドバイスする際には、患者を待ちうけている将来可能性のある症状について説明し、それを予防するように取り組む。

等級 2

固縮、運動機能減少症、振戦、運動制限といった症状が、もう片方の半身にも現れ対称的となる。「therapeutic window」、運動の自由度も狭くなり、硬直時間が長くなり、バランス障害も認められ

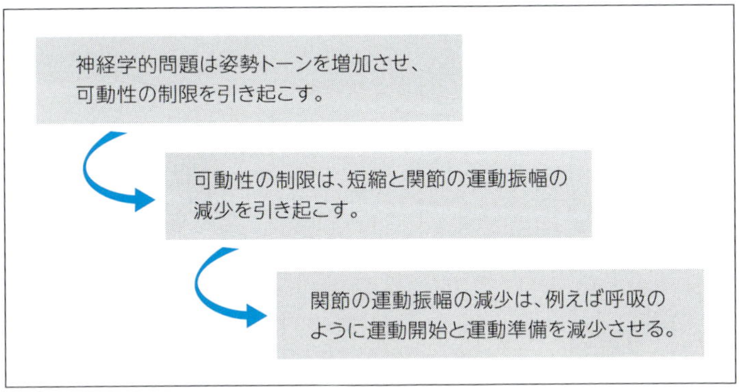
神経学的問題は姿勢トーンを増加させ、
可動性の制限を引き起こす。
可動性の制限は、短縮と関節の運動振幅の
減少を引き起こす。
関節の運動振幅の減少は、例えば呼吸の
ように運動開始と運動準備を減少させる。

図7.2
この図は理学療法で取り組むべき疾患の進行を示す。

る。図7.2は理学療法治療で取り組むべき疾病の予測される進行を表している。理学療法士が最も影響を与えることができる症状は、固縮と運動機能減少症である。治療においては次の目標が設定される。

参加レベルにおける治療目標：

- 仕事能力の維持
- 自立性の維持

構造レベルにおける治療目標：

- 増加した姿勢トーンの減少
- 体幹と近位のキーポイントの伸張能力を維持するために、前庭脊髄系と皮質・網様体脊髄系の刺激
- バランスの改善

症例：ウルリッヒは52歳で9年前にパーキンソン病と診断された。4年前に体育教師という職業を辞めなければならなかった。日常では完全に自立し、ドーパミンアゴニストとドーパミンを組み合わせた薬物によって、調和がとれていると感じる。彼は1日を身体の必要性に応じて組み立て、多く動くよう取り組む。散歩、水泳、地域の高齢者チームで週に一度サッカーをする。この疾患患者の多くに見られるように、彼はそれまで理学療法治療に対して懐疑的だった。「私が『オフ』のときは、誰も何もできない。そして私が『オン』のときは、私は誰も必要としない。私は動くことができる。」というのは一つの広まっている考えである。しかしこの段階で彼は治療を必要とした。

図7.3は、ウルリッヒの立位における典型的な屈曲姿勢を示す。膝と腰が曲がっている。そのため彼の重心は前方、前足部と足趾の方向へ移動し、背側への立ち直り反応が常に発生する。彼の大腿四頭筋は転倒を防ぐため常に活発である。両足部（足趾屈筋、足底腱膜）と下腿（下腿三頭筋）は過緊張を呈す。これを抗力で代償するために、彼の肘は前額面中心より後ろに位置し、肩関節を後傾させ（広背筋が明らかに緊張している）、肩甲帯を上前方の

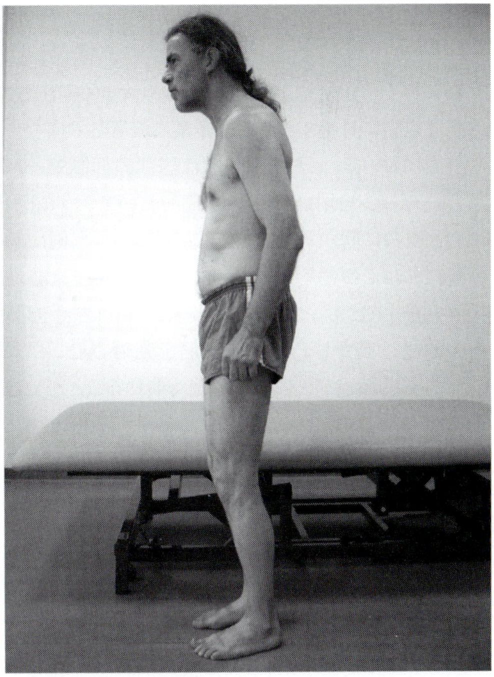

図7.3　典型的な屈曲姿勢

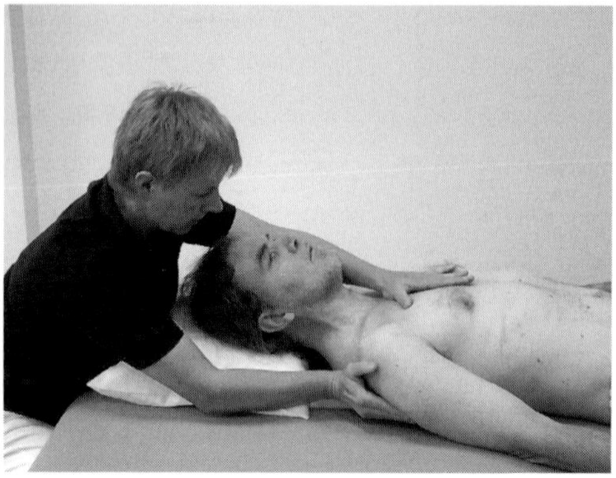

図7.4　抑制のモーバライゼーション

位置に導く。頭部は前額面中心より大きく突出し、頚筋は重力に対抗するために非常に緊張して痛む。

治療において、これらの問題は個別の抑制モーバライゼーションを用いる。背臥位において、ウルリッヒは治療台に置かれた上肢を膝の方向へ尾側に動かす。私はこの僧帽筋と肩甲挙筋の活発な遠心性収縮を右手でサポートする。同時に、私は左手で胸骨を尾側へ動かし、胸鎖乳突筋を弛緩させ、ウルリッヒが頭部をクッションにより良く乗せることができるようにする(図7.4)。

上肢が後傾している姿勢では、両広背筋は明らかに過緊張である。弛緩させるための遠心性収縮の一つの可能性として、図7.5に見られるような体幹回旋がある。ウルリッヒの下肢は私の右大腿の上に置かれ、私はこの右上肢の上に動き、ウルリッヒの骨

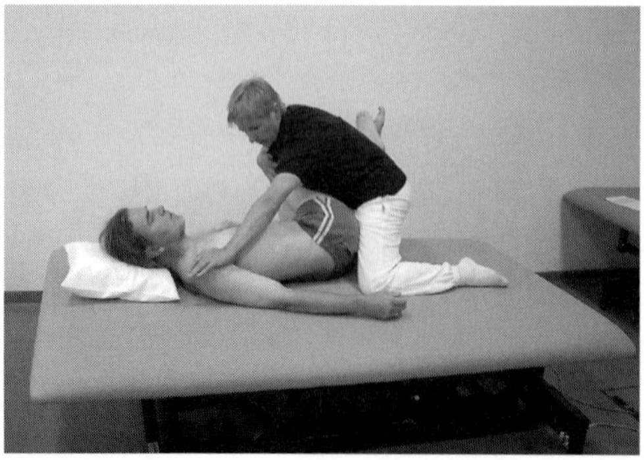

図7.5　体幹回旋

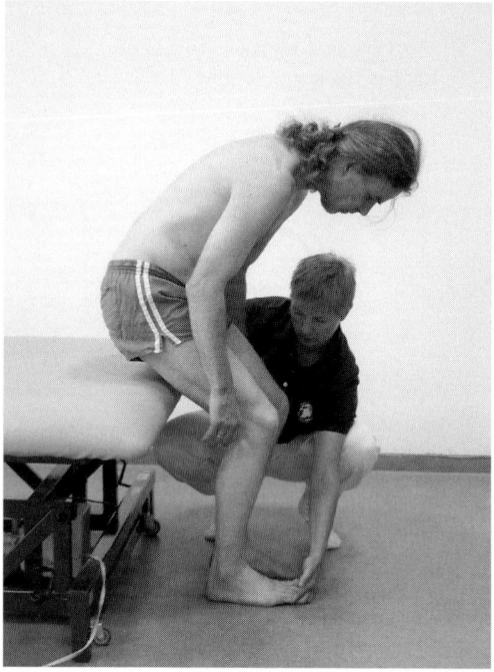

図7.6　足部のモーバライゼーション

盤帯を左への回旋とともに動かす。その際、右肩甲帯が一つの塊として一緒に動かないよう、私の左手で台の上に留める。クッションを使って、胸郭を個別に治療するよう下肢を位置させることができる。ウルリッヒの呼吸運動は専ら腹式呼吸である。肋骨は動かない。彼は胸郭が締め付けられているように感じると言う。そのため、結合組織マッサージ(肋骨間を軽擦)と呼吸療法(皮膚を掴んで刺激する、胸式呼吸に注意を向ける)の技術が問われる。

座位から立位への立ち上がりは簡単ではない。両足部をモーバライゼーションすることが必要となる(第2章、p.81参照)。私はウルリッヒが、足趾を曲げることなく、骨盤を台から持ち上げるための前傾ポイントを見つけることを助ける(図7.6)。IBITAの上級インストラクターであるイタリア、ジェノバから来たPsiche Giannoni(www.ibita.org)の研究によると、パーキンソン病患者は、両足部の集中的なモーバライゼーションでより良く立ち上がることが可能である。構造レベルにおけるウルリッヒへの他の措置として、体幹と下肢の背側筋群に対する回転

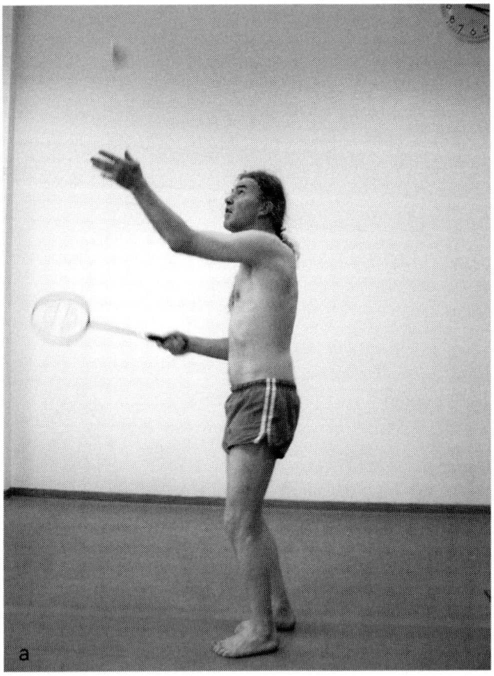

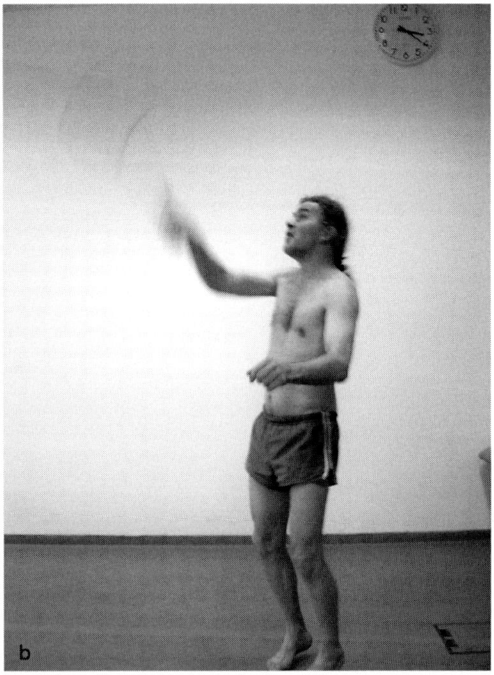

図7.7 a-b バドミントン

伸張姿勢と伸張トレーニングといったマッサージも有効である。

このように構造レベルで治療されると運動は容易になる。活動が実施される治療時間の割合は少ない。それでもなお、ウルリッヒがどのように行うか観察することが、とても重要である。典型的な代償メカニズムが、再びトーンを増加させ彼自身に跳ね返ってくることを私は認識する。ウルリッヒがより簡単に活動できるよう、私は構造レベルの治療で取り組まなくてはならない。サッカーボールの他に、ウルリッヒはバドミントンを好む。彼の生徒とプレーするとき、彼らにチャンスを与えるために、彼は左手でラケットを持つことにも慣れていた。そこで、彼はセラピストと、右手で、ときには左手に持ち替えてプレーする。図7.7 a-bは、彼の表情が活動の間どのように変わるか、両上肢がどのように協調して働くか、手と目の協調が上手に機能しているかを示す。

屈曲姿勢と増加した姿勢トーンのため、平衡反応はほとんど生じず、立ち直り反応はゆっくりと生じることが多くバランス全体が減少している。体幹の直

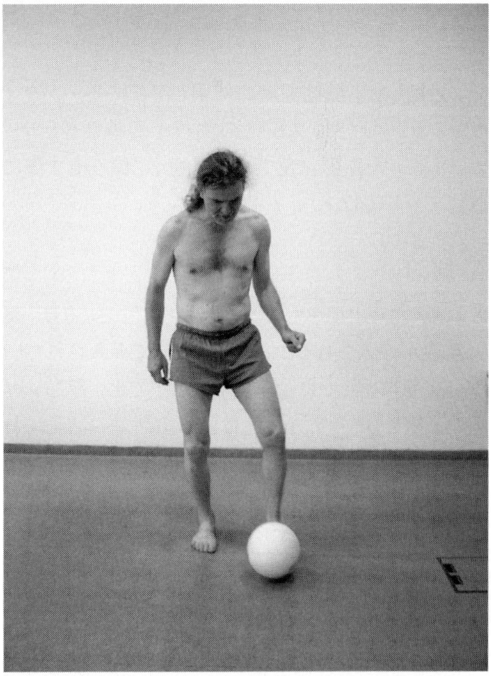

図7.8 サッカー

表7.2 薬物服用と可動性の記録(信号色)

氏　名：　　　　**日　付：**

青色：「オン」：良好な可動性、問題のない歩行、疼痛が生じない。
黄色：次第に始まる、または弱まっていく症状を感じ、わずかな障害、最小限の疼痛が生じる。
赤色：「オフ」：疼痛（頚部、肩、下肢、足部）、痙攣、硬直、前方・後方・側方突進、小股歩行、側方と後方へ歩くことが不可能となる。
薬物：服用量がそれぞれの該当する時刻に記入される。

	7.00	8.00	9.00	10.00	11.00	12.00	13.00	14.00
薬　物								
症　状								
	15.00	16.00	17.00	18.00	19.00	20.00	21.00	22.00
薬　物								
症　状								
	23.00	24.00	1.00	2.00	3.00	4.00	5.00	6.00
薬　物								
症　状								

立、短縮した下肢筋組織の伸張と足部のモーバライゼーションはバランス反応の実行を改善させ、サッカーボールを片脚立位で止め、遠くに蹴り出す際に確認できる(図7.8)。

等級3

「therapeutic window」はさらに小さくなり、薬物変更が導入されるか、またはすでに導入されている。症状は明らかに認識することができ、参加レベルの制限をもたらす。患者は日常生活での活動において介助を必要とする。構造レベルにおいても同様に二次問題が生じ、呼吸運動の減少によって気管支炎が多く発症し、そのため肺の空気循環の制限、体幹と四肢の運動振幅の減少(拘縮)、特に硬直と可動性低下はバランスに影響し、転倒とその損傷(鼻骨骨折)を引き起こす。

参加レベルでの治療目標：

- 日常生活での活動、特に歩行においてできる限りの自立性を維持するために補装具を使いこなす。
- 代償戦略の取り組み。
- 付添人による最小限だが効果的な介助位置の導入。

構造レベルでの治療目標：

- 感覚の正常化。
- 増加した姿勢トーンの減少。
- 関節、特に足部のモーバライゼーション。
- 体幹、骨盤・股関節、肩の選択的伸張の促通。
- 顔面口腔機能の改善(嚥下障害、構語障害)。
- 呼吸運動と肺活量の改善。
- 運動制限の緩和と与えられる運動振幅の維持。
- 立位の伸張能力とバランスの維持。

神経生理学的視点

大きな問題の一つとしてバランスの喪失がある。そのために、前庭脊髄系を特に刺激して、脊椎の選択的伸張をできる限り活性化させ、それを通して体幹の平衡反応と立ち直り反応を達成させなければならない。足部と脊椎、特に頚椎のモーバライゼーションを、存在する技術を総動員して行うことが緊急に必要とされる。第4章で述べたような、眼と頭部の間の相反神経支配を改善するためのトレーニングが推奨される。

等級4

患者は動くことがほとんどできないので、集中的な介護を必要とする。結果として生じる問題を避けるための、能動的、補足的、そして受動的な措置が重要となる。ベッド、車椅子または椅子での快適な姿勢が取り組まれ、介護者はトレーニングを受ける。

まとめ

まずは症状の治療が重要である。患者の姿勢トーンがボバース概念の治療技術によって、個々の関節と同様、全体の姿勢に関してより良いアライメントに位置すると、患者の体が許す限り明らかにより良く動くことができるようになる。後に、二次問題への取り組みにおけるマネージメントが必要となる。

> *パーキンソン病の場合、理学療法は*
> *薬理学と密接に取り組まれなければならない。*
> *セラピストはどの薬物を患者がいつ服用し、*
> *患者にどのくらいの期間作用するのか*
> *熟知しておかなければならない。*
> *多くの患者は、薬物服用量と可動性について*
> *毎日記録をとる(表7.2)。セラピストはそれを*
> *いつもチェックしなければならない。*

8　顔面と口腔における機能障害

顔面と口腔の診断記録と治療に関するテーマについて特化した参考文献が存在する。そのため、この章では本書の文脈において、姿勢トーン、相反神経支配と、体幹、骨盤帯・下肢、肩甲帯・上肢、頚部、喉、口腔、顔面エリアの運動パターンの協調の障害の関係性について述べる。

そして、不協調に機能する体幹・肩甲帯筋組織と発声・発話障害の関係についても注意を向ける。その結果、「普通の」治療へ活動を取り入れ、特別で切り離された治療箇所とみなさないようにする。そのため、このテーマに関する治療と実践を分離した章で紹介することは本来好むところではないが、テーマを散り散りにしないという教授法的理由から、他の選択肢がなく、このような形をとらせていただいた。

顔面と口腔の機能は次のとおりである。

- 呼吸：空気を吸い、吐き、形作る。
- 発声
- 非言語コミュニケーション：表情
- 言語コミュニケーション：発話
- 摂食：噛み、飲み込み、楽しむ。

8.1　呼吸

比較：正常呼吸

吸息：口を閉じた状態で鼻を通して空気を吸い、開いた口蓋帆から咽頭を通って常に開かれている気管へ、そこから気管支樹へ流れ込む。

吸息の神経筋活動は次のとおりである。落ち着いて吸う場合は、横隔膜と斜角筋が求心性に収縮する。意識した大きな吸息の場合は、外肋間筋と胸筋が、尾側から頭側に向かって求心性に収縮する。胸筋は、遠位の停止部を安定点として使い、肋骨を頭側・外側へ動かすことを意味する。腹直筋、外腹斜筋、内腹斜筋は遠心性収縮とともに肋骨の運動を許容する。

このようにして、肋鎖骨、肋胸骨、肋骨外側、腹部へ方向の調和が形成され維持されることができる。

呼息：肺組織の伸縮性を通して空気が流れ出す。また、重力が胸郭を尾側へ押し、空気を押し出すよう作用する。これは内肋間筋によってサポートされる。強く吐き出す場合は、腹筋上部が求心性収縮して、肋骨を尾側に引き、腹腔と胸腔を狭くして空気を押し出すことをサポートする。

排痰のための咳や分泌物を促進するための咳も、同様に腹側筋組織全体の求心性収縮を通して行われる。胸筋、内肋間筋、腹直筋がトータルパターンで収縮する（腹圧）。

中枢神経系を損傷した患者は、胸筋の過緊張を呈すことが多い。これは上肢の連合反応や、たび重なる上肢支持動作、杖や歩行補助車で歩行し、車椅子を早く動かすといった代償運動を原因として上肢を内転・内旋させる。これは、近位の安定点、遠位の可動点、そして頭側から尾側へ向かう収縮を意味する。呼息に必要な可動点と安定点の交換、収縮方向の方向転換は、この場合簡単には実現しない。これは、肋胸骨呼吸が制限され、吸息が肋骨腹部へ強化されることを意味する。

腹式呼吸へ大きくシフトするのは、例えば脳幹出血障害、頭部外傷、頚部の脊髄損傷後など、疾病の急性期に吸入された患者に起こる。

人工呼吸における呼吸方向は、大きく肋胸骨へ向く。胸郭は2ヵ月から3ヵ月、さらに何ヵ月もの間ずっとこの呼吸方法を行う。これは斜角筋と胸筋の短縮を招き、同時に腹筋上部の低緊張を導く。後者は完全に平らな背臥位によって強化され、それは伸張のトータルパターンを促進する姿勢セットである。

このようにして1分間でおよそ18回から20回の一呼吸ごとに、腹筋はトーンを緩和するために活発となる。これは骨盤帯と肩甲帯への安定した参照点としての体幹の安定性、または四肢の運動へ作用する。呼吸に関連して、排痰のための咳や通常の咳も困難であるほどの低緊張が結果として生じることもある。

● 呼吸の評価

まずは正確な評価が重要な意味を持つ。

聴覚による評価

特に次のことに注意する。

- 喘鳴(吸息時の雑音、時折開通・挿管後に気管クリップの異常位置によって生じる)。
- ラッセル音とともに吐く、湿ってガラガラと音を立てる声(十分に吐き出されていない可能性のある、声唇上の分泌物や食塊が手がかりとなる。咳反射検査が必要。)
- 発話における吸息と呼息の協調。例えば、呼吸の深さが浅く、そのため呼吸頻度が上昇する(短呼吸、正常な韻律を考慮することなく三つか四つの言葉の後、再び吸息する)。

観察

次の点について判断する。

- 呼吸方向
- 呼吸頻度
- 呼吸リズム

吸息：呼息：休止の正常なリズムは、およそ5:7:2、もしくは3:4:1の関係となる。

触診

次の点について判断する。

- 呼吸筋組織のトーン
- 胸郭の可動性、特に肋骨下部の尾側への可動性

正常からの逸脱が認められると、原因への問いが生じる。家系による気道疾患を除外できないが、おそらく異常な姿勢トーン、異常な相反神経支配、または運動パターンの異常協調を理由とした機能的体質からの逸脱であると考える。

● 阻害された呼吸における治療例

多くの患者において達成されるべき目標は、胸肋骨への呼吸運動の強化である。前述のように、これは胸筋の過緊張によって制限され、低緊張の腹筋組織を通して腹式呼吸が容易となることから、次の治療を推奨する。

開始姿勢は背臥位で、頭部と肩甲帯の下にクッションを敷く。患者の上肢は体の横に置かれ、私は台の上で患者の体幹の横で正座する。私は両手を肋骨下部に対角線上に置き、尾側・中心へ動かす。そこで、吸息運動時に肋骨を固定し、吸い込まれた空気が胸肋骨・肋鎖骨方向へ流れるかどうか観察する。

! 患者には事前に、吸息がこの介入によって困難になるということを知らせておかなければならない。

同じ姿勢で、私が胸郭下部を安定させる間、患者は鼻から深く息を吸わなければならない。尖らせた唇から、可能であれば「ふう」と音を出しながら呼息する間、私は肋骨下部を尾側・中心へ動かし、それに続く吸息段階で維持する。

頭側への呼吸運動をサポートするために、スタッフが肋骨下部を尾側・中心に安定させ、私は両上肢を連続的に50°、70°、90°の外転・外旋に位置させる（図5.8参照）。

! 肩甲帯は大きく頭側に動かされてはならない。というのも、呼吸運動が肋鎖骨へよりも肋骨外側へ向けられてしまうからである。

胸筋の治療は、肋骨下部を安定させながら、個別の抑制モーバライゼーションを用いて行う。その際、私は上肢を外転・外旋に安定させる。胸筋が遠心性に緩まなければならない呼息段階において、遠位から近位へ、つまり上腕骨頭から胸骨へまっすぐ筋組織の伸張を維持する。胸郭が沈むのを、私は両手でサポートする。

患者は呼息を強化し、特に延長させなければならない。呼息は唇をすぼめて「ふう」と音を形成しながら、腹筋組織を求心性に緊張を強めるよう刺激する。それによって肋骨はさらに尾側へ引かれ、胸筋はさらに伸張する。口笛を吹く、笛を吹く、風車を回すことは強化した呼息を明白に認識でき、特に患者にとってコントロールと刺激を形成する。

同様の活動は座位でも行われる。両上肢は台の上で横に外旋位で置かれる。私は患者の後ろに座る、または正座し、私の体幹で胸椎を安定させ、強化し延長された呼息の間に肋骨下部を尾側・中心に動かす。患者は、目の前の高い台に置かれた綿のボールか卓球のボールを強く吹かなければならない。

8.2　発声

比較：正常発声

呼気の空気が緊張した声帯を勢いよく流れる時発声される。その緊張の程度や、口喉頭の位置によって声のトーンは高くなったり低くなったりする。声の大きさは、呼気の空気の圧によって決定される。すなわち、空気が外に流れるか、圧をかけてぶつけるようにするかによって決まる。強い圧を生み出すためには、横隔膜付近の内肋間筋群、腹筋群が大きな役割を果たしている。

●発声の評価

聴覚の評価

特に重要な事柄である。次の点に注意する。

- 音量。
- 中程度の発声状況の音域。患者が5から7程度の高い、そして低い音域で発声できるか（ララララと言う）検査する。
- 声の響き。かすれ気味、耳障りな音、鼻声、過剰な鼻声（鼻を通して多くの空気が漏れる。p.269のミラーテスト参照）。
- 音調。

私は症状を分析し、正常からの逸脱原因の仮説を立てる（表8.1）。

患者に適していないと思える声を聞いたときには患者に質問する。患者自身、そして家族も、声が変化したかどうか情報を申告することができる。場合によっては比較するものとして、テープやビデオ録画で患者の声を聞くことができる。

例：マンフレッドは28歳で身長は180cmで力強く、自動車事故で頭部外傷を受傷した。四肢過緊張は彼に車椅子を使用させたが、それでもなお彼は堂々とした印象を与えた。彼が話し始めると、彼の高く単調な声は彼の身体とのギャップを感じさせた。

例：ベレンは34歳で、身長は低く、繊細でやせており、自動車事故の結果として頭部外傷を受傷し、

表8.1 発声の聴覚可能な症状と問題の可能性

症　状	問題の可能性
とても小さな声	内気、控えめ、または悲観的な感情。 空気を圧力なしで声帯の傍を流れさせる呼息筋の低緊張。
とぎれとぎれの文。 早過ぎる息継ぎ、 息は句読点まで続かない。	口蓋帆は閉じられないか、十分に閉じず、空気が鼻を通って漏れ出る。 過緊張の斜角筋と胸筋を通って胸郭は呼息位となり、 腹筋組織は低緊張である。
単調な声	喉頭は動きにくく、上にも下にも動かない。
高過ぎる声	喉頭は下へ緩むことができない。
低すぎる声	喉頭は上へ引き上げられず、声帯に損傷または傷がある可能性もある。
鼻　声	口蓋帆は閉じられないか、十分に閉じられない。

特に左側が強調された四肢麻痺を呈す。継続的な治療によってかなり回復し、彼女は歩き、走り、自転車に乗り、左右対称の活動を行うことができる。感覚運動性障害の片鱗はほとんど認識することができない。しかし、彼女の声は音域がかなり低くなり、それはこの患者より前述の患者に適していると言える。ベレンは高い音域を出せないので、以前は好きだった歌うことを楽しめなくなった。

そのような患者には「歌うことが好きですか」と丁寧に質問してみるが、多くの患者は「以前は好きでしたが、音がはずれるので今は好きではありません」と答える。

また、より高い音域または低い音域に困難を感じるか尋ねる。これは喉頭の動きにくさと関連しているかもしれないので、私は注意深く検査する。高い音域の形成には頭側へ、低い音域には尾側へ動かなくてはならない。喉と頚部の筋組織の高過ぎるトーンは、喉頭を上へ引き上げそこに留める。

これが原因であれば、頚椎の位置を修正し、喉頭のモーバライゼーションによって声を正常化させることができる。多くの患者は、人工呼吸で気管チューブを挿入、または除去する際にベレンのように声帯が損傷される。残った傷も音域を変化させる。この場合、音声医学の専門家と言語療法士の協力作業における個別の治療が必要である。

● 発声における問題のための症例

理学療法の間に、次の発声セラピーを行う。

呼息の際、患者は「あああ」とまずは低く、次に中程度、そして高い音域で言わなければならない。

! **準備のために喉頭をモーバライゼーションする。母指と示指を喉頭の外側に置き、注意深く左右に動かす。**

治療中に実施される会話は、囁くように話すこともあれば、低く、または高いトーンで交わされる。

庭で行われるバランスと協調トレーニングにおいて、患者は非常に狭い平行立位またはステップ位となり、ボールを投げてキャッチする。投げるごとに患者は私に、どちらの手でボールをキャッチすべきか言い、その方向に投げなければならない。呼びかけは大きな声で行わなければならない。ブランコでは、患者は音によって違いをつける。例えば、下がるときは低い声で、前後へ上がるときは高い声で行う。

! **これらの発声トレーニングは、重度の患者においても治療に取り入れることができる。その際、促通される体幹または上肢運動を音で誘導することができる。**

8.3　非言語 コミュニケーション：表情

顔は我々の感情や考えを反映する。喜びや悲しみ、怒り、合意、拒否、疑い、そして多くの他の感情を読み取ることができる。表情を使って、我々は話すことを補完する。コミュニケーションにおける補完要素として表情が欠けていると、話す内容がわずかに間違って解釈されることがあり得る。誰かと話し、表情の変化を通して何もフィードバックが得られない場合、我々はそれをいらいらするものとして感じることがある。そして精神に活気があることは表情の動きに表れる。顔は常にオープンで（文化によっては覆うところもあるが）、顔面の障害も見て取れる。

比較：正常な表情

額、眼、鼻、頬、口、顎の通常のトーンは、大まかにいえば対称的である。正確に観察すると非対称性が認識できる。額のしわが中心に位置しない、片眼の方が大きく開かれ、ほうれい線の片側が深く、えくぼが片方の頬のみに生じるなど。

例えば考え込んだり、会話相手に対して反応したりする場合に感情が変化すると、顔に運動が生じ、さらなる非対称性が発生する。

正常姿勢・運動からの高頻度の逸脱

安静時における観察において、明らかな非対称性を認めることがあれば、それは低緊張を指し示す。

- 片側の額が非常に滑らかである。
- 片側の眼が大きく開かれ、眼の皺もほとんどない。
- 片側のほうれい線が目立つ。
- 片側のみ垂れ下がった頬。
- 片側のみ下がった口角。
- 顎の半分に皺がない。

これらの逸脱は、表情に活気が出ると対称性へ改善することが可能である。基本トーンは重力に対抗するには十分高くないが、それでも運動を可能にする程度には構築することができる。安静時に顔が対称的にもかかわらず、変化しなければ、これは過緊張へのサインかもしれない。トーンは重力に対抗する程度には高いが、運動を許容する程度に低くはない。

> *正常な姿勢トーンの変動幅：*
> *低いトーンは運動を許し、*
> *高いトーンは重力に対する安定性と姿勢を許す。*
> *これは顔についても同じである。*

顔つきや表情は個人によって大きく異なる。そのため、どのセラピストにもまず健常者がどのように表情を反応させるかよく観察し、次に表情筋を選択的に緊張させるよう頼むことを勧める。この能力は非常に異なる。このやり方で、セラピストは多様性または顔の正常運動の境界線についての経験を積み、そうして患者を現実的に評価することができるようになる。観察するための提案は次のものがある。

- 眉毛を両方引き上げ、次に交互に引き上げる。
- まず両眼を閉じ、次に交互に閉じる。
- 鼻にしわを寄せる。
- 鼻翼の両方を膨らませ、次に交互に膨らませる。
- 口をすぼめる。
- すぼめた口で両頬を膨らませ、次に交互に片方ずつ膨らませる。
- 口角を横へ引き、次に交互に右側、左側へ引く。
- 顎を持ち上げる。
- 耳を両方揺らし、次に交互に揺らす。

選択的運動の実施は、その点に対して動くことのできる安定した参照点の形成に関した良い相反神経支配を必要とする。多くの健常者においても、例えば片眼を閉じたり、顔の半分を引っ張ったり、片方の鼻翼を動かすことができないこともある。

●表情の評価

観察

次の状況における患者の顔面を観察する。

- 安静時：対称性が存在するか、またはどこが非対称か。
- 会話中における自然な運動、つまり表情の変化。
- 具体的な運動の実行（前述の運動指示参照）。
- 特定の表情表現。例えば内省的に見つめる、怒り気味に、疑い深く、うれしく、驚いて見つめるなど。

！ **欠如した、不正確な運動実行においては、可能性のある原因を研究しなくてはならない。患者は課題を正しく理解したのか、それとも失語症を呈しているのか。この場合は手本をやってみせることが有効である。患者は顔面失行を呈しているか。これは珍しいことではなく、左側の脳梗塞を呈した患者によく該当する。**

触診

私は、額・眼・鼻・頬・口・顎の顔面筋組織を触診しトーンを検査する。

●阻害された表情の治療

治療には、トーンの状態に適切な姿勢セットと適した支持基底面が選択されなければならない。

過緊張の場合：椅子の上での直立座位で、骨盤はクッションで中立的な姿勢を保つ。背中はもたれかかり、頚椎は伸びて頭部もクッションによって支えられる。上肢は肘とともにクッションの上に置かれる。

低緊張の場合：硬い座面の椅子の上で直立座位となる。低緊張の大殿筋のために骨盤が水平ではなければ、場合によっては硬い物を下に置くことができる。坐骨結節の下にタオルの端を畳んで置き、もう片側を巻いて側面を安定させることが勧められる（p.103の症例「アデラ」、図2.57参照）。

私は患者の前で正中位に座る。顔面が動かされなければならないので、私は手指で適した筋組織をその収縮方向へ、個々の運動を促通する。そうして交互に選択的にリリースし、緊張させる。より困難な神経筋活動に重点を置く。

額に皺を寄せる：私は四本の手指を眉毛の上に置き、リリースさせるため尾側へ、緊張させるため頭側へ刺激する（図8.1 a）。

眉の間に縦皺を作る：私は眉の上か下に手指を置き、リリースさせるために外側へ、緊張させるために中央へ刺激する（図8.1 b）。

眼を開けて閉じる：私は母指と示指をそれぞれ眼輪筋の縁の下と上に置き、手指を互いに離すよう動かして眼を開けるのを助け、手指を近づけて動かすことによって閉じることを助ける（図8.1 c）。

決して眼球に強く圧力を与えてはならない。

鼻に皺を寄せる：私は示指を鼻翼の外側に、指先を頭側に向けて置き、緊張させるために頭側へ、緩めるために尾側へ刺激する（図8.1 d）。

唇を閉じ口をすぼめる：示指と母指を口輪筋の上と下に置き、中央へ刺激する（図8.1 e）。

口角を互いに離しながら上へ引く：私は示指、中指、薬指を頬の上で、それぞれ頭側・外側へ対角線に置き、大頬骨筋と笑筋を緊張またはリリースさせるよう刺激する。

口をすぼめる：患者は空気をすぼめた唇から吐きだし、私が空気の流れを手指で感じられるようにする（図8.1 f）。

上歯列を見せる：私は示指で上唇の上を頭側・外側へ刺激する。

下歯列を見せる：私は示指で下唇の下を尾側・外側へ刺激する。

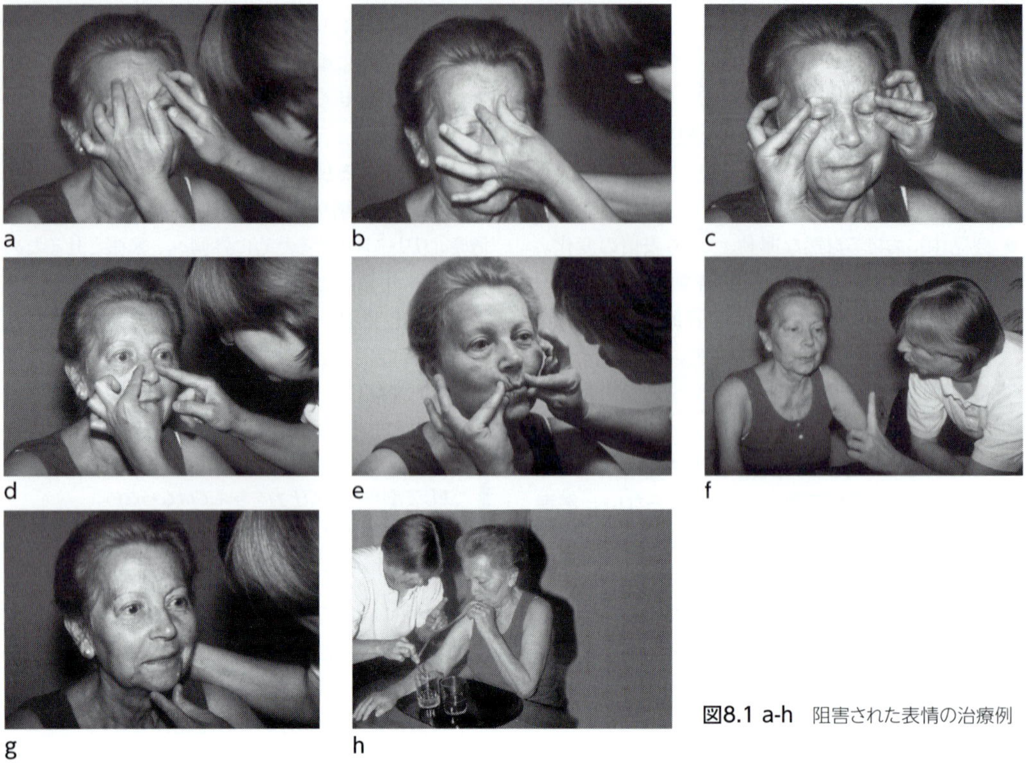

図8.1 a-h 阻害された表情の治療例

! 姿勢トーンの非対称性(顔面半分が低緊張で、もう半分が代償のため過緊張)が存在する場合、これらの活動は非常に注意深く行われなければならない。片面の過剰活動は相反神経支配を通してもう片方を強く抑制してしまう。この場合、私は片手の手指で過緊張の筋組織を尾側・中央へ安定させ、もう片手で頭側・外側の収縮を促通する。

下唇を前へ押し出す：そのためには下顎が腹側へ押し出されなければならない。私は両手で外側翼突筋と内側翼突筋を中央・尾側へ動かす。

顎を持ち上げる：私は示指を下の顎の縁に置き、頭側へ促通する(図8.1 g)。

吸う：透明のプラスチックストローで、赤い果物ジュースをコップから吸い、維持したまま別のグラスに移さなければならない(図8.1 h)。

8.4 言語 コミュニケーション：発話

言葉を交わすことは、人間の重要な根本的欲求である。我々の呼気、声帯、喉頭、口蓋帆、舌、頬、歯、唇は、呼吸と摂食だけではなく、目的を持って音をつなげて言葉で表現するよう遺伝で組み込まれている。この音をつなげることが言語を形成する。我々は母国語を、完全に無意識で自動的に学ぶ。聞こえる音と音のつながりをコピーする。次第にこの音と物体または行動を結び付け、自らの語彙を構築する。ここでは言語ではなく、発話に取り組まなければならない。

最初に音をコピーしようと試みるとき、健常な乳幼児、小児、または子どもは理学療法的構音障害を呈し、発音はまだ完璧ではない。他の身体運動と同じように、時間的に正確に運動パターンへ協調されなければならない運動要素の、何度にもおよぶ反復が必要とされる。この運動は、さらに呼吸とも組み合わせられなければならない。呼気がなければ発話は不可能であるからである。

健常者も外国語を話す場合、「構語障害」を呈している。英語、フランス語、スペイン語では個々のアルファベットの発音は異なり、またドイツ語とも異なる。例えば、私がドイツ語に使う運動パターンでスペイン語を話すと、なまりを呈していると指摘される。さらに私がドイツ人であり、イギリス人でもフランス人でもないと言い当てられることもある。他の外国人もスペイン語を話す際、彼らにとって典型的ななまりを呈す。それは英語やフランス語の発音特徴とともに話すからである。外国語をアクセントなしで話す成人は珍しい。

私はこの章において、発話の正常運動と、異常な姿勢トーン、異常な相反神経支配、異常な協調を理由とした散見される逸脱について言及したい。同時に、運動と言語の構造の類似性(意味論ではなく、区切りに関して)にも注意を向けたい(表8.2)。

神経生理学的・病理学的視点

音を形成するために、我々は特定の神経筋活動を利用する。

音節、つまりいくつもの音を結び付けるために、我々は特定の相反神経支配と一緒に神経筋活動を用いる。

単語、つまりいくつもの音節をつなげるために、我々は異なる運動要素を組み合わせる。

文章、つまりいくつもの単語を互いに並べるために、我々は異なる運動パターンを互いに整列させる。

失語症と失行はよく組み合わされて発症する。失語症の特定の形態において、患者は音節の順序を維持できず、「Ein-kauf-straße(『商店街』という意味のドイツ語)」の代わりに、「Kauf-ein-straße(例:『店商街』)」と単語を作ってしまう。失行患者は運動要素の順序を保つことができない。例えば自分の前にあるグラスを掴むために、まず肘を伸ばしてから肩を持ち上げ、グラスに触れる直前に手を開く代わりに、まず肩を持ち上げ手を開き、そして肘を伸ばすのである。

音の形成

表8.3の音はアルファベット順にリストアップしたのではなく、同じ、または類似した神経筋活動によって形成されるものをまとめたものである。神経筋活動の列では、音形成に関わる全ての筋が常に記載されているのではなく、名前が記載されていない共同筋とともに活発になる「特徴的な筋」が記載されている場合もある。また、特殊な筋ではなく、「咬筋」や「開口筋」とまとめた箇所もある。呼吸の列では、受動的、能動的、強制的な呼息が区別された。受動的な呼息は、肺組織の伸縮性と胸郭が沈むことによって空気が流れ出すことを指す。能動的な呼息は、それに対して内肋間筋、強制的な呼息はそれに追加して腹筋上部の主動作筋としての求心性活動によるものとする。

表8.2 言語と運動の構築の類似性

言語の分割	運動の分割
文章	活動
単語	運動パターン
音節	運動要素
音	神経筋活動

表8.3　音形成

音	神経筋活動	運動方向	呼吸活動	注　釈
a	主動作筋的遠心性： 咬筋； 主動作筋的求心性： 口蓋帆挙筋	顎が開く	能動的呼息	大きく高いほど、 口蓋帆挙筋の 収縮は強くなる。
ため息をつくようなa (hhhaaa)	主動作筋的遠心性： 吸息筋組織	顎が開く	深い吸息の後に 受動的呼息	非常にリラックスできる。 治療中に肉体的または 集中的な緊張の後に 行うことを推奨する。
e; i	主動作筋的求心性： 笑筋、大頬骨筋	口が横に引っ張られる	能動的呼息	iを大きく高く言う： 口蓋帆挙筋の活動。
o	主動作筋的求心性： 口輪筋、顎舌骨筋	口はすぼめられ、 顎が開く	能動的呼息	o を大きく高く言う： 口蓋帆挙筋の活動。
u	主動作筋的求心性	口はわずかに すぼめられ、 顎は僅かに前方へ 突き出される	能動的呼息	
l	主動作筋的求心性： 舌筋組織	舌の先端は門歯の 前面に触れる	能動的呼息	舌の先端は 下から上へ動く
n	主動作筋的求心性： 舌筋組織	舌の先端は上歯列の 裏面に触れる	能動的呼息	d, tと類似している。 舌の先端はより大きく 下から上へ動く。
d, t	主動作筋的求心性： 舌筋組織	舌の先端は上歯列の 裏面に触れる	短い能動的な 一息(呼息)	一定の圧力が構築 されなければならない。 舌の先端は前方へ動く。
c	主動作筋的求心性： 舌筋組織	上下の歯列は 互いに押され、 舌はわずかに 前方へ動くが 平らなままである	能動的呼息	
z	主動作筋的求心性： 舌筋組織	上下の歯列は 互いに押され、 舌はわずかに 前方へ動くが 平らなままである	短い能動的な 一息(呼息)	
s	主動作筋的求心性： 舌筋組織	上下の歯列は 互いに押され、 舌はわずかに 前方へ動くが 平らなままである	能動的呼息· 押し出すような 能動的呼息	音なしで、 または音を出して 発音することが可能。
f, v, w	主動作筋的求心性： 口輪筋下部	上の歯列が下唇を 押さえる	能動的呼息	
m	主動作筋的求心性： 笑筋	上唇と下唇が 互いに押さえる	能動的呼息	mmmmと振動 させることが可能。

音	神経筋活動	運動方向	呼吸活動	注　釈
b, p	主動作筋的求心性： 笑筋	上唇と下唇が 互いに押さえる	短い能動的な一息 (呼息)	爆発音 p > b
g, k, q	主動作筋的求心性： 舌筋組織	舌の中間部が固い 口蓋に触れる	gにおいては能動的呼息、 qにおいては一息で、 kにおいてはさらに強く	舌は波状運動を行う。
j	主動作筋的求心性： 舌筋組織	舌の後部が活発	能動的呼息	
ch	主動作筋的求心性： 舌筋組織	舌の後部が 咽頭壁に触れる	能動的呼息	発音は異なる、 スイスのchが 「極端」である。
r	主動作筋的求心性： 口蓋帆筋組織； 主動作筋的求心性： 舌筋組織	口蓋帆の振動 平らな舌が振動	能動的呼息 能動的呼息	 非常に異なる 発音の仕方がある。
h	主動作筋的求心性： 舌と頬筋組織	口は丸くなる	能動的呼息	発音するのが難しい音、 hが存在しない 言語もある。

● 阻害された発話の評価

聴覚診断

単語がどのように発音されるか正確に聞き取ることは、どの筋組織が正常に刺激されないか、つまり低いまたは高いトーンを有しているか指し示す。

構語障害患者はほぼいつも嚥下障害(食事における問題)も呈している。

聴覚診断は、ほぼ全てをカバーする食事のときの口腔期の検査の結果と比較される(表8.4)。

阻害された発話の治療例

構語障害の治療に対する提案は呼吸(p.250以下)と次の項目にある摂食と口腔期(p.266以下)で行われる。

顔面口腔の治療には、「笑いは最良の薬である」という昔からの教えが有効である。うれしくて笑うことはトーンを構築し、顔面筋組織全体と口蓋帆を刺激し、呼吸を制御しリラックスさせる(図8.1 i)。

表8.4　口腔相における問題の際に、上手に発音されない音

上手に発音されない音	口腔期における可能性のある問題
L	舌は、食塊をうまく受け取れない。
c, z, s	歯の欠如、または適合していない 不安定な入れ歯のために、 咀嚼に問題が生じる。
m, b, p	口から液体が流れ出す。 開いた口のまま噛む。 口を完全に閉じることができないので 嚥下が困難である。 十分な圧力が構築されないので 咳が困難である。
J	口に入った液体を舌のくぼみに沿って 後ろへ流すことができず、 口腔全体に分布する。
g, k, q	舌の波状運動を行うために 舌の中間部を上へ持ち上げられないので、 食塊を後方輸送させることが 不十分である。

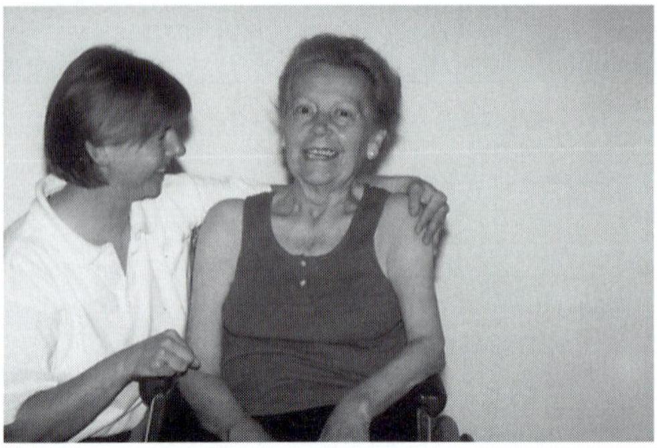

図8.1 i　笑いは最良の薬である。

8.5　摂 食

社会文化的視点

生理学的にみると、食事は身体に栄養を供給し、そのおかげで健康が維持され、筋活動のためのエネルギーを獲得するとみなされる。食事はその他にも社会的機能を有す。全ての文化において、例えば洗礼、聖餐式、堅信式、デート、婚約、結婚式、誕生日、そして埋葬の後の葬儀においても合同の食事会があるように、人生における特定の出来事は特別な食事でお祝いされる。

就職祝いや退職祝いで食事に行き、ビジネスパートナーや政治家も会食し、試験に合格するとお祝いする。友人と一緒に何かをするときには、「一緒に何かご飯を作るか食べに行こう」と誘う。食事の雰囲気にも気を使う。満腹になるためであれば、軽食スタンドで立食でもいいだろう。高級レストランを選ぶのは、食事の質だけではなく、インテリアや照明、スタッフのサービスのためでもあるだろう。もし食事の料理が少なく思え、完全に満腹にならないままレストランを後にしても、このような摂食における先行期でポジティブな場所へ友人と戻っていくのである。

食事には、社会に適応するルールとテーブルマナーが存在する。これは両親や祖父母が子どもに教える。それらを守る人は目立たないが、守らない人は不快な人として認識される。テーブルマナーを守る人は家族に属す人、グループまたは社会の一部なのである。守れない人は孤独で、一人で食べてもおいしく感じることはできない。

生物力学的視点

食事は垂直位で行われることが多い。そこでは頚部、喉のアライメントが骨盤の位置に特別に左右される（図8.2 a-c）。

骨盤の位置は、特に座位における足部の位置と活動から影響を受ける。足部が床に接していると、足底屈筋または背側伸筋の適した遠心性または求心性活動を通して骨盤の前傾または後傾運動を許容しなければならない。理想的には、足部は中立的な骨盤位置において、膝の下、またはわずかに膝より少し前に位置する。

これは、頚椎の位置、例えば過剰な前弯と腹側への平行移動が、足関節の足底屈筋の過剰活動に連動していることを意味する。足部は底屈で床を押し付ける（陽性支持反応によって生じる過敏症など）。脛骨と大腿骨は背側へ押し付けられ、骨盤は後傾し、腰椎と胸椎は後弯し、頚椎はこれを代償して過前弯し、眼が周りの環境を認識できるようにする。頚椎が過前弯しているこの姿勢では、腹側頚筋組織と次の筋は強く伸張される。すなわち顎舌骨筋、甲状舌骨筋、胸骨舌骨筋、肩甲舌骨筋である。

喉頭と舌骨は伸張を理由として生じた緊張によって可動性を非常に制限され、それは特に咀嚼と嚥下にネガティブな作用をおよぼす。図8.3は下顎、舌骨、喉頭、頚椎、胸骨、肩甲骨の筋組織結合を示す。筋によって吊るされる舌骨は、尾側の筋組織によって安定され、下顎を開くための参照点を形成する。嚥下の場合は、頭の方に動く喉頭に対する参照点を形成するために、頭側筋組織によって安定される。この理由から、開いた下顎で嚥下することは、非常な困難を伴う。

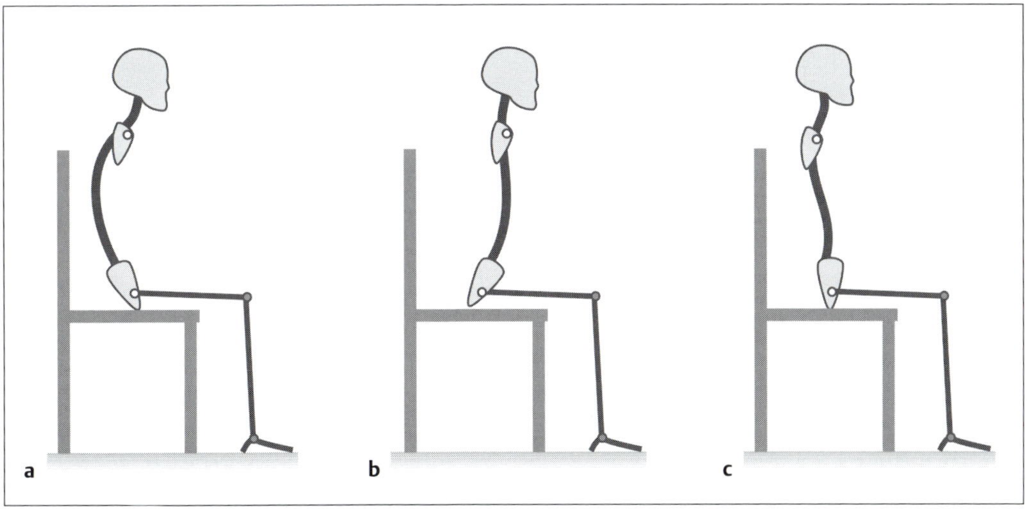

図8.2 a-c 骨盤は **a** 後傾、**b** 前傾、**c** 中間位にあり、頚椎と喉の位置も応じて変化する。

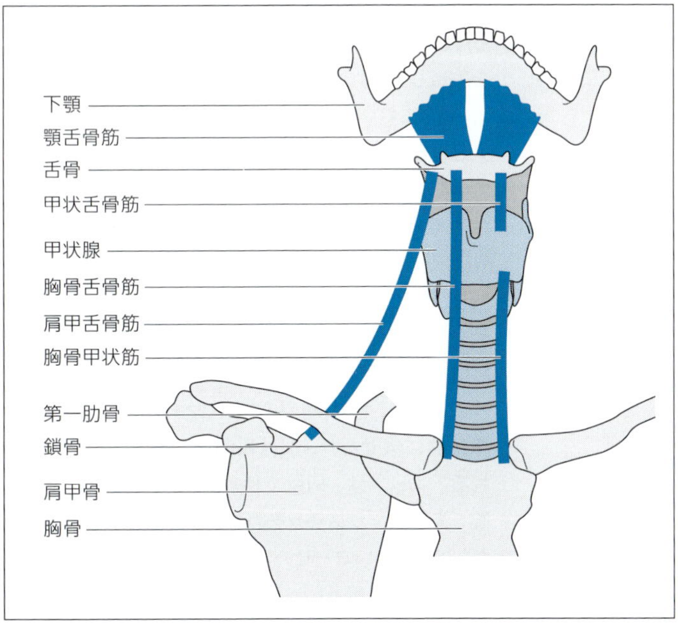

図8.3
下顎、舌骨、喉頭、頚椎、胸骨と肩甲骨は、筋的に相互に結合し合っている。

感覚への視点

運動は感覚コントロールの下で生じる。そのコントロールは費やすトーンの予測としてのフィードフォワードとして現況に役立ち、またコントロール、多様化、適応へのフィードバックとして受容器の変化に役立つ。この関係において、顔面、口、咽頭の運動における感覚の役割は、他の身体部位の運動と同様である。咀嚼し、嚥下することはさらなる動的活動の感覚インパルスの引き金となる（始動させる）。正常な咀嚼、嚥下は正確な時間的協調に非常に左右される。口腔領域の感覚障害は、維持された動的活動において強度の嚥下障害へ導くことがある。

例：私は患者が食事するのを観察する。患者は、よく火の通った牛肉の一切れを咀嚼する。患者は咀嚼を続け、私が言葉で嚥下の指示を与えるまで、98回もの咀嚼回旋運動を行う。すでに確実に肉は砕かれていたはずである。患者は問題なく嚥下する。次の一口でも同じように進行する。感覚が減少しているために、飲み込める程度に食塊が柔らかくなったかどうかを患者は感じることができない。

例：過敏症患者においては、状況は全く異なる。食物が舌の中間部に触れると、嘔吐反応が生じ、食物は再び前へ戻され、口の外に押し出される。彼が指示に従って数日後自ら行った脱感作の措置の後、再び食事を開始することができた。

具体的な治療提案はp.268を参照のこと。

●摂食障害の評価

食事の進行は四つのステージに分かれる。それは先行期、口腔期、咽頭期、食道期である。これらのステージはさらに細分化される。

1. 先行期：
- 食物を口へ運ぶ
- 唇と下顎を開ける
- 手、スプーン、フォークから食塊を唇で噛む、または受け入れる
- 唇と下顎を閉める

2. 口腔期
- 咀嚼
- 食塊またはその一部を歯の間に移動させ、左右、そして後ろへ動かす
- 口蓋帆を閉じる
- 気管を喉頭蓋によって閉じる
- 準備された食塊の一部を嚥下する
- 舌の先端と頬の間で、まだ処理されなければならない食塊を保管する

3. 咽頭期：
- 食物を咽頭へ導く
- 食道を開く

4. 食道期：
- 食道内での移送
- 幽門の開閉

先行期における特徴と典型的な問題

空腹や食欲、または自分で調理した料理、または探し求めた食事への喜びに特徴づけられる。食事の時間は文化的・気候的背景や、特に患者の1日のリズムに左右される。食事のために状況が整えられ、中央ヨーロッパにおいてはテーブルクロスのかかったテーブル、適切な高さの椅子、皿、カップまたはグラス、食事に適したカトラリー(スープ用スプーン、スパゲッティ用スプーンとフォーク、魚、肉、野菜用の(魚用)ナイフとフォーク、デザートスプーン)、ナプキンを意味する。素敵にコーディネートされたテーブル、食事が器に視覚的に合うよう盛り付けされ(眼もともに「食べる」)、そしておいしそうな匂いが唾液を生成し、それは嚥下に必要となる。

病院においてはこの先行期はわずかに、もしくは大きく変化する。食事は自ら用意せず、選ぶことができないこともある。時間は病院のスケジュールに合わせられ、慣れ親しんだ時間より1時間、またはさらに早く始まる。状況も食事のために設定されず、病室でベッドに座ってサイドテーブルの折りたたみ式テーブルで食べるか、室内のテーブルで車椅子、または椅子に座って食べる。テーブルは同時に新聞だけではなく、治療器具を置くことにも使われる。食事は盆に乗せられ、皿は保温装置の中から取り出される。カップは、病院で使われる吸い口のついた茶碗、またはプラスチックのコップに注ぎ口をとりつけたもの(温かいコーヒーはその中で味が変化する)が使われることが多い。嚥下障害が存在すると、食事はピュレ状にされ通常の外観と匂いを失う。そのように変化された先行期は、多くの場合、唾液生成の刺激という機能を満たすことができない。

比較：正常運動

摂食における可能な運動推移：どのように食物が口へ導かれるかというやり方は、食物に左右される。パンのひとかけらであれば手指で口へ運ばれ、スープはスプーンで、野菜はフォークに乗せられ、肉

の塊はフォークで突き刺される。支えない方の上肢が適切な運動で手を口へ運ぶ。頭部はわずかに前傾している。下顎は軽く前へ押され、食物が口のすぐ近くに運ばれて初めて開かれる。

口が開く範囲もやはり食物によって決まる。クッキーを食べるためには、咬筋を緩めるだけで下顎が「落ちる」ことを導く。ダブルハンバーガーは、それに対して軽く開くだけでは足らず、顎舌骨筋の求心性収縮によって下顎をさらに下へ引くことを要求する。

唇は食物あるいは、食卓用金物の形に適して変形し、平らな形でわずかに前方へ突き出される。スプーンは軽く下唇に乗せられ傾けられ、スープが口の中に流れ込むようにする。フォークも同様に下唇に上に軽く乗せられ、上唇が食塊を包囲する。フォークを引き出し、唇を互いに軽く押し付けることによって、食塊は口の中へ移動する。

感覚の役割：いつ、そしてどのくらい強く食卓用金物や食物が唇に触れるのか感じなければならない。

唇が十分に開かれているかどうか、どのくらい強く食卓用金物を、または互いに押し付けるのかも感じられなければならない。

さらに温度を感じることによって、食物が熱過ぎるときには場合によっては中断しなければならない。

運動のバリエーション：スプーンまたはフォークを持ち、口へ導き、食塊を口に入れるという数えきれないほどのバリエーションは、常に観察されなければならない。

グラスまたはカップは手で口に運ばれる。頭部と下顎の運動は上記のとおりである。グラスまたはカップの縁は同様に下唇に軽く当てられる。手指はわずかに口の方向へ傾け、液体が流れ出すように導く。

正確な唇運動は飲み物、その性質と温度に左右される。何口もの水が飲まれなければならない場合は、頭部全体が後ろへ傾き、上肢は大きく挙上し、前腕は回内し、グラスは大きく傾けられる。唇は比較的平らでグラスの縁に軽く置かれる。もしそれが熱いコーヒーであれば、ゆっくりと注意深く傾けられ、唇はわずかに緊張し前方へ尖らせる。

！ 患者の個別の問題を様々な特殊な状況に準備させるために、患者に試させそれを観察することは必須のことである。

障害によっては、患者は食物を手指またはカトラリーで自ら口へ運ぶ状況になく、介護者が引き受けなければならないこともある。利き手が麻痺した患者は、多くの場合制御できない手しか使えない。トレーニングの欠如と代償によって高いトーンを有すために、器用に動かすことが難しい。

麻痺側の利き手に、運動の可能性とコントロールを有す患者には、柄を太くして掴みやすくする自助具や、手関節の橈側外転を容易にするためにフォークやスプーンの柄が折り曲げられている自助具がある。肘をテーブルで支え、安定した参照点を形成させることも助けとなることが多い。後者は患者が努力して手にいれるテーブルマナーとは反対の行為ではある。理学療法または作業療法的治療において、このような上肢・手・手指の活動が含まれなければならない。

さらに、頚筋組織の過緊張のため、頭部を前方へ軽く動かすことにおいて困難が生じることがある。下顎を前へ押し出すことも、過緊張によって困難または不可能となる（治療の可能性：非言語コミュニケーション、表情を参照）。

唇の形態は正常な姿勢トーンを前提とする。食物、特にスープが口から流れてしまうのは低緊張が原因のことが多い。しっかりとスプーンをくわえる、または唇を互いに閉じることができない。

また、唇がスプーン、フォーク、グラスの形に適応できない理由は、過緊張の場合がある。唇の感覚の欠如も同様に、運動の不十分なコントロールと順応を導く。

口腔期の特徴と典型的な問題

比較：正常運動

唇を閉じて、咀嚼運動は咬筋、側頭筋、外側翼突筋、内側翼突筋の求心性及び遠心性交互の収縮と顎舌骨筋の協調で生じる。顎舌骨筋は、求心性収縮のために舌骨を安定した参照点として使い、尾側へ求心性に緊張し、下顎を下へ引くことができるようにする。舌骨は自然にぶら下がる骨で、人間の身体で唯一、他の骨への関節結合を有さないものである。舌骨は筋組織によってのみ安定性を得る。顎舌骨筋の尾側に向いた求心性収縮を実現するためには、舌骨は尾側へ三つの異なる筋によって安定されなければならない。

甲状舌骨筋は喉頭を舌骨へ引っ張る。喉頭は、舌骨のように自由にぶら下がる軟骨板のようなもので、胸骨甲状筋によって安定されなければならない。

胸骨舌骨筋は、胸骨から舌骨へ伸びる。胸骨の安定性は問題ない。肋骨と固く結ばれ、安定点を形成することに問題は生じない。

顎舌骨筋は肩甲骨から舌骨につながる。その舌骨に関係する機能と咀嚼のため下顎を開く機能は、肩甲骨の安定性とアライメントに左右される。

咀嚼運動を通じて、部分的に上下の歯列の間に位置する食物は、舌の上を中へ、そして下の歯列と頬の間に押される。そこから頬筋（吸引運動）の収縮によって再び歯列の間に位置し、再度噛み砕かれる。頬の粘膜の感覚が動的活動をコントロールする。

低緊張の患者において、力、つまり力強く噛むためのトーン増加が欠けることは少数である。よくあるのは、過緊張のために咀嚼筋が全く、または十分にリリースされない、もしくはすぐにリリースされないことである。さらに、顎の回旋運動が制限を受け、噛み砕くように動くのではなく、ただ単に開閉するだけしかできない。

この運動が、食物を小さく噛み砕くのに非効果的であることから、何度もそして長く咀嚼されなければならない。食事時間が長くなり、食物は冷たくなり、患者は疲れ、食事自体が不快で疲れることにつながる。

感覚が欠如していると、食塊が頬の内側にあることが感じられず、収縮も全く刺激されない、または十分には刺激されない。そのためその場所に食塊が留まることになる。

低緊張が存在する場合、収縮を刺激することはできるが、頬筋は食塊を中へ送り込むために十分なトーンを構築することができない。そのため、やはり食塊は頬の内側に留まる。

どちらかというと過緊張が原因の場合、収縮が激しく発生し、頬の粘膜が閉じる歯列の間に挟まれる。そのため痛みを伴う傷が生じる。痛みはさらに咀嚼筋を含む屈筋のトーンを増加させてしまう。

比較：正常運動

咀嚼は食塊を細かくする目的だけではなく、唾液と混ぜる目的も持つ。そして食塊は様々な味覚受容器と接触する。しかし完全な「味覚」の大部分は、味覚受容器ではなく、芳香を受ける嗅覚受容器を通して得る。芳香が生じるために、口は唇によって閉じられなければならない。

閉じた唇で咀嚼することは、相反神経支配への高い要求を意味する。唇は収縮したまま、下顎は開閉し、頬筋組織は求心性収縮と遠心性収縮を交互に行わなければならない。これが不可能であれば、唇を開いて咀嚼する。この場合、多くの新鮮な空気が流入するので芳香が「薄められ」、あまり強くは感じられなくなる。

食塊が嚥下に適した柔らかさだと相応する受容器が発信すると、顎は閉じられる。舌が食塊を波状運動で後ろへ移送し、一方でまだ「嚥下に熟して」いない食塊をさらに細かく、柔らかくするために頬の内側で維持する。舌の運動を通して口蓋帆が持ち上げられ、鼻腔への入り口が閉じられる。

口蓋帆に麻痺が生じていると、鼻腔を閉じることができない。咽頭腔と鼻腔の不十分な遮断は、「逆流」の結果を生じさせることがある(後述の「神経生理学的視点」参照)。嘔吐が生じると、口蓋帆は必ず固く閉じなければならない。もしそうでなければ、吐瀉物は鼻腔へ入り鼻から流れ出る。幸運なことに頻繁に起こる運動ではないが、これは健常者にも起こることで、「実践の欠如」から生じる「嚥下と逆の流れ」の協調を意味する。口蓋帆の麻痺は、発話においても気付くことができる(8.4の「言語コミュニケーション」、表8.1参照)。

感覚鈍麻が存在すると、どの食塊が嚥下に適した柔らかさかを感じることができず、咀嚼し続ける(p.261)。

異常なトーンによって相反神経支配に制限された障害が存在すると、食塊の一部を後ろへ移送し、一部を口内に留めることができない。これらは一度に全て嚥下される。これは労力を要する。なぜならトーンが大きく高められなければならず、同時に進行する口蓋帆、舌骨、喉頭の運動へネガティブに作用し、それを通して喉頭蓋にもやはりネガティブに作用する。

比較：正常運動

食塊を後ろへ移送する舌の波状運動は、すでに喉頭蓋を通して気管の遮断を発動する。食塊は舌の後部で柔らかい口蓋と接触する。そこに嚥下・嘔吐反射の発生ゾーンが存在する。

神経生理学的視点

私の解釈では、この二つの「反射」は「前進ギア」(嚥下)と「後退ギア」(嘔吐)のスイッチへの刺激である。前進するか後退するかは、状況に左右される。

状況が食事に適しており食事がおいしそうだと感じられ、空腹または食欲が存在すれば、ゾーンの接触は嚥下を刺激する。

状況が食事に適しておらず、食事がどちらかというと不快に感じられると、気持ちが悪くなり同ゾーンの接触は嘔吐を刺激する。例：嚥下するには大き過ぎる飴をなめることは、高度の協調を要求し、障害を生じさせることもあるが、口の中で後ろに行き過ぎて嚥下反応を生じさせるかもしれない。しかし状況は食事に適していない。皮質は、大きくて硬い飴が食道の狭い輪状筋に無理に押し込まれると、痛みが生じることを知っている。このため、反応は停止され「スイッチが切り替えられる」。嚥下反応ではなく、飴を再び前へ移送させようとする嘔吐反応が生じる。

例：好きではない料理を目の前にすると、口腔の奥にある嘔吐反応の発生ゾーンを感じる。食事がこのゾーンに触れると絶対に嚥下できず、口から吐き出してしまうことが正確に分かる。

感覚鈍麻が存在していると、どのような反応も生じない。つまり、患者は随意的に嚥下しなくてはならない。全ての随意運動と同じく高いトーンで実行され、すでに述べたように同様のネガティブな作用を持つ。過敏症が存在する場合、反応は早すぎるタイミングで発生する。舌は波状運動を起こし、食塊は「波」が上昇する部分より前方に位置し、そうやって再び前へ移動させられる。

比較：正常運動

十分睡眠をとった後、つまり口腔に長時間何の刺激も生じなかった後、朝に歯を磨く。歯ブラシが舌と口腔の中間部から後部に触れると、嘔吐反応を生じさせることもある。これも状況が食事に適していないので当然と言える。

朝食が準備されている食卓はこれに対し食事を発信している。この事実だけで正常範囲に脱感作される。食事が終わると、食事と飲み物が過敏症を完全に正常範囲に減少させ、歯を問題なく磨くことができる。発生ゾーンは小さくなり脱感作される。

嚥下障害のために、摂食を保証するためにカテーテル(経鼻カテーテル、PEG)を装着しなければならなかった患者では、その後過敏症を呈す。経鼻カテーテルは、鼻と咽頭腔を通って食道へ入れられる。摂食はもちろん必要なことだが、この種の特殊な摂食は治療において多くの問題を生じさせる(後述する)。

経皮内視鏡的胃ろう造設術(PEG)の方が好ましい処置であり、それはカテーテルが腹壁から直接胃へ達するというものである。このカテーテルの利点(後述)は注意深く無菌処置され、接続が最小限に抑えられていることから感染リスクを防ぐことである。

比較：正常運動

状況が食事に適しており嚥下反応が正常に発生すると、舌は後方への波状運動を行う。食塊は波が生じるところに位置し、喉の方向、後ろへ移送される。

舌の波状運動と同時に喉頭も動く。喉頭は、甲状舌骨筋によって頭側に引き上げられる。そのためには舌骨が安定している点となる必要がある。すでに述べたようにその安定性は筋組織のみで作られる。これは、顎舌骨筋が頭側への求心性収縮によって舌骨を安定させることによって、甲状舌骨筋が喉頭を頭側へ引いた時、その筋の起始部である舌骨が尾側へ引かないようにしていることを意味する。

顎舌骨筋は、起始部である下顎が閉じることによって安定する点となっていることを必要とする。この理由から、我々は通常、口と顎を閉じて嚥下する。

低緊張の場合、または時間的協調の障害が存在する場合、多くの患者は口を十分閉じず、または下顎を開けて嚥下する。これは甲状舌骨筋の大量のトーン増加を通してのみ可能である。そのため嚥下は非常な労力を要し、喉を鳴らすような大きな音を生じさせる。さらに、喉頭運動の欠如を通して喉頭蓋を通して気管を遮断することが常に十分ではなく、食物がそこへ流れ込んでしまうことがあり得る。それは咳刺激を導き、食物を開けた口から出させる。この嚥下状況と不十分な空気の供給は患者にとって悩みの種となり、特に他人が同席している場合には不快で恥ずかしい状況となる。

例：ある女性が上品なレストランで夕食をとる。このレストランについて何も文句はない。しかし、彼女は観察されているような感じがして不安に思う。トーンは増加し、高過ぎるトーンで嚥下し大きな飲み込む音が発生する。次の嚥下は「失敗」し、気管に入ってしまい女性はむせる。その際、「後退ギア」のスイッチが入るが、口蓋帆が素早く十分に鼻腔を遮断することができない。結果として食塊が鼻から出てしまい、とてもつらい状況となる。

誤嚥する患者は、他人の前で恥ずかしい思いをしたくないので食堂で食べることを嫌がる。自宅では一人、台所で食べ、食事への誘いは断り、そうしてその患者がどのように食事をするか他者に知られないようにする。そのため、本来喜びとならなければならない食事の時間が、不安でつらい義務行事となってしまう。患者の体重は減り、栄養を十分にとらないため新陳代謝全体に悪影響をおよぼし、神経可塑性にもネガティブに働く。

誤嚥を防ぐメカニズム

- 嘔吐反応：嚥下に適さない塊を口の中へ戻すよう指令することによって防ぐ(飴の例を参照)。
- 咳払いや咳：例えば吸息と一緒に吸って、食塊が事前の嚥下運動なしで咽頭に達し、その粘膜に触れると、食塊が気管に流入するのを避けるために咳反応が発生する。
- 声帯：気管の入り口に緊張した声帯が通ることも保護機能を満たす。咳払いや咳によって固い塊が再び上へ出されるまで、流入するのを防ぐ。

患者が誤嚥をよく起こす場合、私は原因を見つけ出さなければならない。その際、誤嚥がいつ起こるのかというタイミングを見つけることが役に立つ。

- 嚥下時に誤嚥が生じる場合は、喉頭の動きにくさを原因とする可能性がある、喉頭蓋の不十分な遮断が原因である。
- 嚥下終了後の誤嚥は、食塊が喉頭蓋谷に留まり、再び開いた気管の中へ、そして下へ滑りこんでしまったことが原因の可能性がある。

- 嚥下終了後の誤嚥は、食塊を食い止めることができない、十分に緊張していない声帯が原因の可能性もある。
- 感覚が著しく減少し、気道に近づく食塊を感じることができなければ、咳反応が引き起こされない。これはいわゆる「不顕性誤嚥」へつながり、結果として嚥下性肺炎を導く可能性もある。

比較：正常運動

通常食塊は2回か3回に分けて嚥下される。受容器は、食塊がいつ消失したか、そしてまだ残りが頬の内側、舌の下、歯の間にないかどうか伝達する。その場合は、舌が残りを口の中央へ運び、嚥下できるようにする。その際、大きな可動性を発達させることができる。下顎は前方、横、後ろへ動き、舌に大きな運動範囲を実現させる。何度か試みてうまくいかない場合は、他の手段を考える。例えば歯の間の残りを指または爪楊枝で取り除く。

患者の口の中に食べ物の残りがあれば、感覚の欠如、または舌か顎の制限された可動性が原因である。患者が少なくとも手を動かすことができるのであれば、感じられる食べ物の残りを手指または爪楊枝で取り除くことができるはずなので、それは感覚の減少の存在を示す。

咽頭期の特徴

比較：正常運動

食塊は大きく後ろへ押され、喉頭蓋は固く閉じられている。食塊への圧力は、それが食道の括約筋を押すまで続く。この圧力は、遠心性に緩めることへの刺激となり、食道を開かせる。

食道期の特徴と典型的な問題

比較：正常運動

括約筋の収縮を通して食塊の一部は食道の中へ押され、次の輪状筋を押す。この圧力は遠心性収縮を発生させ、糜汁(びじゅう)はさらに下へ送り込まれ次の輪状筋を押し開く。糜汁が最後の輪状筋、幽門を押すと、遠心性収縮によって開き、糜汁はその中へ入り、再び収縮して胃を食道から密閉する。

幽門を十分に密閉できないと、「逆流」が生じる。胃酸とともに糜汁が食道へ戻り、胸やけや、さらにひどい場合は逆流性食道炎を発症させる。

● 先行期と口腔期における摂食の改善への治療例

（咽頭期と食道期は解剖学上の理由から直接的な治療介入の対象とならない。）

嚥下障害の治療は、大げさな意味ではなく人生を救い、特に生活の質を救済する。これはいくつもの職業グループにまたがる事柄であり、そのため職業を超えたチームワークで取り組まなくてはならない。病院の介護者、リハビリテーションセンターの食事グループの作業療法士、そして治療中の理学療法士など。言語療法士は同様の活動で構語障害の治療に取り組む（p.255の「言語コミュニケーション」参照）。患者が自宅にいるのであれば、問題はまだ存在するが減少していると予想できる。その場合、家族や患者自身がいくつかの重要で効果的な活動を習得し、実行しなければならないことを意味する。

先行期における改善

この段階では、介護者と理学療法士の協力作業が問われる。

場合によっては事前に(幅の広い)テーブルを食卓として部屋に置き、テーブルクロスをセットして食欲を刺激する環境を作っておかなければならない。さらに適したグラスとカトラリーが必要である。患者はベッドから、トーンに適した椅子に移乗されテーブルにつく。患者は十分な時間と静かさを必要とする。食事が冷めてしまっていたら温め直す。より良いのは、その都度、少しの量を盛り付け、必要に応じて追加することである。

これらの点から、時間を要する特別の治療であることが分かるが、問題の緊急性から必要なことだと言える。幸運なことに、重患者用のリハビリテーションセンターでは、病棟に食堂またはダイニングルームが設置されている。そこでは空間が大変使いやすく整えられている。作業療法士は、例えば皿の下に敷く滑り止めシートや、カトラリーの柄に使う自助具などの必要な道具を持ち込むことが容易となる。彼らはいわゆる「食事グループ」として在席し、食事の治療推移に気を配る。

口腔期における障害の治療

この段階で、最大の治療の可能性が存在する。ただし、事前にいくつかの要素に留意する必要がある。

口、口内は個人の領域として敬意を示されなければならない。健常者であっても、口の中を見られ触れられること、または他人に同様のことをするのにためらう。そのため、患者と適切な信頼関係、プロフェッショナルな関係を築くことが大切である。

空間状況にも注意しなければならない。例えば個室治療室を用意するか、大部屋の隅で、可能であれば可動式のパーテーションで区切る。一つの治療セッションを中断することは非効率的であり、特にこの治療では中断は絶対に避けなければならない。衛生的理由からも、時折どこかに出て行くことは治療を続けて行く上で非効率的と言える。もし避けることができなければ、続行する前に再度手をきれいに洗うか、新しい手袋を装着する。

! セラピストが手袋の装着を希望せず、患者がそれに同意すれば、セラピストは患者のいる前で治療の直前に手を洗い乾かさなければならない。石鹸が完全に流れ落ちたことを確認し、また消毒剤は使用してはならない。石鹸の残りかすや消毒剤はひどい味がするからである。手袋を使用する場合は、何か物質(パウダーなど)が付いていないか確かめ、付いていれば除去しなくてはならない。指サックを一つか二つ装着することで事足りることも多い。

口内は「湿地帯」と言える。中に入れる手指と物体は事前に濡らされておかなければならない。それには水か薄めたフルーツジュース(患者の好き嫌いを聞いておく)が適している。酸味の強いフルーツジュースは唾液生成を刺激するため効果的である。

個別の視覚評価

治療を始める前に私は患者の前に座り、口を開くことを促通し中を観察する。つまり視覚による診断を行う。正常であれば、舌は力を抜いて平らで下歯列内に位置し、中央に縦の溝がある。

低緊張の舌はとても幅が広く見え、溝もなく、口を開くと舌が歯を通って前へ出ることもある。過緊張の舌は分厚く短く、後ろへ引かれている。半身に障害がある場合、控えめな、または明らかな非対称性が舌に現れる。

私は濡らした舌圧子で舌を平らに下へ注意深く押して、口腔深部を見ることができるようにする。舌圧子についている小さなランプが口腔を照らす。私は傷や食べ物の残りが存在しないか確認し、口蓋帆の状態を調べる。私の指示に従って、患者は大きく高い声で「ああああ」と言わなければならない。その際、口蓋帆はその対称的な位置から上へ動かなければならない。

比較：正常運動

ここでも、安静時と機能時において、口蓋帆の非対称性が生じることがある。しかしすぐに麻痺とは判断せず、聴覚診断やミラーテストなど他の検査結果との関連性を考慮しなければならない。

ミラーテスト：私は手鏡を出して、患者に1から10まで数えるよう依頼する。患者が2と言うときに、鏡を患者の鼻の下に当て、曇るかどうか観察する。これは、口蓋帆の活動の欠如によって鼻から空気が流れ出ることを示すサインとなる。特に「e」と「i」の母音の発音において、少しだけ曇るということは正常である。

治 療 例

どの患者においても、優勢な低緊張または過緊張、屈筋トーンまたは伸筋トーンに応じて適切な措置を選択する。

準備のための措置：

- 口腔の取り組みは、感覚と姿勢トーンを正常化させるという目的で行われる。提案される活動は、感作化または脱感作化、トーンの構築または減少に役立つ。口内にゆっくりと、注意深く近付くために、次の措置を行う。
- 濡らしたタオル、ガーゼの丸まったもの、舌圧子で私は患者の唇に触れ、そこへわずかに圧力を与える（図8.4）。
- 私は濡らした舌圧子を唇の間で水平に置き、それを上下に動かして唇を開くことを促通する。
- 濡らした舌圧子で歯に触れ、上下歯列の間を動かし顎を開くことを促通する。
- 私は濡らした舌圧子で舌の上を軽くたたき、まずは舌の先端から始め、中間部、後部へ移る。
- 濡らした舌圧子で頬の内側に触れ、ゆっくりと左右に動かす。

その都度患者は口を閉じ、私は嚥下運動（後述）を促通する。その際、私は患者にいくらか時間を与え、口の変化した感覚に気付かせる。

口内の対称性の取り組みを用意にするために、口を四つのエリアに分割する（図8.5）。

特殊な活動：

ギレルモ（頭部外傷患者）は半身に顕著な症状を呈す。私は非麻痺側（左側）から開始する。そこは麻痺側よりは、より正常な感覚が期待できるからである。まずは上二つのエリアを治療し、次に下二つのエリアを治療する。または逆の順序で行う。非効率なのは、まず右側上下エリアを刺激し、そして左側を刺激することで、これは非対称性の強い感覚を引き起こしてしまう。

患者が総入れ歯を装着している場合は、患者に問題が生じなければ、まずこれを外す。取り外しが不可能、もしくは非効率であれば、患者が実行される措置において、ほんの少ししか、または全く感じないということを計算しておかなくてはならない。なぜなら私の手指は入れ歯に触れ、歯肉や口蓋に触れないからである。

図8.6は二つの顎をコントロールする掴み方を示し、私は開始姿勢または患者に応じて使い分ける。

私は濡らした手指（示指または小指）を唇の中心から口の中へ触れ、指の腹で歯肉（歯茎）にそって奥深くまで滑らす（爪は短くしておかなければならない）。

そして私は手指を3回、真ん中に戻して奥へ動かし、また戻した後、手を回転させ、指の腹で頬の内側を撫でる。これも3回繰り返す。最後に手指を真ん中に戻し、口から出す。

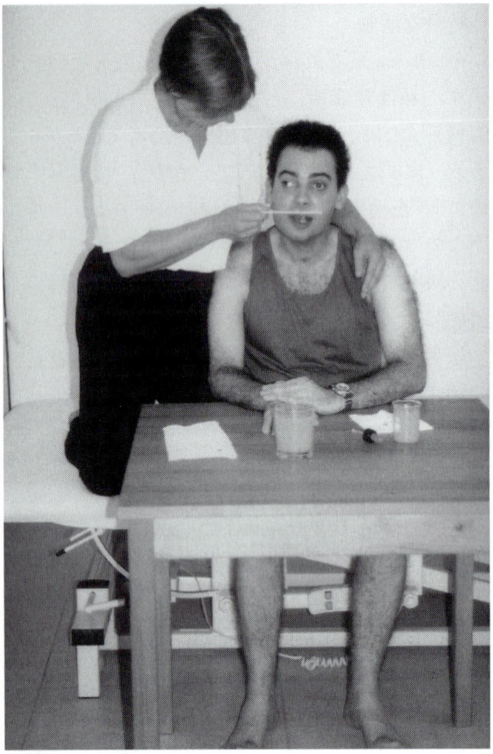

図8.4 濡らしたスプーンを使って、患者の唇は準備のために治療される。

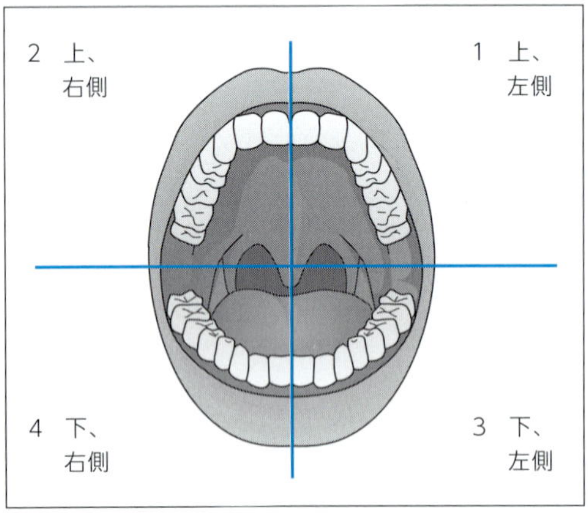

図8.5 口を四分割することは、対称的な取り組みを容易にする。

> **!** 治療中、私は傷、食べ物の残り、ぐらぐらする歯、または入れ歯が適切に装着されているかもチェックする。

私は手指を下唇に当て、口と唇を閉じることを促通するためにわずかに上へ動かす。

嚥下運動の促通のために、私は口腔底(後述)に手指で触れ、流れ込んだ水やジュースの水滴や接触が、唾液生成と嚥下刺激を発生させることが予想される。その後、私は患者に時間を与え、変化した口の感覚を認識させる。そして私は上の四分割エリア、次に下の四分割エリアを順番に同様のやり方で刺激する(図8.7 a-d)。

> **!** 3回の反復というのは次の意味を持つ。2回の反復では、知覚される刺激を安定させるには少な過ぎ、4回は、特に過敏症が存在する場合には多過ぎることになる。重要なのは、どの場合でも同じ回数が維持されることである。そうして患者は意識的に、または無意識的に回数を数え、次に何が起こるか知ることができる。これは落ち着きと確実な感覚をもたらす。同様の理由から、治療進行全体も毎回同じでなければならない。

私は濡らした手指で患者の舌の先端部を軽く突き、次に中間部、そして奥を突き、口を閉じさせ嚥下運動を促通する。続いて手指で上歯列の後ろの硬口蓋を突き、それに沿ってさらに奥へ、軟口蓋の入り口まで動かす。その際、ある程度の圧力を加える。もし硬口蓋が軽く、慎重に触れられると、不快なくすぐったさを生じさせてしまう。

嘔吐反応の発生検査

私は手指を硬口蓋、または舌の上に沿って口蓋帆に触れるまで奥に動かす。嘔吐反応は、患者の体幹全体の軽い伸張と眼が大きく開かれることを生じさせる。

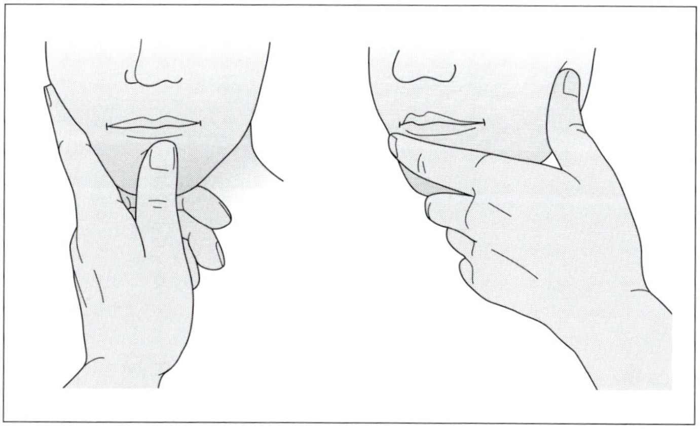

図8.6
顎をコントロールする掴み方

! 反応が起こるかどうか検査しなければならない。なぜなら誤嚥を防ぐための重要な保護メカニズムであるからだ。ただし、例外的ではあるが実際に患者が嘔吐してしまう恐れがある。

前方への舌運動の刺激

私は薄いハンカチの中央を水かジュースで濡らし、そこを母指と示指の間と内転させた中指の間で張る。

私は口を開けることを促通し、患者に舌をできるだけ前へ出すよう指示する。そこで私は母指で上を、示指と中指で下を触り、それをゆっくりと上へ反りかえるように回転（回旋）させる。上へ軽く反らせることは、舌小帯を下歯列で傷つけるのを避けるために必要である（図8.8）。

患者は舌を前に出し、右前方、左前方、そして上下に突き出さなければならない。そして舌を上唇と下唇に沿って動かす。舌の先端で左右の口角に目標を定めて触れなくてはならない。それから口の前にある濡れたスプーンを舌で押し退ける、または私が全ての方向に動かすスプーンを舌で追わなくてはならない。または私が患者の口の前で全ての方向に動かす糸に触れなくてはならない（図8.9）。

舌の波状運動の刺激

患者は「g」、「k」、「q」の音の形を作る。舌の相反神経支配を改善するために、私は濡らしたハンカチで舌の先端を固定し、患者は「g」、「k」、「q」の音の形を作る。そして水を少し飲まなければならない。

後方への舌運動の刺激

患者は「ch」の音の形を両方のバリエーション（表8.3参照）で形作り、いびきの音を鳴らす。

感覚と全ての方向への舌運動の刺激

私は示指で患者の頬の外側を突き、患者は口の中で舌の先端を、指を感じる場所に動かさなければならない。このやり方で、患者は口の中で全ての方向へ舌を動かすことができ、掃除機能を改善することができる。

唇運動の刺激

- 患者は唇で綿製のハンカチを固定し、私はそれをゆっくりと引っ張る。
- 患者は、何かがとてもおいしい、またはおいしそうな匂いがすると表現るために「mmmm hhhhh」と言わなければならない（欧米で使われる表現）。
- 患者は「b」、「p」を爆発音のように、断続的に、「b-b-b-b-b-p-p-p-p-p」と言わなくてはなら

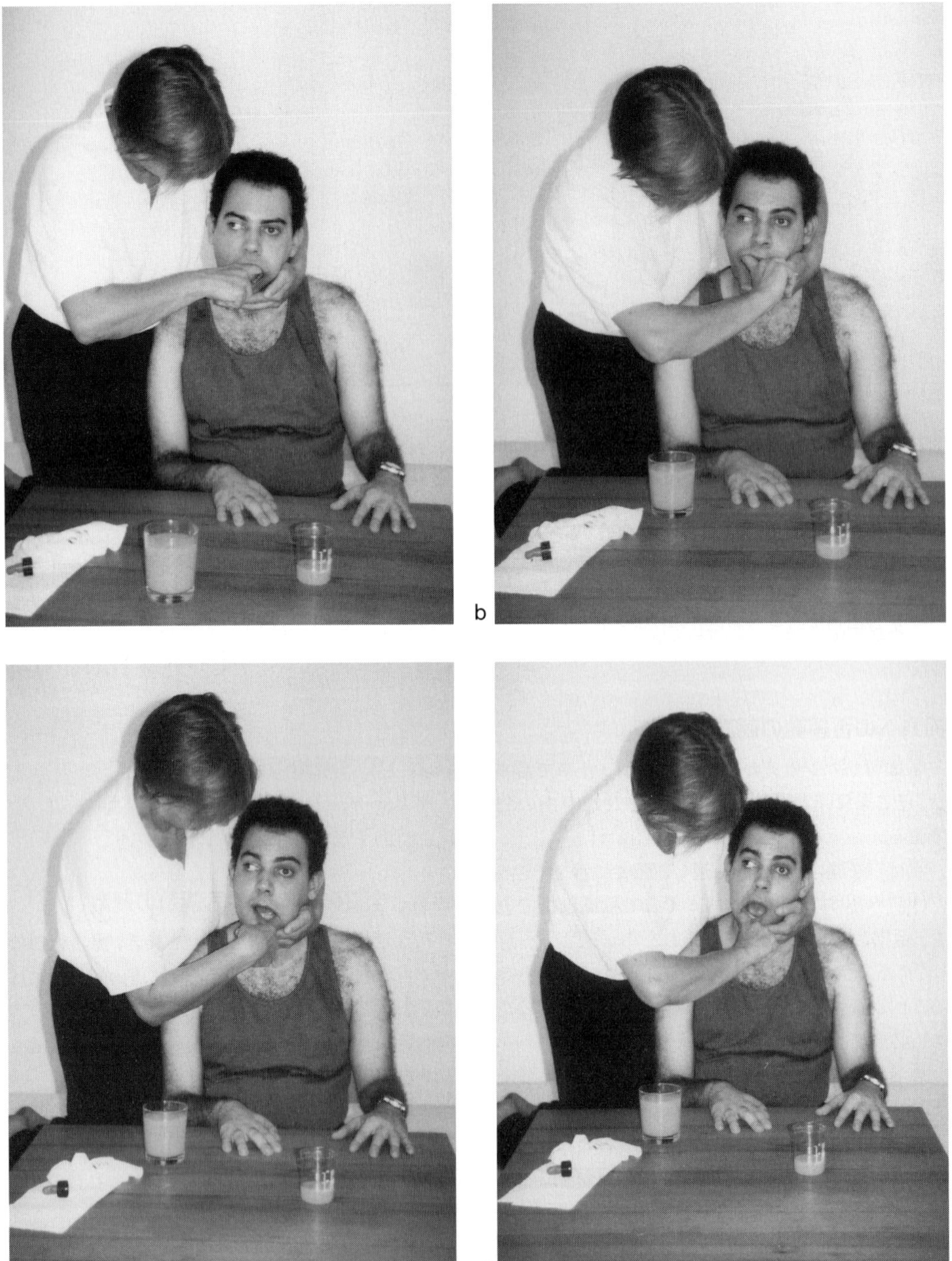

図8.7 a-d　嚥下運動の促通のために四分割エリアが治療される。

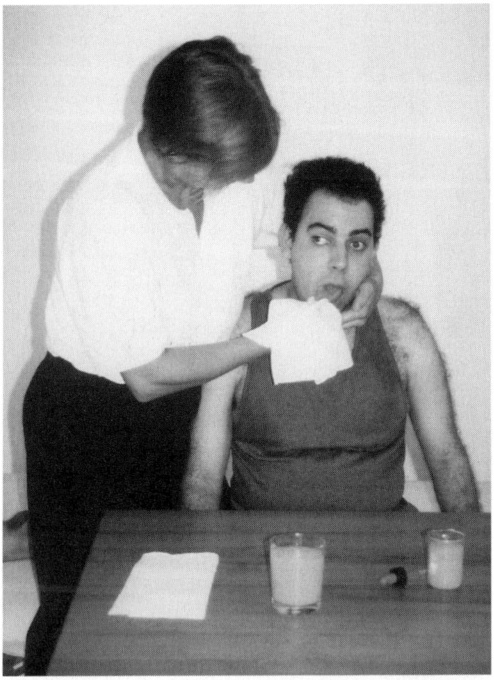

図8.8 舌運動の刺激

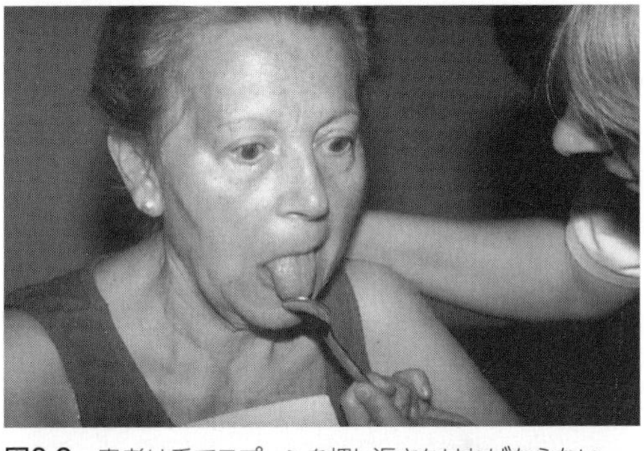

図8.9 患者は舌でスプーンを押し返さなければならない。

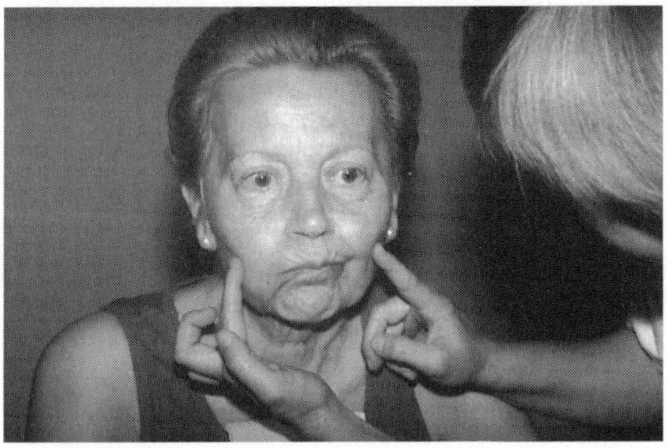

図8.10 患者は口を閉じ、
空気が漏れないようにしなくてはならない。

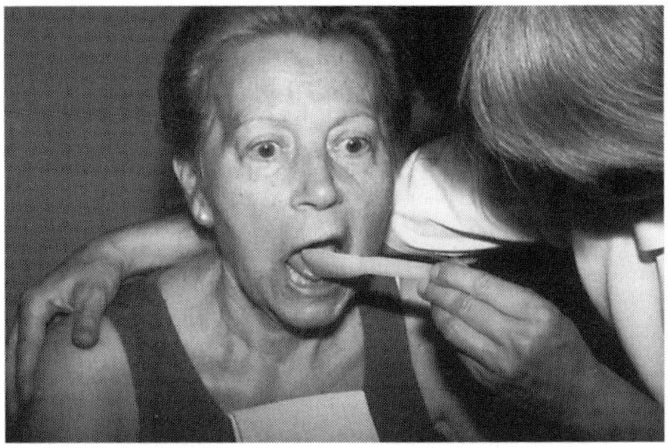

図8.11 セラピストはスプーンの角で舌の溝を刺激する。

ない。

- 患者は頬を膨らませ、私はそれに対して指で突く。閉じた唇によって、空気が漏れてはならない(図8.10)。
- 患者は水を口にふくみ、片方の頬からもう片方へ動かさなければならない。
- 患者は、冷たく濡らされた、平らなスプーンをくわえて唇を閉じなければならない。
- 棒アイスを口に入れて「mmmmhhhhh」と言わなくてはならない。
- グラスに入っているストローに息を吐きだし、泡が生じるまで行う。
- 患者はストローで水を吸いながら、水が口に達しないようにする。
- 患者はストローで水を吸い、舌の先端で閉じ込めるようにして、別のグラスに移さなければならない。
- 口笛で、可能であればメロディーを奏でるよう試みる。これは唇だけではなく、舌を動かし溝の形成、そして口蓋帆を持ち上げることを刺激する。

舌の溝の形成

患者は「jjjjjjjj」と言わなくてはならない。

舌を前に出し、私は舌の内側を平らなスプーンの角で刺激する(図8.11)。

患者はピペットから水滴を受け取らなくてはならない(図8.12)。

舌を「筒」のように形作るよう試みることが必要である。

口蓋帆を持ち上げる刺激

患者は大きく高い音域で「a」、「i」と言わなくてはならない。

そして他のアルファベットと一緒に、例えば「ba, bi, pa, pi, ga, gi, ka, ki, cha, chi, ia, ii」と結び付けて言う。

ヨーデルを試みることも可能である。

水分とともにうがいをするように、喉を鳴らすことを試みる。

! これらの難度は高く、誤嚥の危険性がある。そのため、軽度の障害の場合にのみ行われなければならない。

嚥下の刺激

嚥下を刺激する最良の準備は咀嚼である。

私は患者に分厚く長い、乾いたハムの塊を与え、唇から外へ出し、それは私によって、または患者自身によって固定される。

患者は咀嚼するが、嚥下してはならない。嚥下刺激がみられたら、患者が出す唾液を嚥下する前に、口からハムを取り出す。

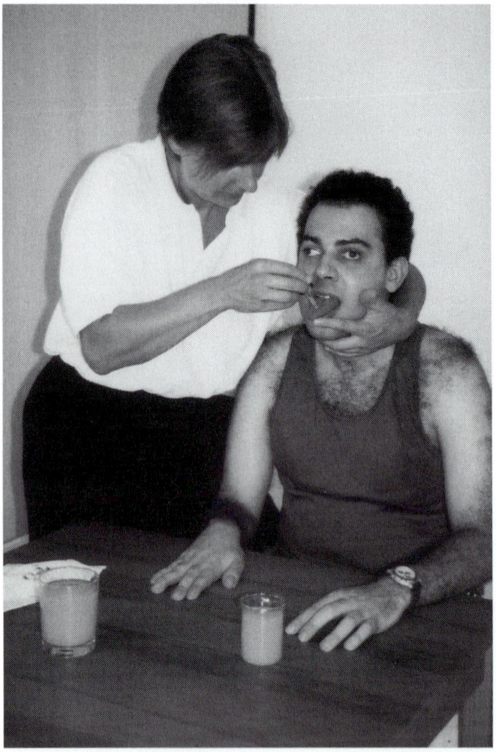

図8.12　患者は水滴を受け取らなくてはならない。

9　24時間マネージメントと自主活動の提案

24時間マネージメントの必要性は、神経学的損傷の初期においてのみ存在するわけではない。その後も患者は行動規則に留意し、集積した連合反応の構造的変化の危険性に対抗して作用させるよう、毎日の治療を行うことが望ましい。毎日のトレーニングは、理学療法士による毎日の治療を意味するものではない。患者は特定の自主活動を習得し、日々の生活に取り入れることができる。これらの自主活動にはいくつかの基準が存在する。

- 非常に少ないトレーニング量でなければならない。
- 非常に簡単なトレーニングでなければならない。
- 患者の抱える問題に個別に対応したものでなければならない。
- 入念に準備し、説明され、場合によっては写真を使って説明されなければならない。
- 時折コントロールされなければならない。
- 場合によっては時折変更されなければならない。

次の提案は、多くの患者が異なる疾病において共通に抱える問題への取り組みに対するものである。

これらの問題には次のことが含まれる。

- 大腿直筋と内転筋の高いトーン
- 脊柱起立筋の高いトーン
- 下腿三頭筋、アキレス腱の高いトーン
- 広背筋の高いトーン
- 上肢、手、手指の屈筋における高いトーン
- 手の感覚鈍麻または過敏症

自主活動は日常生活に組み込まれるのが理想的である。

早朝、ベッドに横たわった状態

両手を組む。そしてゆっくりと肘を伸ばしたり緩めたりしながら色々な方向へ動かす。両手を膝に向けて下へ動かし、次に天井に向けて上へ動かし、頭部の方向に後ろに大きく動かし、頭部か壁に到達させる。このトレーニングは上肢下制筋と肩の内旋筋を伸張させる。

> *肩関節に痛みが生じたら*
> *すぐに中断しなければならない。*

麻痺側の下肢を、非麻痺側の下肢の助けを借りてベッドの角まで押し、そこからぶら下げる（大腿直筋と内転筋を伸張させる）。両手を組んで前述の運動で天井の方向へ、そしてベッドの中心に向かって後ろへ導き、上半身も一緒に回転させる（広背筋を伸張させる）。

ベッドの角での端座位

両足部を床に接地させて膝の上にクッションを置き、前屈して上肢は体側で自然に下垂させ、頭部をクッションの上に乗せたまま、しばらく姿勢を保つ。このトレーニングは脊柱起立筋とアキレス腱を伸張させ、特に足部を起立台に置くか、または柔らかいロール状のものを足趾の下におくと、足趾屈筋を伸張させる。

バスルームにおいて

洗顔、歯磨き、ひげそり、クリームを塗る、化粧、髪の毛をとかす際に「足部起立台」に立ち、近

くに掴むための取手が存在しなければならない。このトレーニングはアキレス腱と下腿三頭筋を伸張させる。

いくらか後ろへ下がり、両手を組んで洗面台に置き、上半身をゆっくりと下へ折り曲げ、さらに数歩後ろへ下がる。こうして腹臥位立位と似た姿勢セットが出来上がる。この姿勢で、下肢の背側に耐えることのできる程度の筋の伸びを感じ、それから骨盤を非麻痺側の方へ動かす、またはそちらへ回転させるステップを踏む。このトレーニングは広背筋と肩の内旋筋を伸張させる。

朝食、昼食、コーヒー休憩、夕食後に片付けられた食卓で

両手を組んでテーブルの上に置き、上肢を左右へ回転させ、その際、上半身も一緒に動かす。特により麻痺側へ、前腕を外に回転させる。このトレーニングは広背筋、肩の内旋筋、肘屈筋、回外筋と手関節屈筋を伸張させる。

上肢は両手を組んで身体正中位で肘を曲げ、できるだけ接近させる。非麻痺側の上肢で麻痺側の上肢を注意深く外側に動かす。その際、全体重がより麻痺側にかかるようにする。このトレーニングは上腕三頭筋、長頭、肩の内旋筋を伸張させる。

> *肩関節に痛みが生じたらすぐに中断しなければならない。*

同様の姿勢から上記と同じように両手を組んで身体正中位に置き、肘を曲げてできるだけ接近させる。非麻痺側の手で、注意深く麻痺側の手関節を手背へ動かさなければならない。このトレーニングは手関節屈筋を伸張させる。

> *手関節に痛みが生じたらすぐに中断しなければならない。*

手の刺激と弛緩は、第2章で述べたように、ボールペン、スポンジ、櫛(イノシシの毛)などを使って、患者が自ら行うことができる。

椅子での座位、場所はどこでも良い

麻痺側の下肢を身体正中位で、非麻痺側の下肢をその上に組む。両手を組んで、麻痺側の肘を、上に位置する非麻痺側の下肢の外側に置き、肘屈筋がよく見えるようにする。非麻痺側の手で前腕を外側に回転させ、手関節を屈曲させる。このトレーニングは大腿筋膜張筋、肩の内旋筋、肘屈筋、回外筋、手関節屈筋を伸張させる。

一人がけソファ、またはソファに座ってテレビを見ながら、または音楽を聴きながら

殿部で少し前へ動き、上半身は後ろにもたれかかったままにする。両手を組んで下肢の間を膝の方向へ動かし、上半身はわずかに背もたれから離れる。このトレーニングは腹筋を活性化させ、脊柱起立筋を抑制する。

例えばバス、地下鉄、レジを立位で待つ間

バランスが取れる限り両足部を同じ高さでできる限り近づける。殿筋組織を緊張させ、鼠径部を前へ開き、体重を片足からもう片方の足部へ移動させる。このトレーニングは大腿四頭筋を活性化させ、下腿三頭筋とアキレス腱を伸ばし、立位におけるバランスの維持に貢献する。

> **!** **このトレーニングは、治療の始まる前、まだ姿勢トーンが正常化されていない状態で常にコントロールしなければならない。なぜならそれがまさに患者が外で実行する状況であるからである。**

トレーニングの指示においては、次の表現を意識的に避ける。

- できるだけ大きく
- できるだけ長く
- できるだけ多く
- しっかりと
- 力強く

極端なことを求めがちになるため、これらに似た表現も避ける。

トレーニングの説明では、意識的に家族を介入させることを避けている。患者はすでに多くの介助を必要とするので、「自宅での宿題」については、可能であれば一人でできなければならない。家族の介助は、例えば薬を飲むのを思い出させるのと同様、トレーニングを思い出させることにある。彼らの助けはまた、必要な外的条件を整えることにある。例えば、食事の後にテーブルを要領よく片付け、前述のトレーニングが行われるよう取り計らう。

ただし、これらの「宿題」が症状をさらに改善させることにつながるわけではないことを認識しておかなければならない。そのためには慎重に抑制させる準備と、個別の促通が必要である。これらの活動の目的は、達成したことを確実にし、筋組織の短縮に対抗して作用させることにある。

10　異なる診断のもと類似した症状を治療する際の共通点と特殊な相違点

理学療法士と作業療法士は診断を扱うのではなく、感覚障害、低緊張または過緊張（麻痺、痙性、固縮）、失調、神経心理学的問題、行動異常または変化などの症状を扱う。しかし、診断に関する正確な知識も必要とされる。それは病態生理学的関連性を考えるため、また診断は、他の要素と同様、予後を決定し、様々な決断に影響を与えるからである。

紹介した症例において、患者の主な感覚運動性問題を観察すると、すぐに二つの共通点が浮かび上がる。全員が多かれ少なかれ阻害された感覚障害を呈し、全員屈筋組織の過緊張が優勢で、そのため伸筋組織の異常なトーンが次の方向に生じている。

- 相互抑制を通して低緊張
- 高い屈筋トーンに対抗して働く伸筋組織を通して、固縮の結果を導く過緊張

次のように問いかけることが可能である。つまり、中枢神経系を損傷すると、どうしてこのように姿勢トーンが異常に発展してしまい、なぜ別の形態ではないのだろうか。考えられる原因として、ヒトが受精した卵細胞から高齢者となるまでの成長に答えを探すことができる。

卵細胞は良く知られているように丸く、精子は楕円形の形で鞭毛にぶら下がる。融合後、両者は卵の丸い形になり、子宮の中で自らの場所へ移動し成長を開始する。成長しながら受精卵は開き、丸い形は次第に消えていく。超音波検査を使って観察される胎児の最初の運動は、一塊の運動であり、それは屈曲の方向である。それから少し後に一塊の運動が伸張の方向にも示される。

これらの観察は、ニューロンの発展における特定の順序にも合致する。

- 最初に、屈筋を刺激する興奮性ニューロンが形成される。
- 次に、伸筋を刺激させる興奮性ニューロンが形成される。
- 後に、屈筋とも伸筋とも接続する抑制性ニューロンが形成される。

胎児の成長は丸い形から始まり、伸張の方向へ長くなる豆のような形態となる。4ヵ月から5ヵ月で、さらに伸びるためのスペースが足りなくなるので、さらなる成長は新たに前屈し内転する、つまり「小さくなる」ことを通して行われる。

誕生後は重力からの完全な影響を受け、直立・伸張への刺激が発生する。完全な伸張能力を獲得するまで数年かかる。股関節は3年半から4年で完全な伸張能力を得る。そして我々は、選択的伸張、そして屈筋と伸筋の調和のとれた姿勢トーンの能力を得るのにおよそ8年を必要とする。それは高次の神経生理学的相互的刺激を意味し、運動パターンの要素の最適な空間的・時間的協調を導き、立位での最適なバランスを実現させる能力である。

そしてすでに26歳のころから後退傾向が見られる。高水準で保つためには、常にバランストレーニングが必要とされる。安楽椅子に屈曲で座るだけの人は、苦労して獲得した伸張を簡単に失い、そうして最適なバランスも失ってしまう。

ヒトの成長は子ども時代の屈曲から青少年の伸張を経て、中高年となるにつれ屈曲へ戻っていく。

多くの診断において屈筋トーンの症候が優勢だが、セラピストが感じることのできる姿勢トーンの特殊な質は非常に多岐にわたる。過緊張(痙縮)が虚血性発作、頭部外傷、多発性硬化症、または不完全横断麻痺を原因とするのか、経験を積んだ理学療法士や作業療法士は違いを感じ取ることができる。頭部外傷の硬直した過緊張は、パーキンソン病患者の固縮とは異なって感じられる。また、脳梗塞による異常な相互抑制によって引き起こされた低緊張と、脳腫瘍による低緊張、または多発性硬化症における低緊張(麻痺)の違いを感じ取ることもできる。低緊張または過緊張の異なる形態は、セラピストは予測することができるのみで、それは診断を基礎とする。専門医による正確な情報、所見に目を通すこと、写真(コンピューター断層撮影法、磁気共鳴断層撮影法、陽電子放射断層撮影法、レントゲン)を確認することはそのために必須である。

目標を定め、徹底して治療目標を追跡することは、様々な診断の相違から成り立つ。

傷ついた中枢神経系と脊髄の可塑性再編成の予後は、代償メカニズムとともに異なる対処を導く。

例1：喫煙と避妊薬の組み合わせ、または別の似た原因から弁膜症を呈し、そのため脳血栓から虚血性発作を呈した患者は、それ自体は健康な血管系を有していることが多く、それは副行血管を形成し、梗塞したエリア、またはその近隣エリアの血行を保証する。可塑性再編成は、血管に完全な狭窄を形成し梗塞の原因となる、全身に広がった動脈硬化症を呈す患者よりもより良い条件で発生する。

動脈瘤を原因として脳内出血を受傷し手術を受けた患者は、長期間高血圧を呈し、動脈硬化を起こした血管壁が引き裂かれた患者よりもより良い予後を呈すことが多い。

例2：虚血症発作による片麻痺患者は、脳腫瘍によって片麻痺を呈す患者よりも、回復へのより良い予後を有す。

例3：虚血性または出血性発作によって変化した姿勢トーンは、多発性硬化症の形態によって変化した姿勢トーンよりも正常化への展望が良いと言える。抑制コントロールを超え、両者の連合反応と代償メカニズムを呼び起こす刺激がある。前者の場合、特に初期では、正常な運動の構築の可能性をオープンにしておくためにも、これは絶対避けられなければならない。それに対し後者の場合、トータルパターンにおける反応(痙性または代償)は唯一可能な反応形態を示すかもしれない。セラピストの反応は、そのため非常に異なる(第6章、p.239参照)。

例4：多発性硬化症のために進行した障害を呈す患者が、疲労を少なくして歩行するため杖または歩行補助車を希望した場合、セラピストはためらわずに何を選べばよいかを助ける。片麻痺患者が、早く車椅子から抜け出し、歩きながら移動することを期待して杖を使いたいと希望する場合、セラピストはなぜそれを患者に思い留まらせようとするのか説明してみる必要がある。

例5：最も明らかなのは、完全または不完全脊髄損傷における予後の違いと代償戦略の受け入れである。脊髄が完全に離断した患者が、機能の改善が全く望めず、残されている手段全てを用いて代償戦略を探し出し、トレーニングしなければならない一方、不完全損傷患者は忍耐強く残存機能の刺激に取り組む。早すぎる代償は、その際に発生する連合反応と過緊張によって、回復している機能の完全な抑制を導くことがある。

結論：予後は、異常な過緊張(痙縮)と代償のもととなる連合反応を避けられるかどうかによって、大きく影響を受ける。

既往歴、診断、可塑性再編成能力の潜在性から十分な回復が見込める場合は、正常運動の発達が妨げられないように、できる限りこの働きを避けなければならない。同様の要因から中枢神経系の障害または損傷の進行が考えられる場合は、機能能力をできる限り長く保つために、過緊張と代償を上手く制御しながら付き合っていくよう取り組む。

11　理学療法の補装具

ボバース概念において補装具がタブーであった時代が存在した。長年に及ぶそれぞれの補装具の集中的な議論の末、それらの利便性と利点が次第に認識され、今では多くの患者に導入されている。この章では、治療と患者の日常において使われる補装具と外部サポートを紹介する。

- 足趾の下に敷くロール状のもの
- 足趾セパレーター
- 伸縮性のある包帯
- 伸縮性があり帯のついた足部バンテージ
- エアキャスト
- 伸縮性のある腹部ベルト(コルセット)
- アームスリング
- デルタ・ストライプ(絆創膏)
- 立位訓練器具、バランス・トレーナー
- 足部起立台
- 杖、長いストック、歩行補助車、歩行器、三輪歩行器
- 車椅子

治療のための補装具

ベルタ・ボバースは、いわゆる「スイスチーズ」と名付けられた、足趾セパレーターとして機能する五つの穴が開いたスポンジの塊を何年も前に作った。足趾をその穴に入れることが難しかったことが、長期間にわたって使われなかった理由の一つだろう。しかし、アイデアは全く悪いものではなかった。

順序としては：

- 患者が立ち、足趾が曲がっていれば、**柔らかいロール状のもの**(図11.1)を下に敷くことが、足趾屈筋の伸張に有効である。これは靴下を二個

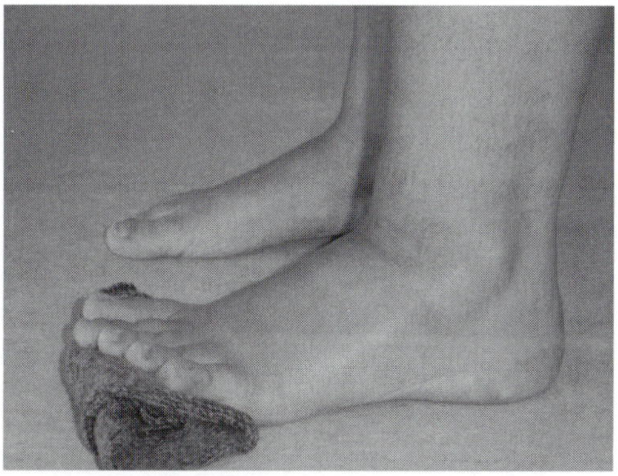

図11.1　柔らかいロール

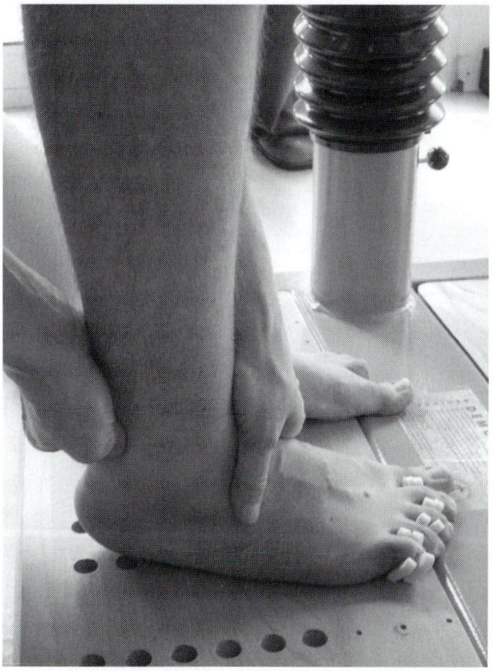

図11.2　足趾セパレーター

丸めた物でも、伸縮性のある包帯でもよい。

- スポンジから成る**足趾セパレーター**は、足趾を広げ、屈筋をリラックスさせるのに役立つ。その中には非常に柔らかいスポンジでできた、歩行時に靴の中でも装着できるものもある。より硬いものは、治療中や自宅で靴を履かなくてよい場合、または就寝時に装着する(図11.2)。
- 足関節は立ち上がり、立位、歩行のときに側方へ安定されなければならず、同時に背屈・底屈に可動的でなければならない。もし筋組織がこれらの課題を引き受けられなければ、外的サポートが役に立つかもしれない。固定するバンテージは非常に重度の場合のみ必要である。良好な足部の治療では、伸縮性のあるバンテージで事足りるはずである。これを試すために、簡単な**包帯**を使うことができる。まず足部のアーチを支え、方向を変えながら足部をバンテージで背側に固定し回内させる。このバンテージは治療中のみ使用する。
- 日常では帯のついた**伸縮性のある足部バンテージ**を使い、安全な歩行を実現させる。これは、伸縮性のある靴下部分と、同様に伸縮性のある二つの帯から成る。最初の帯は足部のアーチを支えるために中央から外側に巻かれ、マジックテープで靴下に固定される。二つ目の帯は前方外側から中央に巻かれ、足部を回内させ、わずかに持ち上げる。これも靴下で固定される。このようにして二つの帯は靴下とともに足関節を安定させる。この足部バンテージに関しては、整形外科専門のショップよりも、スポーツ用品を扱う店でより選択肢の幅が広がる。
- **エアキャスト**バンテージ(図2.78と比較)は足関節の外側への安定のために治療中に使われる。特定の患者には日常にも適している。
- 以前は、バンテージは筋組織から仕事を奪い、弱くさせると考えられていた。緊張した筋の働きを正確に研究した結果、バンテージによって筋はアライメントに位置し、近づき、緊張の準備が整うことが分かった。非常に低緊張の腹筋においては、伸縮性のある**腹部ベルト**が安定性の感覚を与え、適切な刺激において接近させることによって緊張へ導く(図2.147)。
- 肩甲上腕関節の不全脱臼が痛みの原因であれば、矯正するためにセラピストと患者は**アームスリング**を探す。市場には非常に多くの種類が存在する。不全脱臼を実際に緩和することができるものは少ないが、しかし少なくとも痛みを減少させるのに役立つ。いくつかは上肢を内転させ、肘屈曲、手関節を回内・背屈させ、多くの観点から非効率な姿勢パターンに導いてしまう。図2.74は、上へ引き上げられる肩峰と下へ落ちる上肢という、不全脱臼の二つの問題に取り組むモデルを示している。スリングは上肢の重さを同じ側の肩に吊り、そうして肩峰と上腕骨頭を近づけ、実際の関節腔の空虚を減少させる。スリングはその間上肢を横へ安定させ、肘を伸張させる。自ら製作するための型は図11.4に見られるようなものである。

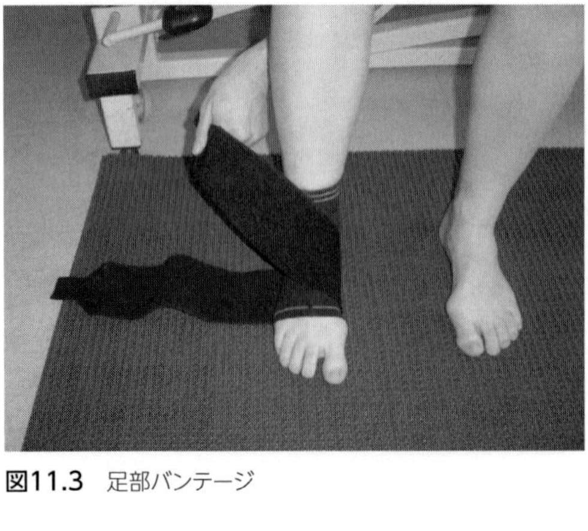

図11.3 足部バンテージ

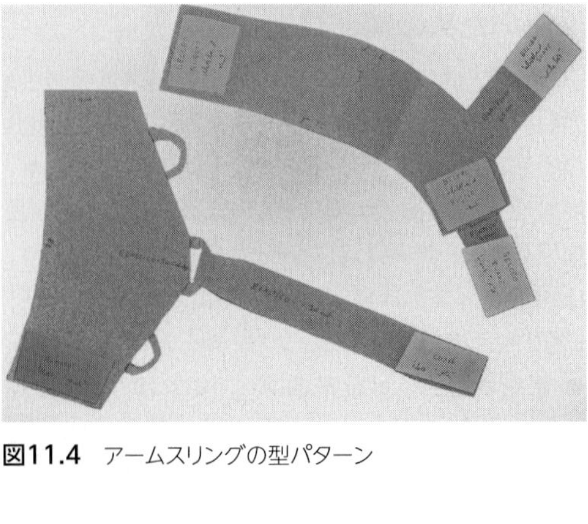

図11.4 アームスリングの型パターン

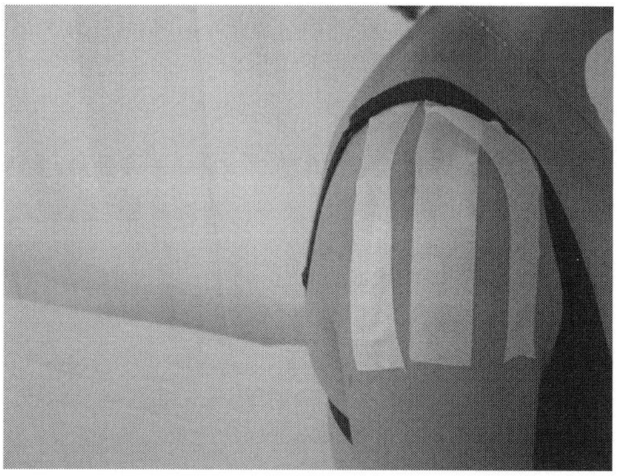

図11.5 肩甲上腕関節を安定させるためのテープ

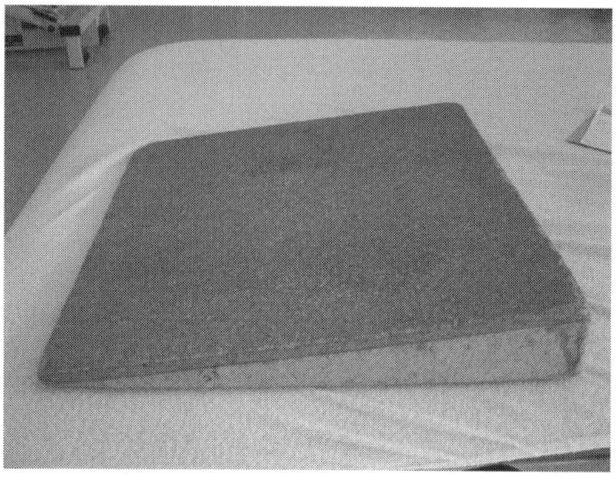

図11.6 起立台

- 治療で三角筋を刺激した後、三本のキネシオテープによって、上腕骨の関節窩への接合の感覚を一定時間維持させることができる。このテープは三角筋の前方、外側、後方の線維に沿って貼られる。素材としては、肌に優しくしっかりとしたテープ、例えばロイコシルク(Leukosilk)というテープやキネシオテープが適している。他の固定するテープの素材はよりしっかりと貼りつくが、皮膚を酷使しないために毎日取り換えることができない(図11.5)。
- 足趾、足部、下肢に過緊張を呈す患者は毎日立つべきである。これは、トーンを正常化させ短縮を防ぐための唯一、そして最適な手段であるように見える。多くの患者はそのために**立位訓練器具**を必要とする。従来のモデルは非可動性という欠点があった。**バランス・トレーナー**(図3.11 a-d)は可動式の立位訓練器具であり、セラピストにとって、身長の高い、または体重の重い患者を治療するのに大きな助けとなり、また患者が自宅で体重移動とバランス反応のトレーニングするのを実現させる。
- 立位やバランス・トレーナーで取り組む間、患者の足部を起立台に立たせることも効果的である。これは立位で取り組む時間を、軟部(アキレス腱とその周辺の結合組織)と筋組織(ヒラメ筋、腓腹筋)を伸張させ、また伸張を維持させることに使うことができる。起立台は自分で作ることも可能である。長さと幅が40cm×40cmで、低い箇所の厚みが約1cmで、高い箇所は6cmから7cmある、強度のある板を用いる(図11.6)。
- バイブロスフィア(Vibrosphere)はバランスボードに似た半円球のものである。電源と接続し、25ヘルツから55ヘルツの間で周波数を選ぶことが可能で、15秒から90秒の時間を設定できる。この振動によって、中枢神経系がわずかな体重移動を認め、緊張性の姿勢活動を高めるよう反応する。すでに言及したように、「歩行できるのであれば、**杖**を1本持つことも可能である」。安全、バランスの消失を避けることに役立つのであり、決して支えるためや体重を減少させるために使われてはならない。そのためグリップはシンプルであるべきで、アナトミックハンドルは避けるようにする。治療においては、**長いストック**を使うこともある。それはシンプルな長いほうきの長柄で、下の先端にゴム状のストッパーが装着されている(いわゆる先端が「半球」の杖ではない)。これによって、患者は非麻痺側の上肢を肩関節で90°より高く挙上させることになる。これは荷重側で体幹を伸張させ、遊脚側を短縮させ、ステップの進行を容易にする。歩行に問題を抱える患者で、二つの手と上肢を使える場合は、「歩行補助器」の様々なモデルから選択できる。**歩行補助車**は後ろに二個のストッパー、前に二個のキャスターがある。このキャスターは360°回転可能で、カーブを簡単に移動できる。ストッパーは比較的広範な安定性を与える。**歩行器**は四個のキャスターを持ち、停止機能は少なくなるが、よりスムーズな歩行を可能にする。**三輪歩行器**はこれまでわずかな患者にしか勧めてこなかった。なぜなら下肢を内転に導くことがあるからだ。もし患者が広過ぎる歩隔を呈すのであれば、狭くするためにも三輪歩行器を使うことができる。

- 前進するために車椅子を利用するよう指示された患者は、身長と障害に適した椅子を必要とする。全ての基準を列挙することは広範にわたり、この短い章では難しい。私が特に勧めたいことは、車椅子は理学療法士、作業療法士、患者からなる小さなチームで探さなければならないということである。

●自己トレーニング器具

次の器具は神経性疾患患者の自己トレーニングに適している。

バランス・トレーナー

前述した**バランス・トレーナー**は、一人で、または家族による介助を得て自宅で使用することができる。両上肢が機能するのであれば、自らを立位へ引き上げ、骨盤サポーターを固定できる。これができない場合は、電動の骨盤ベルトを座位で取り付け、モーターが患者を立位へ引き上げる。立位において、患者は自分でレバーを稼働させ、安全に体重移動を横へ、前後へ、そして片方の下肢からもう片方の下肢へ開始することができる。

設定の可能性：

- 足部のポジション：外側への体重移動には平行、右後方から左前方または逆の体重移動にはステップ位。
- バランス・トレーナーに起立台を置いて、アキレス腱を伸ばすことができる。
- 膝のポジション：足部のポジションに適応させる。平行または片方の膝を前、もう片方を後ろに位置させる。
- 骨盤・股関節サポーターのポジション：足部と膝のポジションに応じて、また行うトレーニングに合わせる。
- 可動性の量：非常に可動的というものから非常に安定的というものまで、四つの設定が可能である。私は治療においては最大限の可動性という設定を利用することがある。その場合は、この設定では器具が最初動きにくいので、私は器具が動くのを助けなければならない。私が良く好んで利用するのは、患者を前額面の中心より大きく後ろに動かすものである。その際、私は患者の後ろに立ち、安心感を与えるために患者とのコンタクトを維持する。患者の両上肢は後ろへ動かされ、両手でバーを軽く持って支える。そうして肩甲帯全体を前方へ伸ばし、腰椎は前弯し、鼠径部と股関節が伸張し開くよう作用させる（図3.11 a-d）。患者が一人でトレーニングする場合は、可動性レベルを下から二つ目のレベルに設定させる。なぜなら、それでもまだ可動性は大きく、患者にとって器具が簡単に動くからである。

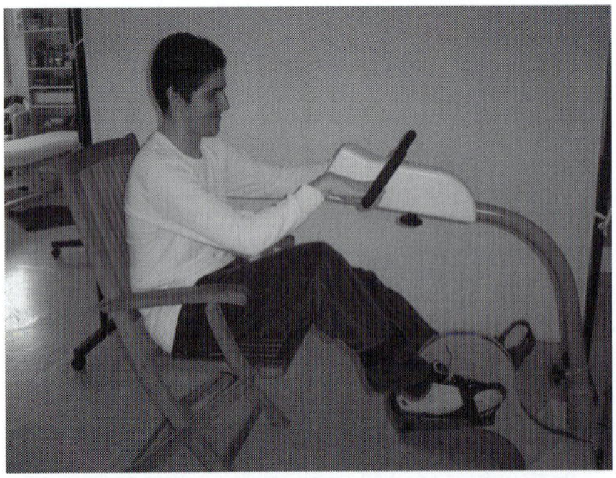

図11.7 電動設定できるサイクリングマシンでの自己トレーニング

サイクリングマシン

自己トレーニングに適した他の器具は、電動設定できるサイクリングマシンである。治療目的は次のものがある。

- トーンと相反神経支配の調節：自転車が誘導し患者がともに行う規則的な運動は、正常なトーンを導き、下肢の主動作筋と拮抗筋、また両下肢間の相反神経支配の改善を導く。もし望まない大きい、または激しいトーン増加が生じると、機器のセンサーがこの「痙縮」を示し、自動的に数秒間停止し、また再びゆっくりと起動する。小さなモニターが、患者が自転車運動にいつ能動的に動き、いつ受動的に自転車に合わせているか示す。能動的であれば、モニターにどの下肢がどのくらい働いているか、仕事量が対称的、つまり50%:50%であるか、または35%:65%のように非対称的であるか示され、患者は改善することができる。

- 特にスポーツを行うことのできない若い世代の患者は、心臓循環機能をトレーニングするために、TheraVitalのような自転車を使うことができる。「神経医学」の機能を「身体内」に切り替え、脈拍測定器を耳たぶに取り付ける。エリックは10分間対称性機能でトレーニングし、さらに10分間心臓循環機能でトレーニングする。希望する心拍数、彼の場合1分で120になるように設定し、自転車は彼の心拍数がその数値に達するまで大きな抵抗を与え続ける(図11.7)。それから抵抗は同じ状態を保つ。心拍数が減少すると抵抗は増し、エリックはより労力を要し心拍数が再び上昇する、または10分間のトレーニングが終了するまで続けられる。

サイクリングマシンでのトレーニングにおいては、椅子の位置、つまり自転車への距離に注意しなければならない。屈筋トーンが増加しているとき、両下肢は交互によく伸張しなければならないが、過剰伸張でブロックしてはならない。伸筋トーンが増加しているときは、椅子から自転車への距離はいくらか小さくし、下肢が明らかに屈曲位で動くようにする。

体幹安定性を改善するために、多くの患者はもたれることなく椅子を高く設定して座る。

12　セラピストが常に抱く容易に回答できない質問

私はこの「熱い鉄」、つまり難しいテーマについてそもそも扱うべきかどうか悩んだ。章の見出しを考えることがすでに難しかった。

上級コースのインストラクターとして、私は繰り返される質問を熟知しており、私の現在の経験と知識に沿っていくつかの質問に答えたい。本書全体と同様、これらの回答は私の意見を反映しており、普遍妥当性や唯一の正当性を自負するものではない。私は他の人は別の意見を持つことができ、そして持つべきであると確信している。建設的な議論のみが前進させるのである。治療は常に患者とセラピストの間の「契約」である。両者は生じた疑問や疑念全てに対して答えを見つけなくてはならない。私の個人的な知識と経験に基づいた意見は、方向付けとなるかもしれない。

ボバース概念は歩みを維持できているか？

概念の発展はおよそ60年前に始まり、今日でも完結していない。ボバース夫妻自身、常に変化し改善させてきた。この概念に集中的に取り組む修行中のセラピストとして、我々は自らの実践経験を使って治療の可能性を拡大させ改善し、神経解剖学者、神経学者、神経生理学者から聞き知る新しい論理的知識に適応し、これを実践に取り入れる。こうして60年の経験を持つボバース概念と最新の論理的知識が統合されてきた。

ボバース概念は今日ではどの程度エビデンスに基づいた治療法なのか？

エビデンスに基づいた治療というのは本来の意味での治療ではなく、ただ治療に置き換えられた原則である。これは治療体操や理学療法、そしてほとんど全ての定評のある治療メソッドや概念ですでに何年にもわたって行われている。ここ数年間に行われた研究のおかげで、これらの原則とその理学療法的介入の効能、そしてボバース概念の見地も証明された。

ボバース概念による治療において副作用は生じるのか？

理学療法自体、そしてボバース概念による治療は自然な治療メソッドで、患者の個々の症候に合わせられる。もちろん時にはあまり効果的でないこともあり得る。しかし、患者の反応は常に正確に観察され、いつ一人の患者において介入が適切でないかをすぐに確定することができる。筋組織と結合組織の個別のモーバライゼーションを、血液凝固阻止剤を服用している患者に行うと血腫が生じる可能性がある。結合組織のモーバライゼーションの際に、小さな赤い斑点が残ることもある。これらはセラピストが事前に予期できる反応である。常に避けることはできないため、患者が驚かないように事前に知らせることが最良である。これらの反応は短時間でまた消失する。良い意味での副次的な作用については、時折患者の家族が知らせてくれる。彼らは、治療の一定期間後、患者が疾患前よりも直立し、より柔軟に立ち歩くことができるようになったと報告してくれる。

特定の機能を達成させるために、どのくらいの連合反応と代償を治療中に許容するべきか？

これは患者がどの段階にあるのかということに左右される。疾患の初期で、まだ運動の回復のポテンシャルについてはっきりとした印象を持てない間は、必ず連合反応と代償は避けるよう試みなければならない。これは、治療中に絶対発生してはならないということを意味するのではない。患者の荷重の境界線で取り組めば、もちろん過剰に要求してしまう危険性も存在する。過剰な要求は連合反応または代償によって現れる。連合反応とは何か、何がそれを生じさせ、何に作用するのかという見解は、ここ数年で非常に変化した。ボバース夫妻はこれを「切り離された原始反射」と解釈した。前世紀の80年代と90年代には、これらは過剰要求に対する病態学的反応であり、痙性の確立につながるものだと確信された。両者の見解は、それを避けるよう試みなければならないということに導く。生じた場合のモットーは、要求を緩和させる!ということに尽きた。

現在、我々は連合反応を、例えば患者にとって立ち上がることによってより小さな支持基底面で立位となる場合における、バランスに問題を抱えることに対しての比較的正常な反応としてみなし、または相反神経支配が欠如していることの現れとしてみなす。骨盤と下肢を活性化させると、肩甲帯と上肢に同時にトーンの増加が生じる。上記の最初の例では、一次運動の改善、つまり麻痺側でより良く立つことができれば、自然に連合反応は減少する。連合反応は助けや代償として、もはや必要ではなくなる。このようにセラピストにとって、連合反応は促通した一次運動の質を判断するのに役立つ。

二つ目の例では、患者の随意的な抑制が役立つ。患者は連合反応が生じることを感じなければならず、そうすれば不随意の運動をすることなく、一次運動を実行することを試みることができる。このようにして連合反応は、セラピストが要求レベルを決めるのを助ける。もし連合反応が生じると、治療を続行する前に異常に増加した姿勢トーンを再び戻さなければならない。

いつから患者は車椅子を離れ、いつから歩くことができるのか？

この質問は、基本的に前項の質問と同じ様な事である。私が勤務し、この本を書いたスペインでは、できるだけ早く「歩行」できるよう、片麻痺患者はとても早い時期（10日から14日後のことも多い）にロフストランドクラッチ（患者の身体像と空間におけるオリエンテーションを、間違えさせてしまうことがある）、そして足部を持ち上げるバンテージを与えられる。この時点において、ほんのわずかな例外と言える最良の場合でも、体幹コントロールと立位バランスの必要条件が存在する。これは結果として、患者が非麻痺側の半身で大きく代償し、強度の連合反応を呈すことにつながる。この様な状況では、もし患者が正常な選択的運動へのポテンシャルを有していても、それをうまく発揮することはできない。両半身は様々な質の異常な過緊張ですぐに覆われる。この患者がもし私のところへ治療を受けに来たら、再び車椅子に戻ることをアドバイスするだろう。他の患者で、車椅子を使用した状態で私のところへやって来て、少しの治療後すぐに車椅子を使わなくなるという希望を持っている人もいる。少数においてこれは可能であるが、その他の患者には、（連合反応と代償による）異常なトーンを次第に構築しないために、まだ長期間車椅子を使用するようアドバイスする。

患者自身、そして介助する家族も車椅子とは一切関わり合いたくないと思う日を、誰もが一度は体験するだろう。

もし私がそのような決断のときを前にしたら、「費用分益分析」のリストを作成し、利点と欠点を列挙する。歩行のための必要条件を有さないで患者が歩行すると、患者は代償し、連合反応を呈す。車椅子に座るポジションもトーンにネガティブな影響をおよぼす。車椅子で運動する場合も同様に代償と連合反応を呈す。つまり観察すべきは次のことである。

- いつ望まない反応が強くなるか、それは歩行時か、または車椅子での運動時か？
- 患者が歩行し、場合によっては伸張の方向により多く動くと、どの機能的利点があるか？
- 歩行はどの心理学的利点を持つか（家族にとっても）？

不利益が優勢であれば、患者と家族に分かりやすく理解されるよう試み、我々全員がともに継続して車椅子とともに取り組むよう努める。一人の患者においては、ある程度安全に、そして四点杖のみを使って歩行できるようになるまで一年かかった。今日ではその患者は杖で歩行し、「調子の悪い日」のみ、あまり好まない四点杖で歩行する。欠点は例えば上肢の強い連合反応と言える。患者が上肢と手の活動と機能を回復させるポテンシャルを有しているのか、早い段階で見通すことはできない。確実に見通すことができるのは、繰り返される連合反応によってトーンが一度大きく増加すると、上肢と手の活動を誘発することは時間がかかり、より困難になるということである。上肢のゆっくりとした発展は、十分な立位バランスのない時点での早期の歩行、またそれによって生じるトータルパターンによって悪影響を及ぼしてはならない。患者がそれでも歩行を選ぶのであれば、代償メカニズムと連合反応は正確に観察され分析されなくてはならず、そうしてトーンの増加を治療する。

例：カルメン・Pは56歳の患者で軽い左側の片麻痺を呈す。そして再び刺繍という趣味に取り組むことができるようになった。彼女が長時間刺繍をすると、彼女の左の肩甲帯と上肢、手、手指は硬くなる。ただし彼女にとって刺繍は楽しく、自信、満足につながるので、このこわばりは取るに足らないことだと感じる。治療においては、このエリアのトーンを減少させることに重点を置く。

カルメン・Cは40歳の患者（そして本書の写真家でもある）で、特に下肢の症状が重い片麻痺患者である。彼女はある日、完全にこわばった状態で治療に来て、週末にやっと再び彼女の夫のバイクレースに付き添うことができたと目を輝かせて話した。彼女は長距離を歩き、丘や階段の昇り降りをしなければならなかった。そうして彼女の体幹下部と下肢はそこまでこわばることになった。そんな彼女に「連合反応が生じるからそんなことはしないでください。」と私に言えるだろうか。下肢が再び動くことができるようになるまで2時間の治療を要した。カルメンは、自身の障害をこれ以上許容するわけにはいかず、彼女の人生は自分で決定したいと正当性を持って話した。彼女は長い間自身の活動を抑え、今は理学療法を、彼女が仕事や自由時間に生じさせてしまった高いトーンを修理するようなものとして捉える。

結果として、治療がいつも過剰な（過剰というよりはむしろ正常な）活動によって生じた悪化に取り組まねばならず、進歩が見られないということもあり得る。しかし、カルメンの場合はそうではなかった。

他の患者、ペペはそのパターンであった。彼の集中的な職業従事はトーンを著しく増加させ、治療の目的を変えなければならなくなった。「活発で選択的可動性の改善」から「中等度の過緊張による拘縮を構築しないこと」へと変化した。ただし、ペペの異常なトーンは全体的にカルメンよりも高かったことは留意しなければならない。

再度の繰り返しになるが、決定や結論は全て患者が個人で決断しなければならない。重要なのは、セラピストが生じ得る結果に注意を向けさせ、説明することである。

どのくらいの間、機能の回復を期待でき、いつから補装具の必要性が示されるのか？

これは機能によって異なる。足部のバンテージについて問題となることが多い。歩行時の活発な背屈は達成することが非常に難しい機能である。症例ですでに述べたように、それは股関節伸張に左右され、それもまた達成するのが難しい機能の一つである。

ぶら下がった、または下へ内反に押し付けている足部は不安定さを形成し、実際、立脚相において足をくじく危険性をもっている。さらにそれは遊脚相において例えば分回し運動のような代償を必要とする。歩行への基準が十分満たされていれば、適切な補装具を探すことができる。タロ・バンテージやエアキャスト、または個人用に製作されたバンテージが例として挙げられる。他には杖を使うことも考えられる。

> *「歩行できるのであれば、杖を使うことができる。しかし、歩行に取り組むために杖を使うことは適切ではない。」(Paeth Rohlfs)*

歩行は一定の基準を前提とする(第2章、2.1参照)。これを満たせば、住居内のような保護された環境で、杖を使わずに歩行できる。杖の必要性は、主に外の道路で、散歩や買い物の際に生じる。これらの平らな地面ではない、注意力が散漫し、反対方向から人や動物、自転車がやってくる状況においては、トーンは大きく上昇しバランスを妨げることが多い。そのため適切な高さの杖は非常に役立ち、不安定さと心配を緩和させ連合反応も減少する。どれが適切な高さなのだろうか。杖は、神経性患者の少数においてのみ、体重を下肢から上肢へ移動させる機能を持つ。これは、例えば脊髄の不完全損傷患者について言えることである。その場合、杖は快適なグリップと大きなゴムストッパーによって、床を滑らないようにしなければならない。

多くの片麻痺患者においては、杖は支持基底面を拡大し、バランスへの要求を緩和させなければならない。そのためには、これは支えるためのグリップを有さず、いくらか高く位置しなければならない(大転子の3cm上)。他の選択肢としてノルディック・ウォーキング用のストックが挙げられる。モダンで健康的なスポーツ活動の印象を与え、どちらかというと小さなゴムストッパーを有し水平のグリップではないので、そこで支えることはほとんどできない。グリップにはベルトの輪がついており、例えばドアを開ける際、手を自由に使いたいときは前腕にぶら下げることができる。高さは簡単に変更させ適応させることができる。

一般的に、補装具はより柔軟に取り入れられなければならない。

例：ロバートは若い地質学者で脊髄の不完全損傷を受傷した。今では様々な前進運動の方法を有している。長距離には車椅子を使い、道が整備されていない土地を行く時はロフストランドクラッチ、そして足部のバンテージを装着する。オフィスでは杖を使い、調子の良い日はバンテージなしで、調子の良くない日はバンテージを装着する。自宅では時折何も使わないよう試みている。彼はそのようにして転倒や怪我のリスクを生じさせることなく訓練する。

1回の治療時間はどのくらいの長さであるべきか?

やっと簡単に答えられる問題となったが、答えは約1時間である。個々の機関でどのように実行されているかについて一般的に応えることは私にはできない。しかし、私は中枢神経系が経時的に働かず、可塑性再編成のために時間を必要とし、それを短縮させることはできないと知っている。

週に何度治療を受けなければならないか?

初期の段階で、治療の目的が運動、活動、行動の回復の可能性を刺激することにある間は、可能な限り多く、少なくても1日に1回から2回、つまり1週間に5回から10回行うことが望ましい。次第に機能、運動、活動、そして参加が安定してくると、週に3回から2回程度に減少させることができる。長期間の後、もし目的が回復した機能の維持であれば、さらに減少させることも可能である。これら全てはトーンの高さ、活動(職業従事、自由時間の活動)、そして自己治療や家族による治療の可能性に左右される。

どのくらいの期間、治療を続ける価値があるのか?

この質問に対して、私の考えでは経済的回答と人道的な回答がある。

経済的回答：リハビリテーション終了後に患者が仕事のプロセスで利益を得ることができる程度にのみ、リハビリテーションに投資される。

または：将来にわたって、障害の不十分な治療が事後負担額を発生しないと保証されるまでの状態に達するまで、リハビリテーションに投資される。

または：社会的環境が許容でき、許容したがる程度までリハビリテーションに投資される。

これらはひどく残酷に聞こえ、また実際そのとおりである。しかし、いつもこのように飾らず直接的には言われないとしても、次第に厳しくなる財政状況にある時代においては現実でもある。

人道的回答：患者が障害を緩和するのに必要なだけ、または一度達した状態を維持するのに必要なだけ治療は続けられる。

中枢神経系の損傷においては継続治療となることがある。私はここで糖尿病と比較をしたい。糖尿病患者も人生をとおしてダイエット、薬物、またはインスリンを必要とする。それと同じように、中枢神経系を損傷した患者は人生をとおして理学療法を必要とする。この量は、おそらくわずかで、週に一度、または14日で一度の治療で足りるかもしれない。またはブロック治療、例えば2週間毎日治療をして、4ヵ月またはそれ以上の休憩をはさむこともあり得る。ここでは想像力と個々の解決モデルへの柔軟性が問われる。

誰もが社会が経済的境界線を設定していることを理解しなければならない。つまり、保険の費用負担者は、共同体の他のメンバーのためにお金を使うために、一定の治療期間以降については支払うことができないということである。その後は、患者の個人的な経済的状況に応じて、自己負担と自己責任（医師の処方に関わらず）において治療を続行することが可能でなければならない。これはスペインにおいては（家族の助けをもって）日常茶飯事のことである。ドイツあるいはその他の国々においても、これが確立されるのだろうか。

謝辞

理学療法士になるというアイデアを私にもたらした友人のペトラ・ヴィルコム、そして運命に感謝する。この仕事を使命として喜び、満足して心から取り組んでいる。この19年の間ずっと、興味深くエキサイティングな仕事だと思っている。

ギーセン大学病院の神経医学科の同僚に感謝する。私は1980年にそこで研修を行った際、神経疾患患者との仕事に魅了され、ボバース概念に興味をもった。その中にはハイディ・レシッヒがいた。彼女とはその後ボバースインストラクターとして再会し、講座の実施と執筆の際に激励しサポートしてくれたことにとても感謝している。

仕事への深い満足感を与えてくれるばかりでなく、その人道的哲学で、私個人の人生にも刻みこまれ影響を与えた治療概念を発展させたボバース夫妻にも感謝する。彼らのもとで上級コースや多くのセミナーに参加できたことはとても幸せだったと思う。

全ての教師にも感謝する。基礎・上級コースや助手時代にも、ボバース概念についてより深く習熟させてくれた。

- パット・デイヴィス(基礎コース、資格習得のための過程の中で最終助手を務め、ボバースインストラクターへの資格を付与された)
- カルラ・シュトローマイヤー(最初の助手時代)
- フローレンス・クラウス-イアジーグラー(上級コースで聴講)
- アン-マリー・ボイル(いくつもの上級コースで助手を務めさせてもらった)
- パティ・シェリー(上級コースで助手を務めさせてもらった)

フラウケ・ビーヴァルトとユルゲン・グレーテには特に感謝したい。上級コースで2度助手を務めた際、全体的な機能を方向づける治療の糸口を一段と深く理解させてくれた。またフラウケは時間を割いて原稿の一部を読み、私に建設的な意見を言ってくれた。あいさつ文を寄稿してくれたことにも心から感謝する。

もう思い出せないほど多くの基礎・上級コースで助手を務めさせてもらい、非常に分析的で厳密な、正常運動と神経生理学に基づいた治療の糸口を教えてくれたメアリー・リンチにも特別な感謝の意を表する。彼女は私に組織立ったトレーニングを与え、その結果1996年3月には上級コースのインストラクター資格取得に至った。彼女の手法は私の志すものに最も近く、そのため全教師の中でも多大な影響を及ぼした。論理、能力そして寛容性の点で彼女はお手本となり、そのことにもとても感謝している。

このような本は患者の協力なしには完成し得ない。そのため私が何年にもわたって知り合い、どのような治療をすべきか治療の場において教えてくれたみなさんに感謝する。特に症例のために協力し、その写真を公開することを許可してくれた、ラケル、アデラ、アントニオ、マリタ、サルヴァドル、カルメン・P、アントニア、シルヴィア、ギレルモ・Cに感謝する。そして特別に協力してくれた写真家のカルメン・カレラス、最後はハヴィア・エスパーダにも協力してもらい感謝している。

私の同僚たちもセラピスト、講師、そして作家としての私の仕事を精力的にサポートしてくれた。この間、ストレスのたまった私に耐えてくれた彼らにありがとうと言いたい。

本書における仕事は、バルセロナにあるサグラダファミリアに比較できるかのようだ(何人かは私の言いたいことを分かってくれるだろう。この教会は約150年間建設されているが、いつ終わるのか予測もつかない)。

本書が早期に出来上がったことについて、優しく、しかし不屈の精神で締め切りを迫ったロージー・ハーラー・ベッカーに感謝する。完成に重要だったのが、1998年6月の2週間だ。看護師で介護業を運営している友人のエヴァ・ゾマーがやってきて、食事を用意し生活の面倒を見てくれ、アドバイスをし、道徳的なサポートをしてくれたおかげで、ビーチをあきらめてその代わりコンピューターで本を書くことができたのだから。

本書を私の夫に捧げることによって、彼への特別な謝意を表したいと思う。

ベッティーナ・ペート・ロールフス

参考文献

下記文献と論文は、著者の職業人生に付き添ってくれているものである。これらのいくつかは、現在の視点からは古くなってしまったものもあるが、それでもなお、当時の最新の情報を伝えてくれ、私の理学療法における発展に影響を与えてくれた。これらの学識、経験、考えの全てに共感はできず、または著者自身の考えに合致するものではない。しかし、私自身、または同僚や講義の参加者との議論において反証するという挑戦のために、また神経性患者を治療し、ボバース概念の基礎コース、上級コースで教え、本書の執筆を助けてくれた。

文献は、各章で述べられている分野ごとにまとめられている。もちろんその中には、分野をまたがり、異なる章で紹介されている文献もある。反復を避けるために、一度のみ紹介させていただいた。

Evolution und Entwicklung, Normale Bewegung

Armstrong DM. The supraspinal control of mammalian locomotion. Journal of Physiotherapy. 1988; 405:1–37.

Arsuaga JL, Martínez Y. La especia elegida. La larga marcha de la evolución humana. Ediciones tema de hoy; 1998.

Bryce J. Facilitation of Movement. Physiotherapy. 1972;12:403.

Darwin C. The Origin of Species. London: Penguin Classics; 1985.

von Ditfurth H. Der Geist fiel nicht vom Himmel. Augsburg: Weltbild; 1990.

Eggert D, Kiphard EJ. Die Bedeutung der Motorik für die Entwicklung normaler und behinderter Kinder. Schorndorf: Hofmann; 1971.

Geo. Evolution – Der lange Weg zum Menschen. 1995;1.

Götz-Neumann K. Gehen verstehen. Stuttgart: Thieme: 2003.

Klein-Vogelbach S. Funktionelle Bewegungslehre. Berlin: Springer; 1984.

Lambertucci, R. La Salud de los Pies. Editorial Ibis (Blackwell); 1992.

Mulder T. A process-orientated model of human motor behaviour toward a theory-based rehabilitation approach. Physical Therapy.1991;2.

Natural History Museum Publications. Man's Place in Evolution. Cambridge: Cambridge University Press; 1991.

Pikler E. Lasst mir Zeit – Die selbständige Entwicklung des Kindes bis zum freien Gehen. München: Pflaum; 1988.

Plas F, Viel E, Blanc Y. La Marcha Humana – Cinesiología dinámica, biomecanica y atomecanica. Paris: Masson; 1984.

Schewe H. Die Bewegung des Menschen. Stuttgart: Thieme; 1988.

Schiefenhövel W, et al. Vom Affen zum Halbgott. Stuttgart: Thieme; 1994.

Viebrock H, Forst B. Bobath. Stuttgart: Thieme; 2008.

Whittle M. Gait Analysis. London: Butterworth-Heinemann; 1991.

Zukunft-Huber B. Die ungestörte Entwicklung des Säuglings. Stuttgart: TRIAS; 1990.

Behandlungsprinzipien

Basmajian JV, Gowland C, et al. Stroke Treatment: Comparison of Integrated Behavioral Physical Therapy vs Traditional Physical Therapy Programs. Arch Phys Med Rehabil. 1987; 68.

Biewald F, ed. Das Bobath-Konzept. München: Elsevier; 2004.

Bobath B. The effect of spasticity on adult hemiplegia and its treatment. London: The Western Cerebral Palsy Centre; www.bobath.org.uk

Bobath K. The Normal Postural Reflex Mechanism and its Deviation in Children with Cerebral Palsy. Physiotherapy. 1971.

Dettmers CH, Teske U, Freivogel S, Hamzei F, Weiller C. Lektionen aus dem Taub-Training: Implikationen für die moderne Rehabilitation. Neurol Rehabilitation. 2004;10;6:281-288.

Dierssen G. Del coma a la consciencia. Aufsatz eines Neurochirurgen und ehemaligen Komapatienten.

Edwards S. Neurological Physiotherapy A Problem Solving Approach. Edinburgh: Curchill Livingstone; 2002.

Giuliani CA. Theories of motor control: New concepts for physical therapists. Contemporary management of motor control problems, Proceedings of the II Step Conference, Alexandria VA, APTA (Foundation for Physical Therapy) 1991.

Gjelsvik O. How do Physiotherapists view Spasticity? In: Harrison M red. Physiotherapy in Stroke Management. Edinburgh: Churchill Livingstone; 1995.

Gräff C. Konzentrative Bewegungstherapie in der Praxis. Stuttgart: Hippokrates; 1983.

Grossmann-Schnyder M. Berühren. Stuttgart: Hippokrates; 1996.

Haarer R, Schauffele U. Begreifen kommt von Greifen. München: Pflaum; 1985.

Harms-Ringdahl K. Muscle Strength. New York: Churchill Livingstone; 1993.

Hesse S et al. Automatisierte motorische Rehabilitation: ein neuer Trend? Neurol Rehabilitation. 2002;8;2:80-83.

Hirschfeld H. (übers. v. Lager-Hellmann A.). Warum nur wenige schwedische KG's die Vojta-Methode benutzen. Sjukgymnasten. 1988;4:32-93.

Horak FB. Assumptions underlying motor control for neurologic rehabilitation. Contemporary management of motor control problems, Proceedings of the II Step Conference, Alexandria VA, APTA (Foundation for Physical Therapy), 1991.

Hüter-Becker A, ed. Physiotherapie mit allen Sinnen. Stuttgart: Thieme; 1999.

Hüter-Becker A, Dölken M eds. Physiotherapie in der Neurologie. Stuttgart: Thieme; 2004.

Kaplan MS. Plasticity after Brain Lesions. Arch Phys ed Rehabil. 1988;69.

Klein-Vogelbach S. Ballgymnastik zur funktionellen Bewegungslehre. Berlin, Heidelberg: Springer; 1985.

Klein-Vogelbach S. Therapeutische Übungen zur funktionellen Bewegungslehre. Berlin, Heidelberg: Springer; 1978.

Kool J, De Bie R. Der Weg zum wissenschaftlichen Arbeiten. Stuttgart: Thieme; 2001.

Lippert-Grüner M. Zur Rolle und Methodik der Frühstimulation. Neurol Rehabilitation. 2002;8; 5:230-234.

Maitland GD. Manipulation der peripheren Gelenke. Berlin, Heidelberg: Springer; 1988.

Maitland GD. Manipulation der Wirbelsäule. Berlin, Heidelberg: Springer; 1991.

Masur H. Skalen und Scores in der Neurologie. Stuttgart: Thieme; 2000.

Mayston M. The Bobath Concept Today, Newsletter of BABTT (British Association of Bobath Trained Therapists), 11, 2001.

McMillan J. The role of Water in Rehabilitation. Fysioterapeuten. 1978;45.

Nudo RJ. Cortical plasticity after stroke: implications for rehabilitation. Revue Neurologique (Paris). 1999;155:713-717.

Paeth Rohlfs B. Instruieren: Mit Worten bewegen. In: Hüter-Becker A, ed. Physiotherapie mit allen Sinnen. Stuttgart: Thieme; 1999.

Rentsch HP, Bucher P, Dommen-Nyffeler I et al. Umsetzung der International Classification of Functioning, Disability and Health ICF in die Alltagspraxis der Neurorehabilitation. Neurol Rehabilitation. 2001;7;4:171-178.

Schimpf O. Physiotherapie in der Neurologie. Stuttgart: Thieme; 1999.

Schlaegel W, Heck G, Feller G, Mertin J. Die FIM-Skala: Ein geeignetes Instrument zur Therapieevaluation in der neurologischen Frührehabilitation. Prev.-Rehab. 1993;1:35-44.

Schleichkorn J. The Bobaths: Therapy Skill Builders. 1992.

Schmidt RA, Lee TD. Motor control and learning: a behavioural emphasis. 3rd ed. Champaign, ILL: Human Kinetics Publishers; 1999.

Schmidt RA. Motor learning principles for physical therapy, in: Contemporary management of motor control problems, Proceedings of the II Step Conference, Alexandria VA, APTA (Foundation for Physical Therapy), 1991.

Schupp W, Jund R. Spastische Bewegungsstörungen: nichtmedikamentöse Therapien auf neurophysiologischer Grundlage. Der Nervenarzt. 1991;62:711-721.

Shepherd R, Carr J. Scientific Basis of Neurological Physiotherapy: Bridging the Gap between Science and Practise. Neurol Rehabilitation. 2005;-11;1:1-6.

Shepherd RB, Carr JH. Motor Performance as a Measure of the Effects of Intervention in Movement Rehabilitation. Neurologische Rehabilitation. 1995;2:81-86.

Shummway-Cook A, Woollacott M. Motor Control. Philadelphia: Williams and Wilkins; 1995.

Shumway-Cook A, Woollacot MH. Motor control. Theory and practical applications. 2nd ed. Baltimore: Williams and Wilkins; 2001.

Siemon G, Ehrenberg H. Leichter atmen – besser bewegen. Erlangen:perimed fachbuch; 1985.

Steding-Albrecht U ed. Das Bobath-Konzept im Alltag des Kindes. Stuttgart: Thieme; 2003.

Sullivan PE, Markos PD, Minor MAD. PNF – Ein Weg zum therapeutischen Üben. Stuttgart: Fischer; 1985.

Van Schayck RH, Weiller C. Behandlung akuter und chronischer Schmerzen in der neurologischen Rehabilitation, Teil 1. Neurol Rehabilitation. 2002;8;1:1-17.

Van Schayck RH, Weiller C. Behandlung akuter und chronischer Schmerzen in der neurologischen Rehabilitation, Teil 2. Neurol Rehabilitation. 2002;8;2:65-79.

VanSant AF. Life-span motor development, in: Contemporary management of motor control problems, Proceedings of the II Step Conference, Alexandria VA, APTA (Foundation for Physical Therapy), 1991.

Vojta V. Die zerebralen Bewegungsstörungen im Säuglingsalter. Stuttgart: Enke; 1981.

Vojta V. Neurokinesiologische Diagnostik: Lübeck; Hansisches Verlagskontor; 1976.

World Health Organisation. International Classification of Functioning, Disability and Health (ICF), Geneva, WHO. 2001. www.who.int/en/

Zieger A. Neurorehabilitation im Umbruch. Neurol Rehabilitation. 2002;8;4:167-172.

Typische Probleme und ihre Behandlung bei Personen mit Hemiparese

Banks M. Stroke. New York: Churchill Livingstone; 1986.

Bassoe Gjelsvik, Bente E. Form und Funktion. Stuttgart: Thieme; 2002.

Bobath B, Bobath K. Die motorische Entwicklung bei Zerebralparesen. Stuttgart: Thieme; 1977.

Bobath B. Abnorme Haltungsreflexe bei Gehirnschäden. Stuttgart: Thieme; 1986.

Bobath B. Adult Hemiplegia: London: Heinemann Medical Books; 1990.

Bold RM. Stemmführung nach Brunkow. Stuttgart: Enke; 1983.

Bourbonnais D, van den Noven S. Weakness in Patients with Hemiparesis. American Journal of Ocupational Therapy. 1989;5.

Carr J, Shepherd R. Rehabilitación de pacientes en el Ictus. Madrid:2004.

Davies PM. Right in the Middle. Berlin, Heidelberg: Springer; 1990.

Davies PM. Steps to Follow. Berlin, Heidelberg: Springer; 1985.

Dickstein R, Hocherman S, Pillar T, Shaham R. Stroke Rehabilitation Three Exercise Therapy Approaches. Physical Therapy. 1985.

Dietz V. Pathophysiologie und Therapie der spastischen Gangstörung. Neurologische Rehabilitation. 1995;2:67-74.

Dietz V. Spastik: Therapie der gesteigerten Reflexe oder Bewegungsstörung? Der Nervenarzt. 1990;61:581-586.

Dvir Z, Panturin E. Measurment of Spasticity and Associated Reactions in Stroke Patients before and after Physiotherapeutic Intervention. Clinical Rehabilitation. 1993;7;15-21.

Eich HJ, Mach H, Werner C, Hesse S. Aerobic treadmill plus Bobath walking training improves walking in subacute stroke: a randomized controlled trial. Clinical Rehabilitation. 18: 640-651.

Ernst E. A Review of Stroke Rehabilitation and Physiotherapy. Stroke. 1990;7.

Gerber M. Symptoms in adult hemiparesis. New approaches and their therapeutic implications in the Bobath Concept. www.bobath.net.

Gowland C, et al. Measuring Physical Impairment and Disability with the Chedoke-McMaster Stroke Assessment. Stroke. 1993;1.

Gowland C. Recovery of motor function following stroke-profile and predictors. Physiotherapy Canada. 1982;2.

Guarna F, Corriveau H, Chamberland J, et al. An Evaluation of the hemiplegic subject based on the Bobath approach. Scand J Rehab Med. 1988;20:1-4.

Henning P. Ist die operative Behandlung des Impingement-Syndroms gerechtfertigt? Manuelle Medizin. 1992;30:47–48.

Herterich B, Steube D, Hanf K. Laufbandtherapie bei Patienten mit erworbenen Hirnschäden – Ergebnisverbesserung durch Einführung von Auswahlkriterien. Neurol Rehabilitation. 2002;8; 2:88–92.

Hesse S, Eich HJ, Mach H, Parchmann H, Werner C. Aerobes Laufbandtraining plus Physiotherapie verbessert das Gehen von mäßig schwer betroffenen Patienten nach Schlaganfall. Neurol Rehabilitation.2005;11;1:7–12.

Hesse S, Werner C, Bardeleben A. Der schwer betroffene Arm ohne distale Willküraktivität – ein Sorgenkind der Rehabilitation nach Schlaganfall?! Neurol Rehabilitation. 2004;10;3: 123–129.

Hirschfeld P, Winkel D. Orthopädische Medizin nach der Methode von Cyriax. Bd. 1: Die Schulter. Erlangen: perimed Fachbuch; 1984.

Huemer-Drobil B, Kletter G, Langbein L. Leben nach dem Schlaganfall. Köln: Kiepenheuer 1987.

Hummelsheim H, Mauritz KH. Neurophysiologische Grundlagen krankengymnastischer Übungsbehandlung bei Patienten mit zentralen Hemiparesen. Fortschr. Neurol. Pschiat. 1993;61: 208–216.

Hummelsheim H, Münch B, Bütefisch C, Neumann S. Einfluss krankengymnastischer Behandlungstechniken auf die Erregbarkeit spinaler Alpha-Motoneurone bei Patienten mit zentralen Hemiparesen – Eine Studie mit der Methode der transkraniellen Magnetstimulation. In: K.H. Mauritz und V. Hömberg (Hrg.) Neurologische Rehabilitation 2. Bern: Huber; 1992.

Hummelsheim H. Klinisches Bild der Spastizität im Erwachsenenalter. TW Neurologie Psychiatrie. 1992;6:129–133.

Hummelsheim H. Therapie der Spastizität. TW Neurologie Psychiatrie. 1992;6:134–140.

Johnstone M. Der Schlaganfall-Patient. Stuttgart: Fischer; 1980.

Karnath HO, Brötz D, Götz A. Klinik, Ursache und Therapie der Pusher-Symtomatik. Nervenarzt. 2001;72:86.

Kesselring J, Gamper UN. Vom Nutzen der Neurorehabilitation. Schweiz med Wochenzeitschrift. 1992;122:1206–1211.

Lennon S, Baxter D, Ashburn A. Physiotherapy based on the Bobath Concept in stroke rehabilitation: a survey within the UK. Disability and Rehabilitation. 2001;23;6:254–262.

Lennon S. Gait Re-education Based on the Bobath Concept in Two Patients With Hemiplegia Following Stroke. Physical Therapy. 2001;81;3.

Lennon S. The Bobath Concept in Stroke Rehabilitation: A focus group study of the experienced physiotherapistś perspective. Disability and Rehabilitation. 2000;22;15:665–674.

Lennon S. The Bobath Concept: a critical review of the theoretical assumptions that guide physiotherapy practise in stroke rehabilitation. Phys Ther Rev. 1996;1:35-45.

Lettinga A, Siemonsma P, Van Veen M. Entwinement of Theory and Practise in Physiotherapy. Physiotherapy. 1999;85;9.

Liepert J, Bauder H, Miltner WHR, Taub E, Weiller C. Therapie-induzierte kortikale Reorganisation bei Schlaganfallpatienten. Neurol Rehabil. 2000;6; 4:177–183.

Mäurer HC ed. Schlaganfall. Stuttgart: Thieme; 1989.

Meier-Baumgartner HP. Das Bobath-Konzept. Z Gerontol. 1987;20:377–380.

Meins W, Matthiesen L, Meier-Baumgartner HP. Validierung von Barthel Index und Modified Ranking Scale als Outcome-Instrumente bei Schlaganfall. Neurol Rehabilitation. 2001;7; 5:237–240.

Moseley A, Wales A, Herbert R, et al. Observation and analysis of hemiplegic gait: swing phase. Australia Physiotherapy. 1993;4.

Mudie MH, Matyas TA. Upper Extremity Retraining following Stroke. Effects of bilateral practise. Neuro Rehab. 1996;3.

Mulder T. EMG Feedback and the Restoration of Motor Control. American Journal of Physical Medicine. 1986;4.

Noth J. Neue Vorstellungen zur Pathophysiologie der Spastik. TW Neurologie Psychiatrie. 1992; 6:121–128.

Optokinetische Stimulation bei visuellem Neglect. Neurol Rehabilitation. 2003;9:6:272–279.

Ponencias X Jornadas de Fisioterapia E.U. de Fisioterapia ONCE, Madrid, Marzo 2000.

Prévost R. Bobath Axillary Support for Adults with Hemiplegia. Physical Therapy. 1987;4.

Reiter F, Danni M, Lagalla G u.a. Low-Dose Botulinum Toxin With Ankle Taping for the Treatment of Spastic Equinovarus Foot After Stroke. Arch Phys Med Rehabil. 1998;79;5.

Rijntjes M, Weiller C. Rehabilitation nach Hemiparese und Aphasie: Einige neuere Einsichten zu Grundlagen und Aussichten auf neue Therapien. Neurol Rehabilitation. 2001;7;5:219–227.

Ryerson S, Levit K. Functional Movement Reeducation. New York: Churchill Livingstone; 1997.

Ryserson S, Levitt K. El hombro en la hemiplejía. Donatelli R. Fisioterapia del hombro. JIMS;

Schädler ST, Kool JP. Pushen: Syndrom oder Symptom? Eine Literaturübersicht. Krankengymnastik. 2001;53;1.

Tangman PT, Banaitis DA, Williams AK. Rehabilitation of Chronic Stroke Patients: Changes in Functional Performance. Arch Phys Med Rehabil. 1990.

Thilmann AF, Fellows SJ, Garms E. Pathological stretch reflexes on the good side of hemiparetic patients. Journal of Neurology Neurosurgery and Psychiatry. 1990;53:208–214.

Thilmann AF, Fellows SJ, Garms E. The mechanism of spastic muscle hypertonus. Brain. 1991;114: 233–244.

Thilmann AF, Fellows SJ, Ross HF. Biomechanical changes at the ankle joint after stroke. Journal of Neurology Neurosurgery and Psychiatry. 1990;54:134–139.

Thilmann AF, Fellows SJ, Stuart J. The time-course of bilateral changes in the reflex excitability of relaxed triceps surae muscle in human hemiparetic spasticity. Journal of Neurology. 1991; 238:293–298.

Wagenaar RC, et al. The functional recovery of stroke: a comparison between neurodevelopmental treatment and the Brunnström method. Scand Rehab Med. 1990;22:1–8.

Wissel J, Müller J, Heinen F u.a. Sicherheit und Verträglichkeit einer einmaligen Botulinum Toxin Typ A-Behandlung bei 204 Patienten mit Spastizität und lokalen assoziierten Störungen. Wien Klin Wochenschr. 1999;111;20:837–842.

Wissel J. Fokale Spastizität: vor allem Stroke-Patienten profitieren von Botulinumtoxin. Hamburg: Wissenschaftsverlag Wellingsbüttel.

Typische Probleme und ihre Behandlung bei Personen mit Schädel-Hirn-Trauma (spätere Phase)

Bach-y-Rita P. Traumatic brain injury. Vol. II, New York: Demos; 1989.

Bishop B. Spasticity: Its Physiology and Management. Physical Therapy. 1977; 4.

Part 1: Neurophysiology of Spasticity – Classical Concepts.

Part 2: Neurophysiology of Spasticity – Current Concepts.

Part 3: Identifying and Assessing the mecanisms underlying spasticity.

Part 4: Current and projected treatment procedures for spasticity.

Bryce J. The Management of Spasticity in Children. Physiotherapy. 1976;11.

Case-Smith J. The Effects of Tactile Defensiveness and Tactile Discrimination on In-Hand Manipulation. The American Journal of Occupational Therapy. 1991;9.

Charlton JL. Motor Control Issues and Clinical Applications. Physiotherapy: Theory and Practise. 1994;10:185–190.

Davies PM. Starting Again. Berlin, Heidelberg: Springer; 1994.

Edwards S. Neurological Physiotherapy. New York: Churchill Livingstone; 1996.

Feldkamp M, Danielcik I, eds. Krankengymnastische Behandlung der zerebralen Bewegungsstörung im Kindesalter. München: Pflaum; 1982.

Fussey I, Muir GG. Rehabilitation of the Severely Brain-Injured Adult. London: Croom Helm; 1988.

Heinen F, Mall V, Wissel J et al. Botulinum-Toxin A. Neue Möglichkeiten in der Behandlung spastischer Bewegungsstörungen. Monatszeitschrift Kinderheilkunde. 1997;145:1088–1092.

Katz RT, Rymer WZ. Spastic Hypertonia Mechanisms and Measurement. Physical Med Rehabilitation. 1989.

Le Vere. Recovery of function after brain damage: towards understanding the deficit, Physiological Psychology. 1980;8:297–308.

Lynch M, Grisogono V. Strokes and Head Injuries. London: John Murray; 1991.

Reichel G. Botulinum toxin for treatment of spasticity in adults. J Neurol. 2001;248;1:I/25–I/27.

Schönle PW, Schwall D. Die KRS – eine Skala zum Monitoring der protrahierten Komaremission in der Frührehabilitation. Neurologische Rehabilitation. 1995;2:87–96.

Travell J, Simons D. Dolor y disfunción miofascial. Volumen 1 y 2. Buenos Aires : 1999.

van Wingerden BAM. Physiologie des Bindegewebes. Skript der International Academy for Sportscience; 1990.

Zambudio Pons R. Vivir de nuevo. Castellar del Vallés; 2002.

Typische Probleme und ihre Behandlung bei Personen mit inkompletter Querschnittlähmung

Cotta H ed. Krankengymnastik. Bd. 10: Psychiatrie, Querschnittlähmungen. Stuttgart: Thieme; 1983.

Cotta H, ed. Krankengymnastik. Bd. 9: Neurologie. Stuttgart: Thieme; 1983.

Dietz V. Grundlagen der Physiotherapie bei spastischer Bewegungsstörung. Z f Physiotherapeuten. 2002;54;3.

Dietz V. Grundlagen und Therapie der Spastik. Therapeutische Umschau. 2000;57;11.

Dietz V. Neurophysiology of gait dysorders: present and future applications. Electroencephalography and clinical Neurophysiology. 1997;103: 333-355.

Dietz V. Supraspinal pathways and the development of muscle-tone dysregulation. Developmental Medicine & Child Neurology. 1999;41: 708-715.

Fogel W, Jost WH. Spastik: Diagnostik, Ätiopathologie und Therapie. Neurol Rehabilitation. 2001;7;4:163-169.

Paeth Rohlfs B. Normalisierung des Haltungstonus durch spezifische Stimulation in Viebrock H, Brandl U. Neurophysiologie cerebraler Bewegungsstörungen und Bobath-Therapie. Berlin: 1997.

Rolf G, Bressel G, Holland B, Rodatz U. Physiotherapie bei querschnittgelähmten Patienten. Stuttgart: Kohlhammer; 1973.

Schurch B. Diagnostik und Therapie der Blasenstörungen nach Rückenmarksläsionen. Neurol Rehabilitation. 2002;8;5:223-229.

Typische Probleme und ihre Behandlung bei Personen mit Multipler Sklerose

Bauer HJ. Manual de esclerosis múltiple. Imprenta Juvenil 1977 Centre Medical Germaine Revel. Esclerosis múltiple - Problemas diarios y readaptaciòn. Lyon:1988.

Engel C, Greim B, Zettl UK. Fatigue bei Multipler Sklerose. Neurol Rehabilitation. 2003;9 ;6: 263-271.

Kesselring J, Hrsg. Multiple Sklerose. Stuttgart: Kohlhammer; 1989.

Mertin J, Paeth B. Physiotherapy and Multiple Sclerosis, Application of the Bobath Concept. MS Management. 1994;1.

Prosiegel M, Michael C. Neuropsychology and Multiple Sclerosis: diagnostic and rehabilitative approaches. Journal of the Neurological Science. 1993;115;(Suppl.):S51-S54.

Rao SM, Leo GJ, Bernardin L, Unverzagt F. Cognitive dysfunction in multiple sclerosis. Part 1: Frequency, patterns and prediction. Neurology. 1991;41:685-691.

Rao SM, Leo GJ, Bernardin L, Unverzagt F. Cognitive dysfunction in multiple sclerosis. Part 2: Impact on employment and social functioning. Neurology. 1991;41:692-696.

Sibley WA. Intentos terapeúticos en Esclerosis Múltiple. Demos Publications; 1988.

Steinlin Egli R. Physiotherapie bei Multipler Sklerose. Stuttgart: Thieme; 1998.

Typische Probleme und ihre Behandlung bei Personen mit M. Parkinson

Foerster F et al. Tremor bei Parkinsonpatienten: 24-Stunden-Monitoring mit kalibrierter Accelerometrie. Neurol Rehabilitation. 2002;8;3: 117—1112.

Fuss G, Becker G. Parkinson Syndrom und Demenz. Neurol Rehabilitation. 2002;8;3:113-116.

Hirsch O, Röhrle B, Schulze HH. Lebensqualität bei Patienten mit idiopathischem Morbus Parkinson. Neurol Rehabilitation. 2004;10;6:297-304.

Typische Probleme und ihre Behandlung bei Personen mit Störungen im Bereich des orofazialen Traktes

Castillo Morales R. Die Orofaziale Regulationstherapie. München: Pflaum; 1991.

Coombes K. Voice in People with Cerebral Palsy. Voice Management. 1991.

Kley C, Kaiser J, Scherk G, Biniek R. Schluckstörungen in der neurologischen Rehabilitation - Möglichkeiten der videoendoskopischen

Schluckdiagnostik. Neurol Rehabilitation. 2002; 8;2:84–87.
Schalch F. Schluckstörungen und Fazialislähmung. Stuttgart: Fischer; 1984.
Weinert M, Haupt WF. Neurogene Dysphagie – Diagnostische und therapeutische Aspekte. Neurol Rehabilitation. 2003;9;1:33–38.

Vorschläge für Eigenaktivitäten

Mertin J, Davies P. MS-Heimtraining als Video-Kassette; Anleitung und praktische Hilfe im Alltag für MS-Betroffene. Brunner Media-Produktionen.
Thienel H. Rehabilitationsmittel für Hemiplegiker und andere behinderte Patienten. Krankengymnastik. 1989;6.

Neurophysiologie

Ashby R. On the nature of inhibition: a review. Journal of Mental Science. 1934.
Benner K. Der Körper des Menschen. Augsburg: Weltbild; 1990.
Betz WJ, Ribchester RR, Ridget RMAP. Competitive Mechanisms underlying synapse elimination in the lumbrical muscle of the rat. Journal of Neurobiology. 1990;1:1–17.
Binkofski F, Ertelt D, Dettmers CH, Buccino G. Das Spiegelneuronensystem und seine Rolle in der neurologischen Rehabilitation. Neurol Rehabilitation. 2004;10;3:113–120.
Bishop B. Neural Plasticity. Part 1: Plasticity in the developing Nervous System. 1982;8.
Bishop B. Neural Plasticity. Part 2: Postnatal Maturation and Function-Induced Plasticity. 1982;8.
Bishop B. Neural Plasticity. Part 3: Responses to lesions on the peripheral Nervous System. Physical Therapy. 1982;9.
Bishop B. Neural Plasticity. Part 4: Lesion-Induced Reorganisation of the CNS. Physical Therapy. 1982;10.
Brooks VB. The Neural Basis of Motor Control. New York: Oxford University Press; 1986
Butler DS. Mobilisation of the Nervous System. New York: Churchill Livingstone; 1991.
Chusid JG. Funktionelle Neurologie. Berlin, Heidelberg: Springer; 1978.
Cintas HM. Fetal Movements: An Overview. Physical and Occupational Therapy in Pediatrics. 1987;3.
Deetjen P, Speckman EJ. Physiologie. München: Urban & Schwarzenberg; 1992.
Dettmers CH, Weiller C. Verlust der zentralen, kortikalen Repräsentation nach peripheren Nervenschäden. Neurol Rehabilitation. 2002;8;5: 256–258.
Dietz V. Human Neuronal Control of Automatic Functional Movements: Interaction between Central Programs and Afferent Input. Physical Reviews. 1992.
Duus P. Neurologisch-Topische Diagnostik. Stuttgart: Thieme; 1987.
Eccles JC. Das Gehirn des Menschen. München: Piper; 1990.
Eccles JC. Gehirn und Seele. München: Piper; 1987.
Emre M, Benecke R. Spasticity. London: The Parthenon Publishing Group; 1989.
Gatev V. Role of Inhibition in the Development of Motor Coordination in Early Childhood. Develop Med Child Neurol. 1972;14:336–341.
Gilspen. Neuronal plasticity and function, Clinical Pharmacology. 1993; 16, Supp.1:5–11.
Guyton, Arthur; Anatomía y Fisiología del Sistema Nervioso. Panamericana; 1989.
Humphrey DR. Representation of movements and muscles within the primate precentral motor cortex: historical and current perspectives. Federation proceedings. 1986,12.
Jesel M. Neurologie für Physiotherapeuten. Stuttgart: Thieme; 2004.
Kahle W, Leonhardt H, Platzer W. Atlas de Anatomía. Tomo 3: Sistema nervioso y òrganos de los sentidos. Barcelona: Ediciones Omega;1992.
Kalb RG, Hockfield S. Activity-dependant development of spinal cord motor neurons. Brain Research Reviews. 1992;17:283–289.
Kandel ER, Schwartz JH, Jessell T, eds. Neurowissenschaften. Heidelberg: Spektrum; 1996.
Kandel ER. Genes, nerve cells, and the remembrance of things past; Journal of Neuropsychiatry. 1989;1:103–125.
Karni A, Meyer G et al. The acquisition of skilled motor performance: fast and slow experience-driven changes in primary motor cortex, Proceedings of the National Academy of Science (USA). 1998;95:861–868.

Kidd G, Brodie P. The Motor Unit: A Review. Physiotherapy. 1980;60;5.
Kidd G, Lawes N, Musa I. Understanding Neuromuscular Plasticity. London: Edward Arnold; 1992.
Klinke R, Silbernagel S. Lehrbuch der Physiologie. Stuttgart: Thieme; 1996.
Lemke R, Rennert H. Neurologie und Psychiatrie. Wien: Barth; 1979.
Levin MB. Neural Plasticity throughout the Life Span Expanding the Application of Sensory Integration to Adult and Geriatric Population. Journal of Ocupational Therapist Student. 1997.
Lieber RL. Skeletal muscle structure and function, Baltimore MD: Williams and Wilkins; 1992.
Massion J. Movement, posture and equilibrium: interaction and coordination. Progress in Neurobiology. 1992;38:35–56.
Masuhr K, Neurmann M. Neurologie. Stuttgart: Hippokrates; 1996.
Mumenthaler M. Neurologie. Stuttgart: Thieme; 1976.
Musa IM. The Role of Afferent Input in the Reduction of Spasticity. Physiotherapy. 1986;4.
Netter FH. Farbatlanten der Medizin. Bd. 5: Nervensystem 1. Stuttgart: Thieme; 1987.
Nudo RJ. Role of cortical plasticity in motor recovery after stroke, Neurology Report. 1998;22: 61–67.
Platz T. Plastizität, Erholung und Rehabilitation des motorischen Systems. Neurol Rehabilitation. 2005;11;1:33–38.
Rondi-Reig L, Delhaye-Bouchaud N, Mariani J, Caston J. Role of the Inferior Olivary Complex in Motor Skills and Motor Learning in the Adult Rat. Neuroscience. 1997;77;4:995–963.
Rondi-Reig L, et al. Role of the inferior olivary complex in motor skills and motor learning in the adult rat. Neuroscience. 4:955–963.
Rothwell J. Control of Human Voluntary Movement. Norwell: Chapman & Hall; 1994.
Schadé JP. Einführung in die Neurologie. Stuttgart: Fischer; 1984.
Schmidt RF, Schaible HG, eds. Neuro- und Sinnesphysiologie. Berlin: Springer; 2001.
Schwartz A. Neurologie systematisch. Bremen: Uni-Med; 2000.
Schwartz GE, Beatty J. Biofeedback – Theory and Research. Academic Press; 1977.
Seitz RJ. Postläsionelle Plastizität der menschlichen Hirnrinde Teil I: Läsionseinflüsse. Nervenheilkunde. 1997;16:323–328.
Spektrum der Wissenschaft. Gehirn und Nervensystem. Heidelberg; 1988.
Stein D, Brailowsky S, Will B. Brain-Repair. Das Selbstheilungspotential des Gehirns. Stuttgart: Thieme; 2000.
Stevenson R. A review of neuroplasticity: Some implications for physiotherapy in the treatment of lesions of the brain. Physiotherapy. 1993;10.
Steward. Reorganisation of neuronal connections following CNS trauma, Journal of Neurotrauma. 1989;6:99—152.
Thompson RF. Das Gehirn: Heidelberg: Spektrum; 1990.
Van den Berg F, ed. Angewandte Physiologie. Band 1, 2, 3. Stuttgart: Thieme; 1999, 2000, 2001.
Viebrock H, Brandl U. Neurophysiologie zerebraler Bewegungsstörungen und Bobath-Therapie: Vereinigung der Bobath-Therapeuten Deutschlands e.V.; 1997.
Virji-Babul N. Effects of Post-operative Environment on Recovery of Function Following Brain Damage: A brief literature review. Physiotherapy. 1991;9.
Wainberg MC. Plasticity of the CNS – functional implication for rehabilitation. Physiotherapy Canada. 1988;4.
Winstein CJ. Knowledge of Results and Motor Learning – Implications for Physical Therapy. Physical Therapy. 1991;2.

Neuropsychologie

Dahl GR. Influence of Somatic Activity on Body Scheme. The American Occupational Therapy Association. 1985;2.
Geo Wissen. Gehirn, Gefühl, Gedanken. 1987;1.
Geo Wissen. Intelligenz und Bewusstsein. 1992;8.
Grieve J. Neuropsicología para Terapeutas Ocupacionales: Panamericana. 1994.
Hildebrandt H, Müller SV, Schwendemann G. Evidenzbasierte neuropsychologische Therapie. Neurol Rehabilitation. 2004;10:2:57–68.
Junglut M, Aldrige D. Musik als Brücke zur Sprache – die musiktherapeutische Behandlungsmethode SIPARI bei Langzeitaphasikern. Neurol Rehabilitation. 2004;10;2:69–78.
Lenz S. Der Verlust. München: dtv; 1987.

Lutz L. Das Schweigen verstehen – Über Aphasie. Berlin, Heidelberg: Springer; 1992.

Markowitsch HJ, Borsutzky S. Gedächtnis und Hippocampus des Menschen. Neurol Rehabilitation. 2003;9;1:1–14.

Poeck K, ed. Klinische Neuropsychologie. Stuttgart: Thieme; 1982.

Popper KR, Eccles JC. Das Ich und sein Gehirn. München: Piper; 1982.

Prosiegel M. Neuropsychologische Störungen und ihre Rehabilitation. München: Pflaum; 1991.

Sacks O. Der Mann, der seine Frau mit einem Hut verwechselte. Reinbek: Rowohlt; 1985.

Sacks O. Der Tag, an dem mein Bein fortging. Reinbek: Rowohlt. 2004.

Sacks O. Eine Anthropologin auf dem Mars. Reinbek: Rowohlt; 1995.

Sacks O. Veo una Voz: Anaya & Mario. Muchnik; 1991.

Simenon G. Die Glocken von Bicêtre. Zürich: Diogenes; 1984.

Spektrum der Wissenschaft. Gehirn und Kognition. 1990.

Springer SP, Deutsch G. Linkes – Rechtes Gehirn. Heidelberg: Spektrum; 1987.

Tropp Erblad I. Katze fängt mit S an. Stuttgart: Fischer; 1988.

von Cramon D, Zihl J, eds. Neuropsychologische Rehabilitation. Berlin, Heidelberg: Springer; 1988.

Wais Mathias. Neuropsychologische Diagnostik für Ergotherapeuten. Dortmund: Verlag modernes Lernen; 1990.

索引

太字は主要箇所を示す。

著　者：ベッティーナ・ペート・ロールフス
(Bettina Paeth Rohlfs)
理学療法士。国際ボバース講習会講師会議認定シニアインストラクター。ボバースインストラクターとしてスペインの診療所で勤務。

監修者：新保 松雄（しんぼ まつお）
順天堂大学医学部附属順天堂医院リハビリテーション室技師長。1991年アジア小児ボバース講習会講師会議認定インストラクター、1993年国際ボバース講習会講師会議認定インストラクター、2003年アジア小児ボバース講習会講師会議認定シニアインストラクター取得後、2009年に国際ボバース講習会講師会議認定アドバンスインストラクターとなる。共訳に『正常発達―脳性まひ治療への応用』（三輪書店）、監修書に『近代ボバース概念　理論と実践』（ガイアブックス）がある。

大橋 知行（おおはし ともゆき）
森之宮病院名誉副医院長。理学療法士。24年にわたり、リハビリテーション医療に取り組んできたボバース記念病院を母体として開院した森之宮病院のリハビリ―テーション部を率いる。アジア小児ボバース講習会講師会議認定シニアインストラクター、国際ボバース講習会講師会議認定インストラクター。大阪府理学療法士連名会長。

翻訳者：服部 由希子（はっとり ゆきこ）
大阪外国語大学外国語学部卒業。オーストリアにある日本政府機関、ドイツの非営利団体、日系電機メーカー勤務を経て、翻訳者に。現在は独日翻訳を手掛ける。

Erfahrungen mit dem Bobath-Konzept
ボバースコンセプト実践編
― 基礎、治療、症例 ―

発　　行　2013年3月15日
第 2 刷　2015年3月1日
発 行 者　吉田　初音
発 行 所　株式会社ガイアブックス
〒107-0052 東京都港区赤坂1-1-16 細川ビル
TEL.03(3585)2214　FAX.03(3585)1090
http://www.gaiajapan.co.jp
印 刷 所　シナノ書籍印刷株式会社

ISBN978-4-88282-866-2 C3047

Original title: Erfahrungen mit dem Bobath-Konzept, 3/e
by Bettina Paeth Rohlfs

Drawings: Christiane und Dr. Michael von Solodkoff, Neckargemünd